R. Thümler   **Morbus Parkinson**

Springer-Verlag Berlin Heidelberg GmbH

Reiner Thümler

Morbus Parkinson

Ein Leitfaden für Klinik und Praxis

Mit 49, zum Teil farbigen Abbildungen
und 30 Tabellen

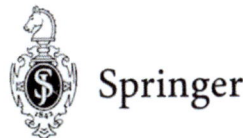

Prof. Dr. Reiner Thümler
Rheinhessen-Fachklinik Alzey
Abt. für Neurologie und Neurologische Frührehabilitation
Dautenheimer Landstr. 66
55232 Alzey

ISBN 978-3-642-63168-9

Die Deutsche Bibliothek – CIP-Einheitsaufnahme
Thümler, Reiner:
Morbus Parkinson: ein Leitfaden für Klinik und Praxis/Reiner Thümler. –
Berlin; Heidelberg; New York; Barcelona; Hongkong; London; Mailand;
Paris; Tokio: Springer, 2002
   ISBN 978-3-642-63168-9   ISBN 978-3-642-56392-8 (eBook)
   DOI 10.1007/978-3-642-56392-8

Dieses Werk ist urheberrechtlich geschützt. Die dadurch begründeten Rechte, insbesondere die der Übersetzung, des Nachdrucks, des Vortrags, der Entnahme von Abbildungen und Tabellen, der Funksendung, der Mikroverfilmung oder der Vervielfältigung auf anderen Wegen und der Speicherung in Datenverarbeitungsanlagen, bleiben, auch bei nur auszugsweiser Verwertung, vorbehalten. Eine Vervielfältigung dieses Werkes oder von Teilen dieses Werkes ist auch im Einzelfall nur in den Grenzen der gesetzlichen Bestimmungen des Urheberrechtsgesetzes der Bundesrepublik Deutschland vom 9. September 1965 in der jeweils geltenden Fassung zulässig. Sie ist grundsätzlich vergütungspflichtig. Zuwiderhandlungen unterliegen den Strafbestimmungen des Urheberrechtsgesetzes.

http://www.springer.de/medizin

© Springer-Verlag Berlin Heidelberg 2002
Ursprünglich erschienen bei Springer-Verlag Berlin Heidelberg New York 2002
Softcover reprint of the hardcover 1st edition 2002

Die Wiedergabe von Gebrauchsnamen, Handelsnamen, Warenbezeichnungen usw. in diesem Werk berechtigt auch ohne besondere Kennzeichnung nicht zu der Annahme, dass solche Namen im Sinne der Warenzeichen- und Markenschutz-Gesetzgebung als frei zu betrachten wären und daher von jedermann benutzt werden dürften.

Produkthaftung: Für Angaben über Dosierungsanweisungen und Applikationsformen kann vom Verlag keine Gewähr übernommen werden. Derartige Angaben müssen vom jeweiligen Anwender im Einzelfall anhand anderer Literaturstellen auf ihre Richtigkeit überprüft werden.

Einbandgestaltung: de'blik, Berlin
Satz: Fotosatz-Service Köhler GmbH, Würzburg

Gedruckt auf säurefreiem Papier   SPIN: 10769038   26/3130 SM – 5 4 3 2 1 0

Für Brigitta-Svea und Björn-Holger, Svea-Christina, Karen Inga
und für die vielen Parkinson-Patienten,
von denen ich in den vergangenen 30 Jahren viel gelernt habe

Vorwort

Das Wissen über die neuropathologischen und neurochemischen Grundlagen der Parkinson-Krankheit hat sich in den letzten Jahren explosionsartig vermehrt und zu neuen Wirksubstanzen und Therapiestrategien geführt. Die Lebensqualität und die Lebenserwartung der Parkinson-Patienten konnte entscheidend verbessert werden. Die Ursache der Erkrankung ist weiterhin unbekannt und somit eine kausale Therapie bisher nicht möglich.

Die Parkinson-Krankheit ist ein sehr komplexes und fast alle Bereiche des Lebens beherrschendes Krankheitsgeschehen, das nur durch ein umfassendes Therapiekonzept verbessert werden kann. Neben der medikamentösen Therapie stellen physikalische Maßnahmen, Ergo- und Logotherapie sowie psychosoziale und sozialmedizinische Hilfestellungen wesentliche Faktoren der Therapiestrategien dar. Immer muss es sich um eine kontinuierlich zu überprüfende, auf den einzelnen Parkinson-Patienten abgestimmte Therapie handeln. Wichtigstes Ziel der Langzeitbehandlung ist es, trotz der fortschreitenden Erkrankung, die Lebensqualität für den Patienten und seine Bezugspersonen möglichst lange zu erhalten.

Das vorliegende Buch ist speziell für die in der nichtneurologischen Praxis und Klinik tätigen Kolleginnen und Kollegen gedacht, die sich rasch über allgemeine und spezielle Fragen zur Parkinson-Krankheit informieren möchten. Es werden die Grundlagen, das Krankheitsbild, die Differenzialdiagnose und die modernen Behandlungsstrategien praxisnah dargestellt. Wir werden auch auf Begleitstörungen und Beschwerden eingehen, die entweder direkt mit der Parkinson-Erkrankung oder mit der medikamentösen Behandlung zusammenhängen. Um das Verständnis für die therapeutischen Maßnahmen zu erleichtern, werden wir eingehender die pathosphysiologischen und biochemischen Vorgänge besprechen. Wiederholungen werden bewusst in Kauf genommen. Die wichtigsten Punkte zu den einzelnen Abschnitten werden jeweils in Kästchen zusammengefasst. Die zahlreichen Abbildungen sollen das Verständnis erleichtern. Als Hilfestellung für Ihre Verordnungen werden für die einzelnen Parkinson-Medikamente jeweils auszugsweise Wirkmechanismus, pharmakologische Eigenschaften, Ergebnisse aus Zulassungs- und Anwendungsstudien, unerwünschte Wirkungen und Kontraindikation sowie Dosierungsanleitungen aufgeführt.

Neben der medikamentösen Therapie werden wir auch auf nichtmedikamentöse konservative Behandlungsmaßnahmen und operative Verfahren eingehen. Ein besonderes Kapitel beschäftigt sich mit psychosozialen und rechtsmedizinischen Fragen. Schließlich werden wir Hinweise geben, wie der Parkinson-Patient trotz seiner Behinderung den Alltag besser meistern kann.

Wenn in diesem Buch aus Gründen der Vereinfachung vom Parkinson-Patienten oder vom Betroffenen die Rede ist, sind selbstverständlich beide Geschlechter gemeint. Es wurde versucht, die Grundlagen und Behandlungsmaßnahmen nach dem derzeitigen Forschungs- und Wissensstand und eigenen klinischen Erfahrungen darzustellen. Die klinischen und experimentellen Daten sind für den praktisch tätigen Arzt kaum noch überschaubar und darüber hinaus auch nicht immer einheitlich. So haben wir auch auf umfangreiche Literaturangaben verzichtet. Für die aufgeführten Empfehlungen kann es nicht ausbleiben, dass manches subjektiv gefärbt und auch unvollständig bleibt. Für kritische Anmerkungen und Anregungen bin ich dankbar.

Alzey, Juni 2002   Reiner Thümler

Inhaltsverzeichnis

1	Geschichtlicher Überblick	1
2	Definition	5
3	Epidemiologie	7
4	Grundlagen	11
5	Einteilung der Parkinson-Syndrome	41
6	Verlauf und Prognose	45
7	Klinik der Parkinson-Krankheit	49
8	Nichtidiopathische Parkinson-Syndrome	139
9	Klinische Skalen	167
10	Pharmakologische Tests	169
11	Restless-legs-Syndrom (Syndrom der unruhigen Beine)	171
12	Akathisie	177
13	Apparative Zusatzuntersuchungen	179
14	Behandlungsmöglichkeiten	193
15	Medikamentöse Therapiestrategien	267
16	Perioperative Maßnahmen	281
17	Operative Behandlungsmöglichkeiten	283
18	Nichtmedikamentöse, konservative Behandlung	297
19	Sozialmedizinische Informationen	309
20	Finanzielle und steuerliche Erleichterungen	315
21	Hilfen bei der Alltagsbewältigung	331
22	Ausblick und Forschungsziele	345
	Parkinson-Vereinigungen	347
	Literatur	349
	Sachverzeichnis	355

Farbabbildungen

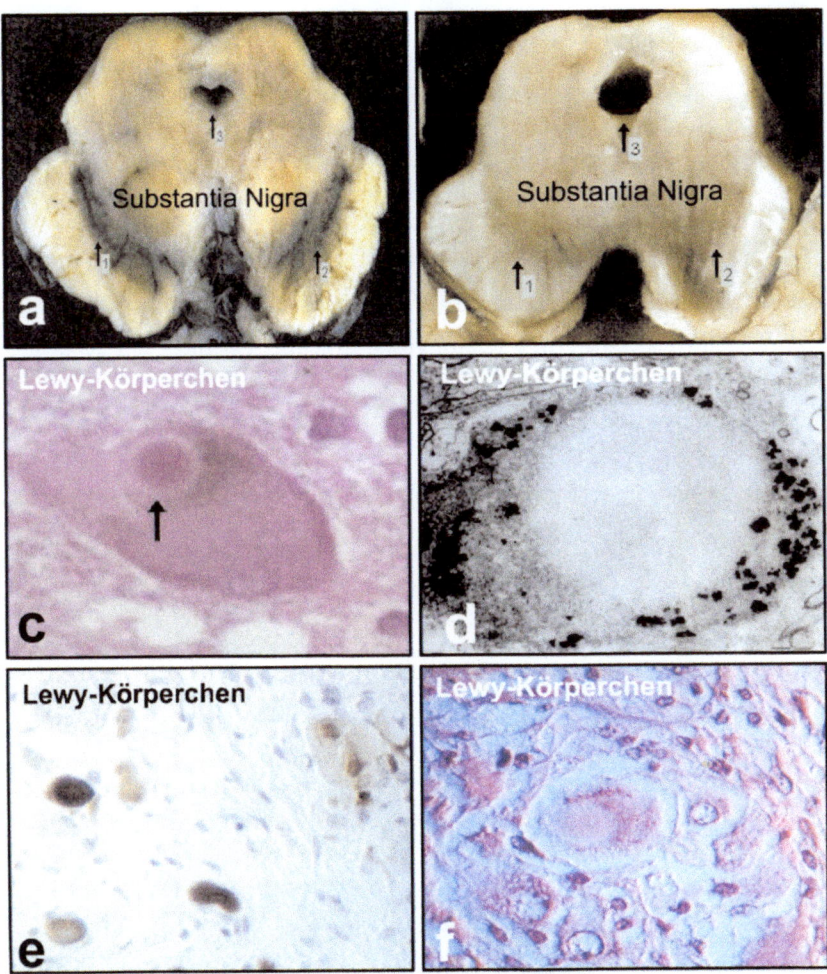

Abb. 4.8a–f. Neuropathologische Befunde beim Parkinson-Syndrom: **a** normale Pigmentierung und **b** ausgeprägte Abblassung der Sustantia nigra (*Pfeile 1 und 2; Pfeil 3* weist auf den Aquädukt); **c** Lewy-Körperchen (*Pfeil*) in Nervenzellen der Substantia nigra; **d** elektronenoptische Aufnahme eines Lewy-Körperchens; **e** Lewy-Körperchen in einem vegetativen Ganglion. Die Lewy-Körperchen haben hier meist eine ovale oder längliche Gestalt und sind mit Hilfe einer immunhistologischen Reaktion gegen Ubiquitin braun gefärbt; **f** Lewy-Körperchen im Plexus submucosus. (Mit freundlicher Genehmigung von Herrn Prof. Dr. H.H. Goebel und Dr. J. Bohl, Neuropathologisches Institut der Universität Mainz; schwarz-weiße Wiedergabe s. S. 21)

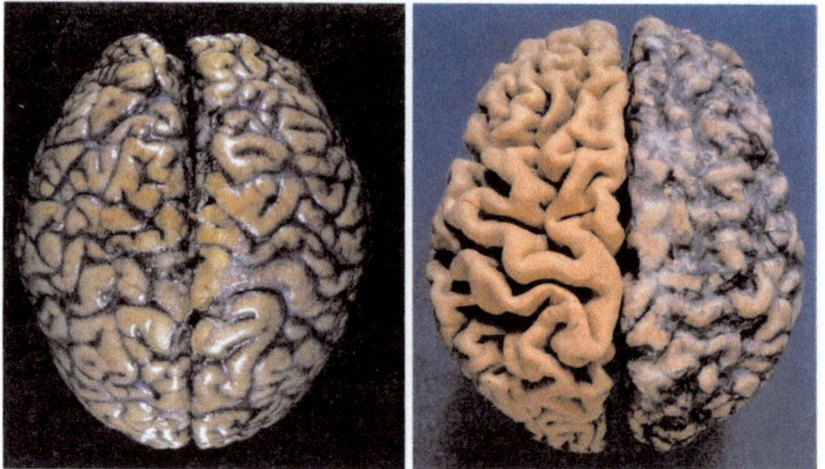

Abb. 7.7. a Normales Gehirn, **b** Gehirn eines Alzheimer-Patienten mit deutlicher Hirnatrophie. (Mit freundlicher Genehmigung von Herrn Dr. J. Bohl, Neuropathologisches Institut der Universität Mainz; Leiter: Prof. Dr. H.H. Goebel; schwarzweiße Wiedergabe s. S. 92)

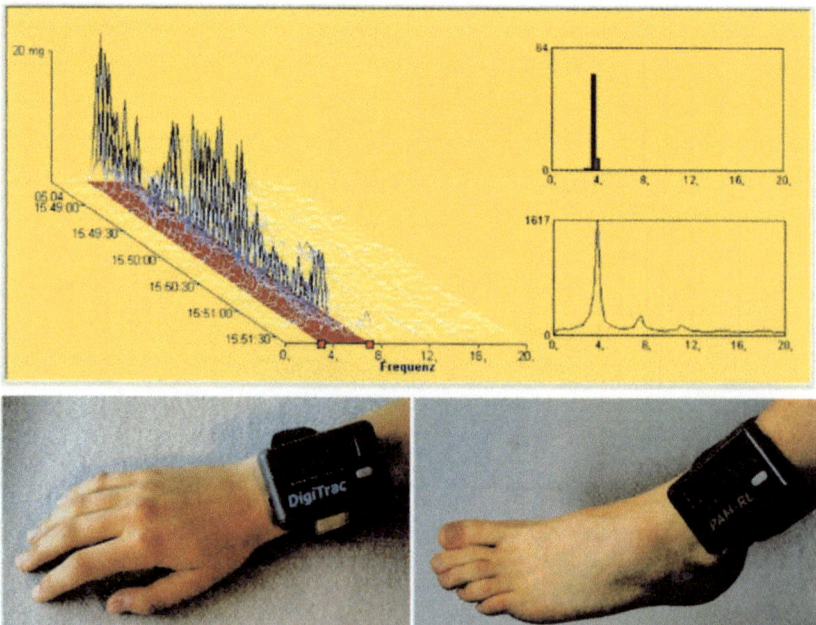

Abb. 13.4. *Oben*: Tremoranalyse in FFT-Darstellung. Spektralplot über 5 Minuten (*links*) und Spitzenhistogramm (*rechts*). Die Auswertung zeigt einen klassischen 4 Hz-Tremor; *unten*: die Aufzeichnung erfolgte mit einem am Hand- oder Fußgelenk tragbaren Bewegungsmonitor (Fa. Somnomedics GmbH, Kist) (schwarz-weiße Wiedergabe s. S. 186)

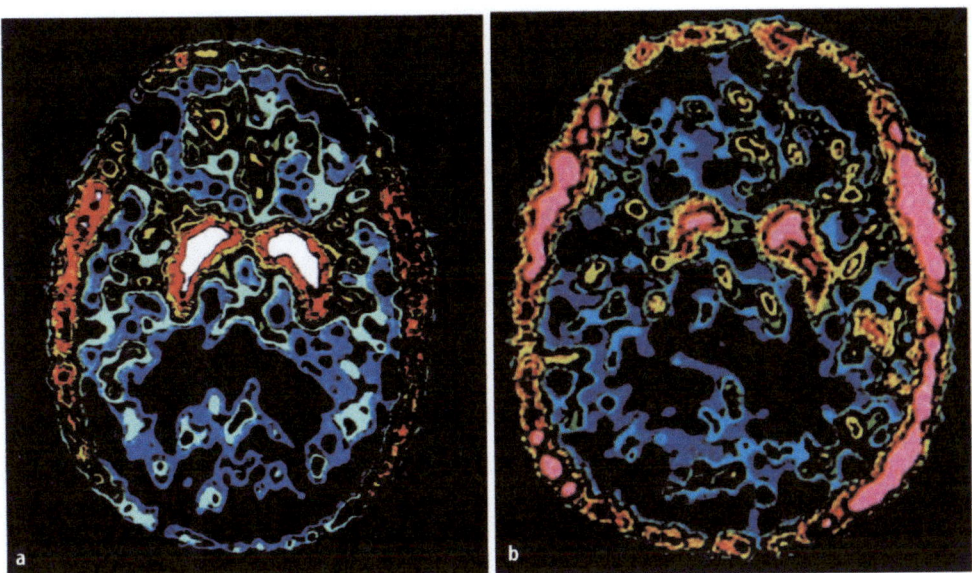

Abb. 13.5a, b. Positronenemissionstomogramm (PET). **a** Gesunder mit symmetrischer Anreicherung von markiertem Dopa im Striatum, **b** Parkinson-Patient mit asymmetrischer, verminderter Speicherung (schwarz-weiße Wiedergabe s. S. 189)

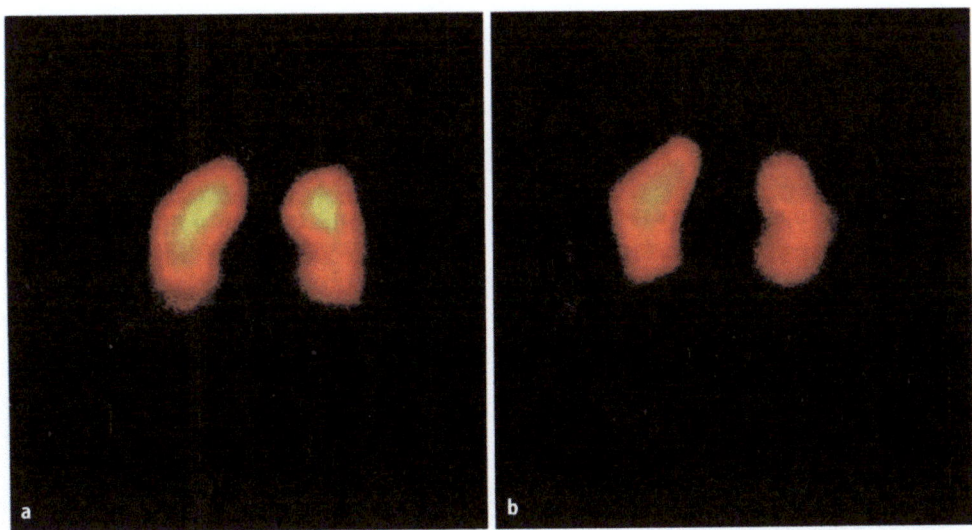

Abb. 13.6a, b. Single-Photon-Emissions-Computertomographie (SPECT). **a** Gesunder mit nahezu symmetrischer Anreicherung von markiertem Dopa im Striatum, **b** Parkinson-Patient mit asymmetrischer, verminderter Anreicherung (schwarz-weiße Wiedergabe s. S. 190)

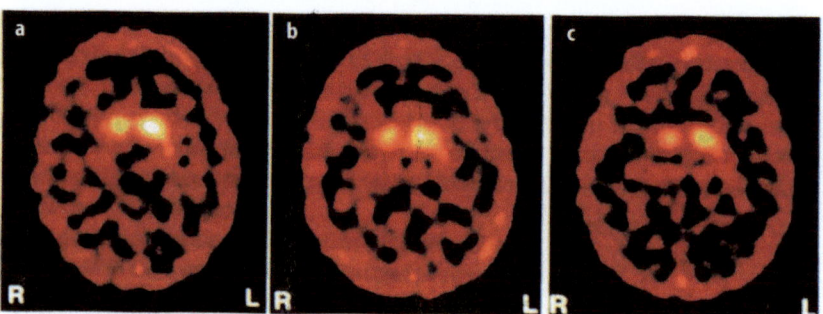

Abb. 13.7 a–c. Abnahme der präsynaptischen Bindung an Dopamintransporter (SPECT) bei einem Parkinson-Patienten 1 Jahr (**b**) und 2 Jahre (**c**) nach der Erstuntersuchung (**a**) (schwarz-weiße Wiedergabe s. S. 192)

1 Geschichtlicher Überblick

James Parkinson (1755–1824) hat als Erster das Krankheitsbild umfassend als einheitliches klinisches Bild herausgestellt.

Doch schon lange vor James Parkinson haben Ärzte Patienten mit diesem Krankheitsbild gesehen, jedoch nur selten und eher fragmentarisch beschrieben. In alten ayurvedischen Schriften um 1000–1500 v. Chr. finden sich Beschreibungen, die mit Zittern der Hände, körperlicher Steifheit und Bewegungsverarmung auf die Parkinson-Krankheit hinweisen. Auch im griechischen und römischen medizinischen Schrifttum wird auf Tremorzeichen hingewiesen (z. B. Erasistratos, 3. Jahrhundert v. Chr. oder Galen von Pergamon, 2. Jahrhundert n. Chr.). James Parkinson (1755–1824) ein englischer Arzt und Paläontologe aus einem früheren Vorort Londons war jedoch der erste, der das Krankheitsbild umfassend als Krankheitseinheit herausgestellt hat. James Parkinson hat 1817 seine Beobachtungen in einer kleinen Monographie mit dem Titel *An Essay on the Shaking Palsy* (= eine Abhandlung über die Schüttellähmung) zusammengefasst (Abb. 1.1). Bei den von ihm beschriebenen 6 Fällen („six illustrativ cases") sind die wesentlichsten und noch heute gültigen Merkmale der Parkinson-Krankheit beschrieben worden. Zu seiner Zeit war Parkinson allerdings eher bekannt aufgrund seines sozialen Engagements mit seinen Aufsätzen unter dem Pseudonym „old Hubert".

In den Vorlesungsaufzeichnungen des französischen Arztes Brissaud taucht 1895 erstmals die Bezeichnung Parkinson-Krankheit („maladie de Parkinson") auf. Wenig bekannt ist, dass Brissaud schon auf die Substantia nigra als mögliches anatomisches Substrat für die Entwicklung der Parkinson-Krankheit hinwies. Ein Vierteljahrhundert später hat der junge Mediziner Tretiakoff (1919) in seiner Doktorarbeit, die sich mit neuropathologischen Studien an Gehirnen verstorbener Parkinson-Patienten beschäftigte, den Zelluntergang in der Substantia nigra bestätigen können.

Die medikamentöse Parkinson-Behandlung wurde Anfang des 19. Jahrhunderts durch Ordenstein eingeleitet, der Extrakte aus der Tollkirsche als erstes Arzneimittel bei Parkinson-Patienten einsetzte. Die Tollkirsche (Atropa belladonna) ist nach der griechischen Schicksalsgöttin Göttin Atropos und nach dem italienischen „bella donna" (= schöne Frau) benannt. Die Extrakte aus der Tollkirsche hemmen die cholinerge Erregungsübertragung und werden deshalb unter dem Begriff Anticholinergika zusammengefasst. Prototyp der Anticholinergika ist Atropin. Die

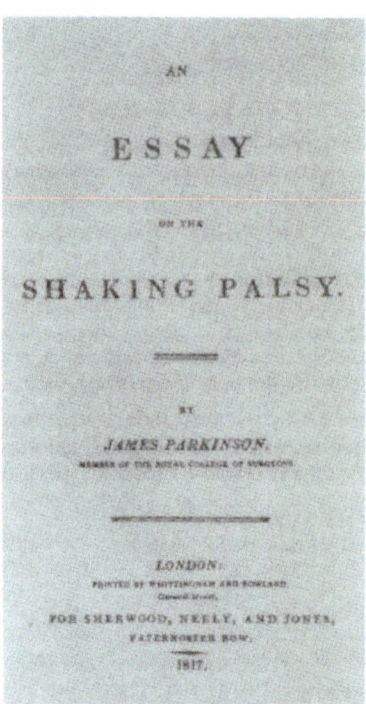

Abb. 1.1. Monographie von James Parkinson: *An Essay on the Shaking Palsy* (1817)

natürlichen und seit 1946 entwickelten synthetischen Anticholinergika waren lange Zeit die einzige medikamentöse Behandlungsmöglichkeit (Sigwald et al. 1946).

Spiegel und Mitarbeiter haben 1946 erstmals die Stereotaxie zur Behandlung des Tremors eingesetzt. Das Verfahren wurde von Riechert und Mundinger in den 50er Jahren in Deutschland eingeführt. Der wichtigste Meilenstein der Parkinson-Forschung ist die Entdeckung des Dopaminmangels als biochemisches Substrat der Parkinson-Krankheit (Ehringer u. Hornykiewicz 1960) und die daraus abgeleitete L-Dopa-Behandlung (Birkmayer u. Hornykiewicz 1961; Barbeau 1961). Schwab und Mitarbeiter entdeckten 1962 zufällig die bewegungsfördernde Wirkung von Amantadin. Weitere Meilensteine sind die Einführung der Dopaminagonisten sowie der Einsatz von selektiven MAO-B-Hemmern.

Das Verständnis der Krankheitsentstehung wurde 1979 durch das MPTP-Modell (s. Abschn. 4.5.3) wesentlich erweitert (Davis et al. 1979). Die Transplantation von Dopamin produzierenden Zellen aus dem Nebennierenmark (Lindvall et al. 1987; Madrazo et al. 1987) wurde inzwischen wegen fehlender Langzeiteffekte aufgegeben. Die Implantation von embryonalem Mittelhirngewebe wurde erstmals 1974 (Lindval et al. 1974) durchgeführt und ist mit einer Reihe noch ungelöster ethischer, technischer und immunologischer Fragestellungen behaftet (s. Abschn. 17.3). Die Stammzellforschung mit dem Ziel, Dopamin produzierende Zellen zu entwickeln, befindet sich noch in einer frühen experimentellen Phase (s. Abschn. 17.3). Ermutigend sind die Ergebnisse der chronischen Hochfrequenzstimulation (Hirnstimulation) für medikamentös schwer behandelbarer Fälle (s. Abschn. 17.2).

Historische Meilensteine der Parkinson-Forschung

Jahr	Autor	Beschreibung
1817	Parkinson	Erste ausführliche klinische Beschreibung der Parkinson-Krankheit (Monographie: *An Essay on the Shaking Palsy*)
1867	Ordenstein	Medikamentöse Behandlung mit Belladonna-Extrakten
1919	Tretiakoff	Erkennt die Substantia nigra als morphologisches Substrat
1946	Sigwald et al.	Synthetische Anticholinergika
1946	Spiegel et al.	Erste stereotaktische Behandlung
1956	Riechert u. Mundinger	Etablieren die Stereotaxie in Deutschland
1960	Ehringer u. Hornykiewicz	Dopaminmangel als biochemisches Substrat der Parkinson-Krankheit
1961	Birkmayer u. Hornykiewicz Barbeau	Klinischer Einsatz von L-Dopa
1962	Schwab et al.	Zufallsentdeckung Amantadin
1967	Birkmayer u. Mentasi	Einführung des Dekarboxylasehemmers Benserazid
1974	Calne et al.	Bromocriptin als erster Dopaminagonist
1975	Birkmayer et al.	Selektiver MAO-B-Hemmer Selegilin
1979	Davis et al.	MPTP-Nachweis als selektives Neurotoxin
1987	Lindvall et al. Madrazo et al.	Transplantation Dopamin produzierender Zellen
1991	Benabib et al.	Chronische Hochfrequenzstimulation

2 Definition

Die Bezeichnungen Parkinson-Krankheit, Morbus Parkinson, idiopathisches Parkinson-Syndrom (IPS) und primäres Parkinson-Syndrom werden synonym benutzt (s. Übersicht). An die Beschreibung von James Parkinson angelehnte Begriffe wie Schüttellähmung oder Paralysis agitans werden heute nicht mehr eingesetzt. Das idiopathische Parkinson-Syndrom macht 80 % aller Parkinson-Syndrome aus.

Bezeichnungen für die Parkinson-Krankheit

- Parkinson-Krankheit
- Idiopathisches Parkinson-Syndrom
- Morbus Parkinson
- Primäres Parkinson-Syndrom

3 Epidemiologie

Die Parkinson-Krankheit zählt zu den häufigsten neurologischen Krankheitsbildern. Mit Zunahme der allgemeinen Lebenserwartung in den Industrieländern ist mit einer weiteren Häufung zu rechnen. Nach Angaben der WHO wird die Zahl der über 65-Jährigen im Jahre 2025 auf 800 Mio. ansteigen (1997: 380 Mio.).

Die **Prävalenz** (= Gesamtzahl der Erkrankten in einer Population zu einem bestimmten Untersuchungszeitpunkt) der Parkinson-Krankheit zeigt in verschiedenen Ländern und Regionen der Welt eine breite Streuung (Abb. 3.1). Die Prävalenzraten reichen von 18 pro 100.000 Einwohner (China, in 29 Provinzen) bis 194 pro 100.000 Einwohner (Sizilien). Hohe Prävalenzen werden für die USA und Europa angegeben, niedrige dagegen für China, Japan, Nigeria und Sardinien. In Mitteleuropa sowie Nordamerika werden mit 160 Erkrankten pro 100.000 Einwohnern ähnliche Häufigkeiten wie in Deutschland gefunden (Martila 1992). Nach einer Erhebung von Vieregge et al. (1990) aus Schleswig-Holstein leiden 183 Patienten von 100.000 Einwohnern in dieser Region an der Parkinson-Krankheit. Hochgerechnet ergeben sich aus dieser Untersuchung etwa 150.000 Erkrankte für Deutschland. Geht man von einer Dunkelziffer von

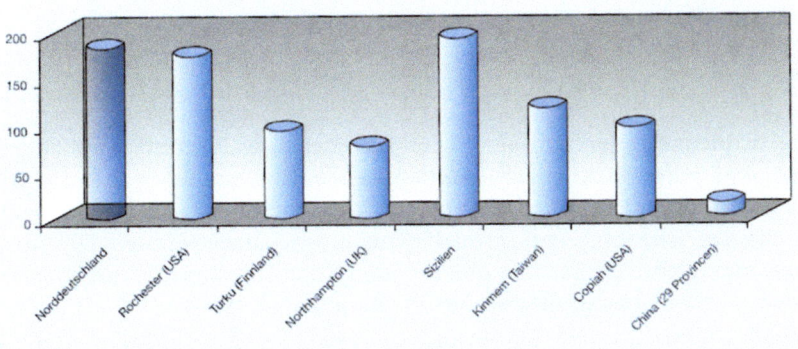

Abb. 3.1. Häufigkeit der Parkinson-Krankheit in verschiedenen Ländern und Regionen

30–40 % aus, kann für Deutschland eine Häufigkeit von 200.000 Parkinson-Patienten angenommen werden. Nach einer Untersuchung von Trenkwalder et al. (1995) entwickeln 713 von 100.000 Einwohner oberhalb des 65. Lebensjahres eine Parkinson-Krankheit.

 Die Parkinson-Krankheit gehört zu den häufigsten chronischen neurologischen Erkrankungen. Für Deutschland wird eine Häufigkeit von 150.000–200.000 Parkinson-Patienten angenommen.

Die bisher höchste Prävalenz wurde bei den Parsis, einer geschlossenen Volksgemeinschaft in Bombay, Indien, beschrieben, die zwischen dem 7. und 10. Jahrhundert aus dem Iran eingewandert war. Mitgliedern der Gemeinschaft ist nicht erlaubt, Ehen mit anderen Religionsgemeinschaften oder Rassen einzugehen. Ob genetische Faktoren in einer geschlossenen Gemeinschaft oder Umweltfaktoren für die relativ hohe Zahl verantwortlich sind, ist nicht geklärt. Für die unterschiedlichen Häufigkeiten in verschiedenen Regionen sind auch besondere klimatische Verhältnisse, Industrialisierungsgrad, Ernährungsgewohnheiten und andere soziokulturelle Faktoren diskutiert worden.

In früheren Studien wurde die Parkinson-Krankheit unter der schwarzen Bevölkerung in den USA und in Südafrika seltener beobachtet als unter der weißen Bevölkerung in derselben Region. Tür-zu-Tür-Erhebungen hatten zwar zunächst gleiche Prävalenzen für die schwarze und weiße Bevölkerung ergeben. Wenn jedoch sehr enge Kriterien für die Diagnosestellung verwendet wurden, war die geringere Prävalenz unter der schwarzen Bevölkerung wieder deutlich.

Prävalenz

- Durchschnittlich 183 pro 100.000 Einwohner (Vieregge 1990)
- Anstieg mit zunehmendem Alter
- 713 pro 100.000 Einwohner oberhalb des 65. Lebensjahres (Trenkwalder 1995)

Die **Inzidenzrate** (= Zahl der Neuerkrankten zum Zeitpunkt der Untersuchung) wird nach einer amerikanischen Untersuchung mit 16 pro 100.000 angegeben (Martila 1992). Für Deutschland würden sich danach 12.800 neu erkrankte Parkinson-Patienten pro Jahr errechnen. Die Neuerkrankungsrate steigt mit zunehmenden Alter und sinkt im hohen Alter (nach dem 84. Lebensjahr) wieder ab (Rajput et al. 1984)

Inzidenz

- Durchschnittlich 16 von 100.000
- Anstieg mit zunehmendem Alter
- Absinken im hohen Alter

> Etwa 10% der Parkinson-Patienten erkranken vor dem 40. Lebensjahr.

In der angloamerikanischen Literatur spricht man von einem „juvenilen" Parkinson-Syndrom, wenn die Erkrankung vor dem 21. Lebensjahr und von einem „young onset" Parkinson-Syndrom, wenn die Erkrankung zwischen dem 21. und 39. Lebensjahr diagnostiziert wird (etwa 10% der Patienten). In Deutschland haben Parkinson-Patienten mit einer Krankheitsmanifestation unterhalb des 40. Lebensjahres „Clubs für junge Parkinson-Kranke (Clubs U 40)" gegründet, die der Deutschen Parkinson-Vereinigung (dPV) angehören (s. Anhang). Die Manifestation der Parkinson-Krankheit nach dem 40. Lebensjahr wird als „late onset" und die nach dem 75. Lebensjahr als „very late onset" bezeichnet. Vor dem 50. Lebensjahr erkranken 30%, und zwischen dem 50. und 60. Lebensjahr 40% der Patienten (Abb. 3.2). In der Altersgruppe der über 65-Jährigen ist durchschnittlich jede 100. Person ein Parkinson-Kranker.

Bezeichnungen des Parkinson-Syndroms nach dem Manifestationsalter

Juveniles Parkinson-Syndrom	Erkrankung vor dem 21. Lebensjahr
„Young onset" Parkinson-Syndrom	Erkrankung zwischen dem 21. und 39. Lebensjahr
„Late onset" Parkinson-Syndrom	Erkrankung nach dem 40. Lebensjahr
„Very late onset" Parkinson-Syndrom	Erkrankung nach dem 75. Lebensjahr

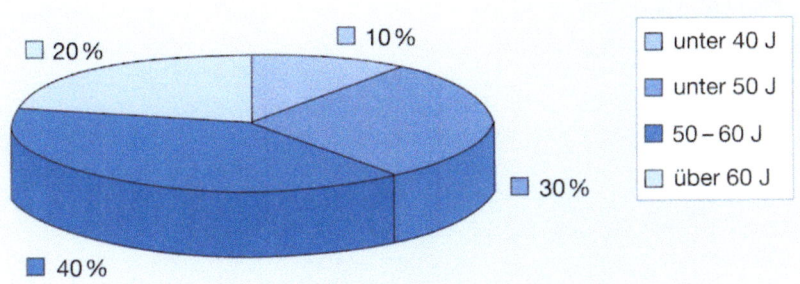

Abb. 3.2. Häufigkeit der Parkinson-Krankheit in verschiedenen Altersgruppen

Ob Männer etwas häufiger als Frauen betroffen sind, ist nicht endgültig geklärt. Die meisten Untersuchungen zeigen keine eindeutige Geschlechtsbevorzugung (z. B. Rajput et al. 1984). In einer Stichprobe unserer Parkinson-Ambulanz waren 51% Frauen und 49% Männer.

4 Grundlagen

4.1	Organisation der Motorik	13
4.1.1	Pyramidenbahnsystem	13
4.1.2	Basalganglien	15
4.2	Biochemische Grundlagen	17
4.3	Neuropathologie	20
4.4	Pathoneurochemie	22
4.5	Hypothesen zur Ätiologie	26
4.5.1	Genetische Faktoren	27
4.5.2	Programmierter Zelltod (Apoptose) als Teilursache?	29
4.5.3	Umweltfaktoren und MPTP-Modell	30
4.5.4	Oxidative Stresshypothese	33

Um die klinische Symptomatologie der Parkinson-Krankheit besser verstehen zu können, sollen zunächst die anatomischen, physiologischen und biochemischen Grundlagen der Motorik besprochen werden.

Jede Hirnhälfte lässt sich in 4 Hirnlappen gliedern (Abb. 4.1, linkes Bild). Vorn liegt der Frontallappen (Stirnlappen), dahinter der Parietallappen (Scheitellappen), darunter der Temporallappen (Schläfenlappen) und hinten der Okzipitallappen (Hinterhauptslappen).

Der Hirnstamm wird von oben nach unten unterteilt in das **Mittelhirn** (Mesenzephalon), die **Brücke** (Pons) und das **verlängerte Rückenmark** (Medulla oblongata). Im Mittelhirn ist die Substantia nigra schematisch eingezeichnet, die Ausgangsort für die Entstehung der Parkinson-Krankheit ist (s. Abb. 4.1). Darüber befinden sich die Kerngebiete des Nucleus caudatus und des Nucleus pallidus, auf die wir später bei der Besprechung der motorischen Regelkreise noch genauer eingehen werden. In der Großhirnrinde lassen sich aufgrund unterschiedlicher Feinstrukturen bestimmte Zentren unterscheiden. Die für die Willkürbewegungen verant-

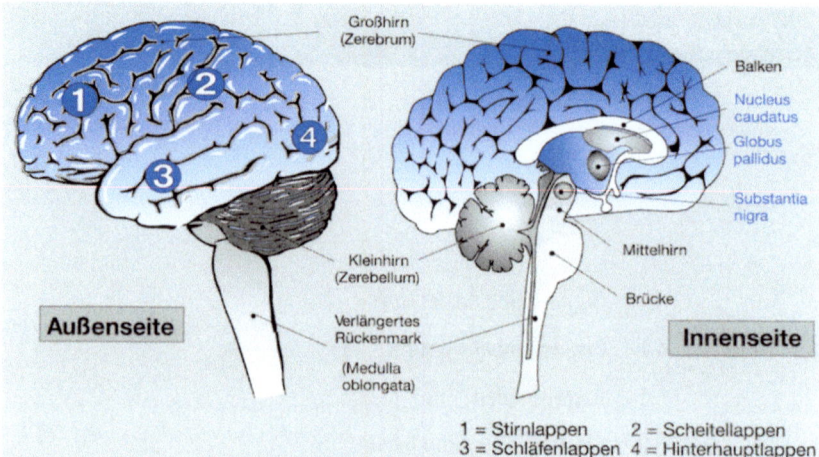

Abb. 4.1. Die Hirnhälften gliedern sich jeweils in 4 Hirnlappen (*linkes Bild*): Frontallappen (Stirnlappen) (*1*), Parietallappen (Scheitellappen) (*2*), Temporallappen (Schläfenlappen) (*3*), Okzipitallappen (Hinterhauptlappen) (*4*). Die Lage einzelner für die Parkinson-Krankheit wichtiger Kerngebiete (Nucleus caudatus, Nucleus pallidus und Substantia nigra) sind schematisch eingezeichnet (*rechtes Bild*)

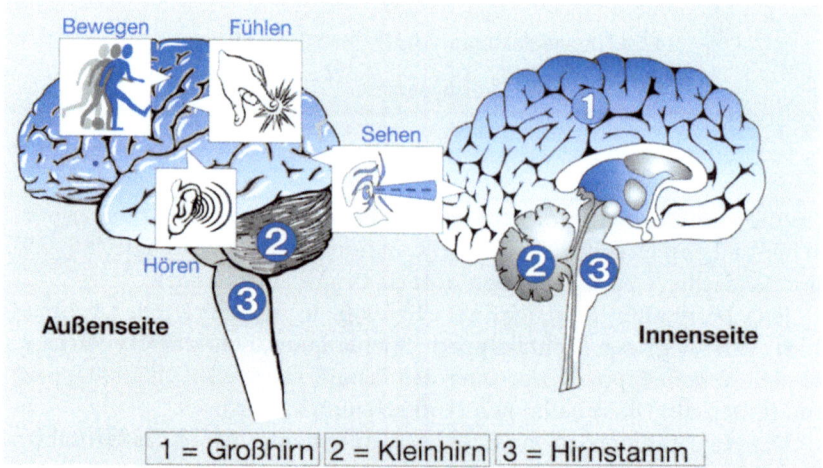

Abb. 4.2. Linke Hirnhälfte in der Außenansicht (*links*) und Innenansicht (*rechts*) mit Großhirn, Kleinhirn und Hirnstamm. In der Außenansicht sind unterschiedliche Funktionsfelder für Hirnleistungen (Bewegen, Fühlen, Hören und Verstehen sowie Sehen) schematisch eingezeichnet

wortlichen Hirnzellen liegen in einer schmalen Hirnwindung vor der Zentralfurche (= motorisches Zentrum). Dahinter liegt das sensible Zentrum. Auch die sprachlichen Leistungen (Sprachzentren), das Hören und Verstehen sowie die Verarbeitung von Seheindrücken (Sehzentrum) lassen sich bestimmten Rindengebieten zuordnen (Abb. 4.2).

4.1 Organisation der Motorik

Bei der Organisation der Motorik handelt es sich um sehr komplexe Vorgänge, die erst in den letzten Jahren näher aufgeklärt wurden. Für Zielbewegungen besonders wichtige Zentren sind das Pyramidenbahnsystem und ein motorischer Regelkreis, den man heute unter dem Begriff **Basalgangliensystem** zusammenfasst. Die Basalganglien sind besonders für die Feinabstufung der Willkürbewegungen verantwortlich.

4.1.1 Pyramidenbahnsystem

Die Großhirnzellen für das Gesicht und die Hand befinden sich im Frontalschnitt am weitesten unten, es folgen Arm, Rumpf und Bein, sodass sich die motorische Repräsentation als ein Kopf stehender Körper (Homunkulus) darstellt (Abb. 4.3). Von der Hirnrinde ziehen die Nervenfasern dicht gedrängt durch die innere Kapsel (Capsula interna) und durch die Brücke (Pons) zum verlängerten Mark (Medulla oblongata). Die Vorwölbung (Pyramis) an dieser Stelle hat der Nervenbahn die Bezeichnung „Pyramidenbahn" verliehen. Die Pyramidenbahn kreuzt zur Gegenseite, wird im Rückenmark von den motorischen Vorderhornzellen auf die motorischen Einzelnervenfasern umgeschaltet und erreicht schließlich die Muskulatur.

Eine Schädigung der Pyramidenbahn, z. B. durch einen Schlaganfall, führt zu einer Parese der von diesen Nervenfasern versorgten Muskulatur. Beim Schlaganfall erfolgt die Schädigung oft im Bereich der inneren Kapsel, wo die Nervenfasern dicht gedrängt verlaufen. Hier kann schon eine relativ kleine Schädigung zu einer Lähmung der gesamten gegenüberliegenden Körperseite führen. Eine gleich große Schädigung nahe der Hirnrinde würde dagegen „nur" zu einer Lähmung eines Körperteils, z. B. einer Hand führen (s. Abb. 4.3). Bei der Parkinson-Krankheit ist jedoch die Pyramidenbahn nicht geschädigt. Die Bewegungsstörung eines Parkinson-Kranken unterscheidet sich deshalb auch grundsätzlich von der Parese eines Schlaganfallpatienten und erfordert andere medikamentöse und krankengymnastische Maßnahmen. Den Unterschied zwischen einer Parese und der Bewegungsstörung bei Parkinson-Patienten (Bradykinese, Hypokinese) konnte James Parkinson noch nicht erkennen, als er die Krankheit „Paralysis agitans" nannte (Paralysis = Lähmung).

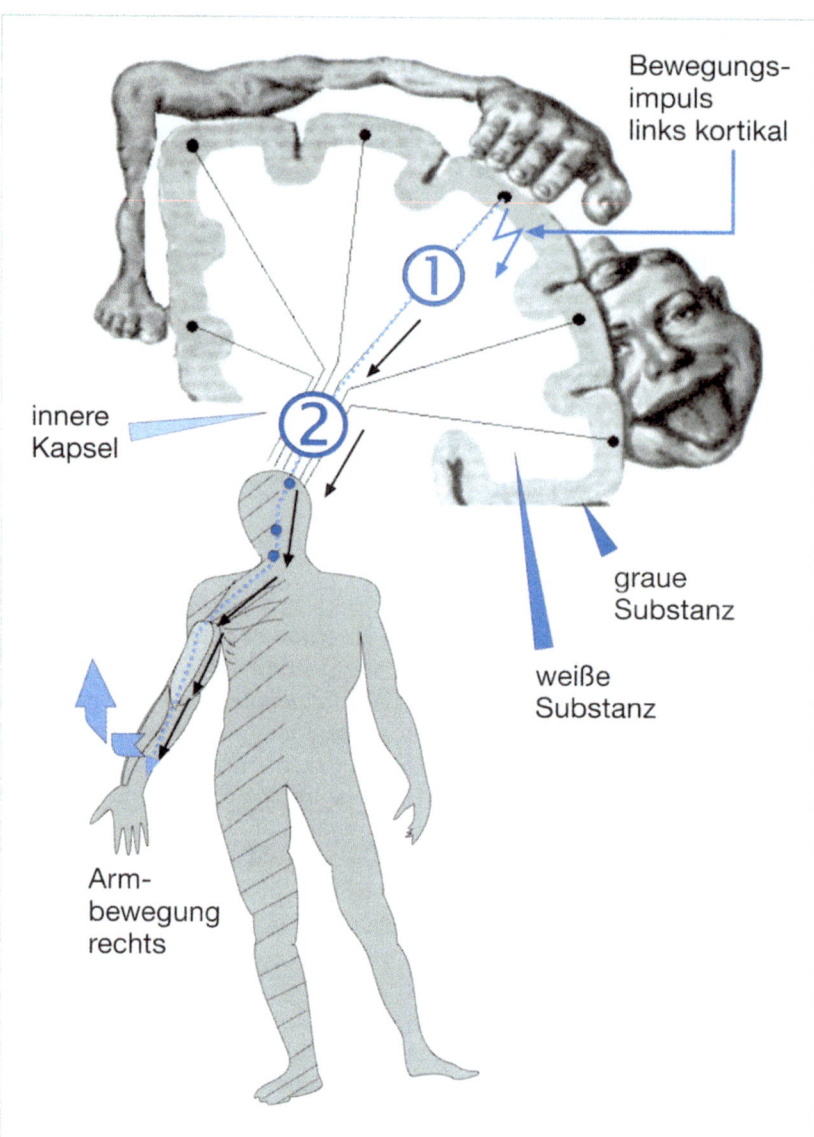

Abb. 4.3. Motorische Repräsentation als ein Kopf stehender Körper (Homunkulus). Von der Hirnrinde ziehen die Nervenfasern als Pyramidenbahn dicht gedrängt durch die innere Kapsel. Eine Schädigung an dieser Stelle (*2*) führt zur Lähmung der gesamten gegenüberliegenden Körperseite, wogegen eine gleich große Schädigung nahe der Hirnrinde (*1*) nur die Lähmung eines Körperteils (z. B. Hand) zur Folge hat. Die dunklere Struktur der Hirnrinde (graue Substanz) lässt sich von der helleren Struktur der weißen Substanz abgrenzen

4.1.2 Basalganglien

Dem Pyramidenbahnsystem (Willkürsystem) wurde als unwillkürliches System das extrapyramidale System gegenübergestellt. Die entsprechenden motorischen Fasern laufen nicht durch die „Pyramiden", sondern extrapyramidal und haben keine Verbindungen zum Rückenmark. Zum extrapyramidalen System gehören Regelkreise und motorische Kerngebiete, die heute unter dem Begriff Basalganglien (Stammganglien) zusammengefasst werden. Im klinischen Sprachgebrauch hat man allerdings oft die Bezeichnung „extrapyramidal" beibehalten (z. B. extrapyramidales Syndrom; EPS). Die Basalganglien stellen ein wichtiges Bindeglied zwischen verknüpfenden Großhirnzellen (assoziatives Großhirn) und den motorischen Großhirnzellen dar, die für die Feinabstimmung der Bewegungen verantwortlich sind. Funktionsstörungen innerhalb der Regelkreise der Basalganglien sind die Basis für die motorischen Störungen bei der Parkinson-Krankheit.

Zu den Basalganglien zählen das **Striatum** (Corpus striatum), die **Substantia nigra** und ein Kerngebiet, das unterhalb des Thalamus liegt (**Nucleus subthalamicus**) (Abb 4.4). Das Striatum gliedert sich in den Schweifkern (Nucleus caudatus, cauda = Schweif, Schwanz; kurz: Caudatus) und den schalenförmigen Endhirnkern (Putamen). Der Schweifkern besteht aus einem „Kopf", der in der dreidimensionalen Ansicht der seitlichen Hirnkammer anliegt, einem Körper, der seitlich vom Thalamus liegt, und einem „Schwanz", der in den Temporallappen reicht. Zur Mitte hin schließen sich der äußere und innere Teil des **Globus pallidus** an (pallidus = blass), nämlich der Globus pallidus internus (inneres Pallidum), und der Globus pallidus externus (äußeres Pallidum). Das Putamen und der Globus pallidus liegen zwischen der inneren und äußeren Kapsel. Die Substantia nigra ist symmetrisch im Mittelhirn lokalisiert und besteht aus der pigmentreichen („schwarzen") Zona compacta und der zellarmen Zona reticularis.

Kerngebiete der Basalganglien

- Striatum mit Nucleus caudatus und Putamen
- Globus pallidus
- Nucleus subthalamicus
- Substantia nigra

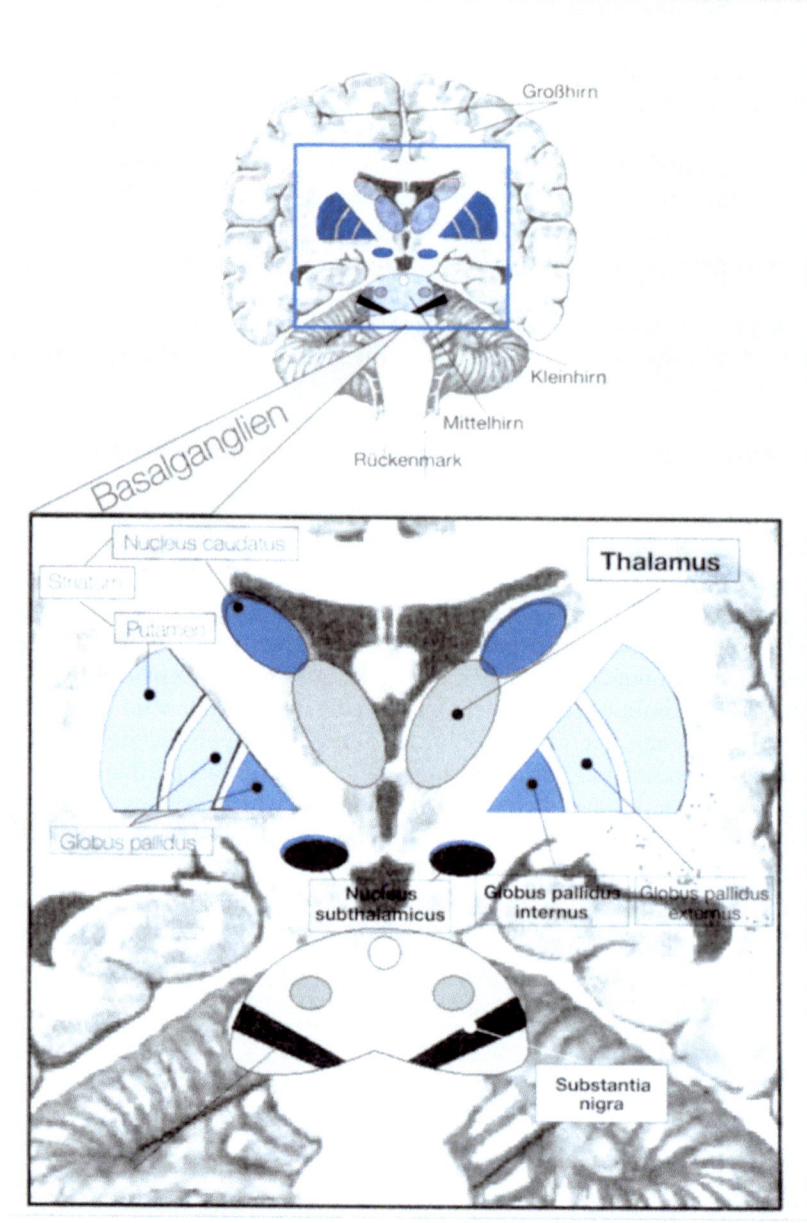

Abb. 4.4. Schematische Darstellung der Basalganglien mit Ausschnittsvergrößerung im unteren Bildteil

4.2 Biochemische Grundlagen

Signale von einem Neuron zum nächsten verlaufen als elektrische Impulse am Nervenfaserstrang und werden am Nervenfaserende durch Neurotransmitter auf das nachfolgende Neuron übertragen (Abb. 4.5a). Die Kontaktstelle zweier Nervenfasern ist die **Synapse**. Für die Übertragung von Bewegungsimpulsen spielt der Neurotransmitter **Dopamin** eine entscheidende Rolle. Weitere Neurotransmitter wie Azetylcholin und Glutamat beeinflussen die Erregungsfortleitung. In Abb. 4.5 wird das weiterleitende Neuron nicht nur von Dopamin (dopaminerg), sondern auch von Glutamat (glutamaterg) und Azetylcholin (cholinerg) beeinflusst. Die einzelnen Neurotransmitter wirken entweder erregend oder hemmend, wobei die Bilanz aller erregenden und hemmenden Einflüsse über die Erregungsfortleitung entscheidet.

In Abb. 4.5b ist die Dopaminsynapse vergrößert herausgestellt. Das klobige Endstück der ersten Nervenendigung heißt Präsynapse, die Empfangsregion der weiterleitenden Nervenzelle heißt Postsynapse und der Spalt zwischen beiden wird synaptischer Spalt genannt. Ein elektrischer Impuls bewirkt, dass in Vesikeln gespeichertes Dopamin in den synaptischen Spalt abgegeben wird. Die Erregungsfortleitung erfolgt dadurch, dass Dopamin an bestimmte postsynaptische Rezeptoren nach dem „Schlüssel-Schloss-Prinzip" andockt. Rezeptoren sind große Eiweißmoleküle, die sich an der Membran des Neurons befinden.

Vorstufe von Dopamin ist die mit der Nahrung aufgenommene Aminosäure Phenylalanin. In der Nervenzelle erfolgt die weitere Umwandlung zu den Vorstufen Tyrosin und Dopa und schließlich zu Dopamin. Das Enzym Tyrosinhydrolase wandelt Tyrosin in Dopa um und das Enzym Dekarboxylase ist für die weitere Umwandlung in Dopamin verantwortlich (Abb. 4.6). Für die synaptische Übertragung wird Dopamin aus den Vesikeln entlassen und koppelt an die Dopaminrezeptoren der postsynaptischen Zelle an. Wir wollen schon jetzt darauf hinweisen, dass die postsynaptischen Dopaminrezeptoren beim idiopathischen Parkinson-Syndrom intakt und funktionsfähig bleiben. Ein Teil des Dopamins wird an spezielle Autorezeptoren der Präsynapse gebunden, um die Ausschüttung von Dopamin zu regulieren. Nicht benötigtes Dopamin wird entweder über Dopamintransporter in die Nervenzelle zurücktransportiert oder abgebaut und ausgeschieden. Die Wiederaufnahme in die präsynaptische Vesikel erfolgt über das vesikuläre Monoamintransportersystem (Abb. 4.7).

Dopamin wird durch 2 Enzyme metabolisiert: Innerhalb des Neurons entsteht über das Enzym Catechol-O-Methyltransferase (COMT) die unwirksame Dihydrophenylessigsäure (DOPAC). Außerhalb des Neurons erfolgt die Metabolisierung über das Enzym Monoaminooxidase B (MAO-B; s. Abb. 4.6). Dopaminerge Neurone weisen eine tonische Aktivität mit einer Entladungsfrequenz von 4–5 Hz auf. Nach Bindung von freigesetz-

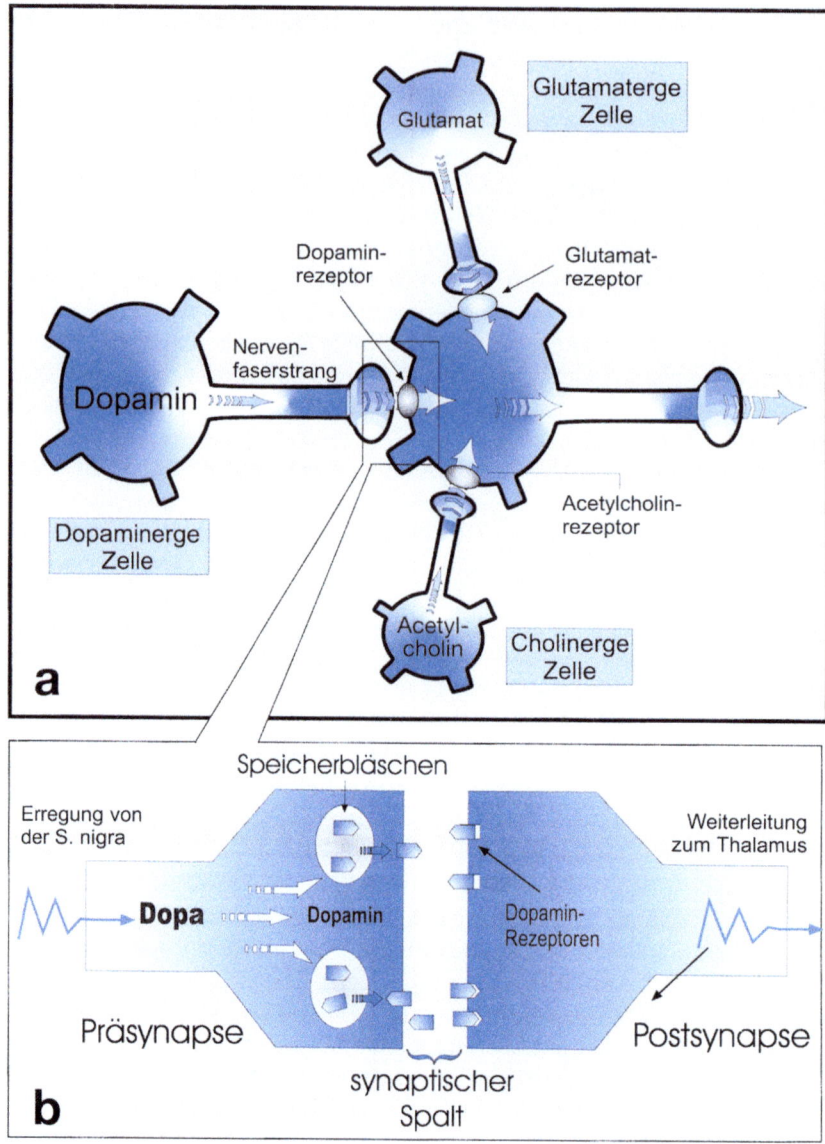

Abb. 4.5 a, b. Die Weiterleitung der Erregung von einer Nervenzelle zur nächsten erfolgt über Synapsen, wobei dopaminerge, glutamaterge und cholinerge Synapsen beim Parkinson-Syndrom die wichtigste Rolle spielen (**a**). Die Dopaminsynapse ist im unteren Teil vergrößert dargestellt (**b**)

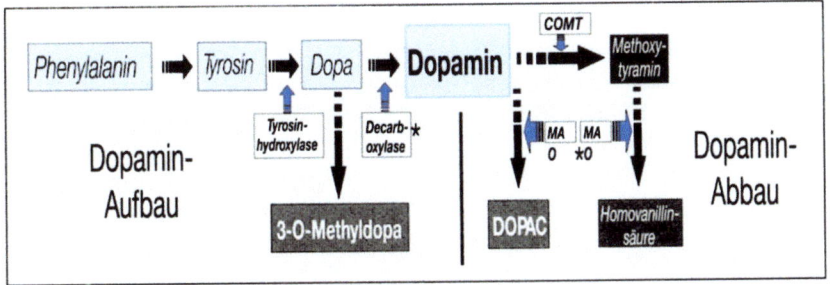

Abb. 4.6. Dopamin wird aus der Aminosäure Phenylalanin gebildet und über die Enzyme MAO und COMT abgebaut

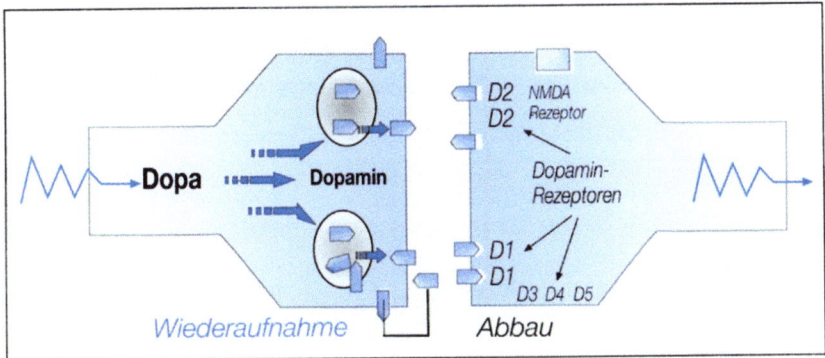

Abb. 4.7. Für die synaptische Übertragung wird Dopamin aus den Vesikeln entlassen und koppelt an die Dopaminrezeptoren der postsynaptischen Zelle an. Nicht benötigtes Dopamin wird entweder über Dopamintransporter in die Nervenzelle zurücktransportiert oder abgebaut und ausgeschieden. Die Wiederaufnahme in die präsynaptische Vesikel erfolgt über das vesikuläre Monoamintransportersystem

tem Dopamin an Rezeptoren der Postsynapse wird ein motorisches Signal erst dann fortgeleitet, wenn eine bestimmte Dopamin-Schwellenkonzentration erreicht ist. Die Dopaminrezeptoren lassen sich in Dopamin-1- (D1-) und Dopamin-2-(D2-)Rezeptoren unterscheiden. Inzwischen hat man insgesamt 5 Rezeptoruntergruppen (Rezeptorfamilien) identifiziert, die entweder D1- oder D2-Eigenschaften haben. Zur dopaminergen D1-Familie zählen die D1- und D5-Rezeptoren, zu der D2-Familie gehören die D2-, D3- und D4-Rezeptoren. Nach dem Schlüssel-Schloss-Prinzip findet der Neurotransmitter seinen besonderen Rezeptor und löst die Weiterleitung des Nervensignals aus.

Die Wechselwirkungen zwischen den Dopaminrezeptoren sind im Einzelnen nicht genau bekannt. Man geht heute davon aus, dass sowohl die Stimulation von D2-Rezeptoren als auch die der D1-Rezeptoren für die normale motorische Funktion bedeutsam ist. Neben dem Neurotransmitter Dopamin sind Azetylcholin, Glutamat, γ-Aminobuttersäure (GABA), Serotonin, Noradrenalin, Substanz P, Enkephalin und Dynorphin an der Neurotransmission beteiligt. Abhängig vom Neurotransmitter und Rezeptor bestehen fördernde und hemmende Wirkungen. Dopamin wirkt fördernd auf die direkte Projektion vom Striatum zum Globus pallidus internus und hemmend auf die indirekte Projektion. Azetylcholin stimuliert an den Zwischenneuronen im Striatum, GABA hemmt die Übertragung vom Striatum zum Pallidum und schließlich fördert Glutamat die Erregungsfortleitung vom Nucleus subthalamicus zum inneren Pallidum und vom Großhirn zum Striatum. Die Bilanz aller hemmenden und fördernden Impulse entscheidet schließlich über die Erregungsfortleitung und die motorische Feinabstimmung der Bewegung.

Wirkorte bzw. -verbindungen und Funktion einzelner Neurotransmitter

Neurotransmitter	Wirkorte/-verbindung	Funktion
Dopamin	D1- und D2-Rezeptoren	Fördernd/hemmend
Azetylcholin	Zwischenneurone	Fördernd
GABA	Striatum → Pallidum	Hemmend
Glutamat	Großhirn → Striatum	Fördernd
	N. subthalamicus → Pallidum	Fördernd

4.3 Neuropathologie

Das neuropathologische Substrat der Parkinson-Krankheit ist der Zelluntergang in der Substantia nigra im Mittelhirn. Auf einem Schnittbild durch den Hirnstamm eines Gesunden kann man schon mit bloßem Auge die Substantia nigra als dunkleres Band erkennen (Abb. 4.8a). Die schwärzliche Verfärbung entsteht durch den Farbstoff Melanin in diesen Zellen, daher auch der Name „schwarze Substanz". Wie erwähnt, hat der junge französische Mediziner Tretjakow schon 1919 in seiner Doktorarbeit erstmals den Zellverlust in der Substantia nigra als wesentlichen Befund bei Parkinson-Patienten beschrieben. Aus bisher noch ungeklärter Ursache kommt es zum Untergang von melaninhaltigen Neuronen in der Zona compacta der Substantia nigra. In geringerer Ausprägung sind auch noradrenerge Neurone im Locus coeruleus, serotonerge Neurone im Nucleus raphe dorsalis, cholinerge Neurone im Nucleus basalis Meynert und Neurone in den Corpora amygdaloidae, im dorsalen Vaguskern und in den peripheren sympathischen Ganglien be-

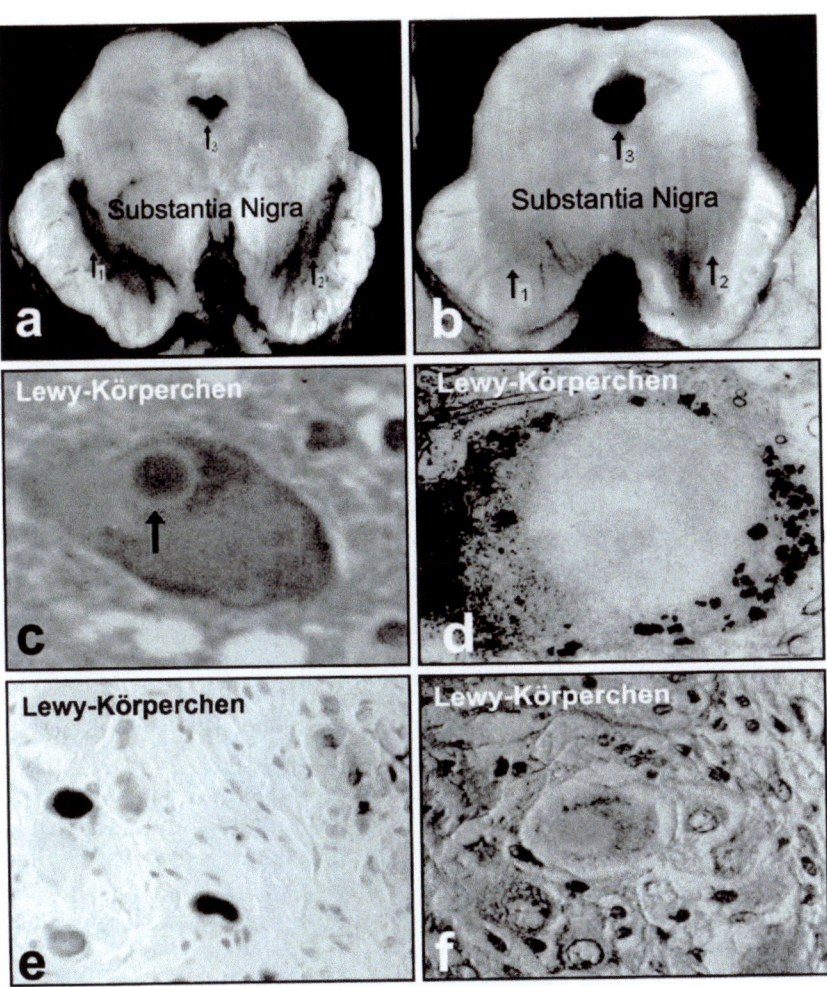

Abb. 4.8 a–f. Neuropathologische Befunde beim Parkinson-Syndrom: **a** normale Pigmentierung und **b** ausgeprägte Abblassung der Sustantia nigra (*Pfeile 1 und 2; Pfeil 3* weist auf den Aquädukt); **c** Lewy-Körperchen (*Pfeil*) in Nervenzellen der Substantia nigra; **d** elektronenoptische Aufnahme eines Lewy-Körperchens; **e** Lewy-Körperchen in einem vegetativen Ganglion. Die Lewy-Körperchen haben hier meist eine ovale oder längliche Gestalt und sind mit Hilfe einer immunhistologischen Reaktion gegen Ubiquitin braun gefärbt; **f** Lewy-Körperchen im Plexus submucosus. (Mit freundlicher Genehmigung von Herrn Prof. Dr. H.H. Goebel und Dr. J. Bohl, Neuropathologisches Institut der Universität Mainz; farbige Wiedergabe s. S. XI)

troffen. Das in den Zellen der Substantia nigra gespeicherte Melanin wird freigesetzt und abtransportiert, es verbleibt eine blasse narbige Struktur (Abb. 4.8b). Folge ist, dass die von der Substantia nigra zum Striatum ziehenden dopaminhaltigen Fasern untergehen und somit der Neurotransmitter Dopamin an den Synapsen nicht mehr in ausreichendem Maße zur Verfügung steht.

Als weiteres charakteristisches Zeichen finden sich bei mikroskopischen Untersuchungen in der Substantia nigra, in anderen Hirnabschnitten und auch extrazerebral kugelförmige Strukturen, die nach ihrem Erstbeschreiber **Lewy-Körperchen** genannt werden (Abb. 4.8c–f). Wegen ihrer Anfärbung werden diese im Zelleib und den Zellfortsätzen gelegenen Strukturen auch eosinophile, zytoplasmatische Einschlusskörperchen genannt. Die Lewy-Körperchen enthalten das Protein α-Synuklein, das bei der autosomal-dominanten Form der Parkinson-Krankheit eine Rolle spielt (s. später). Lewy-Körperchen sind zwar bei allen Parkinson-Patienten post mortem nachweisbar, lassen sich jedoch auch bei anderen degenerativen Hirnerkrankungen, wie z. B. der Demenz vom Alzheimer-Typ, feststellen. Lewy-Körperchen finden sich bei 10 % der gesunden über 60-Jährigen, die von Neuropathologen als präklinische Erkrankungsfälle gewertet werden (Gibb u. Lees 1988). Differenzialdiagnostisch wird die **Lewy-Körperchen-Krankheit** (synonym: diffuse Lewy-Körperchen-Krankheit, Demenz mit Lewy-Körperchen) von der Parkinson-Krankheit abgegrenzt (s. Abschn. 7.3)

Ehe die ersten Zeichen der Parkinson-Krankheit sichtbar werden, müssen 50–60 % der striatonigralen Neurone untergehen. Zwar kommt es auch bei normaler Alterung zu einer Degeneration dopaminerger Neurone und zur Minderung des Dopamingehalts, die kritische Schwelle für die klinische Manifestation eines Parkinson-Syndroms wird jedoch nicht erreicht. Hauptschädigungsort bei der Parkinson-Krankheit ist zwar die Substantia nigra, daneben sind jedoch – in geringerem Ausmaß – weitere Hirnregionen betroffen. Es finden sich Veränderungen im Hypothalamus, mesokortikolimbischen System und auch in der Retina. Wie erwähnt, sind weiterhin betroffen: Raphekern (serotonerg), Locus coeruleus (noradrenerg), Nucleus basalis Meynert (cholinerg) und das glutamaterge System.

4.4 Pathoneurochemie

Die ersten Hinweise auf die Bedeutung des Dopamins bei Parkinson-Patienten ergaben die Untersuchungen von Carlson und Mitarbeitern (1957), die durch den Dopaminantagonisten Reserpin bei Tieren ein Parkinson-ähnliches Bild erzeugen konnten (Carlson erhielt 2000 den Nobelpreis für seine Grundlagenforschung). Die durch Reserpin ausgelöste Bewegungsstörung konnte durch die Gabe von L-Dopa wieder rückgängig

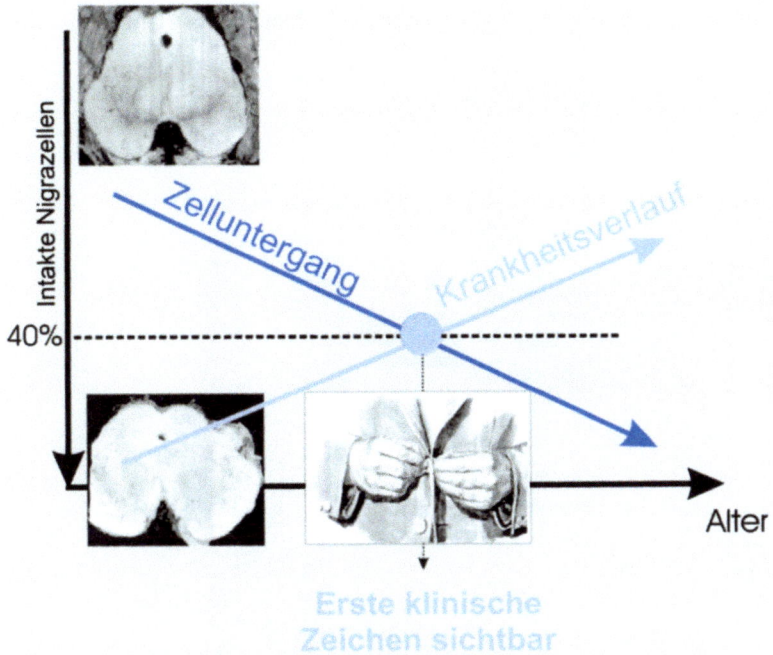

Abb. 4.9. Erst bei einem Dopaminzellverlust von 60–80% sind erste Parkinson-Zeichen nachweisbar. Man rechnet mit einem präklinischen Verlauf von 5–7 Jahren

gemacht werden. Wenig später konnten Ehringer u. Hornykiewicz (1960) in Gehirnen von Parkinson-Patienten eine deutliche **Verminderung von Dopamin** im Striatum nachweisen. Seit diesen Untersuchungen wissen wir, dass der Mangel des Neurotransmitters Dopamin die wesentlichste biochemische Grundlage für die Entstehung der Parkinson-Krankheit dargestellt (Abb. 4.9). Der Dopaminmangel bei der Parkinson-Krankheit ist im Putamen stärker ausgeprägt als im Nucleus caudatus. Wie wir später sehen werden, kann mit der Positronenemissionstomographie (PET) das Dopamindefizit im Putamen schon im frühen Stadium der Erkrankung nachgewiesen werden (s. Abschn. 13.8.6).

Dopamin kann nicht von außen zugeführt werden, da es die sog. Blut-Hirn-Schranke nicht durchdringen kann. L-Dopa als Vorstufe des Dopamins kann jedoch diese Schranke überwinden und im Gehirn zu Dopamin umgewandelt werden (s. Abb. 14.2). Unabhängig voneinander berichteten 1961 der Wiener Neurologe Birkmayer sowie Barbeau und Mitarbeiter in Kanada über den guten klinischen Effekt von L-Dopa auf die Akinese bei Parkinson-Patienten. Damit war die L-Dopa-Therapie eingeleitet, die auch heute noch einen wichtigen Pfeiler („Goldstandard") in der medikamentösen Parkinson-Behandlung darstellt.

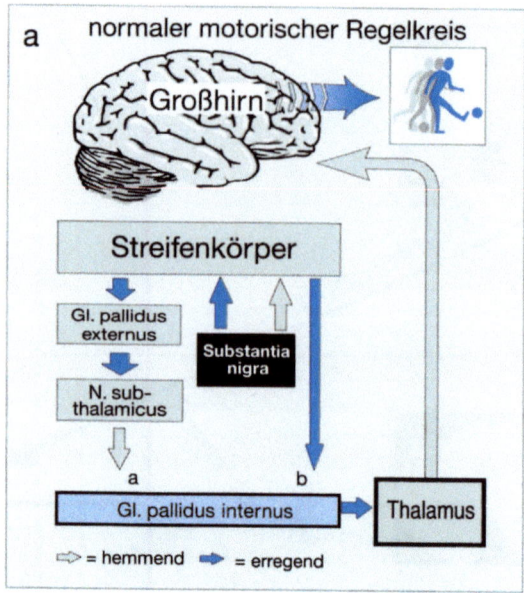
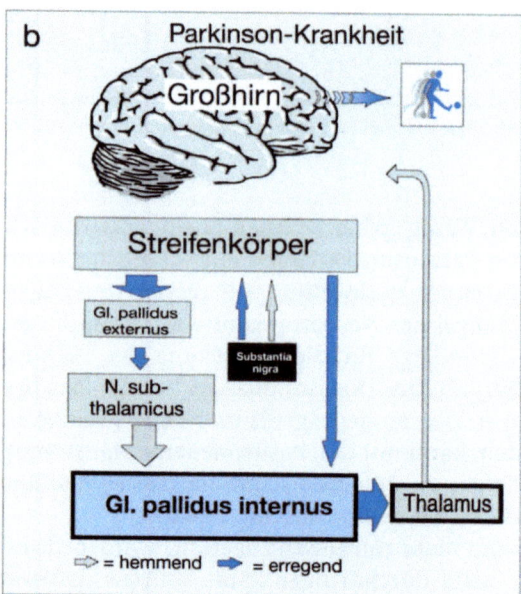

Abb. 4.10 a, b. Motorischer Regelkreis. a Im normalen Regelkreis übt der Globus pallidus internus (GPi) eine kontinuierliche Hemmung auf den Thalamus und dessen thalamokortikale Projektion aus. Aktivierung der direkten Verbindung (*b*) hemmt den GPi, wogegen die indirekte Verbindung (*a*) den GPi stimuliert. b Bei der Parkinson-Krankheit vermindert der nigrale Dopaminmangel die direkte Hemmung des GPi und steigert seine indirekte Stimulation. Folge ist die Hemmung der thalamokortikalen Projektion, die sich klinisch als Akinese äußert

In einem vereinfachten Schema lässt sich die funktionelle Verschaltung der Basalganglien als motorischer Regelkreis darstellen (Abb. 4.10). Unter physiologischen Bedingungen übt das innere Pallidum (Globus pallidus internus, GPi) einen hemmenden Einfluss auf den Thalamus und dessen thalamokortikale Projektion aus. Die Aktivierung der direkten Verbindung hemmt den GPi, wogegen die **indirekte Verbindung** den GPi stimuliert. Eine zusätzliche Aktivitätssteigerung erfährt das innere Pallidumglied dadurch, dass der erregende Einfluss des Nucleus subthalamicus zunimmt. Höhere Aktivität des Globus pallidus internus bedeutet Hemmung für den Thalamus. Die nachgeschaltete Bahn vom Thalamus zum Großhirn wird also gehemmt und somit die Erregungsweiterleitung zu den motorischen Zentren im Großhirn reduziert. Das Ergebnis ist die verminderte Bewegungsfähigkeit bei Parkinson-Patienten (Hypo- bzw. Bradykinese). Nigrales Dopamin stimuliert die direkte Projektion und hemmt die indirekte Projektion. Einschränkend muss darauf hingewiesen werden, dass das aufgeführte Modell des motorischen Regelkreises nicht mehr allen modernen neurophysiologischen und biochemischen Forschungsergebnissen standhält.

Beim Parkinson-Kranken sind dopaminerge Bahnen von der Substantia nigra zum Striatum geschädigt bzw. ausgefallen. Dadurch wird der direkte hemmende Einfluss auf das innere Pallidumglied vermindert, sodass dieser Pallidumanteil nun aktiver wird. Das direkt zum Globus pallidus internus führende System fördert die Bewegung. Das indirekt über den Nucleus subthalamicus und den Globus pallidus externus projizierende System hemmt dagegen die Bewegung. Beim Gesunden stehen bewegungshemmende und bewegungsfördernde Projektionssysteme in einem dynamischen Gleichgewicht.

Im Striatum bestehen über Zwischenneurone Verbindungen zu Neuronen, die **Azetylcholin** als Neurotransmitter nutzen. Der Ausfall dopaminerger Neurone führt zur Aktivitätssteigerung dieser cholinergen Zwischenneurone. Das cholinerge Übergewicht wird vornehmlich für den Rigor und den Tremor verantwortlich gemacht, wogegen die Bradykinese vorwiegend durch Dopaminmangel entstehen soll. Die Hemmung der cholinergen Überaktivität durch Anticholinergika stellt das älteste Therapiekonzept bei Parkinson-Patienten dar. Bei einem Gesunden halten sich Azetylcholin und Dopamin die Waage (Abb. 4.11).

Neben der erhöhten cholinergen Aktivität kommt es infolge des Dopaminmangels zu einer glutamatergen Überaktivität mit konsekutiver Hemmung von Thalamuskernen. Die Aminosäure Glutamat ist der wichtigste erregende Neurotransmitter im Zentralnervensystem. Vermutlich werden alle vom Großhirn ausgehenden Bahnen von Glutamat, d. h. glutamaterg gesteuert. Glutamat ist nicht nur für die Motorik, sondern auch für kognitive Funktionen verantwortlich. Ein wichtiger Glutamatrezeptor ist der NMDA-Rezeptor, der nach der Asparaginsäure, einem weiteren Neuro-

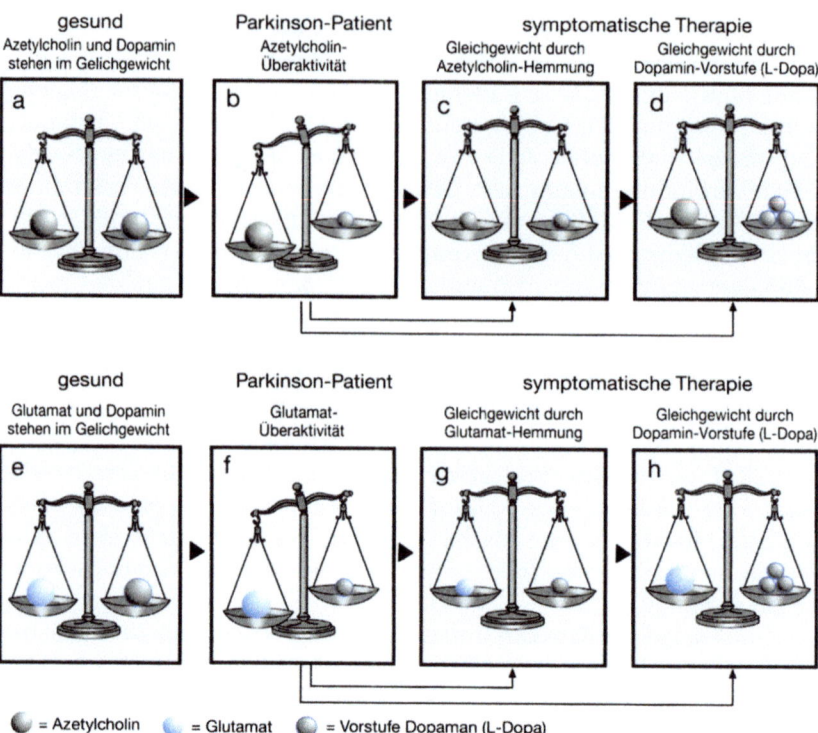

Abb. 4.11 a–h. Waagemodell: Ungleichgewicht von Dopamin und Azetylcholin bzw. Glutamat bei der Parkinson-Krankheit. Beim Gesunden befinden sich die Neurotransmitter Dopamin, Azetylcholin und Glutamat in einem Gleichgewicht (**a, e**). Der Mangel an Dopamin beim Parkinson-Patienten führt zum relativen Überwiegen von Azetylcholin und Glutamat (**b, f**). Das Ungleichgewicht kann einmal dadurch behoben werden, dass die Azetylcholin- bzw. Glutamatwirkung vermindert (**c, g**) oder die Dopaminwirkung gesteigert wird (**d, h**)

transmitter, benannt wird (N-Methyl-D-Aspartat). Der NMDA-Rezeptor steuert den Einstrom von Kalziumionen in das Neuron.

Das Gleichgewicht der einzelnen Neurotransmitter lässt sich gut in vereinfachter Form an einem Waagemodell verdeutlichen (Abb. 4.11): Unter normalen Bedingungen stehen nach dem Waagemodell Dopamin und Azetylcholin (Abb. 4.11 a) sowie Dopamin und Glutamat (Abb. 4.11 e) in einem Gleichgewicht. Durch Dopaminmangel wird sowohl die cholinerge (Abb. 4.11 b) als auch die glutamaterge Aktivität (Abb. 4.11 f) erhöht. Wie wir später noch genauer besprechen werden, kann die relative Überaktivität des cholinergen und glutamatergen Systems medikamentös gedämpft und so das Gleichgewicht wieder hergestellt werden (Abb. 4.11 c und 4.11 g), jedoch auf einem niedrigeren Niveau. Auf der anderen Seite kann das ursprüngliche Gleichgewicht durch Erhöhung des Dopaminangebots erreicht werden. Die Erhöhung des Dopamingehalts durch die Dopaminvorstufe L-Dopa und durch dopaminähnliche Wirkstoffe (Dopaminagonisten) stellt heute den wesentlichsten Pfeiler der medikamentösen Parkinson-Therapie dar.

4.5 Hypothesen zur Ätiologie

! Gendefekte können bei einzelnen Parkinson-Patienten einen ätiologischen Teilfaktor darstellen. Für den einzelnen Parkinson-Patienten ist jedoch das Risiko, die Parkinson-Krankheit weiter zu vererben eher gering, wenn die Familienanamnese bisher negativ war.

Trotz eingehender Kenntnisse über die biochemischen und neuropathologischen Vorgänge ist bis heute die Ätiologie der Parkinson-Krankheit nicht geklärt. Es gibt eine Reihe von Hypothesen, die für den Untergang dopaminerger Neurone verantwortlich sein könnten. Im normalen Alterungsprozess verliert der Mensch bis ins höhere Alter fortlaufend einen Anteil seiner dopaminergen Neurone, ohne Zeichen eines Parkinson-Syndroms zu entwickeln (Abb. 4.12). Die Theorie vom beschleunigten Altern

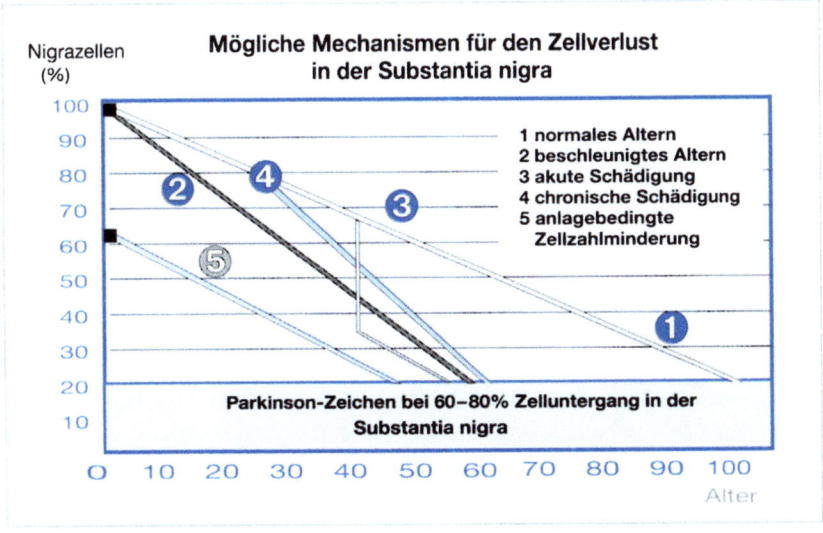

Abb. 4.12. Auch im normalen Alterungsprozess verliert der Mensch fortlaufend einen Teil seiner dopaminergen Neurone (*1*), ohne das Ausmaß für die Ausbildung einer Parkinson-Krankheit zu erreichen. Der pathologisch fortschreitende Untergang nigrostriataler Neurone könnte Folge eines beschleunigten Alterns sein (*2*). Diskutiert wird eine akute (*3*) oder chronische (*4*) Schädigung. Eine verminderte Anlage dopaminerger Zellen seit der Geburt wird für besondere Parkinson-Syndrome angenommen (*5*)

dopaminerger Neurone ist wenig gestützt. Möglicherweise kann die Parkinson-Krankheit durch eine akute oder chronische Schädigung (entzündlich? toxisch?) ausgelöst werden, der ein prozesshaftes Absterben der dopaminergen Neurone folgt. Eine andere wenig gestützte Theorie geht von einem fortschreitenden Absterben der Nervenzellen seit der Geburt aus, wobei ursprünglich schon weniger Zellen angelegt sein sollen. Wahrscheinlich spielen mehrere auslösende Faktoren eine Rolle, wobei eine genetische Prädisposition einen Teilfaktor darstellt.

Bei Patienten mit frühem Krankheitsbeginn („young onset" Parkinson-Syndrom) wird in etwa 20% der Fälle eine positive Familienanamnese nachgewiesen. Neben einer genetischen Prädisposition werden exogene und endogene Faktoren, immunologische und energetische Störungen sowie ein vorzeitiger programmierter Zelltod (Apoptose) als weitere mögliche Ursachen für die Entwicklung der Parkinson-Krankheit diskutiert.

Mögliche ätiologische Faktoren

- Genetische Prädisposition
- Exogene Faktoren (z. B. Umweltfaktoren)
- Endogene Faktoren (z. B. oxidativer Stress)
- Immunologische und energetische Störungen
- Programmierter Zelltod

4.5.1 Genetische Faktoren

In den meisten Fällen tritt die Parkinson-Krankheit sporadisch auf. Die relativ hohen Zahlenangaben über den Anteil vererbter Parkinson-Fälle in der älteren Literatur erklären sich wahrscheinlich zum Teil auch dadurch, dass heredodegenerative Erkrankungen mit Zeichen eines Parkinson-Syndroms, Patienten mit essentiellem Tremor oder einfach auch ältere Patienten mit Haltungs- und Gangstörungen, die an die Parkinson-Krankheit erinnern, fälschlicherweise einem idiopathischen Parkinson-Syndrom zugeordnet wurden. Immerhin wird das Erkrankungsrisiko von Verwandten eines über 65-jährigen Parkinson-Patienten auf das Doppelte geschätzt: Während 1% der 65-Jährigen einer Normalbevölkerung an einem Parkinson-Syndrom erkrankt, tragen die Verwandten ein Risiko von 2%.

Während frühere Untersucher bei asymptomatischen Geschwistern eine verminderte striatale Dopaminspeicherung in der Positronenemissionstomographie (PET) nachwiesen (z. B. Burn et al. 1992), fanden Vieregge et al. (1999) keine signifikanten PET-Auffälligkeiten. Fälle eines positiven PET-Nachweises gibt es in der Verwandtschaft von Parkinson-Patienten. Bei den meisten hereditären Fällen fällt eine relativ frühe Krankheitsmanifestation auf (vor dem 50. Lebensjahr).

Bei einer aus Italien stammenden Familie befanden sich unter 592 Familienmitgliedern 60 Parkinson-Patienten. Durch den genetischen Vergleich bei 9 erkrankten und 9 gesunden Familien konnte das defekte Gen auf dem langen Arm des Chromosoms 4 bestimmt werden (Polymeropoulus et al. 1997). Das als **PARK1** bezeichnete Gen ist für die Synthese von **α-Synuklein** verantwortlich. Bei mikroskopischen Untersuchungen der Substantia nigra und anderer Hirnabschnitte fanden sich die für die Parkinson-Krankheit typischen Lewy-Körperchen. Das Protein α-Synuklein ist Hauptbestandteil dieser Lewy-Körperchen. Die Rolle von α-Synuklein für den neurodegenerativen Prozess bei der Parkinson-Krankheit ist im Einzelnen nicht bekannt.

Später konnte auch bei einer deutschen Familie und mehreren griechischen Familien ein α-Synuklein-Gen-Defekt nachgewiesen werden. In der Mehrzahl familiärer Parkinson-Fälle besteht jedoch kein α-Synuklein-Gen-Defekt (Gasser et al. 1997). Die Erkrankung trat bei den Betroffenen mit Gendefekt meist vor dem 50. Lebensjahr auf und zeigte einen rascheren Verlauf, wies ansonsten jedoch hinsichtlich der Symptomatologie und der Therapie mit Dopaminergika keine Unterschiede zum idiopathischen Parkinson-Syndrom auf.

In japanischen Familien und später auch in Familien aus den USA, Europa und Vorderasien konnte bei einer autosomal-rezessiven Form des Parkinson-Syndroms ein verantwortliches Gen auf Chromosom 6 identifiziert werden. Von den Erstbeschreibern Kitada et al. (1998) wurde das Gen **Parkin** genannt und als **PARK2** zugeordnet; das Genprodukt ist nicht bekannt. Im Vergleich zur PARK1-Form waren die Patienten sehr jung (um 28 Jahre) und die Progredienz langsamer. Die Patienten entwickelten früh im Krankheitsverlauf Dyskinesien und Fluktuationen unter der dopaminergen Therapie. Zusätzlich waren dystone Symptome und eine Reflexsteigerung nachweisbar. In der degenerierten Substantia nigra dieser Patienten fand man keine Lewy-Körperchen.

Gasser et al. (1998) konnten bei Parkinson-Familien einen weiteren Genort auf dem kurzen Arm von **Chromosom 2** lokalisieren (**PARK3**), ohne dass auch hier die Identifizierung eines Genprodukts gelang. Nur 40% der Genträger entwickelte ein Parkinson-Syndrom mit relativ spätem Manifestationsalter und Tremordominanz. In der degenerierten Substantia nigra fanden sich wiederum typische Lewy-Körperchen.

Auf dem kurzen Arm von **Chromosom 4p** wurde in einer amerikanischen Familie der Genort für die Parkinson-Krankheit entdeckt (**PARK4**). Bei dieser autosomal-dominanten Form konnte das Genprodukt selbst bisher nicht sicher identifiziert werden. Der Krankheitsverlauf war rasch fortschreitend mit früher demenzieller Entwicklung. Neuropathologisch waren atypische Lewy-Körperchen in der Substantia nigra und kortikal nachweisbar. Und schließlich wurde in einer deutschstämmigen Familie jüngst eine Störung im Gen für die Ubiquitin-karboxyterminale Hydrolase L1 (UCHL1) gefunden. Ubiquitin ist auch in Lewy-Körperchen nachweisbar.

Für die Parkinson-Forschung sind diese Entdeckungen zwar von großer Wichtigkeit, sie sind jedoch ausgesprochen selten und spielen für die genetische Beratung der Nachkommen von Parkinson-Patienten eher eine untergeordnete Rolle. Für den einzelnen Parkinson-Patienten ist das Risiko, die Parkinson-Krankheit weiter zu vererben eher gering, insbesondere, wenn die Familienanamnese bisher negativ war oder die Erkrankung nach dem 50. Lebensjahr manifest wurde.

4.5.2 Programmierter Zelltod (Apoptose) als Teilursache?

Der Begriff **Apoptose** – aus dem Griechischen für das „Fallen der Blätter" – soll auf ein programmiertes, normales und gewünschtes Zellsterben im Organismus hinweisen, um einer Zellneubildung Platz zu machen. Diesen genetisch vorprogrammierten Vorgang, den wir z. B. täglich an unserer Haut beobachten können, nennt man Apoptose. Erst wenn das Gleichgewicht von Zellneubildung und Zellsterben gestört ist, kann es entweder zu einer unkontrollierten Neubildung von Zellen (Tumorbildung) oder zu einem beschleunigten Untergang von Zellen (z. B. neuronale Degeneration) kommen. Bei der Apoptose kommt es morphologisch zunächst zu einem Zerfall der Zelle mit Chromatinkondensation und Zellkernzerfall. Die gebildeten apoptotischen Bläschen werden spezifisch durch eingewanderte Makrophagen abgeräumt. Gesunde Zellen sind vom phagozytierenden Prozess nicht betroffen. Hierbei entwickelt sich im Gegensatz zur Nekrose keine Entzündungsreaktion. Bei der Apoptose handelt es sich also um einen „physiologischen" Prozess, um alte, geschädigte oder genetisch veränderte Zellen zu entfernen (ausgewogene Apoptose).

Eine **Nekrose** entwickelt sich nach einer Zellschädigung. Es kommt zu einer ödematösen Schwellung der Zelle und Membranschädigung, die zu einem Plasmaausfluss führt. Die nachfolgende Entzündungsreaktion leitet mit Einströmen von Granulozyten den Zelltod ein. Man stellt sich vor, dass ein endogen- und/oder exogen-toxischer Einfluss bzw. oxidativer Stress zur gesteigerten Apoptose führen könnte und eine anhaltende und ausgeprägterer Exposition den nekrotischen Zelltod einleitet. Der Stellenwert der Apoptose für die Entstehung der Parkinson-Krankheit hat zwischenzeitlich an Bedeutung verloren.

4.5.3 Umweltfaktoren und MPTP-Modell

Lange ist bekannt, dass sich nach Intoxikationen mit Mangan, Kohlenmonoxid, Schwefelwasserstoff, Methanol etc. Parkinson-Symptome ausbilden können. Die Suche nach möglichen Interaktionen zwischen genetischer Prädisposition und Umweltfaktoren hat bisher zu keinen einheitlichen Ergebnissen geführt. Folgende Fremdstoffe, die möglicherweise ein Parkinson-Syndrom induzieren können, werden dabei diskutiert:

- Schwermetalle (Mangan, Quecksilber, Blei),
- Lösungsmittel (Methanol, Trichlorethylen),
- Pestizide (Paraquat),
- Industriechemikalien (CO, H_2S, CS_2),
- 4-Phenylpyridin (in bestimmten Gewürzen).

Das MPTP-Modell

In den USA wurde 1979 über einen jungen drogenabhängigen Chemiestudenten berichtet, der nach Injektion eines im „Heimlabor" selbst hergestellten „synthetischen Heroins" (Meperiden) ein Parkinson-Syndrom entwickelte, das mit schweren psychischen Störungen einherging (Davis et al. 1979). Nachdem sich die motorischen Symptome unter L-Dopa gut zurückgebildet hatten, verstarb der Student nach einem Suizid. Die neuropathologische Untersuchung zeigte eine der Parkinson-Krankheit ähnliche selektive Schädigung der Substantia nigra. Wenig später entwickelten weitere Drogenabhängige in Kalifornien nach Injektion eines verunreinigten Heroins zunächst optische Halluzinationen, Rigor, Tremor der Hände und eine Bradykinese, die innerhalb der folgenden 3 Wochen weiter zunahm. Unter der dopaminergen Therapie besserte sich die Parkinson-Symptomatik, wobei allerdings sehr bald Dyskinesien auftraten. Auch bei diesen Patienten fand man in der Autopsie eine selektive, akute Schädigung der Pars compacta der Substantia nigra.

Durch Verunreinigung bei der Drogenherstellung war als Nebenprodukt ein Neurotoxin entstanden, das als MPTP (1-Methyl-4-Phenyl-1,2,3,6-Tetrahydro-Pyridin) identifiziert wurde. MPTP selbst ist nicht neurotoxisch, sondern wird durch das Enzym Monoaminooxidase B (MAO-B) in die eigentliche toxische Substanz MPP^+ oxidiert. MPP^+ wird aufgrund seiner positiven Ladung in der Nigrazelle zurückgehalten und kann sich dort anreichern. MPP^+ setzt durch Blockade der mitochondrialen Atmungskette unterschiedliche Prozesse in Gang, die schließlich zum Zelltod führen. Mit MPTP kann bei Tieren im Labor ein Parkinson-Syndrom erzeugt werden. Es zeigten sich deutliche Suszeptibilitätsunterschiede: So waren Nagetiere wesentlich unempfindlicher als Affen. Mit MAO-B-Hemmern vorbehandelte Affen erkranken nicht nach Injektion mit MPTP (Abb. 4.13). Das MPTP-induzierte Parkinson-Syndrom steht seither als Tiermodell der Parkinson-Forschung zur Überprüfung neuerer Therapieverfahren und Erforschung der Krankheitsentwicklung zur Verfügung (Übersicht bei Gerlach u. Riederer 1996). Im Gegensatz zum idiopathischen Parkinson-Syndrom zeigt das MPTP-induzierte Parkinson-Syndrom keine Progredienz und führt auch nicht zur Ausbildung von Lewy-Körperchen, sodass die Forschungsergebnisse aus dem Tiermodell nur mit Einschränkungen auf den Menschen übertragbar sind.

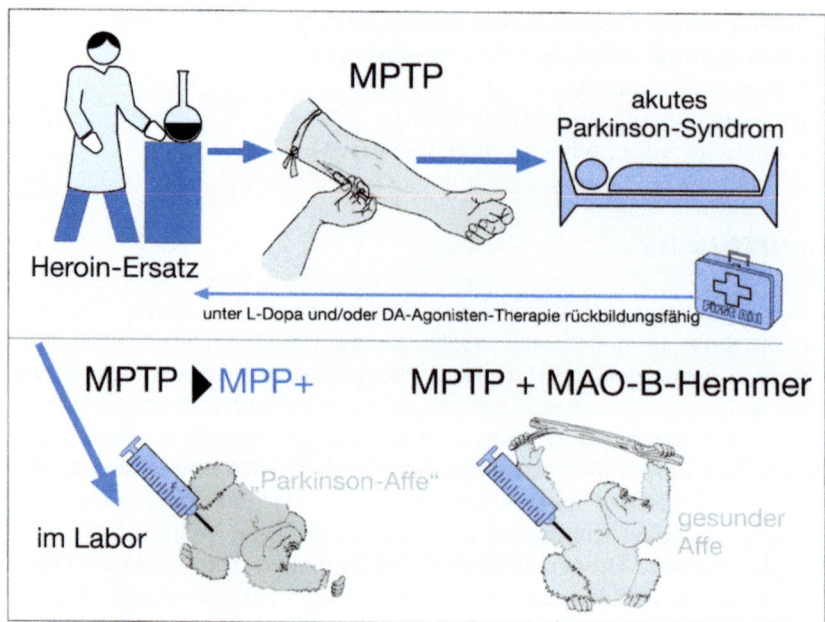

Abb. 4.13. Der *obere Teil* der Abbildung illustriert, wie der Missbrauch eines Heroinersatzes durch die Verunreinigung mit MPTP zu einem akuten Parkinson-Syndrom führen kann, das unter der Therapie mit L-Dopa und/oder Dopaminagonisten rückbildungsfähig ist. Im Labor kann MPTP beim Affen ein Parkinson-Syndrom ausbilden (*unten links*), das nicht entsteht, wenn der Affe gleichzeitig mit MAO-B-Hemmer behandelt wird (*unten rechts*)

Umweltfaktoren

Nach der Entdeckung von MPTP wird nach verschiedenen Stoffgruppen gesucht, die ähnlich strukturiert sind und für die Entstehung der Parkinson-Krankheit beim Menschen eine Rolle spielen könnten. Pestizide, wie z. B. Paraquat, sind dem MPTP strukturell verwandt, sodass sich die Frage aufdrängte, ob Petizidexposition einen Risikofaktor für das Auftreten die Parkinson-Krankheit darstellen kann. Wenn Pestizide eine Rolle spielen, sollten Einwohner ländlicher Gebiete häufiger erkranken als Stadtbewohner. Hinweise für diese Hypothese gab es nach amerikanischen Untersuchungen. In Kanada hatten Menschen, die in ländlichen Gebieten geboren und aufgewachsen waren, ein größeres Risiko, eine Parkinson-Krankheit zu entwickeln. Diese Befunde konnten später jedoch nicht bestätigt werden. Da die Parkinson-Krankheit auch in Gebieten auftritt, in denen keine Umweltgifte entstehen oder eingesetzt werden, können Umweltfaktoren allenfalls nur ein Teilauslöser der Parkinson-Krankheit sein. Als weitere MPTP-ähnliche neurotoxische Kandidaten werden u. a. TaClo (aus

Tryptamin und Chloral) und 4-Phenylpyridin (Bestandteil bestimmter Gewürze) diskutiert.

Bisher lässt sich weder für das Leben in ländlichen Gegenden, bei landwirtschaftlichen Tätigkeiten mit Pestizidexposition, bei Brunnenwasserkonsum, noch für Ernährungsgewohnheiten, Lebensstil, Tierkontakten und einzelnen Infektionskrankheiten ein sicherer ätiologischer Zusammenhang nachweisen. Gleiches gilt für die berufliche Tätigkeit in bestimmten Industriezweigen (z. B. Holz-, Papier-, Glasverarbeitung, Druckerei, Arbeiten im Steinbruch) oder der Kontakt mit Werkstoffen (Lösemittel in Lacken und Klebstoffen, Holzschutzmittel). Kürzlich wurde allerdings über eine Patientin berichtet, die nach Exposition des Lösungsmittels Trichlorethylen ein akutes Parkinson-Syndrom entwickelte (Guehl et al. 1999). Diskutiert wird, ob ein genetisch prädisponierter Defekt im Entgiftungsmechanismus die Empfindlichkeit gegenüber Umwelttoxinen erhöhen und die Kombination beider Faktoren die Zellschädigung einleiten könnte. [Im Zeitraum von 1978 bis 1995 beziehen sich die als Berufskrankheiten anerkannten Parkinson-Fälle in der Bundesrepublik Deutschland auf Mangan (3 Fälle), Kohlenmonoxid (1 Fall) und Halogenwasserstoffe (3 Fälle) (Damarowsky 1999).]

Bisher diskutierte, jedoch nicht belegte positive Assoziationen unter verschiedenen Expositionen

- Pestizidbelastung
- Brunnenwasserkonsum (Schwermetalle)
- Ernährungsgewohnheiten, Lebensstil
- Tierkontakte
- Überstandene Infektionskrankheiten
- Arbeitsplatzexpositionen: Holz-, Papier-, Glasverarbeitung, Steinbrucharbeit, Lösemittel in Lacken und Klebstoffen, Holzschutzmittel

4.5.4 Oxidative Stresshypothese

Im normalen Stoffwechsel des Gehirns entstehen kurzfristig hochreaktive instabile Sauerstoffverbindungen, die versuchen, eine stabilere Verbindung mit verschiedenen Bestandteilen der Nervenzelle einzugehen. Zu diesen reaktiven Sauerstoffverbindungen zählen Wasserstoffperoxid und vom Sauerstoff ableitbare sog. **freie Radikale**, wie Hydroxilradikal, Superoxidradikal und Stickstoffmonoxid. Beim Dopaminmetabolismus entsteht toxisches H_2O_2, das durch das Enzym Glutathionperoxidase zu H_2O abgebaut wird. Aus 2 Molekülen Glutathionsulfhydryl (GSH) entstehen 1 Molekül Glutathiondisulfid (GSSG) und 2 Moleküle inaktives H_2O (Abb. 4.14, unten links). Diesen Vorgang, bei dem ein Elektron abgegeben

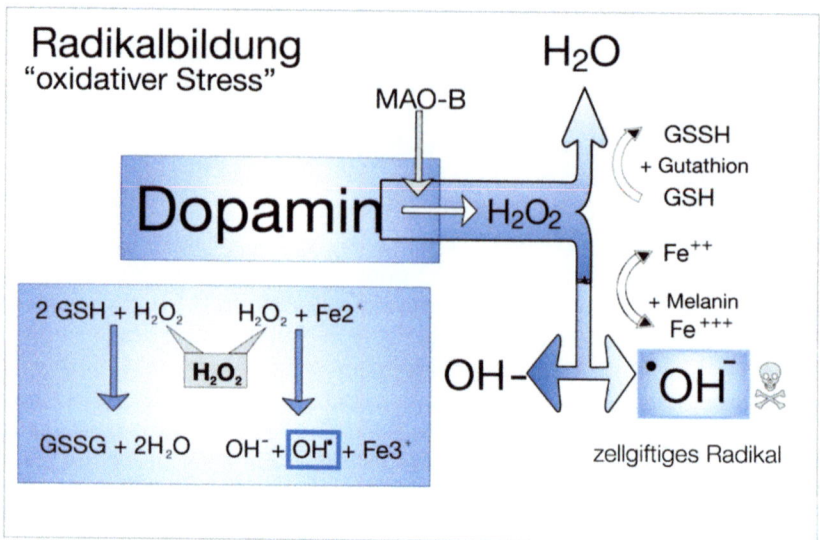

Abb. 4.14. Oxidativer Stress: Bei Dopaminabbau zu Wasser werden zellgiftige Radikale gebildet, die bei gestörten Entgiftungsmechanismen zum Zelluntergang führen können

wird, nennt man Oxidation. Der Oxidationsvorgang ist im gesamten Körper für die Energiegewinnung notwendig. Bei der sog. Reduktion empfängt das Molekül ein Elektron. H_2O_2, das nicht entgiftet wird, kann vom Eisen (Fe^{++}) ein Elektron erhalten und das hochaktive Hydroxylradikal bilden. H_2O_2 wird normalerweise rasch entgiftet. Der erhöhte Dopaminumsatz unter einer hohen L-Dopa-Dosierung könnte die oxidative Entgiftung überlasten und somit zum „oxidativen Stress" führen. Hinweise für eine L-Dopa-Toxizität gibt es bisher allerdings nur in vitro.

Freie Radikale können mit den Lipiden der Zellmembran der Neurone reagieren (Lipidperoxidation). Die Zellmembran wird „undicht", kann den vermehrten Kalziumeinstrom nicht mehr regulieren und zum Zelluntergang beitragen. Die in der Substantia nigra von Parkinson-Patienten nachweisbare erhöhte Eisenmenge, die erniedrigte Glutathionkonzentration und die Verminderung von Komplex I der Atmungskette unterstützen die Theorie vom oxidativen Stress. Oxidativer Stress muss nicht der kausale Faktor für die neuronale Degeneration sein, sondern kann eine von zahlreichen pathogenetischen bzw. biochemischen Kaskaden sein, die in den Zelltod müden.

Die Umwandlung von Dopamin unter Bildung von H_2O_2 wird durch Monoaminooxidase B (MAO-B) vermittelt. Der MAO-B-Hemmer Selegilin mindert dosisabhängig die Wasserstoffperoxidbildung und wirkt damit indirekt antioxidativ. Daneben hat Selegilin einen positiven Einfluss auf radikalentgiftende Systeme. Bei Parkinson-Patienten konnte als Hin-

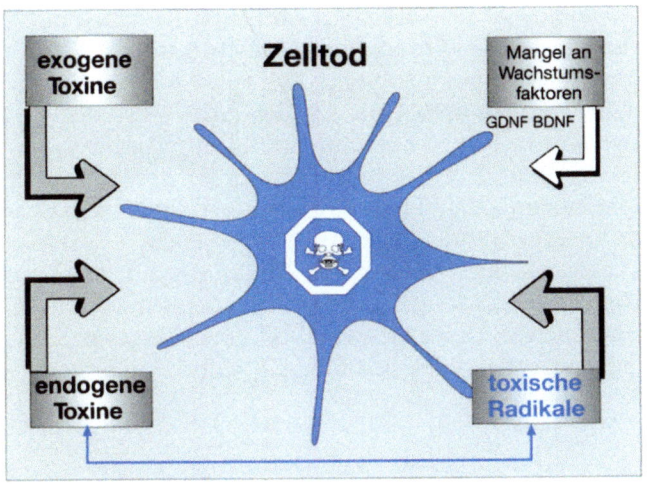

Abb. 4.15. Mögliche pathogenetischen Mechanismen, die zum neuronalen Zelltod bei der Parkinson-Krankheit führen: exogene und endogene Toxine, toxische Radikale, Mangel an Wachstumsfaktoren

weis auf ein gestörtes Zytochrom-P450-Detoxifikationssystem eine geringe Fähigkeit zur Hydroxilierung von Debrisoquin nachgewiesen werden. Personen mit einem derartigen Entgiftungsdefizit („poor metabolizer") sind unter Parkinson-Patienten häufiger.

Man geht davon aus, dass freie Radikale im gesunden Gehirn so rasch entgiftet werden, dass die Chance einer Zellschädigung nicht gegeben ist. Bei Parkinson-Kranken könnte entweder eine vermehrte Produktion von freien Radikalen oder deren verminderte Entgiftung vorliegen. Am Abbau zellgiftiger Sauerstoffverbindungen ist **Glutathion** beteiligt, das deshalb auch als Radikalenfänger bezeichnet wird und wahrscheinlich zum wichtigsten Zellschutzsystem gehört. Glutathion ist bei Parkinson-Patienten vermindert. In der Substantia nigra findet man eine erhöhte Aktivität der **Superoxiddismutase** (SOD). SOD wandelt Superoxidradikale in Wasserstoffperoxid (H_2O_2) um. An den Eiweißstoff Transferrin gebundenes Eisen ist für die normale Zellfunktion notwendig. Bei Parkinson-Patienten ist der Eisengehalt in der Substantia nigra und sein Trägerprotein Ferritin erhöht. Der Farbstoff Melanin mit seiner hohen Affinität zum Eisen ist an der Bildung toxischer Radikale beteiligt (Abb. 4.15).

Ein unphysiologischer Anstieg von freien Radikalen kann durch den kompensatorisch erhöhten Dopaminumsatz bei Parkinson-Patienten bedingt sein. Die letztgenannte Hypothese hat dazu geführt, eine hoch dosierte L-Dopa-Therapie für die vermehrte Bildung toxischer Radikale und für ein rascheres Fortschreiten der Erkrankung anzuschuldigen. Beim Menschen ist allerdings ein toxischer L-Dopa-Einfluss in den gebräuchlichen Dosierungen nicht nachgewiesen. Schließlich besteht die Möglichkeit, dass dopaminerge Neurone beim Parkinson-Patienten nicht ausreichend vor einer normalen Produktion freier Radikale geschützt sind, also empfindlicher auf die physiologische Radikalbildung reagieren. Ob jedoch oxidativer Stress ursächlich für die Entstehung der Parkinson-Krankheit verantwortlich ist oder nur ein Begleitphänomen darstellt, ist nicht endgültig geklärt. Am Entgiftungsprozess der giftigen Radikale sind auch die Vitamine C und E beteiligt. In einer großen amerikanischen Studie (The Parkinson Study Group 1989, 1993; „DATATOP-Studie" konnte jedoch keine positive Wirkung von Vitamin E auf den Krankheitsverlauf beim Menschen festgestellt werden; auch für Vitamin C fehlen entsprechende Belege. Der allgemeine Rat einer ausgewogenen Ernährung mit ausreichender Vitaminzufuhr gilt jedoch auch für Parkinson-Patienten.

Mögliche Mechanismen der Zellschädigung durch oxidativen Stress

- Vermehrte Produktion toxischer Radikale
- Kompensatorisch erhöhter Dopaminumsatz
- Verminderte Entgiftung toxischer Radikale
- Glutathionperoxidase-Mangel
- Superoxiddismutase-Mangel
- Gestörter Eisenmetabolismus
- Gesteigerte Lipidperoxidation
- Erhöhter Kalziumeinstrom in die Zelle

Mitochondriale Funktionsstörung

Erste Hinweise für eine mitochondriale Funktionsstörung fanden Reichmann u. Riederer 1989 bei Parkinson-Patienten. Das Neurotoxin MPP$^+$ wird in dopaminerge Neuronen aufgenommen und in Mitochondrien angereichert. MPP$^+$ hemmt ein Enzym der Atmungskette, das als Komplex I bezeichnet wird. Folge sind eine Schädigung des Potenzials der Zellmembran und eine verminderte ATP-Synthese. Das reduzierte Membranpotenzial führt zu einem erhöhten Kalziumeinstrom in die Zelle (Kalziumhypothese, s. unten). Post mortem konnten Reichmann u. Riederer (1989) in Gehirnen von Parkinson-Patienten und auch in Thrombozyten eine deutliche Reduktion der Komplex-I-Aktivität nachweisen. Durch die fehlende Energiebereitstellung und den erhöhten intrazellulären Kalziumspiegel können Zelltod durch Apoptose und Nekrose eingeleitet werden. Das Koenzym Q10 (Ubichinon) spielt bei der Energiebereitstellung in den Mitochondrien ebenfalls eine Rolle und ist bei Parkinson-Patienten vermindert. Es sind positive Wirkungen beim Parkinson-Syndrom unter Q10 beschrieben worden, die Ergebnisse multizentrischer Studien in den USA und Deutschland müssen jedoch abgewartet werden.

Kalziumhypothese

Unter physiologischen Bedingungen und in Ruhe verhindert Magnesium im Inneren des Ionenkanals den Kalziumeinstrom in die Nervenzelle. Bei pathologischer Aktivierung des NMDA-Rezeptors jedoch verlässt Magnesium den Ionenkanal und erlaubt den ungehinderten Kalziumeinstrom. Bei Parkinson-Patienten soll die Überladung der Zelle mit Kalziumionen einen möglichen pathogenetischen Faktor für den vorzeitigen Zelltod darstellen (Kalziumhypothese). Nach dieser Hypothese sind Therapiestrategien, die hemmend auf die Glutamatfreisetzung bzw. den NMDA-Rezeptor zielen, neu belebt worden (NMDA-Antagonisten, z. B. Amantadin, Budipin).

Infektion als Auslöser?

Im Rahmen der zwischen 1915 und 1926 in Europa, USA und Südamerika bei jüngeren Menschen pandemisch aufgetretenen **Encephalitis lethargica** entwickelten die meist jüngeren Patienten Augenbewegungsstörungen, Zungen- und Schlundlähmungen und nach mehreren Jahren ein Parkinson-Syndrom. Als Ursache wurde eine Virusgrippe angenommen, jedoch nie nachgewiesen. Die erkrankten Patienten entwickelten zunächst ein grippeähnliches Bild mit Fieber. Bald kamen Bewusstseinsstörungen mit einem auffälligen Schlafbedürfnis („Lethargie") hinzu. Deshalb wurde die Erkrankung 1919 von dem Wiener Neurologen Constantin Economo (1876–1931) als „Encephalitis lethargica" bezeichnet. Die betroffenen Patienten sind inzwischen verstorben.

In Gehirnen von Parkinson-Patienten konnten bisher keine Viren oder erhöhte Antikörper gegen Viren nachgewiesen werden. Im Blut von Parkinson-Patienten wurden zwar verschiedentlich erhöhte Herpes-simplex-Antikörper gefunden, ein ursächlicher Zusammenhang ist jedoch eher unwahrscheinlich. Parkinson-Patienten haben in ihrer Jugend weniger häufig eine Maserninfektion durchgemacht als Kontrollpatienten. Ob eine abgelaufene Maserninfektion einen Schutz vor der Entwicklung einer Parkinson-Krankheit bedeutet, ist bisher reine Spekulation.

Autoimmunprozesse als Ursache?

Neuropathologische und immunhistologische Untersuchungen lassen vermuten, dass Autoimmunprozesse im neurodegenerativen Prozess der Parkinson-Krankheit eine Rolle spielen. Es könnte sich dabei allerdings auch um sekundäre reaktive Vorgänge handeln. Post mortem konnte in der Substantia nigra (Pars compacta) von Parkinson-Patienten eine erhöhte Konzentration von Interleukin 1β, Interferon γ und Tumornekrosefaktor α nachgewiesen werden. Im Liquor von Parkinson-Patienten fand sich eine erhöhte Konzentration von TNF-α. Proteine aus dem Serum von Parkinson-Patienten konnten nach Injektion in den Nucleus caudatus bei alten Ratten eine Parkinson-Symptomatik auslösen. Bei Parkinson-Patienten wurden erhöhte Werte sog. γ-δ-T-Zellen als Ausdruck einer immunologischen Störung und Antikörper gegen Nervenzellstrukturen gefunden.

Mangel an neurotrophen Faktoren?

Für die Funktion und das Überleben von Nervenzellen sind sog. neurotrophe Faktoren (Nervenwachstumsfaktoren) notwendig. Er wird vermutet, dass neurotrophe Faktoren bei der Parkinson-Krankheit nicht in ausreichendem Maße zur Verfügung stehen und so der Zelluntergang gefördert bzw. nicht verhindert werden kann.

In jüngster Zeit sind verschiedene Nervenwachstumsfaktoren experimentell untersucht worden:

- NGF („nerv growth factor"),
- BDNF („brain-derived neurotrophic factor"),
- CNTF („ciliary neurotrophic factor"),
- GDNF („glial cell line-derived neurotrophic factor"),
- Neurotrophin 4/5.

Cholinerge Neurone werden vom NGF und BDNF unterstützt. CNTF konnte das Überleben von dopaminergen Zellkulturen verlängern. Neurotrophin 4/5, GDNF und BDNF können dopaminerge Zellen des Rattengehirns schützen und den toxischen MPTP-Effekt aufheben. Neurotrophe Faktoren können wegen ihrer Molekülgröße die Blut-Hirn-Schranke (BHS) nicht überwinden und deshalb nicht von außen als Medikament zugeführt werden. Sie müssen direkt in die geschädigten Hirnareale oder die Hirnkammern appliziert werden, was nur im Rahmen einer stereotaktischen Operation möglich ist. Der Einsatz neurotropher Faktoren befindet sich noch im experimentellen Stadium und steht für die Parkinson-Therapie derzeit nicht zur Verfügung. Es wird nach Applikationsformen neurotropher Faktoren gesucht, die die BHS durchdringen können.

Störung der Eisenaufnahme und -speicherung?

Bei den meisten neurodegenerativen Erkrankungen wird eine Störung der Eisenaufnahme und -speicherung nachgewiesen. So findet man einen erhöhten Eisengehalt bei der Parkinson-Krankheit, der Multisystematrophie, der progressiven supranukleären Parese, der Alzheimer-Demenz und der Huntington-Krankheit. Freies Eisen beeinflusst die Bildung von Hydroxyl- und Lipidradikalen. Eisen ist zum größten Teil an Ferritin und Transferrin gebunden.

Nikotin-, Alkohol- und Kaffeegenuss

Nach mehreren statistischen Erhebungen mit unterschiedlichen Methoden in unterschiedlichen Kulturkreisen haben Zigarettenraucher ein geringeres Risiko, die Parkinson-Krankheit zu entwickeln (Parkinson-Patienten sind also häufiger Nichtraucher). Dieser Befund ist nicht etwa auf eine selektive Mortalität (Lungenkrebs, Schlaganfall, Herzinfarkt) der rauchenden Parkinson-Patienten zurückzuführen. Nikotin soll als Radikalfänger und als MAO-B-Hemmer unterstützend wirken. Weiterhin wird eine mögliche neuroprotektive Wirkung von Nikotin, d.h. eine Apoptose verringernde und/oder Neurotoxin neutralisierende Wirkung diskutiert. Möglicherweise spielt auch die prämorbide Persönlichkeitsstruktur des Parkinson-Patienten eine Rolle, die sein Verhalten und seine Einstellung gegenüber Nikotingenuss prägen könnte. In neuerer Zeit sind auch ähnliche Korrelationen für den Kaffee- und Alkoholgenuss berichtet worden. Der gesundheitsschädigende Einfluss von Nikotin und Alkohol ist allerdings auf jeden Fall weitaus größer als die negative Assoziation, sodass dieser Befund rein wissenschaftliches Interesse hat und nicht etwa zu Nikotin- und Alkoholgenuss als neuroprotektive Maßnahme auffordern sollte. Durch die chronische Verwendung eines Nikotinpflasters konnte der Verlauf bei Parkinson-Patienten nicht verändert werden.

5 Einteilung der Parkinson-Syndrome

Die Klassifikation des Parkinson-Syndroms kann nach klinischen, ätiologischen sowie neuropathologischen Gesichtspunkten oder nach dem Verlauf erfolgen. Üblich ist heute eine Klassifikation, die sich nach ätiologischen Kriterien richtet. Zahlenmäßig ganz im Vordergrund mit einem Anteil von 70–80 % steht das **idiopathische Parkinson-Syndrom** (Parkinson-Krankheit, Morbus Parkinson). Die Gruppe der nichtidiopathischen Parkinson-Syndrome schließt Multisystemdegenerationen mit Parkinson-Symptomatik, sekundäre oder symptomatische Parkinson-Syndrome und heredodegenerative Erkrankungen mit Parkinson-Symptomen ein (s. folgende Übersicht). Mit Ausnahme des medikamentös induzierten Parkinson-Syndroms handelt es sich bei allen Parkinson-Formen um eine morphologische Schädigung im Bereich der Basalganglien und deren motorischer Schaltkreise. Beim medikamenteninduzierten Parkinson-Syndrom liegt dagegen eine funktionelle Störung der dopaminergen Neurotransmission vor.

Einteilung der Parkinson-Syndrome nach ätiologischen Kriterien

I. Idiopathisches Parkinson-Syndrom (Parkinson-Krankheit, Morbus Parkinson)
II. Definierte neurodegenerative Parkinson-Syndrome
- Multisystematrophie (MSA)
- Progressive supranukleäre Blicklähmung (PSP)
- Kortikobasale Degeneration (KBD)
- Demenzsyndrome mit Parkinson-Symptomatik
- Lewy-Körperchen-Krankheit

III. Symptomatische (sekundäre) Parkinson-Syndrome
- Medikamenteninduziert
- Toxisch induziert
- Hypoxisch, metabolisch, traumatisch, postinfektiös
- Tumor, Hydrozephalus

IV. Heredodegenerative Erkrankungen mit Parkinson-Symptomatik

Parkinson-Krankheit mit frühem Krankheitsbeginn

Die Parkinson-Krankheit tritt gewöhnlich nach dem 50. Lebensjahr auf. Bei Auftreten der Erkrankung vor dem 21. Lebensjahr spricht man von einem juvenilen Parkinson-Syndrom. In diesen Fällen muss sich die Diagnostik auch auf andere Erkrankungen richten, die mit Parkinson-Zeichen einhergehen, wie z. B. die Wilson-Krankheit und die Huntington-Krankheit (Westphal-Variante).

In 5–10 % der Fälle tritt die Parkinson-Krankheit vor dem 40. Lebensjahr auf („young onset" Parkinson-Syndrom; YOP). Die Patienten entwickeln einen Rigor-Akinese-Typ mit nur langsamer Progredienz und ohne wesentliche vegetative oder psychische Störungen. Die Betroffenen sprechen zwar gut auf die L-Dopa-Therapie an, entwickeln jedoch schon nach wenigen Monaten L-Dopa-induzierte motorische Fluktuationen und Dyskinesien. Aus diesem Grunde wird beim YOP eine Monotherapie mit Dopaminagonisten bevorzugt. In fortgeschrittenen Stadien fehlen oft Freezing-Phänomene, posturale Reflexstörungen und Dysarthrophonie. Die Angaben über eine familiäre Häufung für das YOP sind uneinheitlich.

Charakteristika der Parkinson-Krankheit mit frühem Manifestationsalter

- „Juveniles" Parkinson-Syndrom (Beginn vor dem 21. Lebensjahr)
- „Young onset" Parkinson-Syndrom (Beginn vor dem 40. Lebensjahr)
- Klinische Charakteristika des juvenilen Parkinson-Syndroms
  - Rigor-Akinese-Typ, selten Tremor
  - Langsame Progredienz
  - Keine Demenz, selten vegetative Störungen
  - Gutes Ansprechen auf L-Dopa
  - Früh L-Dopa-induzierte Fluktuationen und Dyskinesien

Parkinson-Krankheit mit spätem Krankheitsbeginn

Von einem senilen Parkinson-Syndrom wird gesprochen, wenn die Parkinson-Krankheit erst nach dem 70. Lebensjahr auftritt. Bei älteren Menschen tritt die symmetrisch ausgeprägte Parkinson-Symptomatik oft nach schweren Erkrankungen und Operationen deutlicher in Erscheinung, wird jedoch durch diese nicht ausgelöst. Der Krankheitsverlauf zeigt ein rascheres Fortschreiten, wobei früh psychische Störungen hinzutreten (medikamentös ausgelöste Psychose, demenzielle Entwicklung.

Charakteristika der Parkinson-Krankheit mit spätem Manifestationsalter

- Seniles Parkinson-Syndrom (Auftreten nach dem 70. Lebensjahr)
- Häufig nach schweren Erkrankungen oder Operationen deutlicher
- Klinische Charakteristika des juvenilen Parkinson-Syndroms
    - Parkinson-Symptomatik meist symmetrisch ausgeprägt
    - Rascher Krankheitsverlauf
    - Früh psychische Störungen (Demenz, Psychose)

6 Verlauf und Prognose

Die Parkinson-Krankheit ist eine langsam fortschreitende Erkrankung. Für den einzelnen Parkinson-Patienten kann keine sichere Voraussage über den individuellen Verlauf getroffen werden. Vor Einführung der L-Dopa-Therapie haben 1967 Hoehn u. Yahr eine Einteilung der Krankheitsstadien veröffentlicht, die bis heute in leicht modifizierter Form international benutzt wird. Es handelt sich um eine einfache, global orientierende Bewertung der Krankheitsschwere. Die Stadien 1–3 sind später nochmals untergliedert worden (Tabelle 6.1). Motorische Fluktuationen, Dyskinesien, psychische und vegetative Begleitstörungen werden nicht mit einbezogen.

Vor der L-Dopa-Ära erreichte der Parkinson-Patient nach durchschnittlich 14 Jahren Stadium 5 mit vollständiger Pflegebedürftigkeit. Die moderne medikamentöse Parkinson-Therapie kann zwar die Progression

Tabelle 6.1. Einteilung der Krankheitsstadien nach Hoehn u. Yahr (1967)

Stadium	Symptomatik
1	Symptomatik einseitig, keine oder nur geringe funktionelle Beeinträchtigung
1,5	Symptomatik einseitig, axial betont
2	Symptomatik beidseitig, keine Gleichgewichtsstörungen
2,5	Symptomatik beidseitig, Ausgleich bei Pulsionsprovokation
3	Erste Anzeichen gestörter Stellreflexe: Unsicherheit beim Umdrehen. Der Patient kann das Gleichgewicht nicht halten, wenn er, mit geschlossenen Beinen und geschlossenen Augen stehend, angestoßen wird. Der Patient ist funktionell eingeschränkt, ist aber (abhängig von der Art der Arbeit) noch teilweise arbeitsfähig. Der Patient kann sich selbst versorgen und unabhängig leben; die Behinderung ist schwach bis mäßig ausgeprägt
4	Voll entwickelte, schwer beeinträchtigende Symptomatik; der Patient kann noch gehen und stehen, ist aber stark behindert
5	Der Patient ist ohne Hilfe auf den Rollstuhl angewiesen oder bettlägerig

Tabelle 6.2. Krankheitsverlauf unter L-Dopa

Jahr	Symptome
0–4	Gutes Ansprechen auf L-Dopa („Honeymoon")
5–8	Erste Fluktuationen
9–10	Ausgeprägtere Fluktuationen, psychische Störungen
11–12	Haltungsstörung, Sturzgefahr, Risiko für Sekundärkrankheiten

der Krankheit nicht aufhalten, jedoch Sekundärkomplikationen mindern und die Pflegeabhängigkeit hinauszögern (Tabelle 6.2). Unter der medikamentösen Therapie zeigen die meisten Parkinson-Patienten in den ersten 3–5 Jahren einen guten Verlauf („honey moon"). Zwischen dem 5. und 8. Jahr treten erste Fluktuationen und erste psychische Störungen auf, die sich in den nächsten beiden Jahren verdeutlichen. Etwa zwischen dem 11. und 12. Jahr treten Haltungs- und Gangstörungen hinzu. Die in diesem Stadium zunehmende Immobilität stellt ein Risiko für Sekundärerkrankungen wie Infektionen, Aspiration und Mangelernährung dar. In der Regel dauert es also durchschnittlich 2–5 Jahre, bis der Patient das nächste Stadium nach der Hoehn-und-Yahr-Skala erreicht.

Bei einem Drittel der Patienten ist ein relativ gutartiger Verlauf zu erwarten: die Patienten dieser Gruppe haben auch nach 10-jährigem Verlauf nur ein leichtes Parkinson-Syndrom (Stadium 1–2 nach der Einteilung von Hoehn u. Yahr). Bei einem Teil der Patienten beschränkt sich auch im weiteren Verlauf die Symptomatik auf motorische Störungen, bei anderen gesellen sich bald kognitive Störungen hinzu und eine dritte Gruppe meist älterer Patienten zeigt eine rasche Progredienz der motorischen und psychischen Störungen. Patienten mit einem tremordominanten Parkinson-Syndrom sollen eine günstigere Prognose haben. Die Diagnose „monosymptomatischer Ruhetremor" wird gestellt, wenn ein Ruhetremor ohne sonstige Parkinsonzeichen über Jahre bestehen bleibt.

Vor der Einführung der L-Dopa-Therapie war die **Mortalität** bei Parkinson-Patienten fast 3-mal so hoch wie in einer entsprechenden Altersgruppe; dies hat sich mit Einführung der modernen medikamentösen Therapie deutlich verbessert. Parkinson-Patienten haben heute eine höhere Lebenserwartung, die im Wesentlichen durch die bessere Kontrolle von sekundären Komplikationen bzw. deren Hinauszögerung bedingt ist. Das durchschnittliche Todesalter von Parkinson-Patienten wird derzeit mit etwa 70 Jahren angegeben und liegt damit noch unterhalb der allgemeinen Lebenserwartung.

Wie bei der übrigen altersgleichen Bevölkerung stehen bei Parkinson-Patienten Herz-Kreislauf-Erkrankungen, Krebserkrankungen und Schlaganfälle als Todesursache an vorderster Stelle. Warum Parkinson-Kranke seltener als die Vergleichsbevölkerung an Krebs- und Lebererkrankungen leiden, ist unbekannt. Das erhöhte Risiko, an den Folgen einer Pneumonie oder Grippe zu sterben, kann mit der allgemeinen Einschränkung der körperlichen Aktivität und mit dem Aspirationsrisiko bei Schluckstörungen erklärt werden. Befürchtungen, dass unter L-Dopa-Behandlung mit einer höheren Melanomrate zu rechnen sei, haben sich nicht bestätigt. Schilddrüsenfunktionsstörungen, gutartige Schilddrüsentumoren, Diabetes mellitus, Gastritis, Glaukom und Katarakt scheinen bei Parkinson-Patienten häufiger vorzukommen. Die Gründe hierfür sind im Einzelnen nicht geklärt. Etwa gleich häufig treten Schlaganfall und etwas seltener Hypertonie bei Parkinson-Patienten auf.

Prognose

- Mortalität gegenüber der Normalbevölkerung erhöht
- Lebenserwartung nach Diagnosestellung (bei durchschnittlichem Erkrankungsalter)
    - Vor L-Dopa-Ära: 9 – 10 Jahre
    - Heute: 13 – 14 Jahre
- Durchschnittliches Erkrankungsalter: 55 – 65 Jahre (Gipfel zwischen 50 und 79 Jahre)
- Keine Häufigkeitsunterschiede zwischen Frauen und Männern

7 Klinik der Parkinson-Krankheit

7.1 Frühsymptome 51

7.1.1 Prämorbide Persönlichkeit 51

7.1.2 Uncharakteristische Frühsymptome 52

7.2 Hauptsymptome 54

7.2.1 Akinese 55

7.2.2 Rigor 62

7.2.3 Gang- und posturale Instabilität 64

7.2.4 Tremor 67

7.3 Differenzialdiagnose des Tremors 75

7.3.1 Essentielle Tremorsyndrome 75

7.3.2 Zerebellärer Tremor 82

7.3.3 Holmes-Tremor 83

7.3.4 Dystoner Tremor 84

7.3.5 Verstärkter physiologischer Tremor 84

7.3.6 Psychogener Tremor 86

7.4 Psychische Störungen 88

7.4.1 Kognitive Störungen 89

7.4.2 Demenz 90

7.4.3 Depression 100

7.4.4 Angststörung und Panikattacken 104

7.4.5 Psychose 106

7.4.6 Schlafstörung 108

7.4.7 Schlaf-Apnoe-Syndrom 114

7.5 Autonome Regulationsstörungen 114

7.5.1 Magen-Darm-Störungen 115

7.5.2 Obstipation 116

7.5.3 Schluckstörung und Speichelfluss 119

7.5.4 Schwitzen und Störung der Wärmeregulation 121

7.5.5 Kreislaufstörungen 122

7.5.6 Atemstörungen 125

7.5.7 Blasenfunktionsstörungen 126

7.5.8 Sexualfunktionsstörungen 128

7.6 Weitere Begleitstörungen 132

7.6.1 Schmerzen und Parästhesien 132

7.6.2 Hautveränderungen 135

7.6.3 Riechstörungen 135

7.6.4 Sehstörungen 136

7.6.5 Augenbewegungsstörungen 137

Die voll ausgebildete Parkinson-Krankheit ist gekennzeichnet durch die Hauptsymptome Akinese, Rigor und Tremor sowie einer Haltungsstörung im weiteren Verlauf (Störung gleichgewichtsregulierender bzw. posturaler Reflexe).

Hauptsymptome der Parkinson-Krankheit

- Akinese
- Tremor
- Rigor
- Störung posturaler Reflexe (im weiteren Verlauf)

Neben den motorischen Störungen entwickeln sich im Weiteren Krankheitsverlauf in unterschiedlicher Kombination und Ausprägung nichtmotorische Symptome, die zunächst in der folgenden Übersicht aufgelistet und später ausführlich besprochen werden sollen.

Nichtmotorische Störungen

- Psychische Störungen
  - Kognitive Störungen
  - Demenz
  - Depression
  - Angststörung
- Vegetative Störungen
  - Herz-Kreislauf-Störungen
  - Magen-Darm-Störungen
  - Blasenentleerungsstörungen
  - Sexualfunktionsstörungen
  - Atemstörungen
  - Temperaturregulationsstörungen
  - Vermehrter Speichelfluss
  - Gestörte Talgproduktion
- Schlafstörungen
- Schmerzen und Gefühlsstörungen
- Sehstörungen, Riechstörungen

7.1 Frühsymptome

Da es sich bei der Parkinson-Krankheit um einen fortschreitenden Prozess handelt, bei dem erst nach Jahren des degenerativen Prozesses die ersten Symptome manifest werden, hat man nach Persönlichkeitsmerkmalen gesucht, die schon im symptomfreien Stadium auf die bevorstehende Erkrankung hinweisen könnten.

7.1.1 Prämorbide Persönlichkeit

Es gibt Hinweise dafür, dass Parkinson-Patienten schon vor Manifestation der motorischen Störungen bestimmte Persönlichkeitsmerkmale aufweisen (prämorbide Persönlichkeit). Überzufällig häufig wurden Merkmale wie Introvertiertheit, Zwanghaftigkeit, verminderte Flexibilität, Neigung zum Perfektionismus, Mangel an Spontaneität, depressive Verstimmungen und Pflichtbewusstsein in Fragebogenerhebungen genannt. Bei Zwillingen kann der später erkrankte Zwilling schon vor der Krankheitsmanifestation als zurückgezogener und weniger aktiv auffallen. Ähnliche Persönlichkeitsmerkmale finden sich allerdings auch bei anderen chronischen Erkrankungen.

Prämorbide Persönlichkeitsmerkmale

- Introvertiertheit
- Zwanghaftigkeit
- Verminderte Flexibilität
- Neigung zum Perfektionismus
- Mangel an Spontaneität
- Erhöhtes Pflichtbewusstsein

7.1.2 Uncharakteristische Frühsymptome

Die Parkinson-Krankheit beginnt schleichend mit zunächst uncharakteristischen Symptomen. Die Patienten klagen über schmerzhafte Muskelverspannungen, die meist einseitig betont sind und als „rheumatische Beschwerden" fehlinterpretiert werden. Die Myalgien betreffen häufig die Schulter-Arm- bzw. Becken-Oberschenkel-Region. Unsere Erfahrungen zeigen, dass Parkinson-Patienten mit derartigen Beschwerden nicht selten zunächst über den Hausarzt den Orthopäden aufsuchen und dort unter verschiedenen orthopädischen Arbeitsdiagnosen, wie Schulter-Arm-Syndrom, Halswirbelsäulensyndrom, „Ischiassyndrom", „Neuritis", Arthritis etc. über längere Zeit behandelt werden. Andere Patienten klagen über eine abnorme, vorzeitige Ermüdbarkeit und eine verminderte psychische und physische Belastbarkeit.

Die differenzialdiagnostische Einschätzung wird natürlich dadurch schwieriger, dass z. B. Beschwerden bei degenerativen orthopädischen Erkrankungen, rheumatischen Störungen und besonders auch **Osteoporose** im Manifestationsalter der Parkinson-Krankheit häufiger sind. Orthopädische Grunderkrankungen können mit den Parkinson-Symptomen kumulieren. Um so wichtiger ist es, uncharakteristische Zeichen richtig einzuordnen und dabei auch an die Parkinson-Krankheit zu denken. Oft vergehen leider immer noch Monate oder Jahre bis zur Diagnosestellung.

Erste Anzeichen der Parkinson-Krankheit sind oft **feinmotorische Störungen** der Hände, die sich in einem größeren Zeitaufwand z. B. beim Zähneputzen, Rasieren, Kämmen, Knöpfen und Schreiben zeigen. Es fällt dem Patienten zunehmend schwerer, zwei Bewegungen gleichzeitig oder alternierend durchzuführen. Erst im weiteren Verlauf ändert sich das Gangverhalten: Die Schrittlänge ist verkürzt, ein Bein wird etwas nachgezogen, die Arme schwingen insgesamt weniger und asymmetrisch beim Gehen, die gestischen und mimischen Mitbewegungen verarmen. Bevor ein Parkinson-Tremor der Hände sichtbar wird, verspüren Patienten nicht selten zu Beginn ihrer Erkrankung ein einseitig betontes „inneres Zittern", das von der Frequenz und der Seite her dem späteren Parkinson-

Tremor entspricht. Auch vegetative Störungen, insbesondere Obstipation können schon im frühen Stadium auftreten.

Den motorischen Störungen können **psychische Auffälligkeiten**, wie depressive Verstimmungen, Schlafstörungen, Antriebsminderung und kognitive Störungen vorausgehen (s. Abschn. 7.4). Ein typisches Frühsymptom der Parkinson-Krankheit gibt es nicht. Manchmal ist der behandelnde Arzt nach gründlicher Untersuchung, differenzialdiagnostischer Abklärung und evtl. probeweiser medikamentöser Therapie gezwungen, zunächst den weiteren Verlauf abzuwarten. Wichtig ist nur, dass er bei seiner diagnostischen Gesamtabklärung auch die Parkinson-Krankheit mit einbezieht. Genauso wichtig ist es, einem Patienten nicht ungerechtfertigt die Diagnose „Parkinson" zu geben und ihn möglicherweise über längere Zeit mit für ihn unwirksamen und dazu noch unverträglichen Parkinson-Medikamenten zu behandeln. Dies bezieht sich besonders auf Tremorformen anderer Ursache und auf Parkinson-Syndrome im Rahmen anderer neurodegenerativer Erkrankungen, wie z. B. Multisystematrophie (MSA).

Uncharakteristische Frühsymptome

Motorische Frühsymptome
- Schmerzhafte Muskelverspannungen, einseitig betont
- Verminderte körperliche und psychische Belastbarkeit
- Feinmotorische Störungen, einseitig betont
- Veränderung der Handschrift
- Vermindertes Mitschwingen der Arme, asymmetrisch
- Reduzierte Mimik, asymmetrisch
- Inneres Zittern, seitenbetont

Psychische und vegetative Frühsymptome
- Antriebsminderung
- Stimmungsschwankungen
- Schlafstörung
- Obstipation

In einer britischen Studie wurden 402 Patienten mit der Diagnose Parkinson von Parkinson-Experten nachuntersucht: Bei nur 53 % konnte die Diagnose Parkinson-Krankheit bestätigt werden. 25 % hatten einen essentiellen Tremor, eine Gangstörung anderer Genese oder eine Demenz. Die übrigen Patienten hatten ein sekundäres Parkinson-Syndrom oder eine Multisystematrophie. Aber auch Parkinson-Spezialisten stellen bei 6 % ihrer als Parkinson-Krankheit diagnostizierten Patienten eine Fehldiagnose.

Weniger wahrscheinlich ist die Diagnose Parkinson-Krankheit bei einem schubartigen Verlauf, wenn früh Gleichgewichts- oder Sprechstörungen, Blasen- oder Sexualfunktionsstörungen auftreten oder weitere neurologische Zeichen, wie z. B. Pyramidenbahnzeichen gefunden werden. Wichtig ist auch der Ausschluss des medikamentös ausgelösten Parkinson-Syndroms (z. B. durch Neuroleptika).

Frühzeitige Merkmale, die eine Parkinson-Krankheit weniger wahrscheinlich machen („Warnzeichen")

- Gleichgewichtsstörungen
- Dysarthrische Sprechstörungen
- Blasenentleerungsstörungen
- Sexualfunktionsstörungen

7.2 Hauptsymptome

Die Hauptsymptome der Parkinson-Krankheit sind Akinese, Rigor, Tremor und später Haltungsstörungen (Störung posturaler Reflexe). Nach den sog. „Brain-bank"-Kriterien (Parent 1996; UK Parkinson's Disease Society Brain Bank; die klinische Diagnose wurde neuropathologisch überprüft) erfordert die Diagnose eines Parkinson-Syndroms das Vorliegen einer Akinese und mindestens ein weiteres Symptom, entweder Ruhetremor oder Rigor oder eine Störung posturaler Reflexe. Unterstützende Kriterien für die Annahme eines idiopathischen Parkinson-Syndroms sind ein deutliches Ansprechen auf die dopaminerge Therapie (Besserung um mindestens ein Drittel auf der UPDRS beim L-Dopa-Test), eine Seitenbetonung der Parkinson-Symptome und ein unkomplizierter Verlauf über mindestens 5 Jahre.

Kriterien zur Diagnose eines Parkinson-Syndroms („Brain-bank"-Kriterien)

Akinese und ein weiteres Parkinson-Symptom, wie
- Ruhetremor
- Rigor
- Haltungsstörung (posturale Instabilität)

Unterstützende Kriterien für die Diagnose eines idiopathisches Parkinson-Syndroms
- Deutliche Dopa-Sensitivität (Besserung um mindestens ein Drittel auf der motorischen Skala des UPDRS beim L-Dopa-Test)
- Seitenbetonung der Parkinson-Symptome
- Unkomplizierter Verlauf über mindestens 5 Jahre

schiedene Formen der Parkinson-Krankheit unterschieden:

- Akinese-Rigor-dominantes Parkinson-Syndrom,
- Tremordominantes Parkinson-Syndrom,
- Äquivalenztyp.

Wenn Akinese und Rigor das Bild der Parkinson-Krankheit beherrschen, spricht man von einer **Akinese-Rigor-Dominanz**. Eine über einen langen Zeitraum bestehende symmetrische Akinese-Rigor-Dominanz wird immer auch an eine Multisystematrophie denken lassen. Zu Beginn der Parkinson-Erkrankung kann der Tremor über einen längeren Zeitraum vorherrschend sein (**Tremordominanz**). Der Tremordominanztyp soll mit einem günstigeren Krankheitsverlauf einhergehen. Im weiteren Verlauf der Parkinson-Krankheit findet man oft eine etwa gleiche Ausprägung von Tremor, Akinese und Rigor (**Äquivalenztyp**).

7.2.1 Akinese

Der Begriff Akinese leitet sich aus dem Griechischen ab und bedeutet wörtlich übersetzt „ohne Bewegung" (griech. „a" = nicht, „kinein" = bewegen). Im klinischen Sprachgebrauch wird Akinese weniger im Sinne eines vollständigen Bewegungsverlustes als vielmehr im Sinne einer Verlangsamung und Verminderung willkürlicher und automatisierter Bewegungen benutzt. Zutreffender für die Bewegungsstörung bei Parkinson-Patienten sind die Begriffe Hypokinese und Bradykinese, wobei Hypokinese auf die reduzierten Bewegungsamplituden und Spontanbewegungen und Bradykinese auf die Verlangsamung der Bewegungsabläufe hinweist. Im Spätstadium der Erkrankung kann es allerdings zu Phasen vollständiger Bewegungsunfähigkeit kommen (akinetische Krise, s. später).

Begriffe für die verminderte Beweglichkeit bei Parkinson-Patienten

- **Akinese**: vollständige Bewegungsunfähigkeit
- **Hypokinese**: reduzierte Bewegungsamplituden
- **Bradykinese**: Verlangsamung der Bewegungsabläufe

Akinese, Hypokinese und Bradykinese, die in der ärztlichen Praxis meist bedeutungsgleich benutzt werden, stellen die gravierendste Beeinträchtigung für die Betroffenen dar. Die Bewegungsverlangsamung oder Bewegungshemmung kann sich nicht nur auf die Extremitäten und den Rumpf, sondern auch auf die Gesichts- und die Sprechmuskulatur ausdehnen.

Feinmotorik

Willkürliche Feinbewegungen und besonders rasch alternierende Bewegungsabläufe der Hände oder Finger sind bei Parkinson-Patienten verlangsamt und werden teilweise stockend ausgeführt. Die Patienten bemerken diese Störung bei Drehbewegungen der Hand (z. B. beim Einschrauben einer Glühbirne oder beim Drehen eines Schraubenziehers). Eine ähnliche Behinderung besteht beim raschen Tippen des Zeigefingers auf den Daumen (Tapping-Test). Wir haben ein kleines handliches Taschengerät entwickelt, mit dem die Tapping-Frequenz der Finger semiquantitativ einfach bestimmt werden kann (Abb. 7.1): Innerhalb einer vorgegebenen Zeit muss der Patient in rascher Folge eine Taste drücken. Die Tapping-Frequenz wird digital angezeigt. Für die rechte und linke Hand werden jeweils 3 Durchgänge gewertet und die Mittelwerte bestimmt. Als Impulsgeber kann auch eine handelsübliche PC-Maus benutzt werden.

Das gleichzeitige Finger-Tapping mit beiden Fingern fällt dem Patienten oft leichter als das alternierende Tapping. Wenn der Patient aufgefordert wird, das Tapping abwechselnd mit dem rechten und linken Zeigefinger durchzuführen, wird die Störung auf der stärker betroffenen Seite deutlicher. Im Bereich der Füße kann das Tapping dadurch überprüft werden, dass der Patient in sitzender Stellung rasch mit der Ferse auf den Boden klopft (Fersen-Tapping).

Erste Anzeichen einer feinmotorischen Störung bemerkt der Betroffene oder sein Partner oft bei den alltäglichen Verrichtungen, wie Ankleiden, Knöpfen, Zähneputzen, Rasieren, Schnürsenkel binden. In der Anamnesesituation sollte auch nach diesen Alltagsaktivitäten gefragt werden, insbesondere auch nach einem erhöhten Zeitaufwand. Wichtig für die Diagnosestellung Parkinson-Krankheit ist, dass sich die feinmotorischen Störungen bei Erkrankungsbeginn meist einseitig betont darstellen.

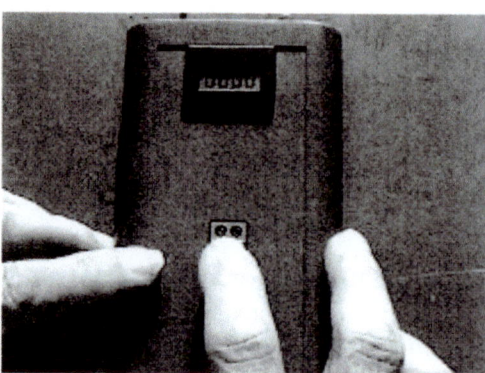

Abb. 7.1. Handliches Taschengerät zur Bestimmung der Tapping-Frequenz

Feinmotorikstörungen

- Verlangsamung rasch abwechselnder Bewegungsabläufe:
  - Finger-Tapping (Tippen mit dem Zeigefinger auf den Daumen), alternierendes Tapping zeigt die betroffene Seite deutlicher verlangsamt
  - Fersen-Tapping (Klopfen mit der Ferse auf den Boden)
- Verlangsamung bei alltäglichen Verrichtungen, wie z. B. Ankleiden, Knöpfen, Schnüren, Zähneputzen, Rasieren
- Einseitige Betonung der feinmotorischen Störungen

Schreibstörung

Die ersten Buchstaben und Zahlen werden noch in normaler Schriftgröße geschrieben, verkleinern sich dann aber im weiteren Schriftzug und können nach schräg oben, seltener nach unten abweichen (Mikrographie, Abb. 7.2). Wenn das Schriftbild zusätzlich durch den Tremor verzittert ist, kann es schließlich unleserlich werden. Wir kennen jedoch auch Patienten, die bewusst ihre Schrift verkleinert haben, um verzitterte große Buchstaben nicht so deutlich herausstellen zu müssen. In diesen Fällen ist die Buchstabengröße von Anfang an verringert. Einzelne Parkinson-Patienten schreiben zuerst die Adresse auf den Briefumschlag und beginnen erst dann mit dem eigentlichen Brief. So sind sie einigermaßen sicher, dass der Briefträger den Adressaten ausfindig machen kann. Bei deutlicher Schreibstörung sollte der Betroffene sich auf Druckbuchstaben oder Schreibmaschinenschrift umstellen bzw. einen Personalcomputer zum Schreiben benutzen. Wichtig ist, den Patienten zu ermuntern, trotz der Schreibstörung briefliche Kontakte nicht abreißen zu lassen und schriftliche Arbeiten weiterhin selbstständig durchzuführen.

Schreibstörung (Mikrographie)

Merkmale
- Verkleinerter Schriftzug (Mikrographie)
- Erhöhter Zeitaufwand
- Buchstaben und Zahlen weichen nach schräg oben ab
- Verzitterter Schriftzug

Maßnahmen
- Auf Druckbuchstaben umstellen
- Schreibmaschine oder PC nutzen

Dokumentation
- Schriftprobe mit Standardsatz
- Spiralzeichentest

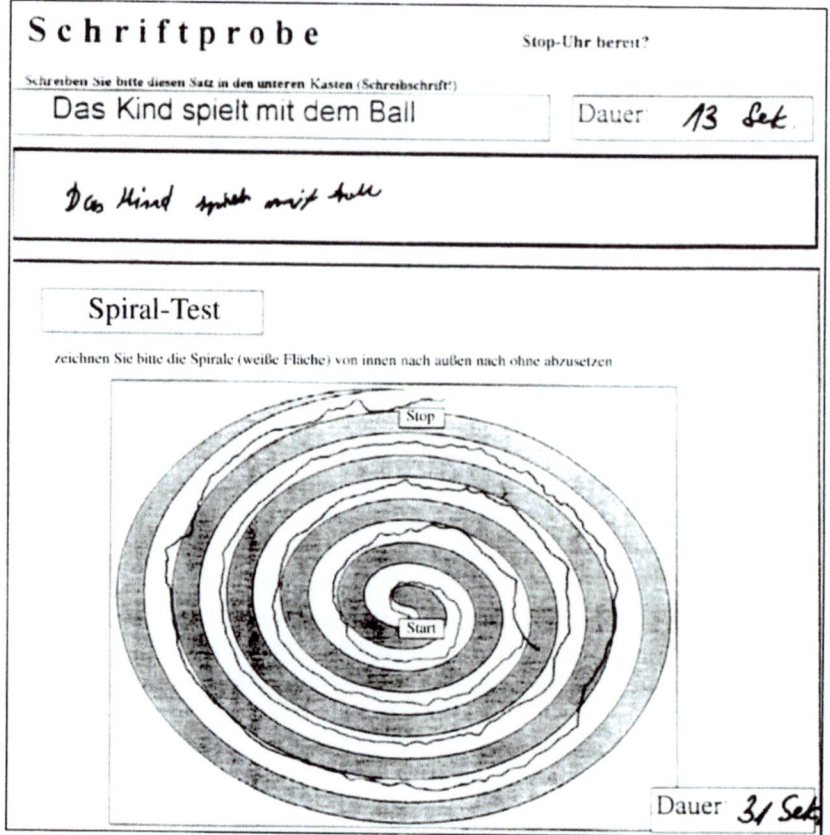

Abb. 7.2. Dokumentationsbogen für die Schriftprobe (Standardsatz) und den Spiralzeichentest

Im Spiralzeichentest werden die verlangsamten und verzitterten Linienzüge im Verlauf der Erkrankung geprüft. Abbildung 7.2 zeigt ein Beispiel eines Spiralzeichentest und einer Schriftprobe mit einem Standardsatz, womit oft sehr eindrucksvoll der Therapieerfolg unter der medikamentösen Einstellung dokumentiert werden kann. Der Zeitaufwand für den Standardsatz und den Spiralzeichentest wird mit der Stoppuhr bestimmt. Nur so lässt sich die Verlangsamung bei manchmal noch normalen Linienzügen nachweisen.

Mimische Störung (Hypomimie)

Der Begriff Hypomimie will auf die Verarmung der spontanen Mimik hinweisen, die am Anfang einseitig betont sein kann. Die Gesichtszüge erscheinen in späteren Krankheitsstadien starr und ausdruckslos. Die mimische Verarmung wird mit einer maskenartigen Starre verglichen (Maskengesicht). Wenn eine vermehrte Talgbildung der Gesichtshaut hinzutritt, spricht man von einem Salbengesicht. Durch den selteneren Lidschlag (unter 5 Schläge/min) und den oft offen stehenden Mund wird die Hypomimie noch verstärkt. Meist besteht gleichzeitig eine Verminderung oder gar der Verlust an gestischen Mitbewegungen. Parkinson-Patienten erwecken dadurch oft den (falschen) Eindruck einer Traurigkeit, Teilnahmslosigkeit und vielleicht sogar Ängstlichkeit.

Mehr noch leiden Parkinson-Patienten darunter, dass die Einschränkung der persönlichen Ausdrucksfähigkeit oft bei fremden Gesprächspartnern den Eindruck einer geistigen Leistungseinbuße entstehen lassen kann. Parkinson-Patienten und Angehörige sollten in derartigen Situationen ruhig einfließen lassen, dass „eine leichte Schwäche der Gesichtsmuskulatur" besteht. Ob es günstiger ist, in einer bestimmten Situation die Behinderung nicht anzusprechen oder gezielt darauf einzugehen, bleibt dem Einzelfall überlassen (das gilt übrigens auch für jede andere körperliche Behinderung).

Hypomimie

- Verarmung der spontanen Mimik:
    - Das Gesicht erscheint unbeweglich und ausdruckslos
    - Maskenartige Starre (Maskengesicht)
- Vermehrte Talgproduktion (Salbengesicht)
- Offen stehender Mund mit Speichelfluss
- Asymmetrische Ausprägung
- Falscher (!) Eindruck einer geistigen Leistungseinbuße

Sprechen

Erst in fortgeschrittenen Krankheitsstadien wird die Sprache leiser, rauer und monoton (Hypophonie), später verwaschen und schwer verständlich (Dysarthrie). Einige Patienten stufen ihre Sprechweise als „weich und weinerlich" ein, sodass für den Kommunikationspartner der falsche Eindruck einer depressiven Verstimmung entstehen kann. Oft ist auch das Sprechtempo verändert, entweder verlangsamt oder mehr überhastet, wobei die besonders Silbentaktgebung beeinträchtigt ist. Während der Sprechens kann ein Stimmtremor, ein Stottern mit Silbenwiederholungen oder das Auslassen von Sprachlauten beobachtet werden. Plötzlich, besonders zu Beginn eines Satzes kann der Sprechablauf blockiert sein, um sich dann abnorm zu beschleunigen. Den beschleunigten Sprechablauf bezeichnet man auch als „Festination des Sprechens" (lat. „festinare" = sich beeilen), die Sprechblockade wird analog der Bewegungsblockade „Freezing des Sprechens" genannt (engl. „freezing" = einfrieren).

Zusätzlich kann der Sprechablauf durch den vermehrten Speichelfluss behindert sein. Der Begriff Dysarthrophonie umfasst die Kombination von Sprech- und Stimmbildungsstörungen (Artikulation und Phonation). Bei der Dysarthrophonie sind sowohl die Koordination der zum Sprechen und zur Stimmbildung notwendigen Muskeln als auch die Atmung gestört. Alle Kommunikationspartner – und da sind auch wir Ärzte mit eingeschlossen – müssen sich Zeit für das Gespräch mit dem Patienten nehmen und zuhören können. Es muss frustrierend für den Patienten sein, wenn ihm die mühsam formulierten Sätze abgeschnitten und von Kommunikationspartner vervollständigt werden. So sind Sprechvermeidung und Rückzugstendenzen vorprogrammiert.

Sprechstörungen

Leise, monoton	= Hypophonie
Verwaschen, stockend	= Dysarthrie
Leise, monoton und stockend	= Dysarthrophonie
Zitternd	= Stimmtremor
Sprechblockade	= „Freezing des Sprechens"
Beschleunigtes Sprechen	= „Festination des Sprechens"

Akinetische Krise

Unter akinetischer Krise versteht man den plötzlich eintretenden Zustand einer völligen Bewegungsunfähigkeit eines Parkinson-Patienten. Der Begriff „Krise" soll auf den kritischen, lebensbedrohlichen Zustand des Patienten in der akinetische Phase hinweisen. Eine akinetische Krise tritt relativ selten und dann meist erst im Spätstadium der Erkrankung auf. Der unter der dopaminergen Therapie noch bewegliche Patient wird akut oder im Verlauf von Tagen fast völlig bewegungsunfähig und damit bettlägerig, zeigt einen ausgeprägten Rigor und kann weder sprechen noch schlucken. Da er selbstständig keine Flüssigkeit und keine Parkinson-Mittel mehr aufnehmen kann, gerät er rasch in eine Exsikkose und gleichzeitig in einen Medikamentenentzug. In der akinetischen Phase kann bei fehlender Willkürmotorik der Tremor deutlicher hervortreten. Die Schluckstörung und eine abgeflachte Atmung fördern die Ausbildung einer Aspirationspneumonie.

Die akinetische Krise ist ein neurologischer Notfall und erfordert eine sofortige Klinikeinweisung!

Nicht jede Phase einer Unbeweglichkeit (Off-Phase) ist eine akinetische Krise. Eine akinetische Krise liegt vor, wenn die Akinese trotz Weiterführung der medikamentösen Parkinson-Behandlung länger als 48 h andauert.

Auslöser einer akinetischen Krise sind meist akute, schwere körperliche Erkrankungen, wie hoch fieberhafte Infektionskrankheiten und schwere, ausgedehnte Operationen. Daneben kann die Unterbrechung der Parkinson-Medikation oder die Gabe hochpotenter Neuroleptika die Auslösung einer akinetischen Krise fördern. Auf die durch L-Dopa-Entzug ausgelöste Akinese, das sog. maligne L-Dopa-Entzugssyndrom, werden wir im Kapitel der L-Dopa-Therapie näher eingehen.

Akinetische Krise (= Notfall!)

- Dauer: länger als 48 h
- Gewöhnlich erst im Spätstadium
- Völlige Bewegungsunfähigkeit (Akinese)
- Starker Rigor
- Dysphagie
- Auslöser: hoch fieberhafte Infekte, schwere Operationen, Entzug von Parkinson-Mitteln

Die Behandlung der akinetischen Krise umfasst in der intensivmedizinischen Überwachung die Flüssigkeits- und Medikamentenzufuhr. Wegen der Schluckstörung müssen die Parkinson-Mittel über eine gastroduodenale Sonde (rasch lösliches L-Dopa), parenteral (L-Dopa als Infusion oder Amantadininfusionen) oder subkutan (Apomorphin s.c.) verabreicht werden. Bewährt haben sich Amantadininfusionen (z. B. 2- bis 3-mal täglich 200 mg Amantadinsulfat in 500 ml Lösung).

Therapie der akinetischen Krise

- L-Dopa per gastroduodenale Sonde oder PEG (rasch lösliches L-Dopa)
- L-Dopa-Infusionslösung (über die internationale Apotheke zu beziehen)
- Amantadininfusion (3-mal 200 mg/Tag in 500 ml)
- Subkutane Apomorphininfusionen (2 mg/h über 24 h)

Im Endstadium der Parkinson-Krankheit kann sich ein akinetischer Zustand entwickeln, der auf die fortgeschrittene Neuronendegenration zurückzuführen ist (akinetischer Endzustand). In diesen Fällen entwickelt sich die Akinese jedoch langsam und führt erst spät zu Schluckstörungen. Häufig wird dann die Parkinson-Krankheit von einer dementiellen Entwicklung und psychotischen Episoden begleitet. Bei Schluckstörungen im akinetischen Endzustand erfolgt die medikamentöse Therapie über eine gastroduodenale Sonde oder PEG. Die therapeutischen Möglichkeiten sind allerdings begrenzt und müssen sich schließlich auf die intensiven pflegerischen Maßnahmen beschränken (Pneumonie- und Dekubitusprophylaxe).

7.2.2 Rigor

Rigor bezeichnet einen erhöhten Spannungszustand der Muskulatur (lat. Starre, Steifheit) durch anhaltende Mitkontraktion antagonistischer Muskeln. Die erhöhte Muskelspannung ist in jeder Bewegungsphase vorhanden, sie ist unabhängig von der passiven Bewegungsgeschwindigkeit und erreicht in Ruhe keine vollständige Entspannung. Hierdurch unterscheidet sich der Rigor ganz wesentlich von der Spastik. Bei der Spastik nimmt die Muskelspannung mit der Bewegungsgeschwindigkeit zu, d. h., eine rasche Bewegung der betroffenen Extremität wird von einer zunehmenden Muskelspannung begleitet. In völliger Ruhe ist der Muskeltonus bei Spastik nicht erhöht. Um sich die typische Muskelspannung des Rigors besser vorstellen zu können, wird sie gerne mit dem Widerstand beim Biegen eines Bleirohres verglichen. Der zähe, bleierne Widerstand ist während des gesamten Biegevorgangs (passive Bewegung in den Gelenken) gleichmäßig vorhanden, unabhängig davon, ob der Vorgang schnell oder langsam durchgeführt wird. Bei der Spastik würde sich in diesem Beispiel der Widerstand erhöhen, wenn die Bewegung im Gelenk rasch durchgeführt wird.

Der bei Prüfung der passiven Bewegung in den Gelenken spürbare zähe, bleierne Widerstand wird oft ruckweise unterbrochen und dann als „**Zahnradphänomen**" bezeichnet. Das Zahnradphänomen wird durch eine stufenweise Änderung der Muskelspannung bei passiver Bewegung oder/und durch einen unterlegten Tremor erklärt, wobei der Tremor klinisch (noch) nicht sichtbar sein muss. Im letzteren Falle sind die „Rucke" gleichmäßiger und entsprechen der subklinischen Tremorfrequenz. Durch Willküranspannung der kontralateralen Seite, durch Spiegelbewegungen oder durch Halten eines schweren Gegenstands auf der Gegenseite können Rigor und Zahnradphänomen deutlicher werden.

Wenn der Rigor in körperachsennahen Muskelgruppen stärker ausgeprägt ist, spricht man von einem Achsenrigor. Der Rigor der rumpfnahen Beugemuskulatur ist Ursache für die typische Körperhaltung bei Parkinson-Patienten (Abb. 7.3). Rigor und Bradykinese der Arme vermindern das natürliche Mitschwingen eines oder beider Arme beim Gehen. In der Untersuchung prüft der Arzt das Schwingen der Arme bzw. Hände, indem er die Schultern bzw. die Unterarme des Patienten schüttelt (**Schütteltest der Arme, Schütteltest der Hände**).

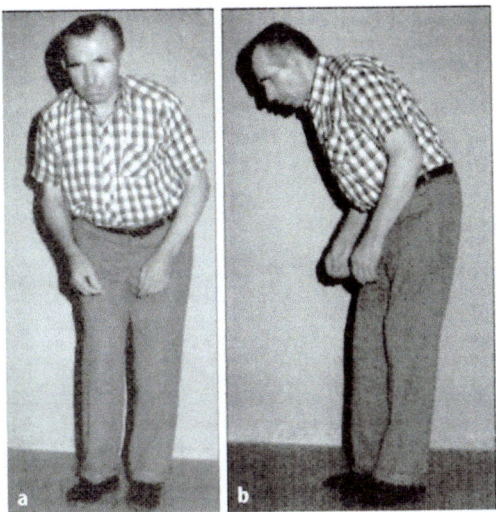

Abb. 7.3 a, b. Typische Haltung eines Parkinson-Patienten. **a** von vorne, **b** von der Seite

Der Parkinson-Patient empfindet den Rigor als Steifigkeit, die oft mit Rückenschmerzen oder ziehenden Schmerzen im Schulter-Arm-Bereich verbunden ist (s. Abschn. 7.5.9). Hieraus ergeben sich die Fehldiagnosen wie „Schulter-Arm-Syndrom" oder „Halswirbelsäulensyndrom". Der Rigor im Bereich der Halsmuskulatur kann so ausgeprägt sein, dass der Patient im Liegen den Kopf ohne Anstrengung angewinkelt hält und das Kopfkissen kaum berührt wird („**Kopfkissenphänomen**", Abb. 7.4). Der Arzt kann den Rigor der Nackenmuskulatur durch den sog. **Kopffalltest** überprüfen: Er hebt den Kopf des liegenden Patienten mit der Hand von der Unterlage und fordert den Patienten auf, sich vollständig zu entspan-

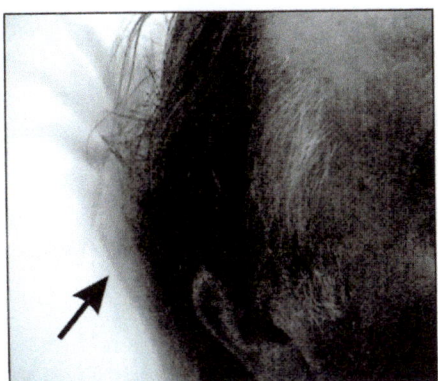

Abb. 7.4. „Kopfkissenphänomen" durch starken Rigor der Halsmuskulatur bedingt. (Das Kopfkissen wird kaum eingedrückt, *Pfeil*)

nen. Wenn er nun plötzlich seine Hand wegzieht, verharrt der Kopf des Patienten zunächst wie fixiert in der letzten Stellung und sinkt erst dann langsam (ruckweise) ab. Der Kopf des Gesunden würde in diesem Versuch rasch auf die Unterlage fallen. Ein anderer Test ist der Stuhlkippversuch: Wenn beim sitzenden Patienten der Stuhl ohne Vorwarnung nach hinten gekippt wird, kippt der Parkinson-Patient mit nach hinten, während der Gesunde eine Gegenbewegung nach vorn durchführt.

Rigor

Merkmale
- Gesteigerte Grundspannung der Muskulatur (Beugemuskeln) durch Kokontraktion der antagonistischen Muskulatur
- Zäher, bleierner Widerstand
- In jeder Bewegungsphase vorhanden
- Unabhängig von der passiven Bewegungsgeschwindigkeit

Klinische Prüfung
- Zahnradphänomen
- Kopfkissenphänomen
- Kopffalltest
- Stuhlkippversuch
- Arm-, Handschütteltest

7.2.3 Gang- und posturale Instabilität

Mit zunehmender Krankheitsdauer entwickelt sich die für Parkinson-Patienten typische Körperhaltung: Der Kopf und der Oberkörper sind nach vorne geneigt mit nach vorn fallenden Schultern. Die Arme werden gebeugt und dicht am Rumpf gehalten. Die Hände sind in Beugestellung leicht nach innen gedreht. Die ebenfalls gebeugten Knie verleihen dem Körper des Parkinson-Patienten eine insgesamt gedrückte Haltung (s. Abb. 7.3), in der sich der Parkinson-Kranke wie eingebunden und gefesselt fühlt.

Im weiteren Verlauf der Erkrankung fällt es dem Parkinson-Patienten zunehmend schwerer, vom Stuhl aufzustehen, die ersten Schritte einzuleiten (**Startschwierigkeiten**), eine Richtungsänderung durchzuführen oder plötzlich anzuhalten. Die Startschwierigkeiten äußern sich in kurzen Trippelschritten nach dem Aufstehen und zu Beginn des Gehens. Das Gehen wird kleinschrittiger, oft schlurfend, hinkend oder trippelnd mit der Gefahr des Hinstürzens. Nach einigen Schritten kann das Gangbild dann flüssiger und freier werden. Patienten mit einer Gangstörung im Rahmen eines Normaldruckhydrozephalus (NDH) oder subkortikalen arteriosklerotischen Enzephalopathie (SAE) gehen breitbasiger als Parkinson-

Patienten (s. Abschn. 7.3). Der Parkinson-Patient muss sich auf das Gehen konzentrieren. Eine Ablenkung während des Gehens (z. B. bei Regen im Gehen den Regenschirm öffnen, Unterhaltung während des Gehens) kann ein Sturzrisiko sein. Der Parkinson-Patient hat also Schwierigkeiten, verschiedene Bewegungen gleichzeitig auszuführen.

Das verminderte automatische Mitschwingen der Arme beim Gehen mit Bevorzugung der stärker betroffenen Seite wird als frühes Zeichen der Parkinson-Krankheit angesehen. Da der Parkinson-Patient sich im fortgeschrittenen Krankheitsstadium nachts nur schwer im Bett umdrehen und aufrichten kann, ist das Erreichen der Toilette nur unter erschwerten Bedingungen möglich und erfordert häufig Hilfe. Mehrfaches nächtliches Drehen im Bett ist jedoch eine Voraussetzung für einen ungestörten Schlaf, sodass die nächtliche Bradykinese auch eine Teilursache von Schlafstörungen sein kann (s. Abschn. 7.4.6).

Gangstörung und Haltungsstörungen
- Kleinschrittig, schlurfend, trippelnd
- Vermindertes Mitschwingen der Arme (einseitig betont)
- Start- und Engpassprobleme (Freezing, Festination)
- Nächtliche Akinese (erschwertes Umdrehen oder Aufrichten)
- Gleichgewichtsstörungen (posturale Instabilität) mit Sturzgefahr

Bei passiven Stößen (Pulsionen) gegen den Körper (z. B. im Gedränge) kann der Parkinson-Kranke oft nicht rechtzeitig gegensteuern, um das Gleichgewicht zu halten und neigt dadurch zum Hinstürzen. Als Ursache dieser Instabilität wird eine Störung der posturalen Reflexe (Stellreflexe) bei bestehendem Rigor angenommen. Die Störung der gleichgewichtsregulierenden Reflexe tritt gewöhnlich erst in späteren Stadien auf und wird auch als posturale Instabilität bezeichnet. Die Neigung, passive Stöße nicht ausreichend ausbalancieren zu können, wird mit „-pulsion" bezeichnet. Die Neigung, nach hinten zu fallen wird Retropulsion, zur Seite Lateropulsion und nach vorn Propulsion genannt. Aber auch beim Start oder während des Gehens kann eine Propulsion auftreten, wobei der Gang mit kurzen, schnellen Trippelschritten beschleunigt wird, bevor ein normales Gangbild erreicht wird. Das Propulsionsphänomen beim Start oder Gehen wird als Festination (lat. „festinare" = sich beeilen) bezeichnet. In der Untersuchungssituation überprüft der Arzt die posturale Stabilität, indem er den Patienten plötzlich an den Schultern nach hinten zieht oder nach vorn stößt (Zug- und Stoßtest; Vorsicht! Hilfsperson zur Sicherheit bereitstellen!). Der Gesunde gleicht mit ein bis zwei Korrekturschritten aus, der Parkinson-Kranke benötigt mehrere Schritte zum Ausbalancieren.

Pulsionsphänomene (Sturzgefahr!)

- Retropulsion, Lateropulsion, Propulsion
- **Untersuchung:**
  Schulterzugtest (ein Parkinson-Patient benötigt mehr als 2 Ausgleichschritte, wenn man ihn plötzlich an den Schultern nach hinten zieht; Hilfsperson zur Sicherheit bereitstellen!).

Das Aufrichten aus dem Liegen, das Drehen im Bett, das Aufstehen von Sitzgelegenheiten oder das Umkehren auf der Stelle bereiten dem Parkinson-Patienten oft große Schwierigkeiten. Eigenartigerweise können Bewegungshemmungen beim oder vor dem Passieren von (vermeintlich) engen Stellen, wie Türrahmen (**Engpassschwierigkeiten**) oder Unebenheiten des Bodens auftreten. Auch in engen Räumen, wie z. B. in der Toilette und bei Unebenheit des Bodens können Bewegungshemmungen auftreten. Schon ein Teppichrand kann für einzelne Patienten ein Problem darstellen. Einer unserer Parkinson-Patienten bemerkte einmal: „Ich könnte über eine Briefmarke stürzen". Bei psychischer Anspannung kann es zur plötzlichen Bewegungshemmung kommen. (Uns ist noch gut ein Patient in Erinnerung, der an der Bushaltestelle wartete und befürchtete, nicht rasch genug einsteigen zu können. Als der Bus hielt, blieb er wie angewurzelt stehen – der Bus fuhr ohne ihn weiter). Die betroffenen Patienten berichten, dass sie sich in diesen Momenten „wie angeklebt" oder „eingefroren" fühlen („Freezing-Phänomen"). Die Phase der Bewegungsblockade kann auch spontan während des Gehens oder vor Erreichen des Zieles auftreten und dann Sekunden anhalten. Selten tritt Freezing in einer durch niedrige L-Dopa-Spiegel induzierten hypokinetischen Phase auf. In diesem Falle kann ein L-Dopa-Test weiterhelfen („Dopa-sensitives Freezing"). In der Regel handelt es sich beim Freezing jedoch um ein L-Dopa-unabhängiges Phänomen, an dem wahrscheinlich noradrenerge Systeme beteiligt sind. Freezing-Phänomene sind nicht selten Ursache für ein plötzliches Hinstürzen. Auf der anderen Seite kann es auch sein, dass extreme Stresssituationen plötzlich zu einer besseren Beweglichkeit führen, wofür der Begriff „Kinesia paradoxa" eingeführt wurde.

Die Störung der gleichgewichtsregulierenden Reflexe mit Sturzneigung lässt sich medikamentös nur schwer beeinflussen. Posturale Instabilität schon zu Beginn der Erkrankung, lässt an eine Multisystematrophie (MSA) und progressive supranukleäre Parese (PSP) denken (s. Abschn. 8.1). Natürlich muss auch nach anderen Ursachen für eine Sturzneigung gesucht werden (z. B. orthopädische Störungen, Orthostase, Visusstörung, vestibuläre Störungen). Wir werden später besprechen, wie sich der Patient in seiner häuslichen Umgebung vor Stürzen sichern und Hilfsmittel (Gehhilfen, Haltegriffe) einsetzen kann (s. Abschn. 21.1).

7.2.4 Tremor

Der Tremor wurde schon von James Parkinson als ein sehr auffälliges Zeichen bei den von ihm untersuchten Patienten angesehen. Die von ihm gewählte lateinische Bezeichnung „agitans" wurde mit „Schüttel-" ins Deutsche übersetzt. Die gleichzeitig bestehende Bewegungsverlangsamung hat James Parkinson als Parese gedeutet, sodass er die Bezeichnung „**Schüttellähmung**" (im Englischen „paralysis agitans") einführte. Heute wissen wir, dass die Bewegungsverlangsamung bei Parkinson-Kranken nicht Ausdruck einer Parese ist. Bei über der Hälfte aller Patienten ist der Tremor das erste und auffallendste Symptom und kann über Jahre die Symptomatik beherrschen. In Spätstadien ist bei fast allen Parkinson-Patienten ein Tremor nachweisbar. Nach derzeitigen Vorstellungen entsteht der Parkinson-Tremor zentral in den Basalganglien und wird durch Kleinhirneinflüsse moduliert. Es wird diskutiert, ob der Parkinson-Tremor mehr einer Serotoninstörung als einem Dopamindefizit zugeordnet werden muss. Daneben werden auch periphere Tremormechanismen diskutiert (Übersichten bei Deuschl et al. 1998, 2000).

Begriffsbestimmung

Bei Tremor handelt es sich um unwillkürliche, ziemlich regelmäßige, rhythmische Bewegungen von Körperteilen. Durch die alternierende oder synchrone Anspannung von Muskelpaaren entsteht die typische Bewegungsform des Tremors. Der zunächst aktive Agonist wird in rhythmischer Folge von seinem Antagonisten abgelöst. Der Tremor im Bereich des Handgelenks wird durch die wechselweise Aktivierung der Handextensoren und -flexoren ausgelöst, sodass eine pendelnde Auf- und Abwärtsbewegung entsteht (Oszillation). In Abb. 7.5 ist die Ableitung der Muskelaktivität aus den Handextensoren und -flexoren elektromyographisch dargestellt. In den unteren Abschnitten sieht man deutlich die alternierende Muskelaktivität in den beteiligten Muskelpaaren. Betroffen sind vorwiegend die Hände und Füße, seltener der Kopf oder das Kinn. Die Einteilung der Tremorformen erfolgt nach der Frequenz, der Amplitude der Bewegungsausschläge, den Aktivierungsbedingungen und der Ursache bzw. dem Schädigungsort.

Einteilung der Tremorformen

Frequenz:	hochfrequent (> 7 Hz)
	mittelfrequent (4 – 7 Hz)
	niederfrequent (< 4 Hz)
Amplitude:	grobschlägig, feinschlägig
Aktivierung:	Ruhetremor, Haltetremor, Aktionstremor, Intentionstremor
Ursache:	z. B. medikamentös induzierter Tremor
Schädigungsort:	z. B. Kleinhirntremor

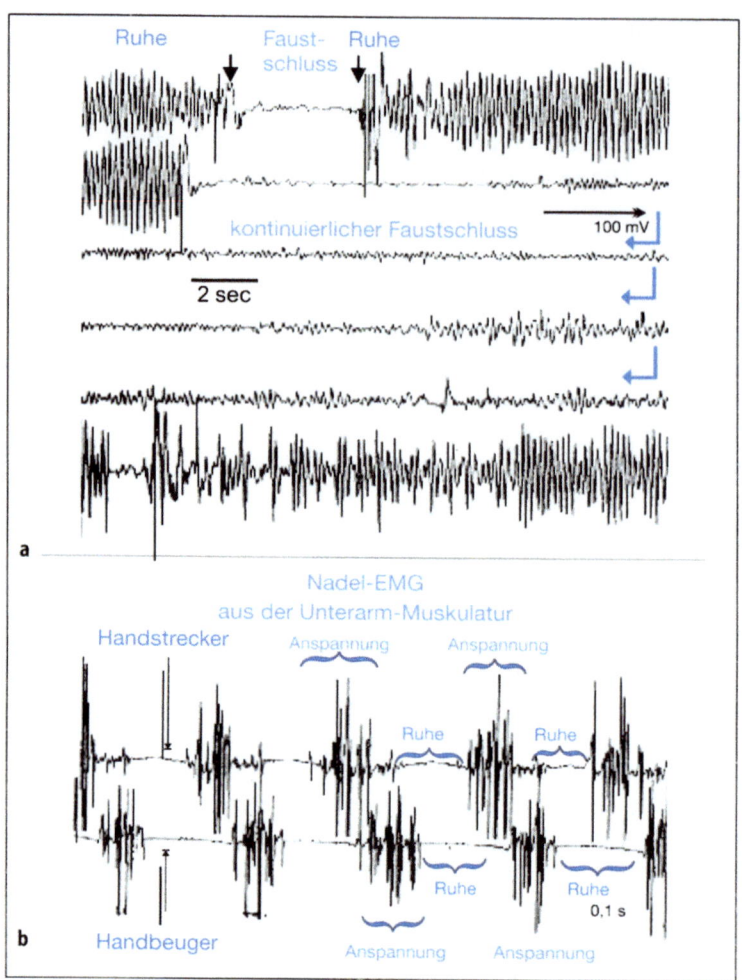

Abb. 7.5a, b. Elektromyographische Ableitung mit Nadelelektroden (EMG) bei Ruhetremor. **a** Abhängigkeit der Tremorausschläge von der Muskelanspannung, **b** wechselweise Aktivierung der Handheber und Handbeuger

Früher hat man den Parkinson-Tremor im Bereich der Finger wegen seines typischen Bewegungsablaufs als „Pillendrehen" bezeichnet. (Mit einer ähnlichen Bewegung formte der Apotheker seine Pillen.) Besser können wir uns heute vielleicht die Bezeichnung „Münzenzähltremor" vorstellen. Im Schlaf ist der Tremor meist nicht sichtbar. Beim Parkinson-Syndrom werden gewöhnlich in Abhängigkeit von den Aktivierungbedingungen folgende Tremorarten unterschieden:

- Ruhetremor
- Halte- und Aktionstremor
- Kombinierter Ruhe- und Haltetremor

Ruhetremor
Bei 75 % aller Patienten mit Morbus Parkinson tritt der Tremor bei vollständig entspannter Muskulatur auf: In der liegenden Untersuchungsposition ruhen die Hände auf dem Bauch, in der sitzenden Position ruhen die Arme auf der Armlehne (Kutschbockstellung) oder hängen im Stehen locker herab. Bei einigen Patienten, die in diesen Ruhepositionen kaum einen Tremor aufweisen, wird dieser erst durch das lockere Gehen mit herabhängenden Armen (unter mentaler Belastung, Rückwärtszählen) aktiviert.

Der Ruhetremor hat gewöhnlich eine Frequenz von 4–6 Hz und beginnt meist an einer Hand, seltener und erst im weiteren Verlauf sind die Füße, der Kopf oder das Kinn betroffen. Die Tremoramplitude kann innerhalb kurzer Zeit wechseln. Die genaue Abgrenzung eines Ruhetremors ist für die Diagnosestellung eines idiopathischen Parkinson-Syndroms insofern wichtig, als nur eine etwa 10 %ige Wahrscheinlichkeit eines nichtidiopathischen Parkinson-Syndroms gegeben ist, wenn ein Ruhetremor nachweisbar ist. Wenn ein Ruhetremor eines Fußes (z. B. nach mentaler Belastung) nachweisbar ist, spricht dies nach unseren Erfahrungen praktisch immer für ein idiopathisches Parkinson-Syndrom.

Wichtig für die diagnostische Einordnung ist weiter, dass der Parkinson-Tremor zu Beginn der Erkrankung einseitig auftritt und lange Zeit einseitig betont bleibt. Ein Ruhetremor kann in seltenen Fällen über Jahre ohne eindeutige weitere Parkinson-Symptome wie Bradykinese oder Rigor vorkommen und wird dann als **monosymptomatischer Ruhetremor** bezeichnet. PET-Untersuchungen zeigen in diesen Phasen jedoch schon dopaminerge Funktionsstörungen, sodass man von einer milden und gutartigen Verlaufsform der Parkinson-Krankheit ausgeht, bei der sich weitere Parkinson-Zeichen erst sehr spät entwickeln. Nach den genannten Diagnosekriterien darf in der Phase des monosymptomatischen Tremors die Diagnose Parkinson-Krankheit nicht gestellt werden.

Die Tremoramplitude ist zu Beginn einer Muskelanspannung zunächst vermindert, erhöht sich jedoch bei weiter bestehender Muskelanspannung (s. Abb. 7.5a). Der Ruhetremor kann bei Willkürinnervation vollständig verschwinden. Ein weiteres wichtiges Kennzeichen des Ruhetremors ist seine Aktivierbarkeit durch psychische oder mentale Belastung. Bei mentaler Belastung (z. B. von 100 immer 7 abziehen lassen), bei psychischer Anspannung (z. B. in einer Gesellschaft, im Gespräch, im Restaurant, am Bankschalter) wird der Ruhetremor grobschlägiger und damit für den Patienten und seine Umwelt deutlicher. So kann sich eine Beschwerdespirale entwickeln: Zunächst besteht nur ein leichter und für die Umgebung nicht unbedingt sichtbarer Tremor, dann hat der Patient aber das Gefühl, die Umgebung bemerke diesen Tremor, er ärgert sich über den nun zunehmenden Tremor, die weitere psychische Belastung steigert den Tremor und so kann sich der Tremor aufschaukeln. Da die Anamneseerhebung in der neurologischen Untersuchungssituation für die meisten

Patienten psychisch und mental als anstrengend empfunden wird, sollte schon dort auf einen etwaigen Tremor geachtet werden.

Da der Ruhetremor bei Willküranspannung abnimmt, führt er weniger zur motorischen Behinderung als ein Tremor, der vorwiegend bei Haltearbeiten (Haltetremor) oder bestimmten Aktionen (Aktionstremor) auftritt. Der Parkinson-Patient mit einem Ruhetremor fühlt sich also weniger durch die motorische Funktionseinbuße als vielmehr durch die psychosoziale Stigmatisierung behindert. Hinzu kommt, dass beim Laien nicht selten ein Tremor mit Alkoholmissbrauch assoziiert wird. Parkinson-Patienten wissen um diese Einschätzung und versuchen umso mehr, den Tremor zu unterdrücken, was dann eher zur Tremorverstärkung führt. Der klassische Parkinson-Ruhetremor ist bei fast der Hälfte aller Patienten mit einem Haltetremor höherer Frequenz kombiniert.

Merkmale des Ruhetremors

- Tritt nur bei vollständiger Muskelentspannung auf
  - Im Liegen ruhen die Hände auf dem Bauch
  - Im Sitzen ruhen die Unterarme auf der Armlehne
  - Im Stehen bzw. beim Gehen hängen die Arme locker herab
- Frequenz: 4–6 Hz
- Lange Zeit einseitig betont
- Zu Beginn einer Muskelanspannung zunächst abgeschwächt
- Zunahme bei mentaler und psychischer Belastung
- Kombination mit einem Haltetremor bei fast der Hälfte aller Patienten
- Relativ geringe motorische Funktionseinbuße
- **Sonderform**: monosymptomatischer (benigner) Ruhetremor

Haltetremor

Ein Halte- oder Aktionstremor wird erst deutlich, wenn die betroffene Extremität in einer bestimmten Position gegen die Schwerkraft gehalten wird (= Haltetremor) oder eine Bewegung (Aktion) ausführt (= Aktionstremor). Sichtbar werden Halte- und Aktionstremor z. B. beim Halten eines gefüllten Wasserglases bzw. wenn das Glas zum Mund geführt wird. In Abb. 7.6 ist im oberen Teil ein 4,5-Hz-Parkinson-Haltetremor und darunter zum Vergleich ein 7,5-Hz-essentieller Tremor dargestellt. Die Tremorkurven wurden mit einem kleinen Bewegungsaufnehmer vom Zeigefinger abgeleitet (unten). Ausführlichere Angaben zur apparativen Tremoranalyse finden sich in Abschn. 13.7. Ein Haltetremor kann mit einem Ruhetremor kombiniert sein, wobei der Haltetremor dieselbe oder eine höhere Frequenz (>1,5 Hz) aufweisen kann.

Der Aktionstremor hat eine höhere Frequenz als der Ruhetremor und wird besonders bei Streck- und Beugebewegungen der Hände aktiviert.

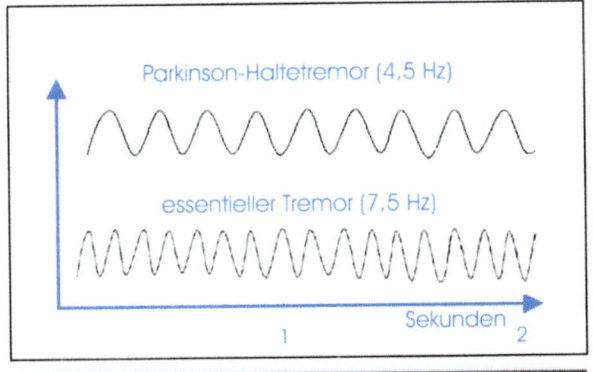
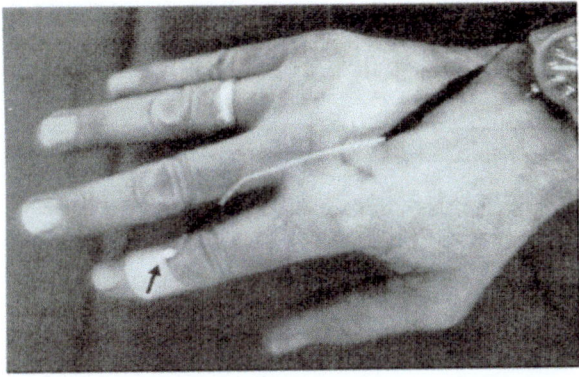

Abb. 7.6. Im oberen Teil sind zwei Tremorkurven mit einem 4,5-Hz-Parkinson-Haltetremor und einem 7,5-Hz-essentiellen Tumor dargestellt. Die Tremoraufzeichnung erfolgte mit einem kleinen Bewegungsaufnehmer (*Pfeil*), der mit einem Klebeband auf dem Zeigefinger befestigt wurde (*unten*)

Die Abgrenzung von einem essentiellen Tremor kann schwierig sein. Parkinson-Patienten mit einem Halte- oder Aktionstremor sind besonders in ihren alltäglichen feinmotorischen Funktionen beeinträchtigt.

Merkmale des Halte- bzw. Aktionstremors

- Aktivierung durch Muskelanspannung
- Typ 1: Halte- und Aktionstremor haben dieselbe Frequenz wie der Ruhetremor (4–6 Hz)
- Typ 2: Halte- und Aktionstremor haben eine höhere Frequenz als der Ruhetremor (>1,5 Hz)
- Reiner Aktionstremor: Frequenz > 7 Hz
- Beeinträchtigung in den feinmotorischen Alltagsaktivitäten

Therapie

Bei der Behandlung des Parkinson-Tremors unterscheiden wir zwischen Ruhe- und Haltetremor, wobei der Ruhetremor oft geringer auf die medikamentöse Therapie anspricht.

Therapie des Ruhetremors

Unter der Kombinationsbehandlung von L-Dopa mit einem Dopaminagonisten bessert sich meist auch der Ruhetremor, der allerdings bei Krankheitsbeginn unter niedriger L-Dopa-Dosierung auch zunehmen kann, wenn der Rigor abnimmt. Im weiteren Krankheitsverlauf sind oft höhere L-Dopa-Dosen zur Tremorbehandlung notwendig, die dann mit einem höheren Risiko für L-Dopa-Spätkomplikationen verbunden sind. Eine höhere Dosierung von L-Dopa zur Behandlung eines vorherrschen Parkinson-Tremors kann deshalb heute nicht mehr empfohlen werden.

Medikamentöse Behandlungsmöglichkeiten eines vorherrschenden Parkinson-Ruhetremors

- Selegilin (als Basismedikation wegen einer möglichen neuroprotektiven Wirkung)
- Dopaminagonisten oder
- Budipin (Parkinsan) oder
- **Bei fehlender Wirkung**:
    - Anticholinergika (cave: Risikopatienten!)
    - L-Dopa (cave: Langzeitkomplikationen!)
    - Amantadin (z. B. Amindan, PK-Merz)
    - Clozapin (Leponex)
    - β-Rezeptoren-Blocker, Antidepressiva, Antihistaminika, Antikonvulsiva

---

Wenn Parkinson-Patienten mit einem Ruhetremor stärker durch ihre Bradykinese und ihren Rigor beeinträchtigt sind, wird sich die medikamentöse Therapie zunächst auf diese Symptome richten müssen und erst im zweiten Schritt den Ruhetremor berücksichtigen. Der Vorschlag, bei jüngeren Parkinson-Patienten mit Tremordominanz Selegilin als Basismedikation wegen seiner möglichen neuroprotektiven Wirkung einzusetzen, ist nicht einheitlich akzeptiert. Alle derzeit zur Verfügung stehenden Dopaminagonisten wirken auch auf den Ruhetremor, sowohl in der Mono- als auch in der Kombinationsbehandlung mit L-Dopa. Gut wirksam scheinen **Pramipexol (Sifrol)** und in höherer Dosierung **Pergolid (Parkotil)** bzw. α-Dihydroergocryptin (z. B. Almirid) zu sein.

Wenn ein vorherrschender Tremor nicht ausreichend mit dopaminergen Medikamenten kontrolliert werden kann, sind nichtdopaminerge Präparate indiziert. Tremorwirksam sind Anticholinergika in der Mono- oder in der Kombinationstherapie mit L-Dopa und/oder Dopaminagonis-

Tabelle 7.1. Zusätzliche Anticholinergikagabe zur Tremorbehandlung

Substanz	Handelsname	Beginn	Tagesdosis
Biperiden	Akineton, Norakin	1 mg abends	3-mal 2–4 mg
Benzatropin	Cogentinol	0,5–1 mg abends	3-mal 1–2 mg
Bornaprin	Sormodren	1 mg abends	3-mal 2–4 mg
Metixen	Tremarit, Metixen Berlin Chemie	2,5 mg abends	3-mal 5–10 mg
Procylidin	Osnervan	2,5 mg abends	3-mal 5–10 mg
Trihexyphenidyl	Artane, Parkopan	1 mg abends	3-mal 2–5 mg

Tabelle 7.2. Adjuvante Tremorbehandlung

Substanz	Handelsname	Beginn	Tagesdosis
Budipin	Parkinsan	3-mal 10 mg	3-mal 20 mg
Clozapin	Leponex	12,5 mg abends	3-mal 12,5–25 mg
Amantadin	PK-Merz, Adekin	100 mg	300–600 mg

ten (Tabelle 7.1). Bei der Gabe von Anticholinergika muss jedoch – besonders bei älteren Patienten – auf das Risiko neuropsychiatrischer Nebenwirkungen geachtet werden. Retardpräparate (Akineton retard, Artane retard) mildern Nebenwirkungen in der Anflutungsphase. Bei unzureichender Wirkung oder nicht tolerablen Nebenwirkungen sollen Anticholinergika nur schrittweise abgesetzt werden. Die Aufdosierung mit Anticholinergika soll langsam erfolgen, um akute Nebenwirkungen zu vermeiden. Man beginnt mit der ersten Gabe am Abend und steigert etwa alle 3 Tage um 1 mg bis zur unten angegebenen Tagesdosis.

Das atypische Neuroleptikum **Clozapin** (**Leponex**) ist erfolgreich beim Ruhetremor eingesetzt worden, jedoch für die Tremorbehandlung nicht zugelassen. Da Clozapin in ca. 0,6 % der Fälle zu Agranulozytose führt und deshalb regelmäßige Blutbildkontrollen erfordert, sollte es nur eingesetzt werden, wenn andere für die Tremorbehandlung zugelassene Medikamente nicht vertragen werden oder nicht den gewünschten Erfolg erbringen. Nach dem schriftlichen Einverständnis des Patienten beginnt man mit 12,5 mg und steigert sehr vorsichtig. Die therapeutisch wirksame Tagesdosierung ist wesentlich niedriger als die notwendige Dosis für die Behandlung primärer psychiatrischer Erkrankungen (Tabelle 7.2).

Budipin (**Parkinsan**) kann nach offenen Studien bei 25 % der Patienten die Intensität des Tremors beeinflussen. Amantadine haben ebenfalls eine Wirkung auf den Ruhetremor. Die kardialen Nebenwirkungen sind zu beachten (Vertriebseinschränkung! s. Abschn. 14.3.11).

β-Rezeptoren-Blocker wirken besser auf den Parkinson-Haltetremor, können aber auch beim Ruhetremor einen günstigen Einfluss haben. Primidon ist beim Ruhetremor unwirksam. Trizyklische Antidepressiva und Antihistaminika können den Ruhetremor mildern.

Therapie des Halte- und Aktionstremors
Wenn sich der Haltetremor unter der Therapie mit L-Dopa und/oder Dopaminagonisten nicht befriedigend behandeln lässt, sollten bei höherfrequenten Haltetremores **β-Rezeptoren-Blocker** versucht werden. Bei Patienten mit kardialen Erkrankungen, Asthma bronchiale und schlecht einstellbarem Diabetes mellitus sind β-Rezeptoren-Blocker kontraindiziert. Unter der Behandlung mit β-Rezeptoren-Blocker kann es zu Nebenwirkungen wie Müdigkeit, Übelkeit, Durchfällen, Sehstörungen und bei längerer Anwendung zu Haarausfall kommen. Der Ruhepuls sollte nicht unter 45 Schläge/min fallen. Puls-, Blutdruck-, EKG-Kontrollen sind bei Therapiebeginn notwendig. Für den β-Rezeptoren-Blocker Propranolol (Dociton) wird eine Dosierung von 80–240 mg empfohlen (2-mal 40 mg bis 3-mal 80 mg). Man beginnt gewöhnlich mit 20–40 mg Propranolol. Die Retardpräparation, z. B. Dociton Retard, enthält 160 mg Propranolol und muss nur einmal (morgens) eingenommen werden. Bei fehlendem Therapieerfolg dürfen β-Blocker nur langsam abgesetzt werden.

Der Einsatz von **Primidon** ist bei Therapieversagen der genannten Medikamente gerechtfertigt, evtl. auch in Kombination mit einem β-Blocker. Clonazepam (z. B. Rivotril) hat nur einen geringen Einfluss auf den niederfrequenten Haltetremor. Eine Dauertherapie ist wegen des Abhängigkeitspotentials und der Nebenwirkungen (Müdigkeit, Schwindel) nicht zu empfehlen. Stereotaktische Operationen sind nur nach Ausschöpfung der medikamentösen Therapie und bei deutlicher körperlicher und psychischer Behinderung zu erwägen.

Als neuere Methode für die Tremorbehandlung sind Botulinum-Toxin-Injektionen durchgeführt worden, die bisher vorwiegend bei Dystonien und Spastik eingesetzt wurden. Über erste Erfolge beim essentiellen Tremor wurde berichtet. Diese Methode befindet sich jedoch noch in der klinischen Erprobungsphase.

Behandlungsmöglichkeiten eines vorherrschenden Halte- und Aktionstremors

- Optimierung der dopaminergen Therapie
- β-Rezeptoren-Blocker (z. B. Dociton, Beloc)
- Primidon (Mylepsinum, Liskantin, Resimatil)
- Clonazepam (z. B. Rivotril),
- Stereotaktische Operation

7.3 Differenzialdiagnose des Tremors

Tremor ist zwar ein sehr auffälliges Zeichen bei Parkinson-Kranken, für sich allein jedoch nicht ausreichend für die Diagnose einer Parkinson-Krankheit. Auf die Bedeutung eines Ruhetremors für die Diagnose eines idiopathischen Parkinson-Syndroms hatten wir hingewiesen (90%ige Wahrscheinlichkeit). Tremorformen anderer Ursache lassen sich in den meisten Fällen nach gründlicher Anamnese und klinischer Untersuchung abgrenzen. Hilfreich dabei ist die apparative Tremoranalyse (s. Abschn. 13.7). Die Erfahrung zeigt, dass die differenzialdiagnostische Abklärung eines Tremors ein häufiges Problem in der täglichen Praxis ist. Deshalb soll an dieser Stelle ausführlicher auf die einzelnen Tremorsyndrome eingegangen werden, die sich wie folgt unterteilen lassen (Deuschl 1998):

- essentielle Tremorsyndrome:
  - klassischer essentieller Tremor,
  - orthostatischer Tremor,
  - aufgabenspezifischer Tremor,
  - unklassifizierbarer Tremor;
- zerebellärer Tremor;
- Holmes-Tremor;
- dystoner Tremor;
- medikamentös und toxisch ausgelöster Tremor;
- psychogener Tremor;
- verstärkter physiologischer Tremor (z. B. Angstzittern);
- psychogener Tremor (in Konfliktsituationen);
- physiologischer Tremor.

7.3.1 Essentielle Tremorsyndrome

Eine wichtige Differenzialdiagnose des Parkinson-Tremors sind essentielle Tremorsyndrome, insbesondere der klassische essentielle Tremor (Übersicht bei Deuschl et al. 2000).

Klassischer essentieller Tremor

In einer kanadischen Studie hatten 14% der über 65-Jährigen einen essentiellen Tremor und nur 3% ein Parkinson-Syndrom. Die Prävalenzangaben schwanken zwischen 0,4 und 5,6% der über 40-Jährigen. Die Inzidenz wird mit 300–400 pro 100.000 Einwohner angenommen. Damit ist der essentielle Tremor häufiger als die Parkinson-Krankheit (die Inzidenz der Parkinson-Krankheit liegt bei 160–180 pro 100.000 Einwohner). Bei 50% der Fälle lässt sich eine Vererbung nachweisen (familiärer essentieller Tremor). Man geht davon aus, dass der essentielle Tremor durch eine pathologische Überaktivität im zerebellothalomokortikalen Regelkreis entsteht. In PET-Untersuchungen konnte eine erhöhte Aktivität im Thalamus, in den Oliven, im Nucleus ruber und im Kleinhirn bei Patienten mit essentiellem Tremor nachgewiesen werden.

Erscheinungsbild
Der essentielle Tremor tritt gewöhnlich erst in einer Halteposition als Haltetremor oder bei einer Bewegung als Aktionstremor auf. Ein Teil der Betroffenen weist einen Intentionstremor auf, ein Ruhetremor ist ausgesprochen selten. Es kann nicht ausgeschlossen werden, dass dem bei einzelnen Patienten unter scheinbaren Ruhebedingungen auftretenden essentiellen Tremor nicht doch eine geringe Muskelanspannung zugrunde liegt. Die Frequenz des essentiellen Tremors ist mit 7–9 Hz höher als die des klassischen Parkinson-Tremors, kann jedoch bei älteren Patienten eine niedrigere Frequenz aufweisen. Der essentielle Tremor tritt meist von Anfang an symmetrisch, d. h. auf beiden Seiten in gleicher Stärke auf. Wesentliches Kriterium für den Parkinson-Tremor ist ja gerade die Seitenasymmetrie. In Abb. 7.6 ist in der oberen Reihe ein Parkinson-Haltetremor mit einer Frequenz von 4,5 Hz und in der unteren Reihe ein essentieller Tremor mit einer Frequenz von 7,5 Hz dargestellt.

Der essentielle Tremor beginnt oft in der zweiten Lebenshälfte, kann jedoch auch im jugendlichen Alter als **juveniler essentieller Tremor** um das 20. Lebensjahr in Erscheinung treten. Das mittlere Erkrankungsalter liegt bei 40 Jahren. Der isolierte Alterstremor (seniler Tremor) ist ein essentieller Tremor mit geringerer Frequenz (4,5 Hz). Schwierigkeiten in der differenzialdiagnostischen Zuordnung entstehen dadurch, dass der alte gesunde Mensch in seiner Haltung und seinem Gangverhalten oft auch Zeichen bietet, die an ein Parkinson-Syndrom erinnern (Körper nach vorn geneigt, Schrittlänge verkürzt, verminderte Mimik usw.). Bei unklaren Fällen kann der pharmakologische Test (L-Dopa-Test) zur weiteren Differenzierung hilfreich sein. Wenn der essentielle Tremor zu Beginn der Erkrankung einseitig betont auftritt (selten) und im Frequenzband des Parkinson-Tremors liegt, kann oft nur der Versuch mit β-Blockern, die weitere Verlaufsbeobachtung oder eine SPECT-Untersuchung (DaTSCAN) die Diagnose sichern.

Mit abfallender Häufigkeit betrifft der essentielle Tremor die Hände (80–100 %), den Kopf (20–41 %), die Stimme (9–20 %), das Kinn (0–9 %), das Gesicht und den Rumpf (0–3 %). Im weiteren Krankheitsverlauf kann die Tremoramplitude zunehmen oder sich der Tremor auf weitere Körperregionen ausbreiten. Die Tremorausprägung ist von unterschiedlichen Faktoren abhängig (Ermüdung, psychische und mentale Anspannung, extreme Temperaturen, stimulierende Medikamente). Problematisch ist, dass sich der essentielle Tremor häufig durch Alkoholgenuss deutlich mindern lässt und so die Gefahr des Alkoholmissbrauchs gegeben ist. Der

Genuss koffeinhaltiger Getränke kann den Tremor verstärken. Früher wurde der essentielle Tremor als benigner Tremor bezeichnet. Nicht wenige Patienten sind jedoch durch den essentiellen Tremor sozial und motorisch erheblich eingeschränkt, sodass der Zusatz „benigne" nicht gerechtfertigt ist

Kriterien für den klassischen essentiellen Tremor

- Haltetremor und/oder Aktionstremor
- Frequenz: 7 – 9 Hz (bei älteren Patienten niedriger)
- Keine weiteren manifesten neurologischen Störungen
- Meist symmetrisch (zu Beginn auch asymmetrisch)
- Tremorauslösende Medikamente sind ausgeschlossen
- Oft positive Familienanamnese (60 %)
- Alkohol mildert den Tremor, Koffein kann ihn verstärken
- Keine wesentliche Progredienz
- Gutes Ansprechen auf β-Blocker und Primidon

Die Unterteilung des essentiellen Tremors in verschiedene Untergruppen nach der Tremorfrequenz, Ansprechbarkeit auf β-Blocker und weiteren neurophysiologischen Parametern ist uneinheitlich. Schon James Parkinson hat 1817 auf die Abgrenzung eines senilen Tremors hingewiesen. Bis heute wird die Beziehung zwischen Parkinson-Krankheit und essentiellem Tremor kontrovers diskutiert. Ungeklärt ist auch die Frage, ob Patienten mit einem essentiellen Tremor ein erhöhtes Risiko für die Entwicklung einer Parkinson-Krankheit haben. In verschiedenen Familienuntersuchungen ist die Kombination von Parkinson-Krankheit und essentiellem Tremor häufiger nachzuweisen. Schwierig wird die differenzialdiagnostische Einordnung also, wenn sich im Krankheitsverlauf zu einem essentiellen Tremor Bradykinese und Rigor hinzugesellen.

Die Diagnose eines essentiellen Tremors muss überprüft werden, wenn nachfolgende „Warnzeichen" bestehen:

- asymmetrischer Tremor,
- Fußtremor,
- Ruhetremor,
- isolierter Kopftremor bei abnormer Kopfhaltung,
- plötzlicher Beginn, schrittweise Verschlechterung,
- zusätzliche neurologische Zeichen,
- tremorauslösende Medikation, toxischer Einfluss,
- zusätzlich: Haltungsstörung, Rigor, Bradykinese.

Therapie des essentiellen Tremors

Zur Behandlung des essentiellen Tremors werden vorwiegend β-Rezeptoren-Blocker und Primidon eingesetzt. Clonazepam (Rivotril), Clozapin (Leponex), Gabapentin und Anticholinergika können ebenfalls wirksam sein, allerdings mit geringerem Erfolg. Valproinsäure, Amantadin und Gabapentin sind mit unterschiedlichen Erfolgen versucht worden. Botulinum-Toxin-Injektionen sind beim Kopftremor (Mm. splenii) und beim Stimmtremor (Stimmlippe) in erfahrenen Zentren erfolgreich eingesetzt worden. Eine stereotaktische Tremorbehandlung ist erst nach Versagen der medikamentösen Therapiemaßnahmen und erheblicher Beeinträchtigung zu erwägen.

Medikamentöse Therapie des essentiellen Tremors

- β-Rezeptoren-Blocker (40 – 240 mg)
- Primidon (62,5 – 500 mg)
- Kombination von β-Blockern und Primidon
- **Bei unzureichender Wirkung**:
  - Clonazepam (1 – 6 mg)
  - (Gabapentin, Valproinsäure, Amantadin)
  - Stereotaktische Operation (Läsion, Stimulation)
  - Botulinum-Toxin-Injektionen

β-Rezeptoren-Blocker. Unter den β-Blockern ist für den essentiellen Tremor Propranolol (z. B. Dociton, Indobloc) am besten untersucht und wird bevorzugt bei jüngeren Patienten (unter 60 Jahre) eingesetzt. Propranolol führt bei 50 – 70 % der Fälle zu einer guten Besserung. Die Therapie wird mit 20 – 40 mg pro Tag begonnen und auf maximal 240 mg pro Tag gesteigert. In seltenen Fällen kann die Steigerung auf 320 mg/Tag eine weitere Besserung bewirken. Retardpräparate müssen nur einmal pro Tag gegeben werden. Bei älteren Patienten mit Herz- und Lungenerkrankungen ist Vorsicht geboten. Bei atrioventrikulären Überleitstörungen des Herzens, Asthma bronchiale und insulinpflichtigem Diabetes mellitus sollte auf β-Blocker verzichtet werden. Als Nebenwirkungen können sich Müdigkeit, Durchfall, erektile Dysfunktion und depressive Verstimmungen einstellen. Bei unzureichender Wirkung wird auf Primidon umgesetzt und mit Primidon kombiniert.

Therapie mit β-Blockern (z. B. Propranolol)

- Bevorzugt bei Patienten unter 60 Jahre
- Besserung bei 50–70 % der Fälle
- Beginn mit 20–40 mg, Steigerung auf maximal 240 mg
- **Bei unzureichender Wirkung**:
  mit Primidon kombinieren oder auf Primidon umsetzen

Nebenwirkungen
- Müdigkeit, Durchfall, erektile Dysfunktion, depressive Verstimmung, Gewichtszunahme

Kontraindikation
- Asthma, schwere Herz- und Lungenerkrankung, insulinpflichtiger Diabetes mellitus
- Nicht abrupt absetzen!

Primidon. Primidon (z. B. Mylepsinum, Liskantin) ist ein Antiepileptikum und nur für diese Indikation zugelassen ist. Primidon wird in die beiden Hauptmetaboliten Phenylethylmalonamid (PEMA) und Phenobarbital gespalten. Da die Behandlung mit PEMA keinen Einfluss auf den Tremor hat, wird die Antitremorwirkung dem Phenobarbital zugeschrieben. Als Nebenwirkungen können Müdigkeit, Übelkeit, Erbrechen, Kopfschmerzen und Schwindel auftreten. Die Therapie wird mit 62,5 mg pro Tag begonnen und langsam gesteigert. Die maximale Tagesdosis wird mit 500 mg angegeben. Primidon wird bei Patienten über 60 Jahre bevorzugt.

Therapie mit Primidon

- Bevorzugt bei Patienten über 60 Jahre
- Beginn mit 62,5 mg
- Steigerung auf maximal 500 mg
- **Bei unzureichender Wirkung**:
  mit β-Blockern kombinieren

Nebenwirkungen
- Müdigkeit, Übelkeit, Erbrechen, Kopfschmerzen und Schwindel

Die Wirksamkeit auf den Tremor scheint für Primidon etwas deutlicher zu sein als für Propranolol, sodass häufig empfohlen wird, bei ausgeprägtem Tremor mit Primidon zu beginnen. Die Entscheidung wird natürlich auch von den Nebenwirkungen bestimmt. Wenn unter der Dosierung von etwa 250 mg Primidon kein Erfolg erzielt werden kann, wird auf β-Blocker umgestellt oder es werden diese hinzugefügt.

Stereotaktische Operation beim essentiellen Tremor

Die Behandlungsmethode der läsionellen und funktionelle Stereotaxie werden wir später ausführlich besprechen (s. Kap. 17). Die größten Erfahrungen liegen für die stereotaktische Ausschaltung umschriebener Regionen des Thalamus (ventrale Intermediärkerne, VIM) vor (Thalamotomie). Die neuere Methode der **chronischen elektrischen Thalamusstimulation** (Hochfrequenzstimulation) scheint der Thalamotomie überlegen zu sein.

Der Zielort für die Hochfrequenzstimulation entspricht der Thalamotomie. Die Stimulationsmethode ist schonender als die strukturelle Ausschaltung durch Thalamotomie und vor allen Dingen reversibel, d. h. die Elektroden können wieder entfernt werden. Die Thalamusstimulation kommt nur für Patienten zur Anwendung, die sich medikamentös nicht befriedigend einstellen lassen und eine starke funktionelle Einschränkung zeigen. Es darf keine allgemeinmedizinische Kontraindikation für die Operation bestehen (z. B. Marcumarisierung, schwere internistische Begleiterkrankung). Das Operationsrisiko ist relativ gering und die Nebenwirkungen sind mild ausgeprägt. In den USA ist seit 1997 die Thalamusstimulation zur Behandlung des essentiellen Tremors offiziell zugelassen. Im Langzeitverlauf lässt sich bei mehr als der Hälfte der Patienten ein guter Erfolg erzielen.

Indikation und Ergebnisse der stereotaktischen Tremorbehandlung

Indikation
- Schwere funktionelle Behinderung (auch im sozialen Umfeld)
- Nachgewiesene Pharmakoresistenz
- Kooperationsfähigkeit muss bestehen (z. B. keine schwere Demenz)
- Es bestehen keine allgemeinen neurochirurgischen Kontraindikationen

Ergebnisse
- Über die Hälfte der Patienten zeigt eine gute Besserung im Langzeitverlauf
- Die besten Ergebnisse werden beim distalen Handtremor erreicht

---

Orthostatischer Tremor

Diese erst seit wenigen Jahren bekannte Tremorform tritt im mittleren bis höheren Lebensalter auf. Der Tremor lässt sich als sicht- oder tastbare Bewegungsunruhe der Beinmuskulatur erkennen. Die Betroffenen klagen über eine Standunsicherheit und können in selteneren Fällen plötzlich, ohne ersichtlichen Grund, hinstürzen. Der orthostatische Tremor tritt nur im Stehen wenige Sekunden nach dem Aufrichten auf. Die Patienten versuchen, durch Anlehnen der Beine oder Umhergehen die Sturzgefahr zu mindern. Während des Gehens, im Sitzen oder im Liegen sind die Patienten beschwerdefrei. Die diagnostische Einordnung gelingt mittels Oberflächenelektromyographie, die im Stehen den Tremor mit einer Frequenz von 14–18 Hz dokumentiert. Die Störung ist sowohl von Ärzten als auch vom Betroffenen schwer zu erkennen und wird erst bei gezielter Suche erkannt. Bei unklaren Sturzereignissen ohne Bewusstseinsstörung sollte also auch an einen orthostatischen Tremor gedacht und eine elektromyographische Ableitung der Beinmuskulatur nach dem Aufstehen durchgeführt werden. Wie beim essentiellen Tremor wird der Entstehungsort im Kleinhirn bzw. Hirnstamm vermutet. Zur Behandlung ist Primidon oder Clonazepam (Rivotril) zu empfehlen, Valproinsäure und Propranolol scheinen weniger wirksam zu sein.

Orthostatischer Tremor

- Tritt nur im Stehen kurz nach dem Aufrichten auf (Sturzneigung!)
- Sicht- oder tastbare Bewegungsunruhe der Beinmuskulatur
- Oberflächenelektromyographie: 14–18 Hz

Therapie
- Primidon und Clonazepam

Weitere Formen des essentiellen Tremors

Weitere isolierte Tremorformen sind der **aufgabenspezifische Tremor** (z. B. bei einseitigen beruflichen Tätigkeiten, Berufsmusiker, Sportler), der primäre **Schreibtremor** und der isolierte **Stimm-, Kinn- und Zungentremor**. Die Abgrenzung von einem **dystonen Tremor** ist oft schwierig. In der Querschnittsanalyse lassen sich einzelne Tremorformen nicht immer klassifizieren und erfordern eine weitere Beobachtung im Verlauf (z. B. nicht klassifizierbarer Haltetremor).

Weitere Formen des essentiellen Tremors

- Aufgabenspezifischer Tremor
- Primärer Schreibtremor
- Isolierter Stimm-, Kinn- und Zungentremor

Therapieversuche
- Propranolol, Primidon, Botulinum-Toxin-Injektionen

7.3.2 Zerebellärer Tremor

Typisch für den Kleinhirntremor ist die deutliche Amplitudenzunahme mit irregulären Ausschlägen während einer Zielbewegung (Intentionstremor. Zur Überprüfung wird in der neurologischen Untersuchung der Finger-Nase-Versuch oder Finger-Finger-Versuch durchgeführt. Im Bereich der Beine wird der Knie-Hacken-Versuch geprüft, wobei der Patient die Ferse im hohen Bogen auf die gegenseitige Kniescheibe und dann an der Schienbeinkante zum Fuß führt. Tremorformen sollten nur dann als zerebellärer Tremor klassifiziert werden, wenn neben dem Haltetremor weitere klinische Zeichen auf eine Kleinhirnschädigung hinweisen (z. B. Dysarthrie, Ataxie, sakkadierte Blickfolgebewegung, Nystagmus).

Mit **Titubation** („Wackeltremor") wird ein niederfrequenter (2,5–4,5 Hz) Tremor bezeichnet, der rhythmisch im Kopf- und Oberkörperbereich während des Stehens auftritt und oft nur schwer von der Rumpfataxie abzugrenzen ist.

Kleinhirntremor (zerebellärer Tremor)

- Intentionstremor, Kombination mit Haltetremor möglich
- Frequenz: 2,5 – 4,5 Hz
- Deutliche motorische Beeinträchtigung durch den Tremor
- Zusätzlich zerebelläre Zeichen

Therapieversuche
- Propranolol, Clonazepam, Carbamazepin, Anticholinergika
- Stereotaxie (Hochfrequenzstimulation)

Wenn mehr die Kleinhirnhemisphäre geschädigt ist, wird ein Tremor der ipsilateralen Extremitäten erwartet. Mediane Läsionen des Kleinhirns sollen eher zu Stand- und Rumpftremor führen. Im Vergleich zum Haltetremor des Parkinson-Patienten ist die Frequenz des Intentionstremors mit 2,5–4,5 Hz niedriger und die Tremorausschläge sind meist gröber. Kleinhirnkranke sind daher nicht selten durch ihren Tremor schwerer beeinträchtigt als Parkinson-Patienten. Die medikamentöse Behandlung ist meist unbefriedigend, sollte jedoch versucht werden (Propranolol, Clonazepam, Carbamazepin und L-5-Hydroxytryptophan).

Erste Erfahrung bei Multiple-Sklerose-Patienten mit schwerem zerebellärem Tremor bestehen für die läsionelle und funktionelle stereotaktische Operation, wobei die weniger invasive Hochfrequenzstimulation vorgezogen wird. Die bisherige Erfolgsrate ist mit etwa 30 % deutlich geringer als beim Parkinson-Tremor und essentiellen Tremor. Das mag u. a.

daran liegen, dass man die Zielorte noch nicht klar definieren kann. Die Indikation zur Operation wird diskutiert, wenn die letzten 6–12 Monate schubfrei waren, keine Immunsupression besteht und der zerebelläre Intentionstremor den Patienten seit mehr als einem Jahr stark behindert. Einer unserer jungen MS-Patienten, den sein essentieller Tremor zur Gebrauchsunfähigkeit der oberen Extremitäten führte, kann jetzt unter bilateraler Hochfrequenzstimulation (Operation Prof. Moringlane, Universitätsklinik Homburg) wieder seine Mahlzeit mit einem Essbesteck zum Mund führen, schreiben und sich ohne Hilfe an- und ausziehen.

7.3.3 Holmes-Tremor

Nach einer umschriebenen Hirnschädigung kann sich mit einer Latenz von Wochen bis zu 2 Jahren ein Intentionstremor kombiniert mit einem Ruhetremor entwickeln und ein posturaler Tremor hinzutreten. Der Läsionsort betrifft zerebellothalamische und nigrostriatale Bahnen (z. B. posttraumatisch, Hirntumor). Dieses besondere Tremorsyndrom wurde früher als Mittelhirn- oder Rubertremor bezeichnet und wird heute unter der Bezeichnung Holmes-Tremor zusammengefasst. Die Tremorfrequenz liegt mit 2,5–4,5 Hz unterhalb der Frequenz eines Parkinson-Tremors. Patienten mit einem Holmes-Tremor sind oft in ihrer Alltagsaktivität so schwer beeinträchtigt, dass sie z. B. kaum ein Glas oder die Gabel zum Mund führen können.

Medikamentöse Behandlungsversuche mit Dopaminergika, Clonazepam, Trihexyphenidyl, Propranolol und Primidon haben – wie beim zerebellären Tremor – oft nur eine unzureichende Wirkung. Armbänder aus Blei können zwar die Tremorausschläge dämpfen, werden aber nur selten vom Patienten toleriert. Die stereotaktische Hochfrequenzstimulation soll zu besseren Behandlungsergebnissen führen.

Holmes-Tremor

- Kombination aus Ruhe- und Intentionstremor
- Auftreten Wochen bis 2 Jahre nach umschriebener Hirnstamm- oder Mittelhirnschädigung
- Läsion zerebellothalamischer und nigrostriataler Bahnen
- Frequenz 2,5–4,5 Hz

Therapie

- Medikamentöse Behandlungsversuche mit geringem Erfolg (Versuch mit Dopaminergika, Clonazepam, Trihexyphenidyl, Propranolol und Primidon)
- Hochfrequenzstimulation

7.3.4 Dystoner Tremor

Dystonien sind neurologische Krankheitsbilder, die mit anhaltenden Muskelkontraktionen einhergehen und durch wiederholte Bewegungen und abnorme Haltungen gekennzeichnet sind. Zu den Dystonien zählen Blepharospasmus, Torticollis spasmodicus (zervikale Dystonie) und Schreibkrampf. Dystone Bewegungsstörungen als Langzeitkomplikationen unter der L-Dopa-Therapie werden bei den Dyskinesien besprochen (s. Abschn. 14.4.2).

Fokale und generalisierte Dystonien können mit einem Halte- und Aktionstremor (selten Ruhetremor) einhergehen, der eine Frequenz von bis zu 7 Hz aufweist. Ein eindeutiger dystoner Tremor lässt sich diagnostizieren, wenn im betroffenen Körperabschnitt gleichzeitig eine Dystonie nachzuweisen ist. Der Tremor in der dystonen Region lässt sich nicht selten durch bestimmte Manöver mildern, z. B. durch Anlegen des Fingers an das Kinn beim dystonen Kopftremor („geste antagonistique"). Der dystone Schreibtremor lässt sich oft nur schwer vom essentiellen Tremor abgrenzen, wenn zusätzliche dystone Symptome nur gering ausgeprägt sind. Therapeutisch werden Substanzen wie beim essentiellen Tremor eingesetzt. In neuerer Zeit werden Botulinum-Toxin-Injektionen zur Behandlung des dystonen Kopf- und Stimmtremors versucht. Die Indikation zur Stereotaxie wird derzeit noch sehr zurückhaltend beurteilt.

Dystoner Tremor

- Halte- und Aktionstremor (bis zu 7 Hz)
- Gleichzeitiger Nachweis einer Dystonie im Tremorareal

Therapieversuche
- Propranolol, Primidon, Botulinum-Toxin-Injektionen

7.3.5 Verstärkter physiologischer Tremor

Wie viele von uns wahrscheinlich selbst schon erlebt haben, kann Zittern in besonderen Situationen auftreten: In der Kälte (**Kältezittern**, bei Anstrengung, bei Erschöpfung, bei Erregung und in Angstsituationen (**Angstzittern**). Es handelt sich um einen verstärkten physiologischen Tremor, d. h., ein vorhandener, aber wegen seiner geringen Amplitude nicht oder kaum sichtbarer Tremor wird durch den erhöhten Sympathikotonus so verstärkt, dass er nun subjektiv und objektiv wahrgenommen wird. Der verstärkte physiologische Tremor hat eine relativ hohe Frequenz (> 10 Hz) und tritt nur unter Haltebedingungen auf (Haltetremor).

Medikamentös und toxisch induzierter Tremor

Auch durch Medikamente, die das adrenerge System stimulieren, kann ein verstärkter physiologischer Tremor als Nebenwirkung ausgelöst werden. Der medikamentös induzierte Tremor wird als Haltetremor bei ausgestreckten Armen mit gespreizten Fingern besonders deutlich. Beispiele für einen medikamentös induzierten Tremor sind: trizyklische Antidepressiva, Neuroleptika, Lithium, Valproat, Theophyllin, Steroide, Schilddrüsenhormone und einzelne Zystostatika. Bei der Abklärung eines Tremorsyndroms sollte eine genaue Medikamentenanamnese erhoben und nach einem zeitlichen Zusammenhang zwischen Auftreten des Tremors und der Medikamenteneinnahme gefahndet werden.

Nach Alkoholentzug kann ein störender Tremor auftreten, den Alkoholkranke nicht selten mit erneuter Alkoholzufuhr „behandeln". Auch der Entzug von Tranquilizern, Nikotin und Kaffee kann von einem Tremor begleitet sein, wobei Nikotin und Koffein auch einen Tremor auslösen können. Weitere Beispiele toxischer Tremorauslösung sind Quecksilber, Blei, Mangan, Kohlenmonoxid und Cyanid. Da die Tremoramplituden des medikamentös oder toxisch induzierten Tremors meist klein sind, ist der Betroffene in seiner feinmotorischen Funktion wenig beeinträchtigt, fühlt sich jedoch in seiner sozialen Umgebung unwohl. Die Behandlung richtet sich auf das verursachende Medikament beziehungsweise auf die auslösende Substanz.

Medikamentös und toxisch ausgelöster Tremor

Beispiele medikamentös ausgelöster Tremorformen
- Theophyllin, Koffein
- Trizyklische Antidepressiva, Neuroleptika, Lithium
- Valproat, Steroide, Schilddrüsenhormone, Zystostatika

Beispiele toxisch ausgelöster Tremorsyndrome
- Nikotin, Alkohol
- Quecksilber, Blei, Mangan
- Kohlenmonoxid, DDT

Tremor bei metabolischen Störungen

Bei der Abklärung eines Tremorsyndroms sind auch metabolische Erkrankungen auszuschließen, die mit einem Tremorsyndrom einhergehen können. Auch diese Tremorfomen werden dem verstärkten physiologischen Tremor zugeordnet. Der Tremor tritt überwiegend als hochfrequenter Haltetremor, seltener als Intentions- oder Ruhetremor in Erscheinung. Die wichtigsten tremorassoziierten metabolischen Störungen sind:

- Hyperthyreose,
- Hypokalziämie,
- Hypoglykämie.

Seltener tritt ein Tremor auf bei:

- Hypokaliämie, Magnesiummangel, Vitamin B12-Mangel,
- Leber- und Nierenfunktionsstörungen,
- Hyperparathyreodismus.

Der Vollständigkeit halber sei erwähnt, dass ein Tremor auch bei Neuropathien auftreten kann, insbesondere bei der neuralen Muskelatrophie, der diabetischen Polyneuropathie und bei der Reflexdystrophie (**neuropathischer Tremor**). Bei Stoffwechselerkrankungen, Intoxikationen und bei der Wilson-Krankheit (s. später) kann sich als Sonderform ein bilateraler, unregelmäßiger Wackeltremor entwickeln, der wegen seines charakteristischen Bewegungsablaufes mit einer Flügelschlagbewegung oder Flattern (engl. „flapping") verglichen wird (**Flapping-Tremor, Asterixis**). Bei ausgestreckten Händen wird eine brüske Streckbewegung im Handgelenk durchgeführt, die von einer ebenso plötzlichen Entspannung der Muskulatur gefolgt wird. Infolge der Erdanziehungskraft fällt die Hand nach unten und wird durch eine erneute Anspannung der Streckmuskeln in die Ausgangslage zurückgeführt. So entsteht das Bild einer Flügelschlagbewegung. Anders als beim Parkinson-Tremor erfolgt also die Muskelinnervation nur in einer Richtung und nicht durch alternierende Innervation von Agonisten und Antagonisten. Wichtig ist die Abgrenzung von einem psychogenen Tremor.

7.3.6 Psychogener Tremor

Als Beispiel eines psychogenen Tremors wird oft das sog. „Kriegszittern" des Ersten Weltkriegs angeführt. Psychogene Tremorformen sieht man heute seltener. Die Diagnose „psychogener Tremor" ist **stets eine Ausschlussdiagnose** und erfordert immer eine gewissenhafte neurologische Abklärung. Bei einem nicht geringen Anteil psychogener Tremorpatienten lässt sich gleichzeitig eine organisch begründbare Störung der betroffenen Extremität nachweisen, sodass ein „organischer Kern" bzw. ein „somatisches Entgegenkommen" in einer psychosozialen Konfliktsituation den psychogenen Tremor bahnen kann. Es handelt es sich um ein Konversionsphänomen nach DSM-IV bzw. um ein dissoziatives Phänomen nach ICD-10. Der psychogene Tremor ist oft mit anderen Konversions- oder Somatisierungsphänomenen kombiniert. Betroffen sind meist beide

Arme, seltener alle Extremitäten. Wenn nur ein Arm betroffen ist, ist oft die dominante Seite bevorzugt. Die Abgrenzung zum organischen Tremor ist dadurch erschwert, dass psychische Belastungen in den meisten Fällen auch zu einer Akzentuierung eines organisch bedingten Tremors, wie z. B. des Parkinson-Tremors führen.

Im Vergleich zu den organischen Tremorformen tritt der psychogene Tremor oft plötzlich auf, zeigt eine variable Amplitude und Frequenz und weist keine Progredienz auf. Meist sind größere Muskelgruppen betroffen, kaum allein die Hände oder Finger. Es handelt sich um die Kombination eines Ruhe- und Aktionstremors. Als ein wichtiger klinischer Hinweis gilt das sog. „**Koaktivierungszeichen**": passive Bewegungen einer Extremität führen zu einer gleichzeitigen Aktivierung von Agonisten und Antagonisten. In den meisten Fällen ist der Betroffene nicht in seinen alltäglichen Verrichtungen (Essen, Trinken) beeinträchtigt, besonders dann nicht, wenn er unbeobachtet ist. Bei Ablenkung und bei Maßnahmen zur Muskelentspannung verschwindet der Tremor für kurze Zeit. Wenn der Tremor größere Muskelgruppen betrifft, führt er wegen des größeren Kraftaufwands rasch zur Ermüdung.

Wir kennen einen Patienten mit einem Parkinson-Ruhetremor, der darüber hinaus akut einen psychogenen Tremor entwickelte. Interessanterweise hatte der bis dahin nicht diagnostizierte Parkinson-Patient im Wartezimmer in einem Parkinson-Patienten-Ratgeber über die „Schüttellähmung" gelesen. Wenig später entwickelte der 75-Jährige einen grob ausgestalteten Tremor, der sich erst unter stationärer psychoedukativ-suggestiver Kurzintervention mit Krankengymnastik rasch zurückbildete. In der genauen Beobachtung und videographischen Analyse konnte man in der Phase der Entspannung sehr gut den Ruhetremor während des Gehens und im Liegen dokumentieren. Es blieb die nur leicht ausgeprägte Parkinson-Symptomatik mit einem rechtsbetonten Ruhetremor.

Ein anderer Patient wurde mehrmals mit einem ausgeprägten psychogenen Tremor der Beine (geringer der Arme), der bis zur Gehunfähigkeit führte, stationär eingewiesen. Ambulante neurologische und psychiatrische Behandlungsversuche waren jeweils ohne Erfolg. Vorausgegangen war jedes Mal eine psychosoziale Konfliktkonstellation. Erst unter der stationären Behandlung bildete sich der Tremor unter der oben genannten Kurzintervention wieder zurück. Eine weitere psychosomatische Behandlung lehnte der Patient ab. In den meisten Fällen sind jedoch ungünstigere chronische Verläufe zu befürchteten, die sich Therapieversuchen entziehen.

In der Tremordifferenzierung sind Videoanalysen unter bestimmten Be- und Entlastungssituationen eine diagnostische Hilfe. Wichtig ist es, darauf hinzuweisen, dass die zugrunde liegende Psychogenese in vielen Fällen nicht bewusstseinsnah ist, d. h., der Tremor wird nicht „bewusst vorgetragen". Die weiteren Maßnahmen umfassen psychodiagnostische und psychotherapeutische Vorgehensweisen.

Psychogener Tremor

Merkmale
- Plötzliches Auftreten
- Frequenz-, Form- und Amplitudenänderung
- Meist größere Muskelgruppen betroffen
- Verschwindet oder mindert sich bei Ablenkung und Muskelentspannung
- „Koaktivierungszeichen": synchrone Agonisten-Antagonisten-Innervation
- Keine wesentliche Beeinträchtigung der Alltagsaktivitäten

Maßnahmen
- Sorgfältige differenzialdiagnostische Abklärung
- Videoanalysen unter verschiedenen Bedingungen
- Psychodiagnostische und -therapeutische Maßnahmen

Rhythmische Myoklonien

Wenn Myoklonien rhythmisch auftreten, können differenzialdiagnostische Probleme entstehen, besonders wenn im EEG kein Korrelat abgeleitet werden kann. Die Epilepsia partialis continua ist ein Beispiel eines epileptischen fokalen Myoklonus.

7.4 Psychische Störungen

Da krankheitsbedingte und/oder medikamentös ausgelöste psychische Störungen bei älteren Parkinson-Patienten mit Zunahme der Lebenserwartung eine zunehmende Rolle spielen, wollen wir in den nächsten Abschnitte etwas ausführlicher auf diese Problematik eingehen.

In seiner Monographie *An Essay on the Shaking Palsy* weist James Parkinson im ersten Abschnitt darauf hin, dass psychische Störungen nicht zum Krankheitsbild gehören („The senses and the intellects being uninjured"). Es besteht heute jedoch kein Zweifel mehr darüber, dass psychopathologische Auffälligkeiten häufig die Parkinson-Krankheit begleiten und teilweise sogar den motorischen Störungen vorausgehen können. Bei über der Hälfte der Parkinson-Patienten muss mit neuropsychologischen bzw. psychiatrischen Störungen gerechnet werden. Zu den neuropsychiatrischen Symptomen der Parkinson-Krankheit zählen

- kognitive Störungen,
- Demenz,
- Depression,
- Angststörungen (mit Panikattacken),

- psychotische Episoden und im erweiterten Sinne auch
- Schlafstörungen.

Psychotische Episoden sind meist Folge der dopaminergen Therapie. Im weiteren Krankheitsverlauf können neuropsychiatrische Symptome den Parkinson-Kranken stärker beeinträchtigen als motorischen Störungen.

7.4.1 Kognitive Störungen

Bei etwa jedem fünften Parkinson-Patienten lassen sich kognitive Störungen nachweisen, die auf eine Dysfunktion kortikosubkortikaler Transmitterregelkreise zurückgeführt werden. Kognitive Störungen sind nicht selten Vorboten eines demenziellen Syndroms (s. Abschn. 7.4.2).

Begriffsbestimmung

Kognitive Leistungen im engeren Sinne beziehen sich auf das intellektuelle Erkennen und Beurteilen, das Wahrnehmen und Denken. Für die Verlangsamung der Denk- und Wahrnehmungsvorgänge (kognitive Verlangsamung) wird in der ärztlichen Praxis gern der Begriff **Bradyphrenie** verwendet (griech. „brady" = langsam; „phren" = Geist, Seele, Gedächtnis). Dieser Begriff wurde ursprünglich 1922 für kognitive Störungen beim postenzephalitischen Parkinson-Syndrom benutzt und später als „psychische Bradykinese" auf die Parkinson-Krankheit ausgedehnt. Die bei Parkinson-Patienten nachweisbaren kognitiven Störungen ähneln den psychischen Störungen, die man bei frontaler Hirnschädigung findet (Frontalhirnsyndrom).

Erscheinungsbild

Mit dem Begriff Bradyphrenie soll auf den Rückgang der Spontaneität, auf die Minderung und Verzögerung emotionaler Reaktionen, auf die erschwerte Umstellung auf eine neue Umgebung mit verminderter Entschlusskraft und auf Aufmerksamkeitsstörungen hingewiesen werden. Die Grenze zur demenziellen Entwicklung kann fließend sein. Zu den kognitiven Störungen zählen Störungen der räumlichen Wahrnehmung und Raumorientierung. Typisch für Parkinson-Patienten ist ein vermindertes Problemlösungsvermögen.

Kognitive Störungen

- Rückgang der Spontaneität
- Verzögerung emotionaler Reaktionen
- Verminderte Entschlusskraft
- Vermindertes Problemlösungsvermögen
- Aufmerksamkeitsstörung
- Störung der räumlichen Wahrnehmung und Raumorientierung

Es ist nicht immer möglich, kognitive Störungen von einer Depression zu differenzieren. Parkinson-Patienten mit kognitiven Störungen sind in der Regel nicht depressiv. Die verlangsamten Bewegungsabläufe, die mimische Starre und der verminderte Sprachfluss psychisch unauffälliger Parkinson-Patienten können jedoch den Eindruck einer kognitiven Störung vortäuschen.

Maßnahmen

Anticholinergika können kognitive Störungen verstärken, sodass diese mit Vorsicht eingesetzt werden sollten. Auf die Gabe von trizyklischen Antidepressiva sollte verzichtet werden. Ein Behandlungsversuch mit sog. Antidementiva ist bei strenger Indikation gerechtfertigt (AChE-Hemmer: Donepezil, Rivastigmin, Galantamin). Bei der Verordnung von Tacrin ist man wegen der schlechteren Leberverträglichkeit und des ungünstigeren Interaktionsprofils mit anderen Medikamenten zurückhaltend geworden (s. auch Abschn. 7.4.2).

7.4.2 Demenz

Die Wahrscheinlichkeit, im Verlauf der Parkinson-Krankheit eine Demenz zu entwickeln, wird mit 20–30 % angegeben. Das Risiko steigt mit dem Alter der Patienten, sodass etwa jeder 10. der unter 65-Jährigen, jeder 5. der 65- bis 75-Jährigen und über die Hälfte der über 75-Jährigen mit einer Demenz rechnen müssen. Beim „young onset" Parkinson-Syndrom (Manifestationsalter unter 40 Jahre) wird das Risiko einer Demenzentwicklung im Alter geringer eingeschätzt.

Begriffsbestimmung und Klassifikation

Im Nachfolgenden sollen kurz die Begriffe Intelligenz, Gedächtnis und Demenz besprochen werden, um dann auf die Demenz bei der Parkinson-Krankheit näher einzugehen.

Intelligenz
Unter Intelligenz versteht man die Fähigkeit, abstrakt und vernünftig zu denken und daraus zweckvolles Handeln abzuleiten.

Als Maß für die allgemeine intellektuelle Leistungsfähigkeit gilt der Intelligenzquotient (IQ), der aus dem Intelligenzalter und dem Lebensalter gewonnen wird. Man unterscheidet zwei Formen von Intelligenz: eine Form, die Prozesse der Informationsverarbeitung und des Denkens beinhaltet (fluide Intelligenz) und eine zweite, welche die inhaltliche Ausgestaltung des Denkens betrifft (kristalline Intelligenz). Es ist im Wesentlichen die fluide Intelligenz, die im Alter abnimmt, während die auf Erfahrung beruhende kristalline Intelligenz im Alter relativ stabil bleibt.

Gedächtnis
Unter Gedächtnis verstehen wir die Fähigkeit, Erlerntes, Sinneswahrnehmungen und seelische Vorgänge im Gehirn zu speichern und diese Erinnerungen bei Bedarf abzurufen. Die Gedächtnisschwäche betrifft zunächst die Merkfähigkeit, danach das Neu- und zuletzt das Altgedächtnis. Die Abstraktionsfähigkeit geht verloren. Die Gedächtnisstörungen umfassen die Aufnahme und Wiedergabe neuerer Informationen und in späteren Stadien den Verlust früher erlernter und vertrauter Inhalte.

Das **Neu- oder Kurzzeitgedächtnis** speichert Informationen mit abnehmender Stärke der letzten Sekunden (bis Minuten). Wenn wir z. B. eine neue Nummer im Telefonbuch herausgesucht haben, können wir diese Nummer korrekt wählen, ohne sie abzulesen. Hat es sich um eine bedeutungslose oder vorher wenig benutzte Telefonnummer gehandelt, kann es schwieriger sein, diese nach kürzerer Zeit wieder zu erinnern. Werden dagegen bedeutungsvolle Informationen wiederholt aufgenommen und genutzt, wie z. B. Telefonnummern von Bekannten, gehen diese in das Alt- oder Langzeitgedächtnis über und sind jederzeit über Monate und Jahre abrufbar.

Die Kurzzeitspeicherung basiert wahrscheinlich auf einer flüchtigen kreisenden Erregung im Nervensystem, während für die Langzeitspeicherung stoffliche oder strukturelle Änderungen in den Nervenzellen verantwortlich sind. Die „Gedächtniszellen" sind wahrscheinlich über weite Bereiche des Großhirns verteilt, denn auch nach relativ ausgedehnter Hirnschädigung können die Gedächtnisinhalte bestehen bleiben oder nach kurzer Zeit zurückkehren. Dies ist nur so vorstellbar, dass mehrere Kopien der Gedächtnisinhalte bestehen, oder dass diese aus unvollständigen Daten rekonstruiert werden können.

Unter Störungen des **Denkvermögens** werden die Einschränkung der Fähigkeit zu vernünftigen Urteilen, die Beeinträchtigung der Informationsverarbeitung und die Verminderung des Ideenflusses verstanden. Weiterhin bestehen Störungen der Orientierung und der Auffassungsgabe. Die **Orientierungsstörungen** betreffen Raum, Zeit, Personen und akute Ereignisse. Bis heute ist nicht im einzelnen bekannt, wie das Gehirn seine enorme Gedächtnisleistung bewerkstelligt. Ein Reiz oder ein Erlebniseindruck hinterlässt im Gehirn eine Spur, die langsam schwindet, wenn sie nicht durch einen gleichen oder ähnlichen Eindruck bzw. durch Wiederholung aufgefrischt wird.

Demenz
Nach der internationalen Klassifikation der Krankheiten (ICD-10) ist Demenz eine kognitiv-intellektuelle Störung, welche die Bereiche Gedächtnis, Denkvermögen und emotionale Kontrolle betrifft. Es handelt sich dabei um den Verlust von im früheren Leben erworbenen intellektuellen Fähigkeiten. Von einer Demenz darf erst gesprochen werden, wenn die genannten Störungen ein Ausmaß erreicht haben, das zu einer wesentlichen Beeinträchtigung der Alltagsaktivitäten geführt hat und mehr als 6 Monate andauert. Im nachfolgender Übersicht ist die Definition der Demenz gemäß ICD-10 aufgeführt.

Definition der Demenz nach ICD-10

- Störungen des Gedächtnisses
- Störung der Aufnahme und Wiedergabe neuerer Informationen
- Verlust früher erlernter und vertrauter Inhalte
- Störungen des Denkvermögens
- Störung der Fähigkeit zu vernünftigen Urteilen
- Verminderung des Ideenflusses
- Beeinträchtigung der Informationsverarbeitung
- Störungen der emotionalen Kontrolle
- Störung des Sozialverhaltens
- Störung der Motivation

Im deutschsprachigen Raum ist der Begriff Demenz meist schwersten Formen kognitiv-intellektueller Störungen vorbehalten, bei denen der Patient in seiner beruflichen und häuslichen Tätigkeit, in seinen sozialen Alltagsaktivitäten und persönlichen Beziehungen erheblich beeinträchtigt ist. Im angloamerikanischen Sprachgebrauch wird der Begriff Demenz sehr viel weiter gefasst und betrifft schon leichte intellektuelle und kognitive Leistungsdefizite, die bei uns als **leichte kognitive Beeinträchtigungen (LKB)** bezeichnet werden. Bei schwerer Depression kann das klinische Bild einer Demenz ähneln, sodass man von **Pseudodemenz** oder Scheindemenz spricht. Nach Rückbildung der Depression bildet sich auch die Scheindemenz zurück. Auf der anderen Seite kann eine Demenz auch gemeinsam mit depressiven Verstimmungen auftreten (demenzassoziierte Depression).

Für eine erste orientierende Untersuchung in der Praxis sind der relativ einfache **Mini-Mental-Status-Test** (MMST) und der **Uhrenzeichentest** geeignet. Im MMST werden Orientierung, Gedächtnis und Sprache geprüft. Ein MMS-Score von 24 oder weniger lässt eine Demenz vermuten, wogegen ein Score von 26 und mehr eine Demenz, nicht aber eine kognitive Störung ausschließt. Der Uhrenzeichentest prüft vornehmlich die räumliche Orientierung. Der nach diesen Tests gestellte Verdacht eines Demenzsyndroms erfordert eine weitere klinische, laborchemische und bildgebende Abklärung. Die sorgfältige Diffenzialdiagnose eines Demenzsyndroms ist auch deswegen wichtig, weil sekundäre Demenzformen unter adäquater Behandlung rückbildungsfähig sind.

Primäre Demenzformen. Demenz als eigenes Krankheitsbild wird primäre Demenz genannt. Die häufigste primäre Demenzform (50–60%) ist die Alzheimer-Krankheit (benannt nach dem deutschen Nervenarzt Alois Alzheimer, der von 1864–1915 gelebt hat). Die Alzheimer-Krankheit wird auch Demenz vom Alzheimer-Typ (DAT) genannt.

Bei der Alzheimer-Krankheit handelt es sich um eine im 5.–6. Lebensjahrzehnt auftretende, unaufhaltsam fortschreitende, irreversible kortikale Atrophie mit Betonung der frontalen und parietookzipitalen Regionen. Zur Ätiologie der Alzheimer-Krankheit gibt es wie für die Parkinson-Krankheit bisher nur wenig Gesichertes. Eine Reihe biochemischer, neuropathologischer und molekularbiologischer Befunde sind bei der Alzheimer-Demenz und der Parkinson-Demenz ähnlich, sodass für beide Erkrankungen ähnliche Entstehungsmechanismen vermutet werden.

Neuropathologisch werden bei der Alzheimer-Krankheit eine kortikale Degeneration der gedächtnisrelevanten Hirnareale mit Schrumpfung und fast 20%igem Gewichtsverlust nachgewiesen. Die Hirnatrophie bei Demenz (Abb. 7.7) ist also weniger einem Zellverlust als vielmehr einer Zellschrumpfung zuzuschreiben.

Es finden sich weiter knäuelartige Verdickungen in den Neuronen (Neurofibrillenbündel, neurofibrilläre „Tangles") und intrazelluläre Drusen (kortikale amyloide Plaques). Hauptbestandteil der neurofibrillären Bündel ist pathologisches **Tau-Protein** (Phospho-Tau) und β-Amyloid. Tau-Protein ist ein wichtiges Transportprotein für Nervenzellen. Der Stellenwert von Phospho-Tau im Liquor in der neurochemischen Demenzdiagnostik, insbesondere bei der differenzialdiagnostischen Abgrenzung reversibler Demenzen, wird unterschiedlich eingeschätzt. In neuerer Zeit wird die frontotemporale Demenz mit Parkinsonismus (FTDP-17) als Folge einer Mutation im Gen für das Protein Tau auf Chromosom 17 herausgestellt. Zu den sog. Tauopathien werden auch die später zu besprechende progressive supranukleäre Blickparese und die kortikobasale Degeneration gezählt.

Einige demente Parkinson-Patienten zeigen neuropathologisch das Bild einer frontotemporalen Demenz und bei einem anderen Teil werden

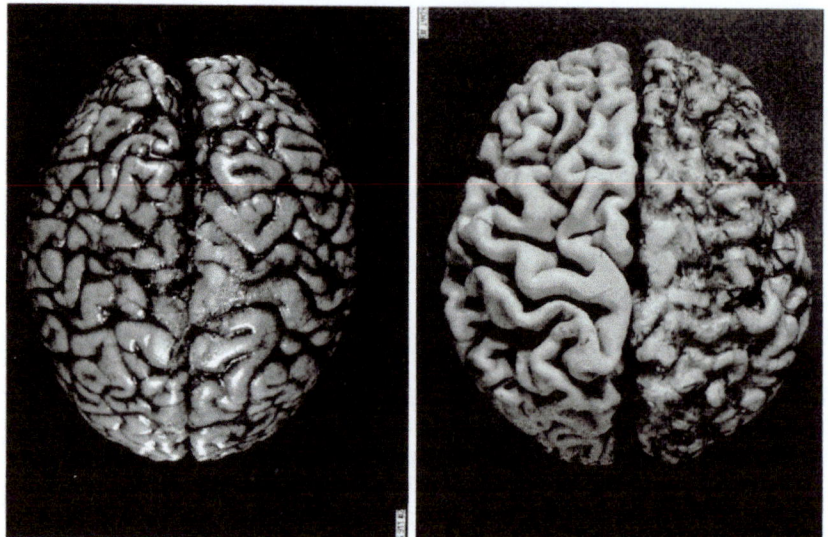

Abb. 7.7. **a** Normales Gehirn, **b** Gehirn eines Alzheimer-Patienten mit deutlicher Hirnatrophie. (Mit freundlicher Genehmigung von Herrn Dr. J. Bohl, Neuropathologisches Institut der Universität Mainz; Leiter: Prof. Dr. H.H. Goebel; farbige Wiedergabe s. S. XII)

lediglich subkortikale Veränderung nachgewiesen (subkortikale Demenz). Die eigentliche Ursache für den Zelluntergang bei der Alzheimer-Krankheit kennen wir ebenso wenig wie die der Parkinson-Krankheit. Es wird vermutet, dass es für beide Krankheiten ähnliche Schädigungsmechanismen gibt: Schädigung verschiedener Transmittersysteme (cholinerges, serotonerges, noradrenerges und peptiderges System), primäre oder sekundäre immunologische oder entzündliche Vorgänge, Kortisolstress, Glukosestoffwechsel-Insulin-Störung, oxidativer Stress, Apolipoprotein E und andere.

Die **vaskuläre Demenz** oder **Multiinfarktdemenz** wird ebenfalls den primären Demenzen zugerechnet (Anteil von 15–25% der primären Demenzen). Im Gegensatz zu der schleichend beginnenden und unaufhaltsam fortschreitenden Alzheimer-Demenz zeichnet sich die vaskuläre Demenz durch einen plötzlichen Beginn, einen fluktuierenden Verlauf und den Nachweis neurologischer Herdbefunde aus. Im Computertomogramm oder der Kernspintomographie lassen sich multiple Läsionen im kortikalen oder subkortikalen Bereich nachweisen (Multiinfarktdemenz bzw. subkortikale Demenz).

Primäre Demenzformen

- Demenz vom Alzheimer-Typ (DAT, 50 – 60 % der Demenzen)
  - Symptomatische Ursache ausgeschlossen
  - Erkrankungsalter meist über 65 Jahre
  - Chronisch fortschreitende Demenz
- Vaskuläre (Multiinfarkt-, subkortikale) Demenz (MID, 15 – 20 %)
  - Plötzlicher Beginn und schrittweise Verschlechterung
  - Nachweis neurologischer Herdsymptome
  - Nachweis multipler, kleiner Hirninfarkte (CT, MRT)
- Mischformen aus DAT und MID
- Seltene Formen

Sekundäre Demenzformen. Die sekundären oder symptomatischen Demenzformen (10 % der Demenzfälle) zeichnen sich dadurch aus, dass ein Auslöser oder die Ursache nachgewiesen und in vielen Fällen die Demenz auch effektiv behandelt werden kann. Als Ursachen kommen z. B. endokrine und metabolische Funktionsstörungen, Vitaminmangelkrankheiten, Intoxikationen, chronischer Sauerstoffmangel und Elektrolytstörungen in Frage. Mittels CT kann rasch eine zerebrale Raumforderung (Hirntumor, Hirnblutung) oder ein Hydrozephalus als Ursache ausgeschlossen werden. In der folgenden Übersicht sind die wichtigsten Ursachen der sekundären Demenz zusammengestellt.

Sekundäre Demenzformen

- Endokrinopathien
  - Hyperthyreose
  - Hypothyreose
  - Hyperparathyreodismus
  - Hypoparathyreodismus
- Vitaminmangelkrankheiten
  - Vitamin B12-Mangel
  - Vitamin B1-Mangel
  - Vitamin B6-Mangel
  - Folsäuremangel
- Chronischer Sauerstoffmangel
- Veränderte Fließeigenschaften des Blutes
- Elektrolytverschiebungen (Natriummangel oder -überschuss)
- Raumfordernde Prozesse im Gehirn (Tumor, Blutung)
- Entzündliche Hirn- und Hirngefäßerkrankungen
- Intoxikationen
- Hydrozephalus

Parkinson-Demenz

Neuropathologisch werden beim überwiegenden Teil dementer Parkinson-Patienten wie bei der Alzheimer-Krankheit auch eine kortikale Degeneration der Hirnrinde, knäuelartige Verdickungen in den Neuronen (Neurofibrillenbündel, neurofibrilläre „Tangles") und intrazelluläre Drusen (kortikale Plaques) nachgewiesen. Bei dementen Parkinson-Patienten soll der Verlust cholinerger Neurone höher als bei nicht dementen Parkinson-Patienten sein. Der Schweregrad der Demenz korreliert bei Parkinson-Patienten mit dem Manifestationsalter, der Erkrankungsdauer, der Ausprägung der motorischen Symptomatik sowie den motorischen Fluktuationen. In späteren Stadien wird die Demenz nicht selten von psychotischen Episoden mit Verwirrtheitszuständen und Halluzinationen begleitet. Der Krankheitsprozess der Demenz beginnt meist schleichend und wird vom Betroffenen und von Angehörigen kaum bemerkt. Nach der „globalen Verschlechterungsskala" der Demenz (Global Deterioration Scale; GDS) lassen sich folgende Schweregrade unterscheiden:

1. **Sehr leichte Ausprägung der kognitiven Störung**
   Subjektive Klagen über Gedächtnisstörungen betreffen folgende Bereiche: das Nichtwiederfinden von häufig gebrauchten Gegenständen, das Vergessen von Namen. Bei der gezielten Befragung lassen sich keine weiteren Gedächtnisstörungen aufzeigen, es sind keine Veränderungen des beruflichen und sozialen Lebens erkennbar.
2. **Leichte Ausprägung der kognitiven Störung**
   Es werden erste erkennbare Defizite nachweisbar: Der Patient verirrt sich leicht, seine berufliche Leistungsfähigkeit nimmt ab. Es lassen sich Wort- und Namenfindungsstörungen, Störungen der Merkfähigkeit und Konzentration nachweisen. Der Patient verliert oder verlegt Gegenstände, die er nicht wieder findet.
3. **Mäßige Ausprägung der kognitiven Störung**
   Deutliche Defizite bei der Befragung: Der Patient ist über das aktuelle Geschehen schlecht informiert, lässt Erinnerungslücken erkennen, hat erhebliche Konzentrationsschwierigkeiten beim Rechentest (Subtraktion); die Fähigkeit, allein zu verreisen oder das eigene Geld zu verwalten, nimmt ab. Komplexe Aufgaben können nicht mehr ausgeführt werden. Der Patient verdrängt die offensichtlichen Störungen und vermeidet es, sich entsprechenden Situationen auszusetzen.
4. **Mittelgradige Ausprägung der kognitiven Störung (beginnende Demenz)**
   Der Patient ist auf Hilfe angewiesen. Er vergisst zunehmend wichtige Dinge des täglichen Lebens (z. B. Namen naher Verwandter, Telefonnummern von Angehörigen, den Namen seiner Schule oder Universität). Es findet sich eine räumliche und zeitliche Desorientiertheit (der Patient weiß nicht, wo er sich befindet, kann die Tageszeit nicht ein-

schätzen). Er macht Fehler beim Ankleiden (z. B. Schuhe werden vertauscht) oder beim Verrichten von anderen Tätigkeiten.
5. **Schwere kognitive Störung (mittlere Demenz)**
   Kurz zurückliegende Ereignisse können nicht erinnert werden. Es besteht eine ungenaue Erinnerung an Ereignisse der eigenen Vergangenheit. Der Patient kann sich nicht an die Namen seines Ehepartners oder seiner Kinder erinnern, er nimmt die Umwelt nicht mehr bewusst wahr. Einfache Rechenaufgaben (z. B. von 10 rückwärts zählen) können nicht mehr gelöst werden. Es treten Störungen des Tag-Nacht-Rhythmus, Halluzinationen, Angststörungen und psychomotorische Unruhezustände auf.
6. **Sehr schwere kognitive Störung (fortgeschrittene Demenz)**
   Der Patient ist unfähig, ein sinnvolles Gespräch zu führen. Meist bestehen auch Gehunfähigkeit, Urin- und Stuhlinkontinenz.

Wie erwähnt, sollte nicht jede „gutartige" kognitive Leistungseinbuße gleich als Zeichen einer beginnenden Demenz eingeordnet werden. Manche Parkinson-Patienten, die zur übertriebenen Selbstbeobachtung und hypochondrischen Befürchtungen neigen, haben subjektiv das Gefühl einer kognitiven Beeinträchtigung, ohne dass man in der neuropsychologischen Überprüfung entsprechende Hinweise findet. Wenn einem Patienten einmal ein Name, eine Telefonnummer oder ein bestimmter Vorgang nicht sofort einfällt, sollte dies nicht gleich als Hinweis für eine beginnende Demenz gewertet werden. Eine **leichte kognitive Beeinträchtigungen (LKB)** stellt jedoch ein erhöhtes Risiko für eine Demenzentwicklung dar. Erst wenn die geistige Bewältigung der beruflichen und sozialen Tätigkeiten deutlich eingeschränkt ist, die persönlichen Beziehungen und besonders die Alltagsaufgaben beeinträchtigt sind, kann eine demenzielle Entwicklung angenommen werden. Wie erwähnt, müssen die Störungen mindestens ein halbes Jahr andauern. Depressive Verstimmungen können besonders bei älteren Menschen mit kognitiven Störungen und Gedächtniseinbußen einhergehen, die sich jedoch mit dem Abklingen der depressiven Episode zurückbilden.

Allgemeine Maßnahmen
Bei den sekundären oder symptomatischen Demenzformen muss natürlich die zugrunde liegende Ursache behandelt werden. Im Vordergrund steht hierbei die Behandlung von Störungen, die zu einer chronischen Mangelversorgung des Gehirns führen (z. B. Herzerkrankungen, Bluthochdruck, Diabetes mellitus, Schilddrüsenfunktionsstörungen und Vitaminmangel). Der Ausschluss eines Hirntumors oder einer Hirnblutung durch bildgebende Verfahren (CT, MRT) gehört heute zur Routinediagnostik.

Medikamentöse Maßnahmen (Antidementiva)
Zunächst sollten Parkinson-Medikamente, die kognitive Störungen (frontale Störungen) verstärken oder bahnen können, abgesetzt werden (z. B. Anticholinergika).

Nootropika. Bei leichten und mittelgradigen Demenzformen wird von einigen Ärzten der Einsatz sog. Nootropika befürwortet. Zu den Nootropika gehören Substanzen wie Piracetam, Pyritinol, Dihydroergotoxin und Nicergolin. Zu den pflanzlichen Nootropika zählen die Gingko-Trockenextrakte, die in einer Dosierung von 120–240 mg pro Tag eingesetzt werden (cave: Blutungsneigung bei der Kombination mit Antikoagulanzien!). Wenn Nootropika nicht innerhalb von 3 (–6) Monaten zu einer Besserung führen, sollten sie wieder abgesetzt werden.

Azetylcholinesterasehemmer. Nach placebokontrollierten Studien sind Azetylcholinesterasehemmer (AChE-Hemmer) den Nootropika überlegen. Bei leichten bis mittelschweren Demenzen können kognitive Defizite, Antrieb, Affekt und Alltagskompetenz verbessert werden. Als AChE-Hemmer stehen Tacrin (Cognex), Donepezil (Aricept), Rivastigmin (Exelon) und Galanthamin (Reminyl) zur Verfügung. Bei der Verordnung von Tacrin ist man wegen der hepatotoxischen Begleitwirkungen zurückhaltend geworden. Die Nebenwirkungen der AChE-Hemmer umfassen Schwindel, Diarrhoe, Übelkeit und Erbrechen. Die Behandlung ist als Dauertherapie geplant, sollte jedoch abgebrochen werden, wenn deutliche Nebenwirkungen auftreten, sich eine rasche Progredienz der Demenz zeigt oder ein Absetzversuch nach einigen Monaten zu keiner Verschlechterung geführt hat. Unter der Behandlung mit AChE-Hemmern kann sich die Parkinson-Symptomatik, insbesondere der Tremor, verstärken. Einzelne Parkinson-Patienten zeigen jedoch unter der Behandlung mit AChE-Hemmern nicht nur eine Verbesserung ihrer kognitiven, sondern auch ihrer motorischen Leistungen. Bei schwerer Demenz ist keine Besserung unter medikamentöser Behandlung zu erwarten.

Kalziumantagonisten. Kalziumantagonisten (Nimodipin, Nimotop) wurden zunächst zur Prophylaxe und Therapie zerebrovaskulärer Prozesse eingesetzt und später für die Demenzbehandlung zugelassen. Unter der Dosierung bis 3-mal 30 mg pro Tag kann eine Verbesserung der kognitiven Leistungen erreicht werden.

Weitere antidementiv wirksame Medikamente. Memantine (Akatinol) wirkt als NMDA-Antagonist und Glutamatmodulator besonders auf Antrieb und Psychomotorik. Östrogene sollen als Antioxidanzien einen neuroprotektiven Effekt haben.

Medikamentöse Maßnahmen bei Demenz (Antidementiva)

- Nootropika
    - Piracetam (Normabrain, 2,4 – 4,8 mg)
    - Pyritinol (Encephabol, 600 – 800 mg)
    - Gingko-Extrakt (Tebonin, 120 – 240 mg)
    - Dihydroergotoxin (Hydergin, 4 – 8 mg)
    - Nicergolin (Sermion, 15 – 30 mg)
- AChE-Hemmer
    - Donezepil (Aricept, 5 – 10 mg pro Tag)
    - Galanthamin (Reminyl, 30 mg pro Tag)
    - Rivastigmin (Exelon, 6 – 12 mg pro Tag)
    - Tacrin (Cognex, 40 – 160 mg pro Tag)
- Kalziumantagonisten
    - Nimodipin (Nimotop, 90 mg pro Tag)
- NMDA-Antagonist
    - Memantine (Akatinol, 10 – 20 mg pro Tag)

Nichtmedikamentöse Maßnahmen

Wichtige Faktoren der nichtmedikamentösen Therapie sind Aufklärung und Information über die Art der Erkrankung und den zu erwartenden Verlauf, wobei Angehörige und Betreuer mit eingeschlossen werden. Betroffene, Angehörige und Therapeuten vermeiden es in der Regel, offen über die Demenz zu sprechen, es sei denn, die erhebliche intellektuelle Beeinträchtigung ist sofort für jeden erkennbar. Erst wenn durch eine sorgfältige Abklärung eine sekundäre Demenzform ausgeschlossen ist, darf bzw. muss man sich auf den leider fortschreitenden Prozess einstellen. Gedächtnistraining („Hirnjogging") kann vorübergehend wirksam sein. Führen diese Bemühungen jedoch beim Betroffenen eher zu Frustrationen, sollte auf intensivere Trainingsmaßnahmen verzichtet werden. Es werden dann eher depressive Verstimmungen als Therapieerfolge erreicht. Künstlerisch-expressive Therapieformen wie Malen, Musik und Tanz zählen zu den psychosozial stabilisisierenden Maßnahmen. Angehörige können sich an spezielle Institutionen (Selbsthilfegruppen, Sozialdienste) wenden, um Erfahrungen und Hilfestellungen im Umgang mit Demenzkranken zu erlangen. Oft bleibt Angehörigen und Betreuern nur der Weg, sich auf die Defizite und eingeschränkten Möglichkeiten des Demenzkranken einzustellen und diese zu akzeptieren. Der Hilflosigkeit der Bezugsperson steht die Hilflosigkeit des Betroffenen gegenüber.

Als **Orientierungshilfe** können in der häuslichen Umgebung optische Kennzeichnungen für den Gang zur Toilette, zum und im Badezimmers und der Ruhe- und Sitzecke angebracht werden. Gefahrenquellen sollten entfernt und es sollte für genügend Bewegungsraum gesorgt werden. Bei

Orientierungsstörungen und Neigung zu Verwirrtheitszuständen sollte der Betroffene nicht unbeaufsichtigt das Haus verlassen können und sich womöglich auf der Straße einer Unfallgefahr aussetzen. In besonderen Fällen sind Angehörige gezwungen, zwischen Sicherheitsüberlegungen und Freiheitsschutz abzuwägen. In besonderen Fällen kann es ratsam sein, ein Bettgitter anzubringen oder verschiedene Türen zu verschließen. Die juristischen Vorbedingungen müssen natürlich erfüllt sein. Angehörige sollten den Betroffenen über Tageszeit, Datum und Jahreszeit informieren und seine selbstständige Lebensgestaltung (z. B. Körperhygiene) soweit wie möglich erhalten.

Auf der anderen Seite ist es für den pflegenden Angehörigen genauso wichtig, dass er seine eigene Lebensgestaltung nicht vollständig hinter die Versorgung des Patienten zurückstellt. Er sollte sich nicht mit Schuldgefühlen beladen, zu wenig für den Patienten tun zu können. Der Leidensdruck der Angehörigen ist meist größer, als wir ihn für den Betroffenen selbst annehmen. Eine Pflege und Betreuung bis zur Erschöpfung ist letztlich für den Patienten und die pflegende Person die ungünstigere Lösung. Angehörige sollten sich durch die Mithilfe der Sozialdienste und Familienangehörige entlasten und den Erfahrungsaustausch mit Angehörigengruppen nutzen.

Nichtmedikamentöse Maßnahmen bei Demenz

- Aufklärung, Information und Beratung
- Gedächtnistraining („Hirnjogging") bei leichten Formen
- Verhaltenstherapeutische Maßnahmen
- Sich auf die eingeschränkten Möglichkeiten des Demenzkranken einstellen
- Optische Kennzeichnungen in der Wohnung
- Gefahrenquellen entfernen
- Für genügend Bewegungsraum sorgen
- Zwischen Sicherheitsüberlegungen und Freiheitsschutz abwägen
- Betreuungsmaßnahmen überlegen
- Eigene Lebensgestaltung nicht zu sehr einschränken
- Erfahrungsaustausch mit Angehörigengruppen (Selbsthilfegruppen)
- Versorgungsstrukturen nutzen (z. B. Sozialdienste)

7.4.3 Depression

Depression ist mit einem Anteil von 40 % bei Parkinson-Patienten häufiger als bei altersgleichen Personen. Untersuchungen haben darüber hinaus gezeigt, dass depressive Störungen bei Parkinson-Patienten auch häufiger sind als bei anderen Erkrankungen, die mit einer ähnlichen fortschreitenden körperlichen Behinderung einhergehen. Bei jedem 5. depressiven Parkinson-Patienten tritt die Depression schon vor den motorischen Störungen auf.

Begriffsbestimmung

Neben der traditionellen Unterscheidung zwischen neurotischer und endogener Depression wird gemäß ICD-10 eine Schweregradeinteilung depressiver Syndrome vorgenommen. So werden leichte, mittelgradige und schwere depressive Syndrome (ohne und mit psychotischen Symptomen) unterschieden. Hauptsymptome der Depression sind depressive Verstimmungen, Verlust an Interesse und Freude, Verminderung des Antriebs und erhöhte Ermüdbarkeit. Weitere Kennzeichen sind Konzentrations- und Aufmerksamkeitsschwäche, vermindertes Selbstwertgefühl und Selbstvertrauen, Gefühle von Schuld und Wertlosigkeit, negative und pessimistische Zukunftsperspektiven, Schlafstörungen, Appetitmangel und Suizidgedanken.

Depressives Syndrom

Hauptsymptome
- Depressive Stimmung
- Verlust an Interesse und Freude
- Verminderung des Antriebs und erhöhte Ermüdbarkeit

Weitere Kennzeichen
- Konzentrations- und Aufmerksamkeitsschwäche
- Vermindertes Selbstwertgefühl und Selbstvertrauen
- Gefühle von Schuld und Wertlosigkeit
- Negative und pessimistische Zukunftsperspektiven
- Schlafstörungen
- Appetitmangel
- Suizidgedanken

Erscheinungsbild

Die Depression bei Parkinson-Patienten kann sich als gehemmte oder agitierte Depression darstellen. Im Vergleich zu anderen Depressionsbildern psychiatrischer Patienten ist die Depression eher mild ausgeprägt. Uncharakteristische Klagen wie Appetitmangel, Obstipation, Gewichtsabnahme, Müdigkeit, Schlaflosigkeit, körperliche Missempfindungen, Schmerzen und Konzentrationsmangel können erste Anzeichen einer Depression sein. Zeichen wie Traurigkeit, Niedergeschlagenheit, Hoffnungslosigkeit, Angstgefühle, Verzweiflung, innerer Leere, Schuldgefühle und Grübeleien führen den Arzt eher zur Diagnose einer Depression. Tagesschwankungen mit gedrückter Stimmung finden sich häufig am Morgen. Die Depression bei Parkinson-Patienten kann an akinetische Phasen gebunden sein, jedoch auch unabhängig von der Bewegungseinschränkung chronisch oder phasenhaft verlaufen. Schwere Depressionen treten eher beim akinetisch-rigiden Typ als beim Äquivalenztyp auf. Parkinson-Patienten äußern häufiger Suizidgedanken als eine Kontrollgruppe. Suizide sollen ca. 5 % der Todesfälle von Parkinson-Patienten ausmachen.

Ohne direkten Zusammenhang mit der Parkinson-Krankheit kann sich eine Depression in späteren Lebensabschnitten als **Altersdepression** entwickeln. Älteren Menschen erscheint häufig das Leben nicht mehr so attraktiv und ist zunehmend mit Verlustereignissen (Tod naher Angehöriger, Freunde) assoziiert. Wenn darüber hinaus noch Einschränkungen durch die Parkinson-Krankheit hinzutreten, kann eine gedrückte Stimmungslage durchaus als alters- und krankheitsadäquat eingestuft werden. Bei Parkinson-Patienten ist weiterhin zu bedenken, dass es auch – unabhängig von der Parkinson-Krankheit – im höheren Alter zu einer Verschärfung negativer Charakterzüge kommen kann. Die Altersdepression kann sich in Wertlosigkeits- und Schuldgefühlen äußern und mit Agitiertheit und nihilistischen Wahnideen einhergehen.

Ursachen

Die Schwere der Depression korreliert in den meisten Fällen nicht mit dem Schweregrad und der Dauer der Parkinson-Krankheit. Depressive Verstimmungen können in späteren fortgeschritteneren Stadien sogar wieder zurücktreten. Insgesamt legen diese Befunde nahe, dass die Depression bei Parkinson-Patienten eher als endogene Depression einzustufen ist. Depressive Verstimmungen können sich natürlich auch als Reaktion auf die Krankheit und Behinderung (reaktive Depression) entwickeln. Als Ursache depressiver Verstimmung werden Neurotransmitterverschiebungen in unterschiedlichen Bereichen (z. B. Raphekern, Locus coeruleus) verantwortlich gemacht. Als weitere verantwortliche Strukturen werden der limbische Schaltkreis mit Verbindungen zum präfrontalen Kortex und der präfrontale Schaltkreis mit Verbindungen zu den Basalganglien angesehen (besonders zum Kopf des Nucleus caudatus). In der Bildgebung lässt sich bei depressiven Parkinson-Patienten eine im Vergleich zu nichtdepressiven Parkinson-Patienten reduzierte Serotonin-5-HAT-I-A-Rezeptor-Aktivität im Kortex nachweisen.

Es soll nochmals darauf hingewiesen werden, dass die Verarmung der Mimik und die verlangsamten Bewegungen eine depressive Stimmungslage vortäuschen können. Auf der anderen Seite werden Symptome wie Interesselosigkeit, Konzentrationsmangel und psychomotorische Verlangsamung auch bei nichtdepressiven Parkinson-Patienten beobachtet. Bei schwerer Depression kann das klinische Bild einer Demenz ähneln (Pseudodemenz). Nach Rückbildung der Depression bildet sich auch die Scheindemenz zurück.

Allgemeine Maßnahmen

Wenn die Depression an Off-Phasen gebunden sind, sollte sich nach optimaler medikamentöser Einstellung mit Parkinson-Mitteln auch die Depression bessern. Einzelnen Dopaminagonisten werden zusätzlich antidepressive Effekte zugeschrieben. In der Phase der Depression benötigt der Betroffene ein hohes Maß an persönlicher Zuwendung. Der Betroffene muss in seiner Traurigkeit ernst genommen werden, ihm muss das Gefühl gegeben werden, wichtig für alle Bezugspersonen zu sein. Der Patient muss noch stärker als bisher in das Familiengeschehen einbezogen und darf nicht allein gelassen werden. Es ist nicht förderlich, in einer depressiven Phase, psychisch belastende Informationen mitzuteilen. Etwaige Suizidgedanken sollten offen angesprochen werden. Dem Depressiven sollte Hoffnung signalisiert werden, dass sich dieser Zustand bald unter der veränderten oder zusätzlichen Medikation bessern wird. Mit den allgemeinen Rückzugstendenzen ist auch die Gefahr gegeben, dass Depressive nicht ausreichend Flüssigkeit und Nahrung zu sich nehmen, sodass die Nahrungsaufnahme sorgfältig kontrolliert werden muss.

Medikamentöse Maßnahmen

Der schwache antidepressive Effekt von Selegilin kann bei der Einstellung mit Parkinson-Medikamenten ausgenutzt werden. Die Kombination von Selegilin und MAO-A-Hemmern ist kontraindiziert. Mit dem Einsatz von tri- und tetrazyklische Antidepressiva (Amitryptilin, Nortryptilin, Imipramin, Desipramin und Doxepin) wird wegen der anticholinergen Effekte eher zurückhaltend umgegangen. Desipramin (Hauptmetabolit von Imipramin) und Nortriptylin (Hauptmetabolit von Amitryptilin) werden wegen ihrer relativ geringen anticholinergen Wirkung bei Parkinson-Patienten mit kognitiven Störungen bevorzugt. Zu beachten sind auch die kardiologischen Risiken und die mögliche Verstärkung demenzieller und deliranter Symptome.

Serotonin-Wiederaufnahmehemmer (SSRI) wie z. B. Fluoxetin (Fluctin), Paroxetin (Serxat, Tagonis) und Sertalin (Gladen, Zoloft) oder auch MAO-A-Hemmer werden bei depressiven Parkinson-Patienten bevorzugt eingesetzt. Unter der Behandlung mit selektiven SSRI allein oder in Kombination mit MAO-Hemmern kann sich ein sog. „Serotoninsyndrom" entwickeln, das mit kognitiven Störungen, Koordinationsstörungen, Schwitzen und Tremor einhergeht, wobei sich die Parkinson-Symptomatik verschlechtern kann. Die Therapie mit selektiven SSRI sollte unter strenger ärztlicher Kontrolle erfolgen. Im Gegensatz zu den sedierenden Eigenschaften der trizyklischen Antidepressiva haben SSRI eine eher aktivierende Wirkung. Wenn der Einsatz von Serotonin-Wiederaufnahmehemmer nicht den erwünschten Erfolg bringt, können Noradrenalin-Wiederaufnahmehemmer (NARI) eingesetzt werden, wie z. B. Reboxetin (Edronax). Bei Antriebsschwäche wird man ein antriebssteigerndes Antidepressivum und bei agitierten Patienten eher ein sedierendes Antidepressivum einsetzen. Bei leichter depressiver Symptomatik kann Johanniskrautextrakt wirksam sein, das im Vergleich zu den trizyklischen Antidepressiva weniger Nebenwirkungen hat. In seltenen, ausgesuchten Fällen wird die Elektrokrampftherapie (EKT) bei apathischen und agitierten depressiven Parkinson-Patienten durchgeführt. Die EKT soll auch einen kurzen Einfluss auf Rigor und Bradykinese haben.

Beispiele medikamentöser antidepressiver Therapie

- Trizyklische Antidepressiva (cave: anticholinerge Effekte)
    - Amitryptilin, Nortriptylin, Imipramin, Desipramin, Doxepin
- Serotonin-Wiederaufnahmehemmer (SSRI)
    - Sertalin (Zoloft) 20 – 40 mg pro Tag
    - Paroxetin (Serxat, Tagonis)
    - Sertalin (Gladen, Zoloft)
    - Fluoxetin (Fluctin)
- Noradrenalin-Wiederaufnahmehemmer (NARI)
    - Reboxetin (Edronax)

7.4.4 Angststörung und Panikattacken

Im Gefolge einer Depression, jedoch auch unabhängig davon kann sich bei 40 % der Parkinson-Patienten eine Angststörung entwickeln. Die Angst kann an Off-Phasen gebunden sein oder auch unabhängig von Fluktuationen auftreten. Nicht selten mündet eine Angststörung in eine Panikattacke.

Erscheinungsbild

Die Angst kann sich gezielt auf befürchtete Bewegungsblockaden (Freezing) und Stürze oder auf die Ungewissheit vor der weiteren Krankheitsentwicklung oder Pflegebedürftigkeit beziehen. Die Angststörung bei Parkinson-Patienten kann auch endogen durch den Untergang dopaminerger, noradrenerger und serotonerger Neurone erklärt werden. Angstsyndrome lassen sich einteilen in generalisierte Ängste, Panikattacken und Phobien. Eine abnorme, sich entgegen besserer Einsicht zwanghaft aufdrängende Angst, wird als Phobie bezeichnet. Zu den Phobien zählen z. B. die Ängste vor Menschenansammlungen, in engen Räumen, im Fahrstuhl oder in der engen „Röhre" des Computertomographen. Die Betroffenen versuchen, angsterzeugende Situationen zu meiden, wodurch die bei Parkinson-Patienten vorhandenen Rückzugstendenzen noch verstärkt werden. Bei Parkinson-Patienten tritt Angst vermehrt in Phasen schlechter Beweglichkeit (Off-Phasen) auf und kann sich bis zur Panikattacke mit erheblichen Übererregbarkeitserscheinungen steigern. Symptome von Panikattacken sind Todesangst, Atemnot, Engegefühl und Schwindel. Eine Panikattacke kann einen Herzinfarkt vortäuschen.

Maßnahmen

Zu den nichtmedikamentösen Behandlungen der Angststörungen zählen Maßnahmen zur Krankheitsbewältigung, verhaltenstherapeutische Methoden und stützende psychotherapeutische Maßnahmen. Bei an Off-Phasen gebundenen Angstzuständen steht die optimierte medikamentöse Behandlung der motorischen Fluktuationen im Vordergrund. Führen diese Maßnahmen nicht zum Erfolg oder treten Angststörungen unabhängig von Fluktuationen auf, empfiehlt sich die Gabe von Anxiolytika. Benzodiazepine mit kurzer Wirkdauer werden bevorzugt. Bei anhaltenden Angstzuständen kann die zusätzliche Gabe von Antidepressiva notwendig werden, wobei Substanzen mit geringer anticholinerger Wirkung gewählt werden sollten.

Angststörungen

Merkmale
- Häufigkeit etwa 40 %
- Im Gefolge einer Depression, jedoch auch unabhängig davon
- An Off-Phasen gebunden oder auch unabhängig von Fluktuationen

Formen
- Generalisierte Ängste
- Panikattacken
- Phobien
  Angst kann gerichtet sein auf:
- Befürchtete Bewegungsblockaden (Freezing) und Stürze
- Ungewissheit vor der weiteren Krankheitsentwicklung, vor Pflegebedürftigkeit
- Tritt bei Parkinson-Patienten vermehrt in Off-Phasen auf und kann sich bis zur Panikattacke mit erheblichen Übererregbarkeitserscheinungen steigern.

Therapie
- Maßnahmen zur Krankheitsbewältigung
- Verhaltenstherapeutische Methoden und
- Stützende psychotherapeutische Maßnahmen
- Bei an Off-Phasen gebundenen Angstzuständen: optimierte Behandlung der motorischen Fluktuationen
  Bei anhaltenden Angstzuständen: zusätzliche Gabe von Anxiolytika und/oder Antidepressiva

7.4.5 Psychose

Neben motorischen Fluktuationen gehören Psychosen mit Verwirrtheitszuständen und Halluzinationen zu den schwierigsten Langzeitproblemen in der Parkinson-Behandlung, insbesondere bei älteren Patienten im fortgeschrittenen Stadium.

Begriffsbestimmung

Im Vordergrund einer Psychose stehen der gestörte Realitätsbezug und die mangelnde Einsichtsfähigkeit. Psychosen äußern sich mit Verwirrtheitszuständen, schweren Affektstörungen und Wahnvorstellungen. Psychosen werden in exogene Psychosen und endogene Psychosen unterteilt. Exogen auslösende Faktoren sind z. B. Schädel-Hirn-Traumen, Stoffwechselstörungen, Infektionen, Arzneimittel, Drogen und Toxine. Bei älteren Menschen mit Sturzneigung ist insbesondere ein subdurales Hämatom als Ursache auszuschließen. Endogene Psychosen als eigenständige psychiatrische Erkrankungen können mit schweren Affektstörungen (affektive Psychose) und Wahnerscheinungen (paranoide Psychose) einhergehen oder nach besonderen Erlebnissen (reaktive Psychose) und im Rahmen einer Schizophrenie bzw. Depression (schizoaffektive Psychose) auftreten.

Einteilung der Psychosen

- Exogene Psychose (organisch, symptomatisch)
  - Hirnschädigung
  - Stoffwechselstörung
  - Infektion
  - Psychosozialer Stress (Krankenhauseinweisung)
  - Medikamente, Drogen, Toxine
- Endogene Psychose
  - Affektive Psychose
  - Paranoide Psychose
  - Reaktive Psychose
  - Schizoaffektive Psychose

Psychotische Episoden sind schon vor Einführung der medikamentösen Parkinson-Behandlung bei Parkinson-Patienten beschrieben worden, werden jedoch mit Einführung von L-Dopa und Dopaminagonisten vermehrt beobachtet (medikamentös induzierte Psychose, pharmakogene Psychose). Demenzielle Entwicklungen, schwere körperliche Erkrankungen, mangelnde Flüssigkeitszufuhr und fieberhafte Infekte erhöhen das Psychoserisiko.

Erscheinungsbild

Ängstliche Unruhe, Schlafstörungen mit Umkehr des Tag-Nacht-Rhythmus, lebhafte Träume, illusionäre Verkennungen und Stimmungsschwankungen kündigen oft psychotische Episoden mit Halluzinationen und paranoiden Wahnideen an. Gefährdet sind besonders ältere Parkinson-Patienten mit vorbekannten psychopathologischen Auffälligkeiten.

Halluzinationen treten bei Parkinson-Patienten vorwiegend als optische Halluzinationen, seltener als akustische Halluzinationen auf. Sie entwickeln sich gehäuft in der Dämmerung bei abnehmender Wachheit in den frühen Abend- oder Morgenstunden, jedoch auch tagsüber. Für betroffene Parkinson-Patienten sind die Halluzinationen in der Regel wenig bedrohlich. Es tauchen plötzlich bekannte oder unbekannte Gestalten, Fahrzeuge, Groß- und Kleintiere, Spinnen, Käfer, Würmer auf, die bald wieder verschwinden. Bei den akustischen Halluzinationen drängen sich bekannte und unbekannte Stimmen oder auch Geräusche auf. In der Phase der Halluzination ist dem Patienten zwar oft bewusst, dass die Wahrnehmung nicht der Realität entspricht, er kann sich während der halluzinatorischen Episode jedoch nicht von den Trugwahrnehmungen distanzieren. Für Angehörige sind die Phasen der Trugwahrnehmungen meist beunruhigender als für den Patienten selbst. Nur selten stellen sich Halluzinationen so bedrohlich dar, dass sie zu ausgeprägten agitierten Zuständen bis hin zu Panikreaktionen führen. In der folgenden Übersicht sollen 3 Fallbeispiele exemplarisch dargestellt werden:

Fallberichte

Fall 1

Die Ehefrau des 70-jährigen Parkinson-Patienten bemerkt nachts, dass der Ehemann die Polizei anruft, um über französische Soldaten zu berichten, die sich auf der Straße vor dem Haus aufgestellt haben. Er kenne diese Männer vom Frankreichfeldzug und wolle nichts mit ihnen zu tun haben, eigentlich bedroht fühle er sich nicht. Am nächsten Morgen kann sich der Patient an den nächtlichen „Vorfall" erinnern, sich jedoch davon distanzieren (es hat sich also um eine unbedrohliche, angstfreie optische Halluzination gehandelt). Für die Ehefrau wurden die nächtlichen Halluzinationen jedoch dadurch sehr unangenehm, dass ihr Ehemann nachts wiederholt die Polizei gerufen hatte.

Fall 2
Eine 80-jährige Patientin versucht in allen Lebensmitteln aber auch in Schränken, Dosen und Gläsern „große weiße Würmer" zu fangen und zu töten. Verschlossene Konservendosen und andere verpackte Lebensmittel einschließlich Getränke werden reihenweise geöffnet, ausgeschüttet und „von den ekelhaften Maden befreit". Die Patientin zeigt die Maden, die sie in einer Zange zu halten glaubt, dem Sohn und lehnt jede weitere Nahrungsaufnahme ab.

Fall 3
Ein 80-jähriger Patient berichtet mehrmals über Panzer in seinem Klinikzimmer, die er genau idenfizieren kann und zugleich zu bedenken gibt, dass diese Panzer gar nicht in sein Einzelzimmer passen können. Es fühlt sich von den Panzern nicht bedroht, Menschen (Soldaten) sieht und hört er nicht.

Psychotische Episoden beim Parkinson-Syndrom

Vorboten
- Ängstliche Unruhe
- Lebhafte Träume
- Illusionäre Verkennungen
- Schlafstörungen (Umkehrung des Tag-Nacht-Rhythmus)

Erscheinungsbild
- Optische Halluzinationen, seltener akustische Halluzinationen, gehäuft in der Dämmerung bei abnehmender Wachheit (in den frühen Abend- oder Morgenstunden)
  - Für den Patienten meist wenig bedrohlich (bekannte oder unbekannte Gestalten, Groß- und Kleintiere, die bald wieder verschwinden, selten unbekannte Stimmen oder Geräusche)
  - Die Trugwahrnehmungen sind dem Patienten oft als nicht real bewusst, er kann sich jedoch während der Halluzination nicht oder nur unvollständig distanzieren
- Paranoide Wahnideen

7.4.6 Schlafstörung

Parkinson hat schon 1817 in seiner Monographie auf Schlafstörungen hingewiesen. Schlafstörungen gehören zu den häufigen Klagen von Parkinson-Patienten (über 75 %) und finden sich nicht selten in Kombination mit depressiven Verstimmungen. Allerdings treten Schlafstörungen insgesamt bei älteren Menschen öfter auf.

Einschlaf- und Durchschlafstörungen gehören zu den häufigsten Klagen von Parkinson-Patienten. Die multiätiologischen Faktoren schließen krankheitsbedingte Störungen der den Schlaf-Wach-Rhythmus regulierenden Systeme, Bewegungsstörungen und pharmakoinduzierte Störungen ein. Nur eine sorgfältige Anamnese und Diagnostik kann zur erfolgreichen Therapie führen.

Schlafstörungen sind gekennzeichnet durch (WHO: ICD-10)
- Subjektive Ein- und/oder Durchschlafstörungen bzw. schlechte Schlafqualität
- Störung zumindest 3-mal pro Woche über mindestens einen Monat
- Überwiegende Beschäftigung mit der Schlafstörung nachts
- Sorge um Konsequenzen der Schlafstörung (z. B. Müdigkeit, Konzentrationsmangel) am folgenden Tage
- Deutlicher Leidensdruck
- Ggf. Konsequenzen für die soziale und berufliche Leistungsfähigkeit

Erscheinungsformen

Wie altersgleiche Kontrollpersonen klagen Parkinson-Patienten über verlängerte Einschlafzeiten und vermehrte bzw. verlängerte nächtliche Wachphasen. Parkinson-Patienten beschreiben ihren Schlaf als unruhig und flach. Nächtliches Aufwachen kommt auch beim gesunden Schlaf vor. Schlafstörungen gehen verständlicherweise mit vermehrter Tagesmüdigkeit einher. Die Betroffenen beschäftigen sich nachts mit ihrer Schlafstörung und befürchten schon jetzt die zu erwartende Tagesmüdigkeit. Von einer Schlafstörung wird gesprochen, wenn die in nachfolgender Übersicht aufgeführten Merkmale erfüllt sind:

Schlafstörungen
- Bei über 75 % der Befragten
- Häufig in Kombination mit einer Depression

Merkmale
- Verlängerte Einschlafzeiten
- Schlaffragmentierung
  - Vermehrte und verlängerte nächtliche Wachphasen
  - Dadurch vermehrte Tagesmüdigkeit
- Verschiebung des Schlaf-Wach-Rhythmus

Ursachen

Eine sorgfältige Analyse der Schlafstörung, die Beobachtungen des Partners mit einschließt, kann helfen, die vielfältigen Ursachen von Schlafstörungen aufzudecken. Erst danach sind gezielte Maßnahmen möglich. Als Ursachen von Schlafstörungen bei Parkinson-Patienten sollen nachfolgende Störungen besonders herausgestellt werden:

- nächtliche motorische Störungen (Akinese, Rigor, Off-Dystonie, Tremor) infolge des Nachlassen der Medikamentenwirkung (Wearing-off),
- vegetative Störungen (vermehrte Harnproduktion und häufiger Harndrang, Schweißausbrüche),
- psychische Störungen (lebhafte Träume, Verwirrtheitszustände, Halluzinationen, Depression, Angst, Panik),
- Restless-legs-Syndrom (RLS) und
- periodische Arm- und Beinbewegungen (PLM),
- nächtliche Atemstörungen (Apnoe, laryngealer Stridor).

Parkinson-Patienten zeigen häufiger REM-Schlafstörungen als altersgleiche Personen. Eine REM-Schlaf-Verhaltensstörung (REM-sleep-behavior-disorder, RBD) mit groben Bewegungen, Reden oder Schreien im Schlaf soll bei Parkinson-Kranken und besonders häufig bei der Multisystematrophie (MSA) auftreten. Schlafstörungen können auch durch schlafbezogene Atemstörungen (Schlaf-Apnoe-Syndrom, nächtlicher laryngealer Stridor) bedingt sein.

Die häufigste Ursache für Schlafstörungen bei Parkinson-Patienten ist der nächtliche Harndrang. Fast 80 % der Betroffenen berichten, dass sie mindestens 2-mal pro Nacht und in einem Drittel der Fälle mindestens 3-mal pro Nacht die Toilette aufsuchen müssen. Eine weitere Ursache von Durchschlafstörungen bei Parkinson-Patienten ist die nachlassende Wirkung der Parkinson-Medikamente im Verlauf der Nacht (Wearing-off). Der Dopaminmangel kann – besonders in der zweiten Nachthälfte – zu schmerzhaften Muskelverspannungen und Verkrampfungen in den Waden und Füßen führen (Off-Dystonie, „Early-morning-foot"-Dystonie). Die nächtliche Akinese erschwert das Umdrehen im Bett, das für einen entspannten Schlaf notwendig ist. Eine ängstlich gefärbte Depression kann Ursache dafür sein, dass Parkinson-Patienten nach dem Erwachen nicht wieder einschlafen können.

Parkinson-Patienten schuldigen manchmal ihren Tremor als Ursache der Schlafstörung an. Der Parkinson-Tremor vermindert sich zwar im Schlaf, kann jedoch in der Aufwachphase sofort wieder deutlicher bewusst werden (im NREM-Schlaf ist der Tremor elektromyographisch nachweisbar). Ein ausgeprägter Ruhetremor kann den Einschlafvorgang behindern. Im flachen Schlafstadium kann der Tremor schon vor dem Wachwerden aktiviert sein und das Erwachen fördern.

Die Schlaf-Wach-Regulation erfolgt über das mesokortikolimbische Dopaminsystem und wird durch serotonerge (dorsaler Raphekern) und noradrenerge (Locus coeruleus) Funktionen beeinflusst. In der Einstellungsphase mit L-Dopa, Dopaminagonisten, Amantadin und Anticholinergika kann es zu Schlafstörungen kommen, besonders wenn hohe Anfangsdosen zum Einsatz kommen. Niedrig dosierte D2-Agonisten haben eher eine schlaffördernde Wirkung. Manche Patienten entwickeln eine Verschiebung des Schlaf-Wach-Rhythmus mit Schlafphasen am Tage und Wachphasen in der Nacht.

Nichtmedikamentöse Maßnahmen

Patienten erfahren eine Vielzahl verschiedener Ratschläge für den idealen Umgang mit dem Schlaf, die für den Einzelnen in unterschiedlicher Weise zum Erfolg führen. Der Patient muss seinen ganz individuellen Schlaf „finden". Unter Schlafhygiene versteht man Maßnahmen, die auf den Abbau von Schlaf störenden Verhaltensweisen und damit auf eine Schlaf fördernde Umgebung und Lebensweise zielen. Wichtig ist, dass für eine ausreichende körperliche Betätigung vor dem Schlafengehen gesorgt ist, um ein Schlafbedürfnis zu erreichen. Gegen einen kurzen Mittagsschlaf (30 min bis 1 h) besteht kein Einwand. Ein Spaziergang vor dem Schlafengehen wirkt oft Wunder. „Vom Fernseher ins Bett" oder Fernsehen im Schlafzimmer „bis zum Flimmern" ist sicherlich keine gute Lösung. Auf späte voluminöse Mahlzeiten und übermäßigen Alkohol-, Kaffee- und Zigarettengenuss sollte verzichtet werden. Alkohol ist kein Schlafmittel, auch wenn der Patient vielleicht zunächst den Eindruck haben könnte, mit Alkohol besser einschlafen zu können. Man erreicht durch diese Maßnahmen keinen gesunden physiologischen Schlaf und fühlt sich am nächsten Tag müde und „gerädert". Einschlafrituale wirken auch im Alter. Wenn die Erfahrungen des Betroffenen mit einem guten, entspannenden Buch oder mit Einschlafmusik (Kopfhörer, um den Bettnachbarn nicht zu stören) bisher positiv waren, sollten dieses beibehalten worden.

Auch die **Gestaltung oder Umgestaltung des Schlafzimmers** kann den Schlaf fördern. Man sollte sich auf den Schlaf freuen und sich beim Einschlafen nicht stören lassen. Eine laut tickende und womöglich noch große beleuchtete Uhr im Blickfeld wird den Ärger über den gestörten Schlaf nur noch verstärken. Das Schlafzimmer und das Bett sollten nicht als Arbeitsplatz eingerichtet und dort keine dienstlichen Schriftstücke oder Probleme für den nächsten Tag bearbeitet werden. Das Bett ist – außerhalb der sexuellen Aktivität – nur zum Schlafen bestimmt! Wenn der Patient nachts wach wird, sollte er nicht zu lange im Bett liegen und nicht versuchen, den Schlaf krampfhaft zu erzwingen. Er sollte einen kleinen Spaziergang durch die Wohnung machen, sich vielleicht ins Wohnzimmer setzen und eine entspannende Musik hören. Er sollte erst wieder zu Bett gehen, wenn er erneut müde geworden ist. Trotz der Schlafunterbrechung sollte der Betroffene am Morgen zur gewohnten Zeit aufstehen, auch wenn er nicht mehr im Berufsleben steht. Von Schlafforschern wird empfohlen, jeden Tag – auch sonntags – etwa zur gleichen Zeit aufzustehen, um den Schlaf-Wach-Rhythmus nach der inneren Uhr beizubehalten. Wenn der Partner durch häufiges Aufstehen oder durch Schnarchen stört, ist es vernünftig, getrennte Schlafzimmer zu haben. Bei Einschlafstörungen können Entspannungsverfahren hilfreich sein (autogenes Training, progressive Muskelrelaxation, Biofeedback-Verfahren), die von Krankenkassen und Volkshochschulen angeboten werden.

Beispiele für allgemeine Maßnahmen bei Schlafstörungen

- Abbau von schlafstörenden Verhaltensweisen
  - Umgebung schlaffördernd gestalten
  - Keine laut tickende Uhr im Blickfeld, ausreichende Lüftung, abdunkeln (z. B. Straßenlaterne),
  - Nicht im Schlafzimmer fernsehen,
  - Schlaffördernde Lebensweise (z. B. Mittagsschlaf kurz halten, für körperliche Betätigung am Tage sorgen, Spaziergang, vor dem Schlafengehen, keine voluminösen Mahlzeiten vor dem Schlaf, keinen übermäßigen Alkohol- Kaffee- und Zigarettengenuss)
  - Keine schriftlichen, beruflichen Arbeiten im Bett,
- Entspannungsverfahren
  - Progressive Muskelrelaxation
  - Biofeedback-Verfahren

Medikamentöse Maßnahmen

Bei nächtlich auftretender Akinese oder schmerzhafter Off-Dystonie hat sich die abendliche zusätzliche Gabe von L-Dopa-Retardpräparaten oder Dopaminagonisten mit langer Wirkdauer bewährt. Bei Neigung zu psychotischen Zuständen sollte allerdings die letzte Medikation nicht zu spät eingenommen werden. Bei seltenen schmerzhaften Dyskinesien durch dopaminerge Überstimulation muss die dopaminerge Medikation reduziert werden. In begründeten Fällen kann unter den erforderlichen Vorsichtsmaßnahmen Clozapin oder auch Olanzapin (keine Blutbildkontrollen vorgeschrieben) bei nächtlichen medikamenteninduzierten Psychosen gegeben werden. Sollte eine Depression die Ursache der Schlafstörung sein, können Antidepressiva helfen. Eines der Abbauprodukte von Selegilin hat eine leichte Amphetaminwirkung, sodass Selegilin nicht am Abend eingenommen werden soll. Es gibt übrigens auch keinen Grund, den MAO-B-Hemmer Selegilin erst am Abend einzunehmen.

In begründeten Fällen kann nach sorgfältiger Diagnostik ein geeignetes Schlafmittel für einen begrenzten Zeitraum verschrieben werden. Oft ist schon die Schlaf anstoßende Wirkung eines pflanzlichen Mittels ausreichend wirksam. Pflanzliche Stoffe wie Baldrian, Hopfen, oder Passionsblume wirken bei Ein- und Durchschlafstörungen und haben praktisch keine unerwünschten Wirkungen. Der Patient sollte keine unkontrollierte Selbstmedikation durchführen. Es empfiehlt sich ein strukturierter Medikamentenplan, der von vornherein auch schon die Reduktion und das Absetzen des Schlafmittels festlegt. Alle gut wirksamen Schlafmittel haben die Nachteile der Missbrauchsgefahr und Abhängigkeitsentwicklung. Wir haben allerdings die Erfahrung gemacht, dass Parkinson-Patienten sehr kritisch mit Schlafmitteln umgehen.

Therapie und Maßnahmen bei Schlafstörungen

Nächtliche Bewegungsstörungen	→ Optimale Einstellung mit Dopaminergika
Vegetative Störungen	→ (differentialdiagnostische Abklärung), symptomatische Behandlung
Psychische Störungen	→ Antidepressiva, Antipsychotika
Periodische Beinbewegungen	→ (Diagnose durch Aktigraphie), Dopaminergika
Schlaf-Apnoe-Syndrom	→ (Diagnose durch Polysomnographie), medikamentös

Es steht eine breite Palette lang bis kurz wirksamer Benzodiazepine, schwach wirksamer Neuroleptika, Antihistaminika, Alkoholderivate, sedierender Antidepressiva, pflanzlicher Mittel und neuerer Nichtbenzodiazepine zur Verfügung. Barbiturate und Bromsalze werden heute nicht mehr als Schlafmittel empfohlen. Aus der Vielzahl der angebotenen Wirksubstanzen ist es nicht immer leicht, das geeignete Medikament auszuwählen. Bei Einschlafstörungen werden eher kurz wirkende Schlafmittel und bei Ein- und Durchschlafstörungen mittellang wirksame Mittel gewählt. Es besteht bei einzelnen Schlafmitteln der Nachteil, dass man nachts zwar schlafen, jedoch am nächsten Morgen müde ist. Ob die neuen Nichtbenzodiazepine Zopiclon (Ximovan) und Zolpidem (Stilnox, Bikalm) ein geringeres Abhängigkeitsrisiko haben wird unterschiedlich beurteilt. In der Regel reicht die Einnahme in individueller Dosierung über einen Zeitraum von 2–3 Wochen. Es ist nicht erforderlich, dass die Schlaftablette regelmäßig, d.h. jeden Abend eingenommen wird. Auch die sog. **Bedarfsintervalltherapie** führt zum Erfolg. In der nachfolgenden Übersicht sind die Vertreter einiger Stoffgruppen ohne Einschätzung ihrer Wertigkeit zusammengestellt.

Stoffgruppen für den Einsatz bei Schlafstörungen
- Benzodiazepinhypnotika (z. B. Noctamid)
- Neue Nichtbenzodiazepine (z. B. Stilnox, Bikalm, Ximovan)
- Tranquilizer (z. B. Adumbran, Lexotanil)
- Antidepressiva (z. B. Aponal, Saroten)
- Neuroleptika (z. B. Atosil, Dipiperon, Neurocil)
- Alhoholderivate (z. B. Choraldurat)
- Antihistaminika (z. B. Halbmond, Dolestan)
- Naturstoffe (Baldrian, Hopfen, Melisse, Kawain, Passionsblume)
- Melantonin (bisher keine ausreichenden Erfahrungen)

7.4.7 Schlaf-Apnoe-Syndrom

Das Schlaf-Apnoe-Syndrom tritt gehäuft bei Männern der mittleren Altersgruppe auf. Neuere epidemiologische Studien besagen, dass ca. 2 % der Frauen und ca. 4 % der Männer im Alter von 30–60 Jahren an einem klinisch relevanten Schlaf-Apnoe-Syndrom leiden. Auffällig sind lautes Schnarchen, motorische Unruhe, schwere Erweckbarkeit und vor allen Dingen lange Atempausen. Die Atempausen treten mehrmals in der Nacht auf und dauern mehr als 10 s an. Ursache ist der funktionelle Verschluss der oberen Atemwege (obstruktives Schlaf-Apnoe-Syndrom), seltener eine zentrale Funktionsstörung (zentrales Schlaf-Apnoe-Syndrom). Die nächtlichen Atempausen führen zu einem gestörten Schlafprofil mit der Folge von Tagesmüdigkeit und Leistungsminderung. Anomalien im Rachenraum müssen korrigiert werden. Nicht selten wird eine nächtliche maschinelle Überdruckbeatmung (CPAP) notwendig.

7.5 Autonome Regulationsstörungen

Im weiteren Krankheitsverlauf des idiopathischen Parkinson-Syndroms kann sich der degenerative Prozess auf unterschiedliche Regionen des zentralen und peripheren Nervensystems ausbreiten. Betroffen sind Dienzephalon, Hypothalamus und Zwischenhirn. Wichtige Neurotransmitter innerhalb des vegetativen Nervensystems sind Serotonin und Noradrenalin, die direkt oder indirekt durch den Dopaminmangel beeinflusst werden können. Zu den einzelnen vegetativen Störungen bei Parkinson-Patienten zählen:

- Magen-Darm-Störungen (Verstopfung, Schluckstörungen),
- Kreislaufstörungen (orthostatische Hypotonie),
- Blasenentleerungsstörungen (Harndrang, Inkontinenz),

- gestörte Wärmeregulation,
- Sexualfunktionsstörungen (Libidominderung, erektile Dysfunktion).

7.5.1 Magen-Darm-Störungen

Magen-Darm-Störungen zählen zu den häufigsten Klagen von Parkinson-Patienten, wobei Darmträgheit mit Obstipation an vorderster Stelle genannt wird. Krankheitsbedingte Störungen der Magen-Darm-Funktion müssen von den Störungen abgegrenzt werden, die als Nebenwirkungen der Parkinson-Mittel auftreten. Bei Parkinson-Patienten lassen sich Störungen im gesamten Ernährungstrakt, also von der Mundhöhle bis zum Darmausgang nachweisen. In Abb. 7.8 sind die einzelnen gestörten Abschnitte schematisch dargestellt: das Kauen ist aufgrund der Bradykinese erschwert; der Nahrungstransport in der Mundhöhle ist beeinträchtigt; Schluckstörungen finden sich sehr häufig bei Parkinson-Patienten. Der weitere Nahrungstransport über die Speiseröhre, den Magen, den

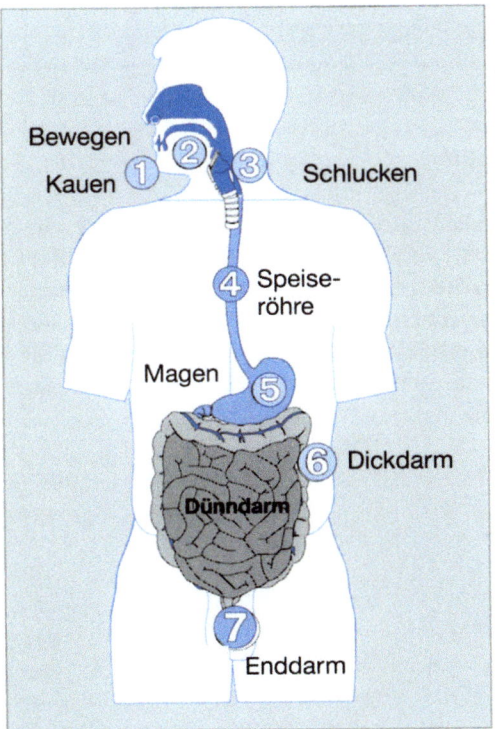

Abb. 7.8. Beim Parkinson-Syndrom sind alle Abschnitte des Ernährungstrakts von der Mundhöhle (Kauen, Nahrungstransport in der Mundhöhle, *1* und *2*), dem Schluckvorgang (*3*), dem weiteren Transport über die Speiseröhre (*4*), dem Magen (*5*), dem Dünn- und Dickdarm (*6*) bis zum Enddarm (*7*) gestört

Dünndarm und den ersten Teil des Dickdarms wird über den vegetativen N. vagus gesteuert, der zweite Teil des Dickdarms und die Regulation des Enddarms erfolgt über das untere Rückenmark.

Erscheinungsbild

Neben Kau- und Schluckstörungen klagen Parkinson-Patienten oft über Oberbauchschmerzen, Völlegefühl, ein frühzeitiges Sättigungsgefühl, ein allgemeines Unwohlsein nach dem Essen mit Aufstoßen und besonders über Obstipation.

Magen-Darm-Störungen

- Darmträgheit mit Obstipation
- Oberbauchschmerzen
- Völlegefühl und Aufstoßen
- Allgemeines Unwohlsein
- Frühzeitiges Sättigungsgefühl

7.5.2 Obstipation

Obstipation entsteht infolge verlängerten Verweilens des Stuhls im Dickdarm mit seltener, verminderter und erschwerter Entleerung des oft verhärteten Stuhls. Die normale Passage durch den Dickdarm dauert etwa 3 Tage (Kolontransitzeit; Jost u. Schrank 1998), sodass eine Stuhlfrequenz von 2- bis 3-mal pro Woche bei Parkinson-Patienten, die eine verzögerte Transitzeit im gesamten Dickdarmbereich aufweisen, als normal bezeichnet werden kann.

Obstipation

- Verlängerte Kolontransitzeit
- Seltener Stuhlgang (seltener als 2- bis 3-mal pro Woche)
- Verminderte Stuhlmenge
- Verhärteter Stuhl
- Erschwerte Stuhlentleerung

Ursachen

In der Krankheitsgeschichte von Parkinson-Patienten lässt sich nachweisen, dass Obstipation schon vor Auftreten der ersten Parkinson-Symptome ein häufiges Problem darstellt. Schon vor der Ära der medikamentösen Parkinson-Behandlung wurde über gehäufte Obstipation bei Parkinson-Patienten berichtet, sodass die Medikation nur eine Teilursache darstellen kann. Als wesentliche Ursachen der Obstipation beim Parkinson-Syndrom werden die in der folgenden Übersicht aufgeführten Faktoren angeschuldigt.

Ursachen für Magen-Darm-Störungen
- Vegetative Regulationsstörung der Darmpassage
- Anticholinergika
- Verminderte Anspannung der Bauch- und Beckenmuskulatur
- Unzureichende Flüssigkeitsaufnahme
- Falsche Ernährung (verminderte Zufuhr von Ballaststoffen)
- Verminderte körperliche Aktivität

Die Peristaltik im Dickdarm wird durch den Plexus myentericus reguliert. Bei Parkinson-Patienten können in der Darmwand degenerierte dopaminerge Neurone mit Lewy-Körperchen nachgewiesen werden (s. Abb. 4.8 d). Wie erwähnt, werden Lewy-Körperchen als Ausdruck des Zellunterganges von Nigrazellen im Gehirn von Parkinson-Patienten gefunden. Ein ähnlicher Prozess scheint also auch in den Nervenzellen der Darmwand vorzuliegen. Es wird vermutet, dass dystone Muskelverspannungen des Beckenbodens und der Baumwand an der Ausprägung der Obstipation beteiligt sind. Einfluss auf die Darmentleerung haben Anticholinergika durch Hemmung der Peristaltik. Der Stellenwert der L-Dopa-Medikation als Ursache einer Obstipation scheint bisher überschätzt worden zu sein. Bei chronischer Obstipation kann es zum Megakolon mit der Gefahr eines Ileus oder Darmperforation kommen. Verminderte Flüssigkeitsaufnahme und mangelnde Zufuhr von Ballaststoffen fördern die Obstipation. Wie beim Gesunden fördert körperliche Aktivität die Stuhlregulation des Parkinson-Patienten.

Maßnahmen

Die letztgenannten Faktoren kann der Betroffene selbst günstig beeinflussen, indem er für eine ausreichende Flüssigkeitsaufnahme, eine ausgeglichene, ballastreiche Ernährung und – soweit möglich – für körperliche Aktivität sorgt.

Maßnahmen bei Darmträgheit

Nichtmedikamentöse Maßnahmen
- Ausreichende Flüssigkeitaufnahme (2 l pro Tag)
- Ballaststoffreiche, ausgewogene Ernährung (Obst, Gemüse)
- Becken- und Bauchgymnastik, körperliche Aktivität
- Stuhlgang fördernde Mittel
- Ballaststoffe und Quellmittel (z. B. Leinsamen, Weizenkleie, Karaya)
- Gleitmittel und Stuhlweichmacher (Paraffine, Glyzerin), Klysmen
- Salinische Mittel (Glaubersalz, Bittersalz)
- Zucker (Laktulose) 10–20 mg/Tag, Macrogol (Movicol) 2- bis 3-mal 13 g/Tag

Medikamentöse Maßnahmen
- Domperidon (Motilium erhöht die Peristaltik in den oberen Anschnitten des Verdauungstrakts (20–30 mg)
- Apomorphin kann bei schwerer Verstopfung in der Off-Phase versucht werden

Allgemeine Maßnahmen
Mit genügend Zeit müssen die Nahrungsmittel gut durchgekaut werden. Der Parkinson-Patient soll sich nicht vom Tischnachbarn drängen lassen oder kleinere Portionen wählen. Er muss ausreichend Flüssigkeit (ohne Kohlensäure) zu den Mahlzeiten hinzufügen. Weiterhin soll er seine Stuhlgewohnheiten so trainieren, dass die Toilette möglichst in Phasen guter Beweglichkeit aufgesucht werden kann. Entspannungsübungen, Bauchgymnastik und Bauchmassagen auf der Toilette erleichtern den Stuhlgang.

Konservative Maßnahmen
Es gibt viele bewährte Hausrezepte zur Verdauungsförderung. Wichtig ist eine ballaststoffreiche Kost mit viel Gemüse, frischem Obst und Dörrobst. Leinsamen und Weizenkleie lassen sich unter Joghurt oder Quark verrühren. Weitere Ballaststoffe und Quellmittel sind Flohsamen, Methylzellulose oder Karaya. Weißbrot, Reis, Bananen, fleischreiche Kost und Süßigkeiten fördern die Verstopfung. Paraffine und Glyzerin zählen zu den sog. Stuhlweichmachern bzw. Gleitmitteln, die mit reichlich Flüssigkeit einzunehmen sind, um eine mechanische Verstopfung zu verhindern. Laktulose in einer Dosierung von 10–20 g pro Tag wirkt relativ rasch. In hartnäckigen Fällen lassen sich Klistiere (z. B. Microklist), Darmrohreinläufe (100 ml einer warmen 10 %igen Kochsalzlösung) oder die digitale Ausräumung nicht umgehen. Vor dem Dauergebrauch von Klistiergaben (mehr als einmal pro Woche) sollte der Patient gewarnt werden, da sie zur Leberschädigung und zum Kaliummangel und schließlich wiederum zur Darmträgheit führen können.

Medikamentöse Maßnahmen
In einzelnen Fällen lässt sich die Einnahme von milden Abführmitteln nicht umgehen. Die Laxanzieneinnahme sollte auf einmal pro Woche eingeschränkt werden. Der periphere Dopaminrezeptorenblocker Domperidon (Motilium) kann die Regulation der Peristaltik in den oberen Abschnitten des Verdauungstrakts verbessern und dadurch die L-Dopa-Aufnahme im Dünndarm fördern. Domperidon beschleunigt zwar die Magenentleerung, wirkt aber nicht so gut auf den Transportmechanismus im Dickdarm (Einzeldosierung: 3-mal 20 mg/Tag). Macrogol (Movicol) in einer Dosierung von 2- bis 3-mal 13 g/Tag hat sich zur Behandlung der Obstipation bei Parkinson-Patienten besonders gut bewährt.

Bei hartnäckiger Obstipation in längeren Off-Phasen soll Apomorphin als Injektion helfen, indem es den Tonus der Beckenbodenmuskulatur vermindert. Unwillkürliche, dystone Kontraktionen des analen Schließmuskels werden in Einzelfällen mit Botulinum-Toxin-Injektionen behandelt (Jost 2000). Da Anticholinergika (z. B. Akineton, Sormodren, Tremarit) die Darmmotilität vermindern, sollte überlegt werden, ob diese Medikation nicht abgesetzt werden kann. Zusammenfassend kann das in der folgenden Übersicht dargestellte schrittweise Vorgehen bei Obstipation empfohlen werden.

Schrittweises Vorgehen bei Obstipation
- Ballastreiche Ernährung
- Ausreichende Flüssigkeitszufuhr
- Physiotherapeutische Maßnahmen
- Anticholinergika absetzen (?)
- Milde Laxantien, Macrogol (Movicol)
- Klistiergaben
- (Apomorphin, Botulinum-Toxin)

7.5.3 Schluckstörung und Speichelfluss

Auf den für viele Parkinson-Patienten sehr lästigen vermehrten Speichelfluss hat schon Parkinson (1817) in seiner Monographie hingewiesen: „his saliva was continually trickling out of his mouth, and he had neither the power of retaining it, nor of spitting it out freely". Vermehrter Speichelfluss war auch die Indikation für den Einsatz von Anticholinergika (Belladonna-Alkaloide) durch Charcot und seine Schüler, die somit den Weg für die medikamentöse Parkinson-Therapie eröffneten.

Erscheinungsbild und Ursachen

Parkinson-Patienten, die unter vermehrtem Speichelfluss leiden, tragen ständig ein Taschentuch bei sich. Aufgrund der Bewegungsbehinderung können sie den Speichel oft nur mit großer Mühe abwischen. Ursache für den störenden Speichelfluss ist nicht die vermehrte Speichelproduktion, sondern die Dysphagie. Mit der Videofluoroskopie konnte nachgewiesen werden, dass bei Parkinson-Patienten sämtliche am Kau- und Schluckakt beteiligten Muskeln betroffen sind (Wangen-, Zungen und Rachenmuskulatur). Es konnte gezeigt werden, dass die Speichelproduktion bei Parkinson-Patienten normal oder eher vermindert ist. Aufgrund der Schluckstörung sind die Patienten jedoch nicht in der Lage, die normale Speichelmenge vollständig hinunterzuschlucken. Deswegen sind Schluckstörung in Phasen schlechter Beweglichkeit (Off-Phase) besonders stark ausgeprägt. Nicht nur der Speichel, sondern auch die Nahrung und die Medikamente werden nur unvollständig mit der Zunge in den Rachen geschoben. So kann auch das Parkinson-Medikament in der Mundhöhle verbleiben und für die unzureichende Wirkung verantwortlich sein. Wenn zusätzlich der Hustenreflex abgeschwächt ist, können Nahrungsreste in die Luftröhre und von dort in die Lunge gelangen (Aspiration). Eine sog. „stille Aspiration" ist nicht selten die Ursache für eine Pneumonie bei Parkinson-Patienten.

Mundtrockenheit ist oft auf die Behandlung mit Anticholinergika, Amantadinen oder Budipin als Nebenwirkung zurückzuführen. In der Regel führen diese Parkinson-Mittel nur bei Behandlungsbeginn zur Mundtrockenheit, die sich auch unter Beibehaltung der Dosis wieder zurückbildet. Bei Mundtrockenheit muss besonders auf eine gute Mundpflege geachtet und häufiger ein kleiner Schluck Wasser oder Tee eingenommen werden. Manchmal hilft auch ein saures Bonbon, um die Speichelproduktion anzuregen. In hartnäckigen Fällen kann künstlicher Speichel aus der Spraydose (Glandosane) hilfreich sein. Bei Schwerstpflegebedürftigen sollte mehrmals am Tag die Mundhöhle mit einem feuchten Watteträger behandelt werden.

Medikamentöse Maßnahmen

Bei vermehrtem Speichelfluss hilft meist schon die optimale medikamentöse Einstellung mit L-Dopa oder Dopaminagonisten, um die motorische Schluckfähigkeit zu verbessern. Bei mangelndem Therapieerfolg ist die zusätzliche Gabe eines Anticholinergikums eine Stunde vor dem Essen zu überlegen. Bei Risikopatienten mit vorbestehenden psychischen Auffälligkeiten ist Vorsicht geboten. Die Mahlzeiten sollten möglichst in Phasen guter Beweglichkeit (On-Phase) zerkleinert und mit reichlich Flüssigkeit eingenommen werden. Gleiches gilt für die Tabletteneinnahme. Bei deutlicher Schluckstörung empfiehlt sich die Gabe von löslichem L-Dopa. Über einen kurzen Zeitraum lassen sich ausgeprägte Schluckstörungen mit Amantadininfusionen (z. B. PK-Merz) oder subkutaner Apomorphingabe behandeln. Bei anhaltenden schweren Schluckstörungen lässt sich die Sondenernährung (PEG) nicht umgehen.

7.5.4 Schwitzen und Störung der Wärmeregulation

Die Schweißdrüsen der Handflächen, Fußsohlen und der Stirn reagieren besonders auf psychische Belastungen (Angstschweiß). Verminderte Hitzetoleranz und Neigung zu massiven Schweißausbrüchen können schon zu Beginn der Erkrankung in Erscheinung treten. Bei stärker ausgeprägten motorischen Fluktuationen sind Parkinson-Patienten dadurch gefährdet, dass Schwitzen häufig in Phasen schlechter Beweglichkeit (Off-Phase) auftritt und die Patienten in dieser Phase dann meist auf Hilfe beim Wäschewechseln angewiesen sind. Das Wechseln der Wäsche ist unbedingt notwendig, um nicht durch längeres Feuchtliegen Druckstellen und Druckgeschwüre zu fördern. Seltener klagen Parkinson-Patienten über eine verminderte Schweißsekretion (Hypohidrosis).

Erscheinungsbild und Ursachen

Die vermehrte Schweißsekretion betrifft besonders die Nacken- und Kopfregion, kann sich jedoch auf den gesamten Körper ausbreiten. Vor allen Dingen nachts kann es zu massiven wiederholten Schweißausbrüchen kommen. Parkinson-Patienten fühlen sich während der heißen Jahreszeit deutlich unwohler, weil ihre Körpertemperatur stärker als bei Gesunden ansteigt. Ohne erkennbaren Infekt kann es bei höheren Außentemperaturen zu kritischen Fieberphasen kommen, die sich mit Medikamenten nur schwer beeinflussen lassen. Als Ursache wird eine Störung des Wärmeaustausches über die Hautgefäße angenommen. Die Thermoregulationsstörung wird primär wahrscheinlich zentral über eine Verstellung des Sollwerts der Temperaturregelung hervorgerufen. Auf der anderen Seite wird Parkinson-Patienten auch eine erhöhte Kältetoleranz zugeschrieben, sodass sie bei niedrigen Temperaturen durch Unterkühlung gefährdet sind. Beim abrupten Absetzen von Anticholinergika kann es zu vermehrtem Schwitzen kommen. Internistische und endokrinologische Erkrankungen, die mit vermehrter Schweißneigung einhergehen, müssen ausgeschlossen werden.

Maßnahmen

Während der warmen Jahreszeit sollten luftige Kleidungsstücke aus Naturstoffen bevorzugt werden, die stärker als Kunststoffe den Wärmeaustausch fördern und den Schweiß besser aufnehmen können. Bei Kälte dagegen muss warme Kleidung den Parkinson-Patienten schützen. Plastiküberzogene Sitzmöbel oder -kissen sollten gegen entsprechende Stoffwaren ausgetauscht werden. Plastiküberzüge verstärken bei längerem Sitzen die Schweißbildung und können einen Hautreiz darstellen. Bei starkem Schwitzen muss für eine zusätzliche Flüssigkeits- und Elektrolytzufuhr gesorgt werden. Parkinson-Patienten sollten für Ihre Urlaubsplanung Gebiete mit gemäßigtem Klima bevorzugen. Medikamentös werden Anticholinergika (z. B. Sormodren), Clonidin (Catapressan) und β-Rezeptoren-Blocker (z. B. Dociton) zur Reduktion der Schweißsekretion eingesetzt.

7.5.5 Kreislaufstörungen

Klagen über ungerichteten Schwindel mit Schwarzwerden vor Augen und selten auch Fallneigung lassen sich bei Parkinson-Patienten auf Kreislaufregulationsstörungen zurückzuführen. Ganz im Vordergrund steht dabei die orthostatische Hypotonie. Hypertonie oder Herzrhythmusstörungen finden sich seltener. Eine vermehrte Sturzneigung bei Parkinson-Patienten in späteren Stadien ist mehr durch die Haltungsinstabilität bedingt.

Orthostatische Hypotonie

Bei der orthostatischen Hypotonie. handelt sich um einen Blutdruckabfall, der kurz nach dem Aufstehen oder nach längerem Stehen auftritt. Der systolische Blutdruckwert sinkt um mehr als 20 mm Hg. Die betroffenen Patienten klagen nach dem Aufrichten über Unwohlsein, Standunsicherheit, ungerichteten Schwindel und Schwarzwerden vor Augen.

Kreislaufstörungen

- Orthostatische Kreislaufstörung (Schwarzwerden vor Augen)
- Fallneigung (häufiger jedoch durch Störung der posturalen Reflexe verursacht)

Ursachen
Parkinson-Patienten haben im Vergleich zum Normalkollektiv einen leicht verminderten Ruheblutdruck und nur selten einen Bluthochdruck. Die orthostatische Hypotonie als vegetative Störung kann durch mangelnde Bewegungs- und Kreislaufaktivität oder durch Dopaminergika verstärkt werden. Für Kreislaufstörungen wie auch andere vegetative Störungen wird eine Ausdehnung des neurodegenerativen Prozesses auf den Hypothalamus, die Hypophyse und sympathische Ganglien angenommen: Es wurde eine direkte Korrelation zwischen orthostatischer Hypotonie und Zellverlust mit Lewy-Körpern in sympathischen Ganglien gefunden. Einzelne Parkinson-Patienten wiesen erhöhte Antikörper gegen sympathische Neurone auf. Die Neigung zur orthostatischen Hypotonie steigt mit dem Schweregrad der Erkrankung. Der Akinese-Rigor-Typ ist stärker von der hypotonen Kreislaufstörung betroffen als der Tremortyp.

In der Einstellungsphase auf L-Dopa und Dopaminagonisten kann es zu Blutdruckregulationsstörungen kommen, die sich meist bald wieder normalisieren. Aus diesem Grunde muss die Dosissteigerung langsam in kleinen Schritten erfolgen.

Ursachen der orthostatischen Hypotonie
- Zellverlust im Hypothalamus, in der Hypophyse und in sympathischen Ganglien
- Bewegungs-, Flüssigkeits- und Kochsalzmangel
- Anämie
- Parkinson-Mittel (während der Einstellung)

Maßnahmen
Als Erstes ist zu überprüfen, ob unter Dopaminergika eine antihypertensive medikamentöse Behandlung noch weiter notwendig ist. Mit der Entwicklung einer Parkinson-Krankheit kann sich eine vorbestehende Hypertonie normalisieren, sodass der Patient keine antihypertensive Medikation mehr benötigt (Schipper 2000). Man wird auch die übrige medikamentöse Therapie auf blutdrucksenkende Nebenwirkungen überprüfen. Hauptpfeiler einer nichtmedikamentösen Behandlung der orthostatischen Hypotonie sind regelmäßiges körperliches Training und ausreichende Flüssigkeits- und Kochsalzzufuhr. Der Patient sollte nicht flach auf dem Bauch ruhen (auch nicht mittags), da diese Lage den Natriumverlust begünstigt und die Orthostaseneigung fördert. Der Kopf sollte um 20–30° angehoben sein (Kopfkissen). Bei bettlägerigen Patienten soll das Bett mehrmals am Tag zum Fußende geneigt werden.

Kreislaufanregende Maßnahmen sind Trockenmassagen, Wechselduschen, Kneipp-Anwendungen und anpasste Stützstrümpfe. Mit genügend Zeit sollte sich der Betroffene aus dem Liegen erheben, sich zuerst auf die

Bettkante setzen und warten, bis der Kreislauf „in Schwung gekommen ist". Voluminöse Mahlzeiten fördern die hypotone Kreislaufstörung, sodass Parkinson-Patienten nach dem Mittagsschlaf stärker gefährdet sind. Längeres heißes Duschen oder ein sehr heißes Bad, das die Gefäße erweitert, sollten vermieden werden. Bei Parkinson-Patienten ist die danach notwendige Normalstellung der Gefäßweite gestört.

Erst wenn die natürlichen Maßnahmen nicht helfen, muss die medikamentöse Behandlung eingeleitet werden. Geeignet ist z. B. Fludrocortison (Astonin H) in langsam steigender Dosierung. Oft sind 2 Tabletten (0,2 mg) ausreichend (maximal 0,5 mg). Als Nebenwirkung können Knöchelödeme und Gewichtszunahme auftreten. Midodrin (Gutron, 2- bis 3-mal 2,5 mg/Tag) ist erfolgreich bei Parkinson-Patienten eingesetzt worden und hat keine zentralen Nebenwirkungen, da Midodrin die Blut-Hirn-Schranke nicht überwinden kann. Empfohlen wird je eine Tablette (2,5 mg) morgens nach dem Aufstehen und am frühen Abend, evtl. auch in Kombination mit Fludrocortison. Wenn Kreislaufbeschwerden in der Einstellungsphase mit Parkinson-Mitteln auftreten, kann Domperidon (Motilium) eingesetzt werden.

Seit 2 Jahrzehnten wird das bei uns nicht zugelassene L-Threo-DOPS zur Behandlung der orthostatischen Hypotonie bei Parkinson-Patienten eingesetzt. L-Threo-DOPS ist als direkte Vorstufe des Noradrenalins seit 1989 in Japan zugelassen und soll sich auch günstig auf Freezing- und Pulsionsphänomene auswirken. Der positive Einfluss auf depressive Verstimmungen und kognitive Einschränkungen weist darauf hin, dass L-Threo-DOPS auch nichtnoradregenerge Systeme beeinflusst. Studien für die Zulassung von L-Threo-DOPS werden derzeit in Deutschland durchgeführt.

Maßnahmen bei orthostatischer Hypotonie

Nichtmedikamentöse Maßnahmen
- Körperliches Training
- Genügend Flüssigkeit und Kochsalz
- Trockenmassagen, Wechselduschen, Kneipp-Anwendungen
- Anpasste Stützstrümpfe
- Nicht flach auf dem Bauch schlafen, Kopf um 30° erhöht lagern
- Fußende mehrmals am Tag nach hinten neigen (bei bettlägerigen Patienten)

Medikamentöse Maßnahmen (Beispiele)
- Fludrocortison (Astonin H)
- Midodrin (Gutron)
- Domperidon (Motilium), in der Einstellungsphase mit Parkinson-Mitteln
- L-Threo-DOPS (derzeit bei uns nicht zugelassen)

Hypertonie

Hypertonie zählt nicht zu den häufigen Begleitstörungen einer Parkinson-Krankheit. In verschiedenen Studien ist nachgewiesen worden, dass Parkinson-Patienten seltener als altersgleiche Kontrollgruppen einen erhöhten Blutdruck haben. Selten einmal kann es unter L-Dopa zu einem vorübergehenden Blutdruckanstieg kommen.

Herzrhythmusstörungen

Wesentliche auf die Grunderkrankung zurückzuführende kardiologische Störungen sind bei Parkinson-Patienten nicht zu erwarten. Häufiger als bei der Vergleichsgruppe wurden jedoch Zeichen der Herzinsuffizenz und koronaren Herzkrankheit gefunden. Bei Parkinson-Patienten soll es unter beschleunigter Atmung und isometrischer Muskelarbeit zu Herzrhythmusstörungen kommen. Bei Gesunden verändert sich die Herzfrequenz in Abhängigkeit von der Körperlageänderung. Bei Parkinson-Patienten kann diese Anpassung gestört sein. Bei Parkinson-Patienten wurden in Kerngebieten des Hypothalamus, die für die Herzfunktion eine große Rolle spielen, Lewy-Körper als Hinweis für Zelluntergänge gefunden. Früher wurden unter der Hochdosierung von reinem L-Dopa, d. h. ohne Dekarboxylasehemmer, Herzrhythmusstörungen beschrieben. In seltenen Fällen sind Herzrhythmusstörungen unter Budipin aufgetreten (s. Abschn. 14.3.11).

7.5.6 Atemstörungen

Atemstörungen sind häufig vergesellschaftet mit Dysarthrie und umgekehrt. Für Parkinson-Patienten wird eine erhöhte Atem-Ruhe-Frequenz gefunden. Körperliche Belastung kann dann rasch zur Dyspnoe führen. Man geht davon aus, dass Bradykinese und Rigor auch die Atemmechanik beeinträchtigen. Wenn mangelnde körperliche Aktivität hinzutritt, ist die Gefahr einer Pneumonie gegeben. Ist der Hustenreflex abgeschwächt, können Nahrungsreste aspiriert werden. Wie erwähnt, ist eine sog. „stille Aspiration" nicht selten die Ursache für eine Pneumonie bei Parkinson-Patienten. Auf das Schlaf-Apnoe-Syndrom mit nächtlichen verlängerten Atempausen und nächtlichem laryngealen Stridor wurde bereits hingewiesen.

Die Atemtherapie zielt auf eine bessere Belüftung der Lungen für einen günstigeren Sauerstoffaustausch. Pflegepersonal, Krankengymnasten oder Ergotherapeuten fördern den Sekretabfluss durch Vibrationen und Beklopfen bzw. Klatschungen auf dem Brustkorb. Bei den Atemübungen werden auch die Atemhilfsmuskeln mit eingesetzt. Der erschwerte Sekretabfluss kann durch schleimlösende Mittel behandelt werden.

7.5.7 Blasenfunktionsstörungen

Fast die Hälfte aller Parkinson-Kranken klagt mit zunehmendem Alter und Dauer der Erkrankung über Störungen der Blasenfunktion, wobei Männer häufiger betroffen sind. Miktionsstörungen sind ein häufiges Symptom älterer Menschen.

Erscheinungsbild und Ursachen

Unabhängig von der Parkinson-Krankheit werden verschiedene Formen der Inkontinenz unterschieden. Bei der häufigsten Form, der Stressinkontinenz, kommt es unter körperlicher Belastung, wie z. B. Husten, Niesen, Heben zu unfreiwilligem Urinabgang, ohne dass der Patient einen Harndrang verspürt. Ursache ist eine Senkung bzw. Erschlaffung der Beckenbodenmuskulatur. Drang- oder Urgeinkontinenz geht mit einem unaufschieblichen Harndrang einher, sodass die Toilette oft nicht rechtzeitig erreicht werden kann. Von einer Reflexinkontinenz spricht man, wenn der Blasenentleerungsreflex unkontrolliert abläuft (z. B. bei Querschnittsgelähmten) und von einer Überlaufinkontinenz, wenn der Urinabgang bei maximal gefüllter Blase erfolgt, die Blase praktisch „überläuft".

Formen der Inkontinenz

- Stressinkontinenz
- Drang- (Urge-)Inkontinenz
- Reflexinkontinenz
- Überlaufinkontinenz

Parkinson-Patienten beklagen häufig eine Dranginkontinenz. Sie müssen – besonders nachts – mehrmals die Toilette aufsuchen, ohne dann eine ausreichende Urinausscheidung zu erreichen (Pollakisurie). Erschwerend kommt hinzu, dass die nächtliche Bradykinese das Aufstehen erschwert und die Patienten nicht mehr rechtzeitig die Toilette erreichen. Probleme am Tage treten dann auf, wenn die Kleidung nicht schnell genug geöffnet werden kann.

Bei der Parkinson-Erkrankung sind die von den Basalganglien ausgehenden zentralen motorischen Steuerungssysteme für die Blasenentleerung gestört. Durch den Ausfall hemmender Nervensignale auf den Blasenschließmuskel (Detrusor) kommt es zu einer Überaktivität und Verkrampfung dieses Muskels (**Detrusorhyperaktivität**). Die Blasenentleerung wird zusätzlich durch die mangelnde Entspannung der Beckenbodenmuskulatur erschwert. Schon kleine Füllmengen führen zum unwillkürlichen Urinabgang. Seltener ist die krankheitsbedingte Aktivitätsminderung der Blasenmuskulatur (**Detrusorhypoaktivität**) mit der Folge einer sog. Überlaufblase und Restharnbildung. Eine Überlaufinkontinenz ist meist Folge der Therapie mit Anticholinergika. Blasenentzündungen können natürlich Blasenentleerungsstörungen verstärken. Klagen über eine Abschwächung des Harnstrahls lassen sich beim Mann oft auf eine Prostatahypertrophie zurückführen. Bevor eine medikamentöse Behandlung eingeleitet wird, muss eine urologische bzw. gynäkologische Untersuchung erfolgen. Eine gezielte Behandlung ist nicht nur wegen der Beschwerden, sondern auch wegen der Gefahr einer von der Blase zur Niere aufsteigenden Infektion wichtig.

Nichtmedikamentöse Maßnahmen

Es muss für eine ausreichende Flüssigkeitszufuhr (mindestens 2 l/Tag) gesorgt, jedoch auf Getränke nach der Abendmahlzeit verzichtet werden. Bettlägerige Patienten mit Harninkontinenz können Windeln oder Vorlagen benutzen, die regelmäßig erneuert werden müssen. Patienten dürfen nicht über längere Zeit im Feuchten liegen, weil die Gefahr des Wundliegens mit der Ausbildung eines Dekubitus besteht. Bei Männern wird zur Harnableitung ein Urinalrolltrichter mit Urinbeutel verwendet. Bei Frauen ist das Problem technisch schwieriger. Es ist für ein regelmäßiges „Topfen" (pflegerischer Ausdruck für „auf den Topf setzen") und häufiges Wechseln von Vorlagen aus aufsaugendem Material zu sorgen.

Maßnahmen bei Blasenstörungen

- Ursache der Blasenstörung abklären (urologische, gynäkologische Untersuchung)
- Ausreichende Flüssigkeitszufuhr (mindestens 2 l/Tag).
- Bei Harninkontinenz Windeln oder Vorlagen benutzen
- Blasentraining
- Nicht über längere Zeit im Feuchten liegen
- Urin über ein Urinal in einen Auffangbeutel leiten
- Kurzfristig Blasenkatheter, längerfristig suprapubischer Katheter (kein Dauerkatheter!)

Bei Harnverhaltung kann zunächst ein Blasentraining auf der Toilette versucht werden: Dabei klopft der Patient in sitzender Stellung mit der flachen Hand auf die Blasengegend. Wenn es dabei zu einem Urinabgang gekommen ist, kann man durch einen festen Druck mit der Faust in den Unterbauch oft weitere Urinmengen herauspressen. Hilfreich ist auch das Bestreichen oder das Drücken am Oberschenkel, Damm und Genitale.

Vielleicht hilft es, wenn der Patient während des Blasentrainings hörbar Wasser laufen lässt. Die Blasenentleerung kann durch vorangehende Flüssigkeitseinnahme gefördert werden.

Die Restharnmenge sollte 50 ml nicht übersteigen. Unter Umständen kann für einen befristeten Zeitraum die Katheterisierung notwendig sein. Das Katheterisieren muss sorgfältig und unter keimfreien Bedingungen erfolgen. Patienten können das Katheterisieren unter Anleitung selbst erlernen, wenn die Bewegungsstörung nicht ausgeprägt ist und keine mechanischen Behinderung der Harnröhre besteht. Für die ersten Male sollte der Katheter jedoch durch geschulte Hilfspersonen bzw. vom Sozialdienst gelegt werden. Das Anlegen eines Dauerkatheters kann nicht mehr empfohlen werden, da oft irreparable Schäden der Harnröhre oder Blase verursacht werden, sich das Infektionsrisiko erhöht und der Dauerkatheter für den Patienten eine erhebliche psychische Belastung darstellt. Hinzu kommt, dass die Entwöhnung vom Dauerkatheter bei wiedererlangter Blasenfunktion oft schwierig ist.

Wenn nach gründlicher neurourologischer Untersuchung eine Blasenentleerungsstörung über längere Zeit zu erwarten ist, wird die Indikation für das Anlegen eines suprapubischen Katheters gestellt. Es gibt Urinbeutel mit abgedichteten Systemen, die unsichtbar unter der Kleidung getragen werden können

Medikamentöse Maßnahmen

Bei der medikamentösen Behandlung geht es vornehmlich um die Hemmung der Detrusorhyperaktivität. In Frage kommen vorwiegend peripher wirksame Anticholinergika (z. B. Spasmex), muskulotrophe Substanzen (Spasuret, Dridase, Detrusitol), Benzodiazepine (z. B. Valium), Baclofen (Lioresal) und Dantrolen (Dantamacrin). Bei Spasmex ist die Gefahr, psychische Störungen bei Risikopatienten auszulösen, relativ gering. Die selten verminderte Aktivität der Detrusorfunktion (Detrusorhypofunktion) wird mit Cholinergika (z. B. Doryl) und Cholinesterasehemmern (z. B. Prostigmin, Ubretid) behandelt. Manchmal ist schon die Reduktion der verordneten Anticholinergika ausreichend. Blasenstörungen können, insbesondere wenn sie mit Inkontinenz einhergehen, eine beträchtliche Einschränkung für den Betroffenen bedeuten, gerade auch im sozialen Umfeld. Rückzugstendenzen werden verstärkt.

7.5.8 Sexualfunktionsstörungen

Etwa die Hälfte aller männlichen Parkinson-Patienten klagt über sexuelle Funktionsstörungen, wobei insbesondere die unter 50-Jährigen betroffen sind. Dabei wird weniger über die Abnahme der Libido als vielmehr über eine erektile Dysfunktion geklagt. Über Sexualfunktionsstörungen bei weiblichen Parkinson-Patienten ist bisher weniger bekannt. In nachfolgender Übersicht sind Sexualfunktionsstörungen nach verschiedenen Studien in absteigender Häufigkeit aufgelistet (nach Jost 2000).

Sexualfunktionsstörungen (Nach Jost 2000)

Beim Mann	Bei der Frau
Reduzierte sexuelle Aktivität (81 %)	Verändertes Sexualleben (80 %)
Erektile Dysfunktion (> 60 %)	Reduzierte Libido (70 %)
Impotenz (> 40 %)	Reduzierte sexuelle Aktivität (43 %)
Sexuelle Aversion (38 %)	Sexuelle Aversion (26 %)
Verändertes Sexualleben (33 %)	Fehlende sexuelle Befriedigung (ohne %-Angabe)
Reduzierte Libido (27 %)	Trockene Genitalschleimhaut (ohne %-Angabe)

Ursachen

Bei den Ursachen von Sexualfunktionsstörungen müssen rein organische (50–80 %), rein psychische (15–30 %) und komplex organisch-psychische (ca. 20 %) Ursachen differenziert werden. Eine Reihe internistischer, urologischer und neurologischer Erkrankungen kann mit Sexualfunktionsstörungen – insbesondere erektiler Dysfunktion beim Mann – einhergehen. Beispiele für organisch bedingte Sexualfunktionsstörungen sind:

- Diabetes mellitus,
- periphere Durchblutungsstörungen,
- Zustand nach Prostataoperation,
- Zustand nach gynäkologischer Operationen.

Neben einer Störung des autonomen Nervensystems können Parkinson-Medikamente, wie Anticholinergika und MAO-B-Hemmer, aber auch die Zusatzmedikation (z. B. β-Rezeptoren-Blocker, Antidepressiva) die Sexualfunktion beeinträchtigen. Beim Mann können Sexualfunktionsstörungen nach Prostataoperationen auftreten. Das Erkrankungsalter und die Schwere der Erkrankung scheinen bis zu einem stärker ausgeprägten Stadium keinen wesentlichen Einfluss auf die erektile Dysfunktion zu haben, wohl aber die Dauer der Parkinson-Krankheit. Die Annahme, dass eine Veränderung der Sexualhormone bei Parkinson-Patienten eine Ursache sein könnte, hat sich bisher nicht bestätigt. Unter der Behandlung mit L-Dopa und besonders mit Dopaminagonisten, aber auch COMT-Hemmern kann eine Steigerung der Libido bei weiter bestehender erektiler Dysfunktion auftreten. Problematisch wird es allerdings, wenn

Dopaminagonisten zur Verstärkung der Libido führen, ohne dass die Erektionsstörung gebessert wird. Der Teufelskreis schließt sich, wenn durch Reduktion der Parkinson-Medikation zwar der Sexualtrieb gemindert, sich gleichzeitig aber die Motorik wieder verschlechtert. Auf der anderen Seite können Dopaminagonisten (insbesondere Apomorphin) durch Stimulation von D2-Rezeptoren und Freisetzung von Oxytocin Erektionsstörungen verbessern.

Zunächst muss differenziert werden, ob sich die Störung mehr auf die Libido, auf die Erektion oder auf die Orgasmusfähigkeit bezieht. Über die Hälfte der männlichen Parkinson-Patienten und nur etwa ein Drittel der weiblichen Parkinson-Patienten sind mit ihren sexuellen Beziehungen unzufrieden. Die Befragung der gesunden Ehepartner ergab, dass nur etwa jeder zehnte männliche Partner, aber jeder zweite weibliche Partner unzufrieden war. Obwohl bei jedem zweiten Parkinson-Patienten Sexualfunktionsstörungen bestehen, besprechen nach einer Untersuchung nur etwa 6 % der Ärzte diese Probleme mit ihren Patienten.

Der behandelnde Hausarzt (wie auch der Autor) ist in der Regel kein Experte auf dem Gebiet der Sexualfunktionsstörungen. Er ist jedoch meist der erste Ansprechpartner, der eine initiale Wertung der individuellen Problematik vornehmen kann und die weiteren Maßnahmen für eine spezielle Diagnostik und Behandlung einleitet. An dieser Stelle sollen einige Punkte aufgeführt werden, die für das Gespräch des Hausarztes mit Betroffenen vielleicht hilfreich sein könnten.

Allgemeine Hinweise

Der Hausarzt sollte die Betroffenen ermuntern, die Problematik in ihrer Partnerschaft offen anzusprechen. In ihrer Lebensgeschichte und der langjährigen Beziehung haben die betroffenen Partner vielleicht bei der Art des sexuellen Umgangs miteinander besondere Verhaltensmuster entwickelt, die sie nun hindern, liebevoll und zärtlich miteinander umzugehen. Wenn die Partner ihre sexuellen Aktivitäten bisher ohne Verbalisierung (wortlos), spontan und durch situatives Abtasten eingeleitet hatten, so müssen sie jetzt eine Korrektur vornehmen. Mit der Erkrankung haben jetzt vielleicht beide Partner Angst vor sexueller Aktivität. Es könnten sich Befürchtungen auf beiden Seiten herausgebildet haben, die in einer Versagensangst des Betroffenen und in einer Angst vor Überforderung des nicht betroffenen Partners bestehen. Der erste und wichtigste Schritt ist also, dass die Partner ganz offen über ihre Befürchtungen, Bedürfnisse und Wünsche miteinander und mit dem Hausarzt sprechen. Letzterer sollte die Gelegenheit auch nutzen, Umstände anzusprechen, die sich evtl. störend auswirken (Speichelfluss, Dyskinesien, Inkontinenz).

Die Sexualpartner sollten bedenken, dass sich die Sexualfunktion im Alter ändert und die verminderte sexuelle Aktivität ein natürlicher Vorgang ist. Männlichen Parkinson-Patienten sollte klar gemacht werden, dass im Alter über 50 die Zeit bis zur vollständigen Erektion verdoppelt oder verdreifacht ist und die Erektion eine kürzere Zeit anhält. Der Arzt sollte darauf hinweisen, dass in vielen Fällen von Sexualfunktionsstörungen – auch bei Parkinson-Patienten – psychische Faktoren eine wesentliche Rolle spielen (beispielsweise Stresssituationen, Ärger oder Ermüdung). Eine deutliche motorische Behinderung hat natürlich auch Einfluss auf die sexuelle Aktivität. Der Partner hat sicherlich Verständnis dafür, dass die sexuelle Aktivität nicht mehr so spontan, sondern geplant in Phasen guter Beweglichkeit erfolgt. Wenn Betroffene krankheitsbedingt die „Technik" ihrer bisherigen sexuellen Praxis modifizieren, muss dies nicht unbedingt mit einem reduzierten Lustgewinn einhergehen. Die Art des sexuellen Umgangs mit Verständnis, Liebe, Zuneigung und Zärtlichkeit führt zur Befriedigung und Zufriedenheit und kann die körperlichen Unzulänglichkeiten kompensieren. Die Partner werden vielleicht feststellen, dass ihre neue zärtliche Sexualität zu einer besonderen und schönen Form in ihrem Sexualverhalten werden kann. Die Vorstellung, dass Sexualität für Frauen in späterem Alter eine untergeordnete Rolle spiele und dass die Sexualität des Mannes auch später einer der wichtigsten Faktoren der Männlichkeit sei, ist glücklicherweise überholt. Beide Partner haben Anspruch auf ein befriedigendes Sexualleben und sollten ihre Sexualpraktiken ohne schambedingte Hemmungen so den Krankheitszeichen anpassen, dass nicht der Verzicht das Ergebnis ist.

Seit Mai 2001 ist Apomorphin-HCl als **Ixense** in Tablettenform sublingual für die Behandlung der erektilen Dysfunktion zugelassen. Für die Erstdosierung wird eine 2-mg-Tablette sublingual empfohlen. Falls erforderlich, ist eine Erhöhung auf 3 mg möglich. Die Wartezeit bis zur Erektion soll sich auf 18–19 min verkürzen. Als Nebenwirkungen werden Kopfschmerzen, Nausea und Schwindel berichtet. Unter einer 3-mg-Gabe sind seltene vasovagale Synkopen beschrieben worden.

Internistische Grunderkrankungen müssen behandelt werden (z. B. Diabetes mellitus, periphere Durchblutungsstörungen). Wenn Medikamente als Ursache in Frage kommen, sollten diese ab- oder umgesetzt werden (z. B. β-Blocker, Anticholinergika, Antidepressiva, Neuroleptika). Alkohol kann zwar die Libido steigern, mindert jedoch die Erektionsfähigkeit. Für Männer gibt es lokale Verfahren zur Erektionsförderung: Die Schwellkörper-Autoinjektionstherapie (SKAT) oder das „medikamentöse urethrale System" (MUSE) erfordern intakte feinmotorische Fähigkeiten. Für Frauen werden z. B. spezielle Beckenbodenmassagen empfohlen.

Der α_2-Rezeptoren-Blocker **Yohimbin** wird schon lange in der Praxis eingesetzt und soll vorwiegend bei psychogener Impotenz wirksam sein. Phentolamin ist bisher nur zur intravenösen Injektion zugelassen. Für Trazadon sind die Studienergebnisse nicht überzeugend.

Ein Durchbruch in der oralen medikamentösen Behandlung der erektilen Dysfunktion scheint mit dem Phosphodiesterase-V-Inhibitor Sildenafil (**Viagra**) gelungen zu sein, das 1998 in den amerikanischen Markt eingeführt wurde und seit Kurzem auch bei uns erhältlich ist. Viagra wirkt direkt in den Korpora cavernosae durch Hemmung des Abbaus von cGMP. Die bisherigen Therapierfolge bei Erektionsstörungen sind beachtlich. In 70% der Fälle konnten Erektionsstörungen gebessert werden, wobei die Erektion schneller eintrat und länger anhielt. In kleineren Studien konnte der Erfolg auch bei Parkinson-Patienten mit erektiler Dysfunktion nachgewiesen werden. Die Wirkung ist dosisabhängig (25 mg, 50 mg, 100 mg). Viagra steigert nicht die Libido und behandelt deshalb nur einen Teil der genannten Ursachen von Sexualfunktionsstörungen. Viagra wirkt bei Patienten mit organischen und psychogenen Erektionsstörungen.

Als **Nebenwirkungen** sind Kopfschmerzen (16%), Gesichtsrötung (11%), verstopfte Nase (5%) und eine Beeinträchtigung der Farbwahrnehmung (3%) dokumentiert. Die Arzneimittelkommission der deutschen Ärzteschaft weist jedoch auf schwere unerwünschte Wirkungen (Myokardinfarkt) bis hin zu Todesfällen in möglichem Zusammenhang mit der Einnahme von Viagra hin. Es ist im Einzelnen nicht gesichert, ob die Todesfälle auf die Einnahme von Viagra, auf den Sexualakt selbst oder auf Vorerkrankungen zurückzuführen sind. Umso mehr ist vor der Verordnung eine sehr sorgfältige Untersuchung durchzuführen und auf Kontraindikationen zu achten: Patienten, die wegen Herzerkrankungen Nitrate oder Stickoxiddonatoren einnehmen, können eine bedrohliche Blutdrucksenkung entwickeln. Kardiale Risikofaktoren müssen also ausgeschlossen sein! Viagra darf nur auf Rezept abgegeben werden. Viagra wird derzeit als „Lifestyle-Droge" eingeordnet und von den Kostenträgern nicht erstattet.

7.6 Weitere Begleitstörungen

Als weitere Begleitstörungen können bei der Parkinson-Krankheit Schmerzen, Parästhesien, Hautveränderungen, Visusstörungen, okulomotorische Auffälligkeiten und Riechstörungen auftreten.

7.6.1 Schmerzen und Parästhesien

Wenig bekannt ist, dass fast die Hälfte aller Parkinson-Patienten über Parästhesien und/oder Schmerzen klagt, die schon im Frühstadium der Erkrankung auftreten können. Schmerzen werden von Parkinson-Patienten als ziehend, brennend, teilweise krampfartig und nicht selten als „rheumatisch" beschrieben. Rücken-, Glieder- und Brustschmerzen werden im Frühstadium, nicht selten auch vom behandelnden Arzt als orthopädisch oder rheumatisch fehlgedeutet. Nicht wenige Patienten werden über längere Zeit unter der Diagnose „Schulter-Arm-Syndrom" oder „HWS-Syndrom" behandelt. Meist verstärken sich die Schmerzen in den Phasen schlechterer Beweglichkeit und betreffen besonders Schulter- und Beckenregion auf der von der Parkinson-Symptomatik stärker betroffenen Seite.

Als quälend werden einseitig betonte krampfartige Schmerzen in Waden, Füßen und Zehen empfunden, die besonders während der frühen Morgenstunden auftreten, wenn die Medikamentenwirkung abgeklungen ist. Man bezeichnet sie deshalb auch als „Off-Phasen-Dystonie" oder „Frühmorgens-Dystonie". Die schmerzhafte Verkrampfung des Fußes mit Streckstellung der Großzehe und Einwärtswendung des Fußes wird „Fußdystonie" genannt. Schmerzen können auch zum Zeitpunkt der maximalen Medikamentenwirkung zusammen mit schmerzhafter Dystonie auftreten (Peak-dose-Dystonie).

Zu wenig wird bei Parkinson-Patienten an **Osteoporose** als Ursache von Schmerzen gedacht. Nicht selten werden Spontanfrakturen, besonders im Bereich der Wirbelsäule übersehen. Bei Frauen nach der Menopause und besonders bei älteren Parkinson-Patienten gehört die Osteoporose zum differenzialdiagnostischen Repertoire. Bei eher diffusen paravertebralen und Extremitätenschmerzen sollte ein Osteo-CT durchgeführt werden und bei entsprechendem Nachweis eine spezifische Osteoporosebehandlung erfolgen.

Über Parkinson-spezifische **Ursachen von Schmerzen** weiß man bis heute nur wenig. Ein Teil der Schmerzen ist auf den Rigor zurückzuführen. Rücken- Glieder- und Nackenschmerzen treten häufig in Off-Phasen als muskuloskelettales Syndrom auf. Dopaminerge, opioiderge und GABAerge Mechanismen im Bereich der Basalganglien üben einen modulierenden Effekt auf die Schmerzwahrnehmung aus. Vorstellbar ist eine Enthemmung der nozizeptiven Reizweiterleitung. Erhöhtes Schmerzempfinden kann auch im Rahmen einer depressiven Phase bei Parkinson-Patienten auftreten.

Sensibilitätsstörungen empfinden Parkinson-Patienten oft als unangenehme Parästhesien (Brennen oder Ameisenlaufen), als Taubheits- oder Kältegefühl, meist im Bereich der unteren Extremitäten. Das Gesicht ist fast nie betroffen. Für Sensibilitätsstörungen können neben zentralen Mechanismen auch periphere Ödeme, besonders in den unteren Extremitäten verantwortlich sein (Druck auf sensible Nervenendigungen in der Haut). Da sensible Störungen nicht selten mit motorischen Fluktuationen korrelieren, werden – wie bei den Schmerzen – auch zentrale Transmitterstörungen vermutet. Stimulationsexperimente mit Vibrationsreizen ergaben in der funktionellen Bildgebung bei Parkinson-Patienten im Vergleich zu Kontrollpersonen eine verminderte kortikale und subkortikale Aktivierung im kontralateralen sensomotorischen Kortex und in den Basalganglien. Hinweise für eine gestörte Verarbeitung sensibler Impulse ergeben sich auch aus SEP-Befunden.

Maßnahmen

Zunächst muss überprüft werden, ob die Schmerzen und Sensibilitätsstörungen im Zusammenhang mit der Medikamenteneinnahme oder

der Beweglichkeit stehen. Der Patient sollte für die Eintragungen der Schmerz- und Sensibilitätsstörungen ein Tagesprotokoll („Schmerzbuch") benutzen.

Wenn die Beschwerden frühmorgens als schmerzhafte Dystonie auftreten, ist die zusätzliche abendliche Einnahme von L-Dopa-Retardmedikamenten oder Dopaminagonisten mit langer Wirkzeit hilfreich. Vorsicht ist bei Risikopatienten mit Neigung zu nächtlichen psychischen Störungen geboten. Am Tage auftretende Off-Schmerzen lassen sich durch Verkürzung der Dosisintervalle mit einer insgesamt höherer Tagesdosis behandeln. Bei Peak-dose-Schmerzen muss die L-Dopa-Gesamtdosis gesenkt und eine Fraktionierung mit Verringerung der Einzeldosen vorgenommen werden. Auch in diesen Fällen haben L-Dopa-Retardpräparate und lang wirksame Dopaminagonisten oft einen günstigen Einfluss. Es ergeben sich also für die an L-Dopa-Wirkspiegel gebundenen Schmerzen die gleichen Behandlungsempfehlungen wie für Fluktuationen (s. unten).

Lässt sich kein zeitlicher Zusammenhang mit der Parkinson-Medikation nachweisen oder führen Umstellungsversuche zu keinem Therapieerfolg und ist eine Osteoporose ausgeschlossen, ist die Indikation für eine medikamentöse Schmerztherapie gegeben, die durch Physiotherapie ergänzt wird. Dabei werden nichtsteroidale Antirheumatika, muskelrelaxierende Medikamente, Antidepressiva und evtl. auch Opioide eingesetzt. Die Schmerztherapie muss nach modernen schmerztherapeutischen Regeln individuell erfolgen. Bei (schmerzhaften) Parästhesien empfiehlt sich die Gabe von Gabapentin (Neurontin) in einer Dosierung von 300 mg.

Schmerzen und Parästhesien

Schmerzen in Abhängigkeit vom L-Dopa-Wirkspiegel
- Schmerzen bei niedrigem L-Dopa-Wirkspiegel
- Schmerzen bei hohem L-Dopa-Wirkspiegel

Sensible Störungen
- Parästhesien (Brennen, Ameisenlaufen)
- Taubheitsgefühl
- Kältegefühl

Therapie bei Schmerzen und Parästhesien
- Einstellung der Dopaminergika optimieren
- Physiotherapie
- Schmerztherapie (nichtsteroidale Antirheumatika, muskelrelaxierende Medikamente, Antidepressiva und evtl. auch Opioide)
- Gabapentin (Neurontin), 300 mg bei (schmerzhaften) Parästhesien
- bei Osteoporose entsprechend medikamentös behandeln

7.6.2 Hautveränderungen

Eine häufige Begleiterscheinung beim Parkinson-Syndrom ist eine veränderte Talgproduktion, die sowohl als fettige als auch trockene Haut in Erscheinung tritt (Gemende u. Fischer 2000). Als Ursache für eine vermehrte Talgproduktion wird eine erhöhte MSH-Freisetzung angenommen, die physiologisch dopaminerg gehemmt wird. Bevorzugte Stellen sind das Gesicht (Stirn, Schläfe) und der Nacken. Die vermehrte Talgproduktion kann dem Gesicht einen glänzend-fettigen Charakter verleihen, sodass von einem „Salbengesicht" gesprochen wird. Hilfreich sind entfettende Seifen oder Badezusätze. Bei trockener Haut sind fetthaltige Hautpflegemittel zu bevorzugen. Als Nebenwirkungen von Dopaminagonisten und Amantadin können Ödeme und netzförmige bläuliche Hautveränderungen (Livedo reticularis) auftreten. Viele Patienten klagen über eine verstärkte Schuppen- und Aknebildung. Hier helfen eher indifferente Seifen, Anti-Schuppen-Shampoos und bei dermatologischer Indikation hydrokortisonhaltige Hautsalben. In einzelnen Fällen kann sich eine seborrhoische Dermatose ausbilden.

Bei Parkinson-Patienten sind die **Tränensekretion** und die **Blinkrate** vermindert, sodass sich zusammen mit der veränderten Talgproduktion eine Blepharitis und als weitere Folge eine Keratitis ausbilden kann. Auch hier helfen in schweren Fällen kortisonhaltige Augensalben. Bei verminderter Tränensekretion (Nachweis durch den Schirmer-Test) empfiehlt sich die Anwendung einer künstlichen Tränenflüssigkeit und das mehrmalige Auflegen warmer Kompressen.

7.6.3 Riechstörungen

Anosmien und Hyposmien sind bei der Parkinson-Krankheit sehr häufig anzutreffen (Angaben in der Literatur bis zu 90 %), wenn gezielt danach gefragt wird und eine exakte Untersuchung des olfaktorischen Systems durchgeführt wird. Die aufwändige Untersuchung der **olfaktorisch evozierten Potentiale** ergibt bei Parkinson-Patienten verlängerte Latenzen. Gern wird darauf hingewiesen, dass Parkinson-Patienten den **Oregano** einer Pizza nur schwer erkennen („Pizza-Test"). Da Geschmacksempfindungen wesentlich durch den Geruch mitbestimmt werden, klagen die Patienten meist über einen verminderten Geschmack. Auch bei anderen neurodegenerativen Erkrankungen, wie Alzheimer-Demenz und Huntington-Chorea sind Riechstörungen häufig. Wichtig für die differenzialdiagnostische Abklärung können neuere Hinweise sein, dass bei der Multisystematrophie (MSA), der progressiven supranukleären Ophthalmoparese (PSP) und der kortikobasalen Degeneration (KBD) nur selten olfaktorische Störungen anzutreffen sind. Riechstörungen können jedoch auch andere Ursachen haben, die abzuklären sind (Infekte, Zustand nach Schä-

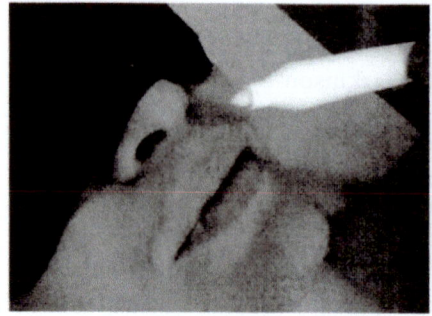 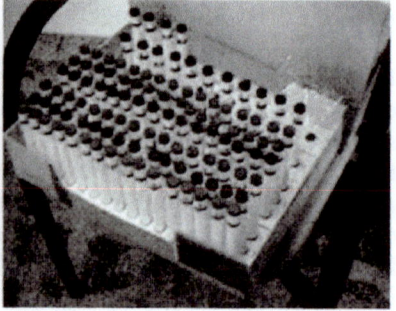

Abb. 7.9a, b. Differenzierter Riechtest (**a**) mit einer Batterie von Duftstoffen unterschiedlicher Stärke (**b**)

del-Hirn-Trauma). Wenn sich bestätigt, dass die Riechstörung ein Frühsymptom des idiopathischen Parkinson-Syndroms darstellt, ist eine auch aufwendigere olfaktorische Untersuchung (z. B. „sniffin sticks", Abb. 7.9) indiziert. In einer olfaktorischen Untersuchung hatten 32 von 50 Patienten (= 64 %) mit einem idiopathischen Parkinson-Syndrom eine Anosmie oder schwere Hyposmie. Eine mittelgradige Hyposmie wurde bei 9 Patienten festgestellt, 3 litten an einer MSA und einer an einer PSP, die verbliebenen 5 Patienten hatten ein idiopathisches Parkinson-Syndrom. Die restlichen 4 Patienten mit Normosmie hatten kein idipathisches Parkinson-Syndrom (Daum et al. 2000).

7.6.4 Sehstörungen

Sehstörungen können als Nebenwirkungen unter der medikamentösen Therapie (z. B. mit Anticholinergika) auftreten. Im Vordergrund stehen Akkomodationsstörungen, sodass Sehziele in wechselnden Entfernungen nicht mehr scharf eingestellt werden können. Unter der Behandlung mit anticholinerg wirkenden Medikamenten kann die Anpassung der Linsenwölbung gestört sein, da der Ziliarmuskel durch Anticholinergika in seiner Funktion beeinträchtigt ist.

Der Dopaminmangel beim idiopathischen Parkinson-Syndrom ist nicht nur auf den Streifenkörper beschränkt, auch in der Retina findet man verminderte Dopaminkonzentrationen. Bestimmte Teile der Netzhaut, die für die Verschärfung des Bildkontrasts feiner Muster verantwortlich sind, benutzen Dopamin als Neurotransmitter. Bei der Parkinson-Krankheit können Störungen der Farbdiskrimination (Blau-Grün-Schwäche), der Sehschärfe und des Kontrastsehens auftreten, die von den Betroffenen nur ungenau beschrieben und erst durch spezielle Test erkannt werden.

7.6.5 Augenbewegungsstörungen

Augenbewegungsstörungen bei Parkinson-Patienten lassen sich oft erst elektrookulographisch, d. h. durch Ableitung der Augenbewegungen mittels Oberflächenelektroden (EOG, s. Abschn. 13.5) nachweisen. Klinisch dokumentiert man die verminderte Blinkrate (normal sind 3–5 Blinks/min). Bei der Prüfung der Augenbewegungen wird bei Parkinson-Patienten oft eine leichte Einschränkung der Blickbewegung nach oben festgestellt. Auch ältere Menschen ohne Parkinson-Syndrom zeigen nicht selten eine leichte vertikale Blickparese nach oben. Auf das Krankheitsbild der progressiven supranukleären Blicklähmung (PSP) mit ausgeprägter Blickparese in vertikaler Ebene – insbesondere nach unten – werden wir noch gesondert eingehen. Häufig besteht bei Parkinson-Patienten auch eine Konvergenzschwäche, sodass die Betroffenen beim Lesen rasch ermüden. Beim wiederholten Beklopfen der Glabella mit dem Zeigefinger wird beim Gesunden das reflektorische Augenzwinkern (Glabellareflex) immer schwächer, bei Parkinson-Patienten tritt jedoch diese Gewöhnung (Habituation) nicht ein.

In der elektrookulographischen Untersuchung lassen sich die vorzeitig abgebremsten raschen Augenbewegungen (hypometrische Sakkaden), die nicht glatten Blickfolgewegungen (Blickfolgedysmetrie) und der gestörte optokinetische Nystagmus dokumentieren. Bei von uns untersuchten Parkinson-Patienten konnten wir bei mehr als der Hälfte der Fälle deutlich hypometrische Sakkaden nachweisen, die in der Kontrollgruppe nur in unter 10 % der Fälle gefunden wurden. Es bestand kein signifikanter Unterschied, wenn die Blicksprünge über eine alternierende Lichtpunktfixation oder über Fremd- bzw. Eigenkommando bei feststehenden Lichtpunkten ausgelöst wurden (Thümler 1989). Der Entstehungsmechanismus der Augenbewegungsstörungen bei Parkinson-Patienten ist noch unklar. Diskutiert werden sowohl der direkte Einfluss des gestörten dopaminergen Systems auf die Okulomotorik als auch unabhängig davon die Systemüberschreitung im Krankheitsverlauf.

Augenbewegungsstörungen

- Herabgesetzte Blinkrate
- Einschränkung der Blickbewegung nach oben
- Leichte Konvergenzschwäche
- Hypometrische Sakkaden
- Blickfolgedysmetrie
- Gestörter optokinetischer Nystagmus

8 Nichtidiopathische Parkinson-Syndrome

8.1 Multisystematrophie 140

8.2 Progressive supranukleäre Blicklähmung 143

8.3 Kortikobasale Degeneration 146

8.4 Frontotemporale Demenz mit Parkinsonismus und Tauopathien 148

8.5 Lewy-Körperchen-Krankheit 148

8.6 Heredodegenerative Erkrankungen mit Parkinson-Symptomen 149

8.6.1 Huntington-Krankheit (rigid-akinetischer Typ) 150

8.6.2 L-Dopa-sensitive Dystonie 150

8.6.3 Parkinson-Demenz-ALS-Komplex 151

8.6.4 Hallervorden-Spatz-Krankheit 151

8.6.5 Progressive Pallidumatrophie 151

8.6.6 Neuroakanthozytose-Syndrom 151

8.7 Symptomatische (sekundäre) Parkinson-Syndrome 152

8.7.1 Durch Medikamente ausgelöstes Parkinson-Syndrom 153

8.7.2 Wilson-Krankheit 156

8.7.3 Durch Intoxikation ausgelöstes Parkinson-Syndrom 157

8.7.4 Creutzfeld-Jakob-Krankheit 158

8.8 Pseudo-Parkinson-Syndrome 160

8.8.1 Normaldruckhydrozephalus 161

8.8.2 Arteriosklerotisches Parkinson-Syndrom 162

8.8.3 Durch eine zerebrale Raumforderung (Hirntumor) ausgelöstes Parkinson-Syndrom 163

8.8.4 Parkinson-Syndrom bei Enzephalitis 164

8.8.5 Posttraumatisches Parkinson-Syndrom (Boxer-Enzephalopathie) 164

Atypische oder nichtidiopathische Parkinson-Syndrome schließen Multisystemdegenerationen mit Parkinson-Symptomatik, sekundäre oder symptomatische Parkinson-Syndrome und heredodegenerative Erkrankungen mit Parkinson-Symptomen ein.

8.1 Multisystematrophie

In der Erstbeschreibung durch Graham u. Oppenheimer (1969) wurde unter Multisystematrophie (MSA) eine variable Kombination aus Parkinson-Symptomen, zerebellären und autonomen Störungen sowie Pyramidenbahnzeichen verstanden. Heute werden die Multisystematrophien in 2 Untertypen unterteilt:

- MSA vom striatonigralen Degenerationstyp (MSA-SND, MSA-P) und
- MSA vom sporadischen olivopontozerebellären Degenerationstyp (MSA-sOPCA, MSA-C).

Bei der MSA-SND ist die Parkinson-Symptomatik vorherrschend, sie wird als MSA-P bezeichnet. Dagegen stehen bei der MSA-sOPCA zerebelläre Symptome im Vordergrund, weswegen sie auch als MSA-C bezeichnet wird. Das Shy-Drager-Syndrom mit ausgeprägter Neigung zur orthostatischen Hypotonie wird heute nicht mehr gesondert abgegrenzt.

Neuropathologisch lässt sich der Zelluntergang in der Substantia nigra, im Locus coeruleus, in der Brücke, in der Olive, im Zerebellum und in den dorsalen Vaguskernen nachweisen. Klinisch handelt es sich um die Kombination eines Parkinson-Syndroms mit zentral-autonomen und zerebellären Störungen. Im weiteren Verlauf treten weitere neurologische Störungen hinzu. Bei der Mehrzahl der Patienten beginnt die Erkrankung mit einer oft einseitig betonten akinetisch-rigiden Parkinson-Symptomatik und autonomen Störungen (MSA-P), seltener dagegen stehen zerebelläre Symptome (MSA-C) im Vordergrund. Den MSA-Formen gemeinsam ist das schlechte oder fehlende Ansprechen auf die L-Dopa-Therapie.

Klinisches Bild und Diagnostik

Neben typischen Parkinson-Symptomen treten sehr früh im weiteren Krankheitsverlauf autonome Zeichen (orthostatische Hypotension, Harninkontinenz, Impotenz), Kleinhirn- und Pyramidenbahnzeichen hinzu. Beim zerebellären Typ können die Kleinhirnstörungen lange vor den Parkinson-Symptomen das Krankheitsbild beherrschen, die autonomen Störungen sind ausgeprägter und treten früher auf als bei der Parkinson-Krankheit. Die Hände sind oft kalt und bläulich verfärbt.

Die ersten Symptome treten meist zwischen dem 45. und 60. Lebensjahr, selten im Alter unter 40 und über 70 Jahre auf. Männer sind etwas häufiger als Frauen betroffen (1,4 zu 1). Das Fortschreiten der MSA-Erkrankung ist sehr viel rascher und die mittlere Überlebenszeit deutlich kürzer als bei der Parkinson-Krankheit. Gangstörungen treten schon in den ersten Jahren auf und machen den MSA-Patienten relativ früh rollstuhlpflichtig („Rollstuhlzeichen"). Für die MSA ist das mangelnde Ansprechen auf L-Dopa charakteristisch. Schon unter niedrig dosierter L-Dopa-Behandlung können orofaziale Dyskinesien auftreten. Wenn ein Tremor vorhanden ist, handelt es sich meist um einen irregulären Haltetremor, ein klassischer Ruhetremor tritt nur selten auf (unter 10 %). Die MSA kann mit Depression und pathologischer Affektlabilität (pathologisches Lachen und Weinen) einhergehen. Eine REM-Schlaf-Verhaltensstörung („REM-sleep-behavior-disorder", RBD) mit groben Bewegungen, Reden oder Schreien im Schlaf soll bei der Multisystematrophie häufig sein. Eine rasch fortschreitende demenzielle Entwicklung spricht eher gegen eine MSA.

Bei den autonomen Störungen stehen erektile Dysfunktion bei Männern und Dranginkontinenz bei Frauen initial im Vordergrund. Es findet sich häufig die Kombination einer Detrusorhyperaktivität und Spinkterschwäche. Denervierungszeichen und eine vermehrte Polyphasierate des M. sphincter ani externus finden sich zwar bei den meisten MSA-Patienten, lassen sich jedoch auch bei der PSP nachweisen (Degeneration des spinalen Nucleus Onuf). Im weiteren Verlauf treten orthostatische Kreislaufregulationsstörungen mit pathologischem Schellong-Test (> 20 mmHg RR-Abfall im Stehen) hinzu. Herzfrequenzvarianz-Untersuchungen zeigen bei der MSA im Gegensatz zum idiopathischen Parkinson-Syndrom pathologische Befunde. Weitere neurologische Zeichen sind im weiteren Verlauf eine zerebelläre Gangataxie, Pyramidenbahnzeichen mit Babinski-Zeichen und gesteigerten Muskeleigenreflexen sowie spastischer Tonuserhöhung.

Zusatzuntersuchungen
Bildgebende Verfahren (MRT, PET und SPECT) sind leider erst im fortgeschrittenem Stadium der Erkrankung bei der differenzialdiagnostischen Abgrenzung hilfreich. Im MRT kann im T2-Bild im Putamen ein hypointenses Zentrum mit einem hyperintensen Randsaum zum Klaustrum nachgewiesen werden. Im IBZM-SPECT zeigt sich wie bei der PSP eine verringerte postsynaptische Rezeptorendichte und erlaubt so die Abgrenzung vom idiopathisches Parkinson-Syndrom. Im PET lässt sich im Striatum und im Zerebellum eine Störung des Glukosestoffwechsels nachweisen (s. auch Abschn. 13.8.6). Bei Parkinson-Patienten soll die Konzentration von Wachstumshormon im Blut unter niedriger Apomorphingabe (Low-dose-Apomorphintest) erhöht und bei der Abgrenzung gegenüber MSA hilfreich sein.

Multisystematrophie (MSA)

Merkmale
- Erstmanifestation zwischen dem 45. und 60. Lebensjahr
- Männer sind häufiger betroffen (1,4 zu 1)
- Schlechte Ansprechbarkeit auf L-Dopa und Dopaminagonisten
- Rasches Fortschreiten, frühe Rollstuhlpflichtigkeit

Parkinson-Zeichen
- Akinetisch-rigides Parkinson-Syndrom
- Irregulärer Tremor (myoklonusartig)
- Frühe Gang- und Standunsicherheit mit Sturzneigung
- Starker Rigor der Nackenmuskulatur (dystoner Antekollis)

Autonome Zeichen
- Orthostatische Hypotension (Synkopen, Schwindel)
- Impotenz (erektile Dysfunktion), Dranginkontinenz, Hypo-/Anhidrose
- Kalte und blau verfärbte Hände

Weitere Merkmale
- Dysarthrie, Dysphagie, inspiratorischer Stridor, Schnarchen
- Früh orofaziale Dyskinesien unter L-Dopa
- Affektlabilität (enthemmtes Lachen und Weinen)

Bildgebende Verfahren
- MRT, SPECT und PET sind erst im fortgeschrittenem Stadium hilfreich

Therapie
Beide MSA-Typen zeigen kein oder nur initial ein Ansprechen unter einer L-Dopa-Therapie. Beim idiopathischen Parkinson-Syndrom (Parkinson-Krankheit, Morbus Parkinson) spricht gerade das gute Ansprechen auf L-Dopa für die Diagnose. Im Anfangsstadium sollte dennoch ein Therapieversuch mit L-Dopa durchgeführt werden, da bei 30 % der Patienten eine leichte Besserung der Parkinson-Symptomatik erzielt werden kann. L-Dopa wird versuchsweise je nach Verträglichkeit bis auf 1000 mg (maximal 1500 mg) aufdosiert, um den Therapieeffekt zu überprüfen. Wenn die L-Dopa-Hochdosierung erfolglos war, wird L-Dopa wieder langsam reduziert und schließlich abgesetzt. Wenn die L-Dopa-Therapie nicht anspricht oder Nebenwirkung bei höherer Dosierung nicht toleriert werden, kann Amantadin oder Budipin versucht werden. Dopaminagonisten wirken in der Regel nicht, wenn L-Dopa erfolglos eingesetzt wurde. Der Therapieerfolg sollte sehr kritisch beurteilt werden. Bei einer Reihe unserer Patienten mit MSA besserte sich das subjektive Wohlbefinden erst, als die mitgebrachte medikamentöse Mehrfachbehandlung mit Dopaminergika reduziert und abgesetzt wurde. Die Patienten hatten mehr unter den Ne-

8.2 Progressive supranukleare Blicklähmung

Das von den Ärzten Steele, Richardson und Olszewski 1964 beschriebene Krankheitsbild der progressiven supranuklearen Blicklähmung ist bei voller Ausprägung leicht zu erkennen. Erst im Verlauf der Erkrankung tritt als wegweisendes Zeichen eine fortschreitende Blicklähmung zunächst nach oben und später nach unten auf. Deshalb wird dieses Krankheitsbild als „progressive supranukleare Blickparese" (PSP) bezeichnet.

Klinisches Bild und Diagnostik

Die Erkrankung betrifft mehr Männer als Frauen, tritt zwischen dem 50. und 65. Lebensjahr auf und zeigt ein relativ rasches Fortschreiten. Betroffen sind 7 von 100.000 Individuen im Alter über 55 Jahre. Die frühen Zeichen sind eher uncharakteristisch. Neben einer Muskelsteife, vornehmlich im Nacken- und Rumpfbereich, und einer allgemeinen Bewegungsverlangsamung klagen die Patienten schon früh über eine ausgeprägte Gang- und Standunsicherheit mit Fallneigung nach hinten. Die Bradykinese an den oberen Extremitäten ist im Anfangsstadium nur gering ausgeprägt. Bald treten Blicklähmung, Sprech- und Schluckstörungen hinzu.

Anders als beim idiopathischen Parkinson-Syndrom, sind Rigor und Bradykinese meist symmetrisch und körperachsennah (axial) ausgeprägt, ein Ruhetremor fehlt. Die Parkinson-Symptomatik stellt sich betont im Bereich der unteren Extremitäten dar („Parkinson-Syndrom der unteren Körperhälfte"), die Haltung ist eher aufrechter, das Mitschwingen der Arme kaum gemindert. Erkannt werden die Patienten oft daran, dass sie bei einer Blickwendung den Kopf (und den Rumpf) „en bloc" mitdrehen müssen. Als Hinweis für eine PSP gelten inspiratorischer Stridor und Dystonie der Nackenmuskeln mit Retrokollis.

Die Blinkrate ist vermindert. Verlangsamte, hypometrische Sakkaden und die instabile Blickfixation erklären die geklagten Seh- bzw. Lesestörungen. Charakteristisch ist die progrediente supranukleare vertikale Blickparese nach oben, später nach unten. Der erhaltene okulozephale Reflex verweist auf die supranukleare Schädigung. Im Endstadium sind auch die horizontalen Blickwendungen vollständig eingeschränkt, sodass die

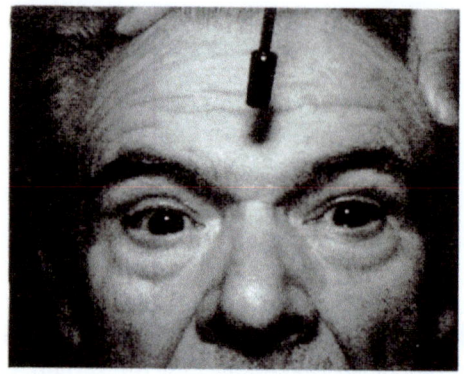

Abb. 8.1. Patient mit progressiver supranuklearer Blickparese (PSP). Der Patient ist aufgefordert, nach oben zu schauen. Bei diesem Patienten ist die Blickbewegung nicht nur nach vertikal oben und unten eingeschränkt, sondern auch in horizontaler Ebene, sodass ein starrer „erstaunter" Gesichtsausdruck entsteht

weit geöffneten Augen wie eingemauert fixiert erscheinen (Blickstarre, Abb. 8.1. Eine vertikale Blickparese nach unten kann auch bei der kortikobasalen Degeneration (KBD), bei der Multisystematrophie (MSA), bei multiplen Hirninfarkten (SAE) und anderen neurologischen Systemerkrankungen auftreten.

Zeichen der Pseudobulbärparalyse mit Dysarthrie und Dysphagie begleiten den weiteren Verlauf. In 10–20 % der Fälle ist ein milder Blepharospasmus zu beobachten, oft auch eine Lidöffnungsblockade. Im späteren Krankheitsstadium lassen sich Zeichen eines Frontalhirnsyndroms nachweisen (kognitive Störungen mit Übergang zur demenziellen Entwicklung und Persönlichkeitsveränderungen). In neuer Zeit wird die progressive supranukleäre Blickparese den sog. Tauopathien zugeordnet.

MRT-, SPECT- und PET-Untersuchungen können bei der Abgrenzung eines idiopathischen Parkinson-Syndroms helfen, allerdings oft erst in späten Stadien: Im MRT lassen sich im fortgeschrittenem Stadium verschmächtigte Mittelhirnschenkel nachweisen („Mickeymouse"-Zeichen). Mit SPECT- und PET-Untersuchungen kann geprüft werden, ob auch die postsynaptischen Dopaminrezeptoren betroffen sind. Beim idiopathischen Parkinson-Syndrom ist – wie erwähnt – der postsynaptische Anteil dagegen nicht gestört.

Progressive supranukleare Blickparese

Allgemeine Merkmale
- Auftreten zwischen 50. und 65. Lebensjahr
- Betroffen sind 7 von 100.000 über 55-Jährige
- Nachweis Tau-postiver Neurone
- Schlechte Ansprechbarkeit auf L-Dopa und Dopaminagonisten

Klinische Merkmale
- Axiale Betonung von Rigor und Bradykinese, beinbetont („Parkinson-Syndrom der unteren Körperhälfte"), selten Ruhetremor
- Dystonie der Nackenmuskeln mit Retrokollis
- Früh Stand- und Gangunsicherheit mit Fallneigung nach hinten
- Kognitive Störungen (Frontalhirnzeichen) in späteren Stadien
- Augenbewegungsstörung mit Blickparese nach oben, später nach unten, Sakkadenverlangsamung, hypometrische Sakkaden, später Sakkadenausfall, Kopf-Rumpf-Wendung „en bloc", verminderte Blinkrate, okulozephaler Reflex zunächst noch erhalten
- Pseudobulbärparalyse (Dysarthrie, Dysphagie)
- MRT, PET und SPECT helfen bei der differenzialdiagnostischen Abgrenzung

Die folgende Übersicht gibt die Kriterien für die progressive supranukleare Blickparese gemäß NINDS-PPSP-Richtlinien (Litvan et al. 1996) wieder.

NINDS-PPSP-Kriterien der progressive supranukleare Blickparese

PSP möglich
- Alter > 40 Jahre
- Langsame Progredienz
- Entweder vertikale supranukleare Blickparese **oder**
- Sowohl verlangsamte vertikale Sakkaden als auch
- Gangunsicherheit mit Stürzen im 1. Krankheitsjahr
- Ausschluss anderer Erkrankungen mit PSP-ähnlichem Verlauf

PSP wahrscheinlich
- Alter > 40 Jahre
- Langsame Progredienz
- Vertikale supranukleare Blickparese **und** ausgeprägte
- Gangunsicherheit mit Stürzen im 1. Krankheitsjahr
- Ausschluss anderer Erkrankungen mit PSP-ähnlichem Verlauf

PSP sicher
- Wahrscheinliche PSP **und**
- Typischer neuropathologischer Befund: neurofibrillare Tangles und Neuropilschrumpfung in Basalganglien und anderen Hirnregionen

Therapie und Verlauf

Wie die MSA lässt sich leider auch die progressive supranukleare Blickparese medikamentös wenig beeinflussen. Nur 10 % erreichen unter der Behandlung mit L-Dopa eine kurzzeitige Besserung der Gangstörung und des Rigors. Empfohlen wird der Behandlungsversuch mit L-Dopa (bis 1000 mg). Bei fehlendem Ansprechen werden Dopaminagonisten unter Domperidonschutz versucht. In einigen Fällen haben Amantadin und Budipin zu einer Besserung der klinischen Symptomatik geführt, wobei sich allerdings das Risiko psychotischer Reaktion erhöhen kann. Ein initialer Therapierfolg muss im weiteren Verlauf überprüft werden (z. B. durch Reduktion der dopaminergen Therapie), um den Patienten nicht unnötig mit Nebenwirkungen bei fehlender Wirksamkeit zu belasten. Im Vordergrund der therapeutischen Maßnahmen steht bei der PSP die psychosoziale Betreuung. Schon nach wenigen Jahren wird der Patient rollstuhlpflichtig oder bettlägerig. Die mittlere Überlebungszeit wird mit 6–10 Jahren angegeben.

8.3 Kortikobasale Degeneration

Die sehr seltene kortikobasale Degeneration (KBD) hat Ähnlichkeit mit der oben beschriebenen progressiven supranuklearen Parese und tritt zwischen dem 60. und 70. Lebensjahr auf. Der Beginn ist zunächst schleichend, zeigt bald aber einen deutlich progredienten Verlauf mit einer Krankheitsdauer von 7–10 Jahren. Neuropathologisch finden sich Neuronenuntergänge und Gliose vor allen Dingen im zerebralen Kortex und in der Substantia nigra, regelloser im Hirnstamm, in den Basalganglien und im Thalamus. Die Neurone sind geschwollen und haben ihre Anfärbbarkeit verloren (achromatisch). In neuer Zeit wird die KBD den sog. Tauopathien zugeordnet.

Klinisches Bild und Diagnostik

Klinisch ist eine oft einseitig betonte akinetisch-rigide Parkinson-Symptomatik vorherrschend, die sich anfänglich meist durch Feinmotorikstörungen an einer Hand bemerkbar macht und schlecht auf L-Dopa anspricht. Erst wenn weitere Symptome wie ideomotorische Apraxie der Extremitäten, eine kortikale Empfindungsstörung, fokale dystone Fehlstellungen der oberen Extremität und das sog. „Alien-limb"-Syndrom hinzutreten, wird die Diagnose in Richtung einer KBD gelenkt.

Die **Apraxie** (Apraxie = Unfähigkeit, Körperteile in einen zweckmäßigen Handlungsablauf einzubinden) betrifft den Hand- und Mundbereich. Bei der kortikalen Empfindungsstörung handelt es sich um eine eigenartige Störung, bei der die Patienten das Gefühl haben, ihr Arm bzw. ihr Bein gehöre nicht zu ihnen bzw. sei ihnen fremd. Dabei kann die Extremität unkontrollierte Greifbewegungen ausführen. Man bezeichnet dieses Phänomen auch als „Alien-hand/-limb"-Phänomen (engl. „alien" = fremd; „limb" = Extremität). Nestelnde Bewegungen mit einer Hand, Spiegelbewegungen oder das Verharren des Armes in einer bestimmten Stellung werden bei Ablenkung nicht bemerkt. Die oft assoziierte Gangstörung entspricht einer frontalen Gangstörung mit breitbasigen Schritten. Die Okulomotorikstörung betrifft zunächst die raschen Augenbewegungen mit Verlangsamung der Sakkaden. Eine Blickparese kann im Spätstadium auftreten. Weitere Zeichen sind fokale Dystonien, Kleinhirn- und Schluckstörungen. Kognitive Störungen stehen gewöhnlich nicht im Vordergrund der kortikobasalen Degeneration. Allerdings sind Formen mit frühem Demenzbeginn und Aphasie bekannt. Pathologisches Lachen oder Weinen sind als frühe Zeichen der KBD beschrieben worden.

Es gibt keine spezifischen Zusatzbefunde. Im EEG kann manchmal bei stark asymmetrischer Symptomatik ein frontotemporaler Herdbefund kontralateral zur klinisch stärker betroffenen Seite nachgewiesen werden. In CT und MRT ist im weiteren Krankheitsverlauf eine asymmetrische frontoparietale Atrophie nachweisbar. Im T2-gwichteten MRT findet sich oft eine Hypointensität im Putamen. In polygraphischen Untersuchungen lassen sich Reflexmyoklonien ableiten, allerdings ohne amplitudenüberhöhte SEP (Riesenpotentiale).

Kortikobasale Degeneration

Allgemeine Merkmale
- Krankheitsbeginn: um das 60. Lebensjahr, Krankheitsdauer: 7–10 Jahre
- Parkinson-Syndrom (akinetisch-rigider Typ, asymmetrisch)
- Kein oder nur unzureichendes Ansprechen auf die L-Dopa-Therapie

Klinische Leitsymptome
- Irregulärer Tremor einer Hand (Aktions-Halte-Tremor, 6–8 Hz, Myoklonus)
- Distale Myoklonien (Halte- oder Aktionsmyoklonus)
- Apraxie im Hand- und Mundbereich (ideomotorischer Typ)
- Fremdgefühl für Extremitäten („Alien-hand/-limb"-Phänomen)
- Dystone Bewegungsstörung der oberen Extremitäten
- Dysarthrie, Dysphagie
- Pyramidenbahnzeichen (Spastik, Babinski-Phänomen)

Weitere Zeichen
- Frontalhirnsyndrom, demenzielle Entwicklung (spät)
- Supranukleare Blickstörung, Blepharospasmus, choreatische Bewegungsstörung
- Enthemmungszeichen (orale und Handgreifreflexe, Palmomentalreflex)

Zusatzbefunde bei der kortikobasalen Degeneration
- SEP: Reflexmyoklonus (keine Riesenpotentiale)
- CT: Frontoparietale Atrophie
- MRT: Hypointensität im Putamen (T2-Gewichtung)

Therapie und Verlauf

Die kortikobasale Degeneration lässt sich durch Dopaminergika kaum beeinflussen, dennoch sollten L-Dopa und Dopaminagonisten versucht werden. Das Vorgehen entspricht den Therapieversuchen bei der MSA und PSP. Therapieerfolge sind nach Hochfrequenzstimulation des Nucleus subthalamicus und nach Pallidotomie beschrieben worden. Aktions- und Haltetremor sowie Myoklonus lassen sich manchmal durch Clonazepam, β-Blocker, Piracetam oder Valproat gering verbessern. Der Rigor lässt sich in Einzelfällen durch Baclofen mindern. Bei fixierter dystoner Störung werden Botulinum-Toxin-Injektionen versucht. KBD-Patienten werden innerhalb weniger Jahre immobil und rollstuhlpflichtig. Der Tod tritt meist nach 5–10 Jahren ein, oft infolge einer Aspirationspneumonie.

8.4 Frontotemporale Demenz mit Parkinsonismus und Tauopathien

Für das klinische Bild der frontotemporalen Demenz und Parkinsonismus (FTDP) ist in neuerer Zeit eine Mutation im Gen für das Protein Tau auf Chromosom 17 identifiziert worden. Kriterien dieser familiären Erkrankung sind u. a. die Manifestation meist im 50. Lebensjahr, Affektstörungen, visuelle und akustische Halluzinationen, Sprachstörungen, rigid-akinetisches Parkinson-Syndrom (seltener Tremor) und später einsetzende frontotemporale Demenz.

8.5 Lewy-Körperchen-Krankheit

Differenzialdiagnostisch muss die Lewy-Körperchen-Krankheit (synonym: diffuse Lewy-Körperchen-Krankheit, Demenz mit Lewy-Körperchen) von der Parkinson-Krankheit, der Alzheimer-Demenz und der Creutzfeld-Jacob-Krankheit abgegrenzt werden. Bei der Lewy-Körperchen-Krankheit handelt es sich um eine häufiger bei Männern (2 zu 1) vorkommende, progrediente Demenz in Kombination mit einem Akinese-Rigor-dominanten Parkinson-Syndrom. Die Demenz mit Lewy-Körperchen soll 10–30 % aller Demenzen ausmachen. Psychopathologisch lassen sich fluktuierende kognitive Störungen mit wechselnder Aufmerksamkeit und Vigilanz beobachten. Häufig sind psychotische Episoden mit komplexen Halluzinationen (visuell und akustisch). Als weitere klinische Kriterien werden Sturzneigung, Synkopen und transiente Bewusstseinsstörungen herausgestellt. Früh finden sich Blasenstörungen. Es besteht eine ausgeprägte Neuroleptikahypersensitivität. Im Gegensatz zur Alzheimer-Demenz bestehen keine neuropsychologischen Störungen wie Aphasie und Apraxie. Ob die nachweisbaren Lewy-Körperchen (s. Abb. 4.8) im

Nucleus basalis Meynert Folge oder Ursache der neuronalen Degeneration sind, wird diskutiert.

Die Parkinson-Symptomatik ist meist milder ausgeprägt mit Akinese-Rigor-Dominanz und zeigt nur eine geringe Ansprechbarkeit auf L-Dopa und Dopaminagonisten. Pilotstudien und Einzelfallberichte weisen auf einen positiven Einfluss von AChE-Hemmern hin. In einer europaweiten Studie mit 120 Patienten konnte mit dem AChE-Hemmer Rivastigmin (Exelon) in einer 20-wöchigen Behandlung eine deutliche Besserung erreicht werden, die nach Absetzen wieder abnahm. Die Hauptkriterien und fakultativen Symptome der Lewy-Körperchen-Krankheit sind nachfolgend zusammengefasst.

Diffuse Lewy-Körperchen-Krankheit

Neuropathologische Kriterien
- Nachweis von Lewy-Körperchen (vorwiegend subkortikal)
- Nachweis von Alzheimer-Plaques und Neurofibrillen

Klinische Hauptkriterien
- Progressives kognitives Defizit (berufliche und soziale Beeinträchtigung)
- Eindeutige mnestische Störung zu Beginn oder dominierend im Verlauf
- Aufmerksamkeitsstörung („Frontallappen-Syndrom")
- Fluktuierende Intensität der Aufmerksamkeits- und Vigilanzstörung
- Visuspatiale Störung
- Parkinson-Syndrom mit variabler Symptomdominanz

Fakultative Symptome
- Sturzneigung zu Beginn der Erkrankung
- Wiederholte Somnolenzphasen, Synkopen
- Erhöhte Neuroleptikasensitivität
- Halluzinationen

8.6 Heredodegenerative Erkrankungen mit Parkinson-Symptomen

Weitere seltene neurodegenerative Parkinson-Syndrome sind:

- Huntington-Krankheit (rigid-akinetischer Typ, Westphal-Variante),
- L-Dopa-sensitive Dystonie,
- Parkinson-Demenz-ALS-Komplex,
- Hallervorden-Spatz-Krankheit,
- progressive Pallidumatrophie,
- Neuroakanthozytose,
- Parkinson-Syndrom bei seniler Demenz vom Alzheimer-Typ.

8.6.1 Huntington-Krankheit (rigid-akinetischer Typ)

Die rigid-akinetische Form der Huntington-Krankheit (Westphal-Variante) ist als besondere Verlaufsform von der klassischen Form (Huntington-Chorea), der juvenilen Form, der hyperkinetischen Form und der rasch emotional verarmende Form abgegrenzt worden. Die akinetisch-rigide Form kann schon im Kindes- und Jugendalter beginnen. In der Anamnese finden sich frühzeitig Zeichen wie Nervosität, Reizbarkeit, erhöhte Aggressivität und Konzentrationsschwäche. Der anfangs in den rumpfnahen Muskeln stärker ausgeprägte Rigor sowie die zunehmende Bewegungsarmut können das klinische Bild beherrschen oder mit choreatischen Hyperkinesen abwechseln.

Im Spätstadium gleicht das Bild immer mehr einem schweren rigid-akinetischen Parkinson-Syndrom. Augenbewegungsstörungen mit Ausfall der raschen Augenbewegungen, Blickparese sowie Zeichen der Pseudobulbärparalyse können hinzutreten. Der weitere Verlauf mündet in eine schwere Demenz.

8.6.2 L-Dopa-sensitive Dystonie

Bei der L-Dopa-sensitiven Dystonie handelt es sich um eine autosomal-rezessive Erkrankung, die sich vorwiegend bei Mädchen im Kindesalter manifestiert. Die nachgewiesene Mutation im Gen der GTP-Zyklohydrolase I (Chromosom 14q22.1–2) führt zum Mangel eines Kofaktors für die Tyrosinhydroxylase und somit zu einer verminderten Dopaminsynthese. Dieser Pathomechanismus erklärt auch das gute Ansprechen auf L-Dopa. Die betroffenen Kinder entwickeln zunächst eine belastungsabhängige Fußdystonie mit Flexions- und Einwärtsstellung, sodass der Gang erheblich gestört sein kann. Im weiteren Verlauf entwickelt sich eine axiale Dystonie und Parkinson-Zeichen wie Hypomimie, Rigor mit Zahnradphänomen und Tremor (selten). Wichtiges Merkmal ist die sehr gute und anhaltende Besserung unter niedriger L-Dopa-Dosierung, die meist über Jahre ohne L-Dopa-Langzeitkomplikationen toleriert wird. Die Diagnose kann durch Mutationsnachweis oder Aktivitätsminderung der GTP-Zyklohydrolase I bestätigt werden.

L-Dopa-sensitive Dystonie

- Autosomal-rezessiv
- GTP-Zyklohydrolase I (Chromosom 14q22.1–2)
- Vorwiegend bei Mädchen im Kindesalter
- Belastungsabhängige Fußdystonie (oft fixiert)
- Parkinson-Zeichen
- Guter L-Dopa-Effekt bei geringer Tagesdosierung (bis 400 mg)

8.6.3 Parkinson-Demenz-ALS-Komplex

Für einzelne Bewohner der Insel Guam ist ein erbliches Syndrom beschrieben worden, das sich durch die Kombination von Parkinson-Syndrom und Demenz auszeichnet. Ähnliche Krankheitsbilder wurden in Japan, Westguinea, USA und auch in der Bundesrepublik Deutschland beschrieben.

8.6.4 Hallervorden-Spatz-Krankheit

Dieses 1922 von Hallervorden u. Spatz beschriebene seltene Krankheitsbild wird wahrscheinlich autosomal-rezessiv vererbt und einer Genmutation auf Chromosom 20p12.3-p13 zugeschrieben. Das Manifestationsalter liegt in den beiden ersten Lebensdekaden. Die Kinder bzw. Jugendlichen fallen durch Parkinson-Symptome (Rigor, Akinese, Tremor), verbunden mit einer Gangstörung, auf. Im weiteren Verlauf treten dystone und choreoathetotische Bewegungsstörungen hinzu. Weitere neurologische Zeichen sind Spastik, Optikusatrophie, Retinitis pigmentosa, bulbäre Symptome und psychopathologische Veränderungen. Bei der adulten Form, die vom juvenilen Parkinson-Syndrom abgegrenzt werden muss, beherrschen Rigor und Akinese das Krankheitsbild. Im Globus pallidus und in der Substantia nigra findet man ausgeprägte Eisenansammlungen. Im MRT ist oft ein hyperintenses Zentrum im Pallidum sichtbar, das von einem hypointensen Areal umgeben ist. Die Therapie richtet sich symptomatisch auf den Rigor (L-Dopa, Dopaminagonisten) und die Dystonie.

8.6.5 Progressive Pallidumatrophie

Die seltene, vererbte progressive Pallidumatrophie beginnt klinisch mit Tremor und komplexen Dyskinesien, die in eine rigid-akinetische Parkinson-Symptomatik münden. Die Erkrankung beginnt früh (zwischen dem 5. und 14. Lebensjahr), sodass sich allenfalls die Abgrenzung zum juvenilen Parkinson-Syndrom ergibt. Der Verlauf ist chronisch-progredient, der Tod tritt meist vor dem 40. Lebensjahr ein. Neuropathologisch handelt es sich um eine isolierte Pallidumatrophie.

8.6.6 Neuroakanthozytose-Syndrom

Beim Neuroakanthozytose-Syndrom handelt es sich um eine Erbkrankheit, die sich klinisch durch choreatische und andere Bewegungsstörungen zeigt und bei der man im Blutbild geschrumpfte Erythrozyten, sog. Akanthozyten (Stechapfelform) nachweist, die der Krankheit ihren Namen gegeben haben. Die autosomal-dominanten und autosomal-rezessiven Formen beginnen zwischen dem 20. und 40. Lebensjahr mit orofazialen Dyskinesien, die sich im weiteren Verlauf auf die Gliedmaßen und den Rumpf ausbreiten. Zeichen der Polyneuropathie mit Atrophie der kleinen Hand- und Fußmuskeln können hinzutreten. Weiterhin sind Tics, Dystonien und akinetisch-rigide Parkinson-Symptome beschrieben worden. Psychisch fallen die Betroffenen durch soziale Rückzugstendenzen auf. Von diesen Formen wird eine X-chromosomale Form (McLeod-Syndrom) abgegrenzt, die sich später manifestiert (um das 30. Lebensjahr) und sich zunächst mit psychischen Störungen (Depression, Halluzination) zeigt. Die Bewegungsstörung hat choreatischen Charakter und ist wie bei den erstgenannten Formen im orofazialen Bereich besonders deutlich. Im EKG lassen sich Überleitungs- und Hypertrophiezeichen nachweisen. Die durchschnittliche Krankheitsdauer wird mit 9 Jahren angegeben.

Neuroakanthozytose-Syndrom
- Manifestationsalter zwischen den 20. und 40. Lebensjahr
- Autosomal-dominante Form
- Autosomal-rezessive Form
- X-chromosomale Form (McLeod-Syndrom)

Klinische Merkmale
- Progrediente Dyskinesien (orofazial betont)
- Choreatische Bewegungsstörung der Gliedmaßen
- Tics, Dystonien, akinetisch-rigide Parkinson-Symptome
- Verhaltensauffälligkeiten (sozialer Rückzug)
- Polyneuropathie

Zusatzuntersuchungen
- Akanthozytose (4 %-Anteil, „Stechapfelform der Erythrozyten")
- CK-Erhöhung
- Kardiomyopathie (beim McLeod-Syndrom)

8.7 Symptomatische (sekundäre) Parkinson-Syndrome

Symptomatisches Parkinson-Syndrom bedeutet, dass die Parkinson-ähnlichen Symptome als Folge einer anderen Erkrankung mit nachweisbarer Ursache entstehen. Das symptomatische Parkinson-Syndrom wird auch als sekundäres Parkinson-Syndrom bezeichnet.

Folgende auslösende Faktoren symptomatischer Parkinson-Syndrome können unterschieden werden:

- Medikamente (Neuroleptika, Reserpin, Flunarizin, Cinnarizin, Diltazem),
- Basalganglienschädigung,

- Intoxikation,
- Blutung oder Infarkt,
- Tumor,
- Enzephalitis.

8.7.1 Durch Medikamente ausgelöstes Parkinson-Syndrom

Nach bisherigen Erkenntnissen kann davon ausgegangen werden, dass die Parkinson-Krankheit (idiopathisches Parkinson-Syndrom) nicht durch Medikamente ausgelöst wird. Es gibt jedoch eine Reihe von Wirkstoffen, die als unerwünschte Wirkung Parkinson-Zeichen wie Tremor, Bradykinese und Rigor auslösen können. Es handelt sich um Wirkstoffe, die entweder die Dopaminwirkung am Rezeptor blockieren (Dopaminrezeptorblocker: Neuroleptika, Dopaminantagonisten) oder die Dopaminspeicher in den präsynaptischen Vesikeln entleeren (Dopaminspeicherentleerer).

Folgende Medikamente, die ein Parkinson-Syndrom auslösen können, sind zu unterscheiden:

- Dopaminrezeptorblocker:
  - Antipsychotika (Neuroleptika),
  - Antiemetika (Metoclopramid),
  - Tranquillantien (z. B. Imap, Psyquil),
  - Kalziumantagonisten (Flunarizin, Cinnarizin).
- Dopaminspeicherentleerer:
  - Reserpin, Tetrabenazin.
- Weitere Wirkstoffe:
  - Antidepressiva,
  - Lithium.

Neuroleptika

Ganz im Vordergrund medikamentös ausgelöster Parkinson-Syndrome stehen als Dopaminrezeptorblocker die Neuroleptika. Sie werden bei psychiatrischen Erkrankungen mit psychomotorischer Erregtheit und psychotischen Zustandsbildern mit Halluzinationen und Denkstörungen eingesetzt.

Neuroleptika blockieren die postsynaptischen Dopaminrezeptoren, sodass freigesetztes Dopamin den Rezeptor nicht mehr aktivieren kann. Innerhalb von Tagen bis Wochen nach Einleitung der Neuroleptikabehandlung bilden 15–60 % der Patienten eine deutliche Bradykinese sowie ein geringerer Anteil Rigor und Tremor aus. Bei einigen Patienten weist ein besonderer Tremor im Mundbereich auf die Neuroleptikaauslösung hin: Die schnellen Mundbewegungen erinnern an Kaubewegungen beim Hasen („Rabbit-Syndrom"). Ältere Patienten über 65 Jahre sind stärker gefährdet als jüngere. Im weiteren Verlauf oder gleichzeitig können dystone Störungen und orofaziale Dyskinesien hinzutreten. Die durch Neuroleptika ausgelösten Parkinson-Zeichen werden auch als **Parkinsonoid** bezeichnet (Parkinson-ähnlich). In einer Studie hatten mehr als die Hälfte aller mit Neuroleptika behandelten geriatischen Patienten ein Parkinsonoid. Schwierig wird die Abgrenzung von einer Parkinson-Krankheit, wenn sich das medikamentös ausgelöste Parkinson-Syndrom asymmetrisch ausbildet (in 30 % der Fälle). Nicht selten werden diese Patienten fehldiagnostiziert und erfolglos mit Parkinson-Mitteln behandelt. Die Kombinationsbehandlung mit Neuroleptika und Antidepressiva trägt ein höheres Risiko für ein medikamentös ausgelöstes Parkinson-Syndrom.

Neben der Bradykinese fallen die Hypomimie und die veränderte Sprache bei den Betroffenen auf. Der Muskeltonus ist erhöht, selten jedoch findet sich ein Zahnradphänomen. Festinations- und Freezing-Phänomene sind beim medikamentös ausgelösten Parkinson-Syndrom eher seltener anzutreffen. In Zweifelsfällen können Dopaminmetaboliten im Liquor nachgewiesen werden, die beim medikamentös ausgelösten Parkinson-Syndrom normal oder erhöht sind, während sie bei der unbehandelten Parkinson-Krankheit niedrige Werte zeigen.

In den meisten Fällen bildet sich das Parkinsonoid nach Absetzen der Neuroleptika innerhalb von Tagen oder Wochen wieder zurück, was bei der Parkinson-Krankheit natürlich nicht zu erwarten ist. In etwa 1 % der Fälle können die Parkinson-Symptome jedoch über mehrere Jahre oder auch für immer bestehen bleiben. Auch durch eine einschleichende, niedrige Dosierung mit niederpotenten Neuroleptika kann ein Parkinsonoid nicht sicher vermieden werden. Ein normaler Dopa-PET-Befund soll eine gute Rückbildung erwarten lassen.

Die Behandlung des Parkinsonoids mit Anticholinergika kann zur Verstärkung von psychischen Störungen führen. Die Therapieerfolge mit häufig eingesetztem Amantadinsalz (PK-Merz) sind umstritten. Neuere sog. atypische Neuroleptika wie z. B. Clozapin, Risperidon, Olanzapin oder Quetiapin haben ein geringeres Parkinsonoid-Potential.

Medikamentös ausgelöstes Parkinson-Syndroms (Parkinsonoid)

Allgemeine Merkmale
- Neuroleptika blockieren Dopaminrezeptoren (D2)
- Tritt in 15–60 % der Behandlungsfälle auf
- Entwicklung innerhalb von Tagen bis Wochen nach Therapieeinleitung
- Rückbildung nach Absetzen der Neuroleptika
- In 1 % der Fälle keine Rückbildung
- Dopaminmetaboliten im Liquor normal oder erhöht

Klinische Merkmale
- Bradykinese steht im Vordergrund,
- Seltener Tremor (im Mundbereich: „Rabbit-Syndrom")
- Rigor ohne Zahnradphänomen
- Hypomimie, Dysarthrie
- Selten Freezing- und Festinationsphänomene
- Symptomatik meist symmetrisch
- Dystone Störungen und orofaziale Dyskinesien im weiteren Verlauf

Therapie
- Klassische Neuroleptika absetzen bzw. durch atypische Neuroleptika ersetzen

Metoclopramid

Metoclopramid ist ein peripher und zentral wirksames Antiemetikum, das gern bei Magenbeschwerden mit Unwohlsein und Übelkeit gegeben wird, leider häufig auch in Selbstmedikation. Metoclopramid enthalten z. B. Gastrosil und Paspertin. Wahrscheinlich ist Metoclopramid das Medikament, das am häufigsten als Ursache für ein Parkinsonoid übersehen wird.

Dopaminspeicherentleerer

Zu den Dopaminspeicherentleerern gehören Medikamente, die Reserpin enthalten (z. B. Adelphan-Esedrix, Briserin, Modenol) und als Antihypertonika eingesetzt werden, und Tetrabenazin als präsynaptischer Antagonist (Nitoman). Reserpin führt zur Zerstörung der präsynaptischen Speicherbläschen, die nach Absetzen von Reserpin wieder neu gebildet werden.

Kalziumantagonisten

Die Kalziumantagonisten Flunarizin (Sibelium) und Cinnarizin (Stutgeron) werden zur Behandlung von Schwindelerscheinungen, Gleichgewichtsstörungen, Hirndurchblutungsstörungen und zur Migränebehandlung eingesetzt. Die durch Kalziumantagonisten ausgelösten Parkinson-Symptome werden häufig von Dyskinesien und Akathisie begleitet.

Einige trizyklische Antidepressiva, α-Methyl-Dopa (z. B. Presinol) und Lithium können Parkinson-Zeichen auslösen.

8.7.2 Wilson-Krankheit

Bei der Wilson-Krankheit handelt es sich um eine autosomal-rezessive Kupferstoffwechselstörung mit pathologischer Kupferanreicherung im Gehirn, in der Leber und anderen Organen. Synonyme sind hepatolentikuläre Degeneration und Pseudosklerose Westphal-Strümpell sowie Morbus Wilson.

> Bei der differenzialdiagnostischen Abgrenzung eines Parkinson-Syndroms spielt die Wilson-Krankheit insofern eine wichtige Rolle, als der weitere Krankheitsprozess durch eine rechtzeitige Therapie verhindert werden kann! Wenn sich die Parkinson-Symptomatik vor dem 50. Lebensjahr manifestiert, muss eine Wilson-Krankheit ausgeschlossen werden.

Ursache

Die Genmutation liegt auf Chromosom 13q14.3 und führt zu einer Störung der für den Kupfertransport notwendigen ATPase (ATB7B-Gen). Es entsteht eine positive Kupferbilanzierung mit Anreicherung von Kupfer in der Leber (Leberzirrhose), den Basalganglien (akinetisch-rigides Parkinson-Syndrom) und im Kleinhirn (Ataxie).

Diagnose

Die Erkrankung tritt selten vor dem 6. und nach dem 40. Lebensjahr auf. Bei einem Erkrankungsalter bis zum 20. Lebensjahr stehen neurologische und hepatische Störungen im Vordergrund. Bei späterer Krankheitsmanifestation führen neurologisch-psychiatrische Zeichen.

Die Leberschädigung kann akut oder chronisch ablaufen mit Ikterus, Hepatosplenomegalie und Thrombopenie, manchmal auch Blutungsneigung. Bei der Inspektion der Kornea (Taschenlampe, Spaltlampe) zeigt sich bei 90 % der Fälle ein sog. Kayser-Fleischer-Kornealring, der allerdings auch bei anderen Lebererkrankungen nachweisbar sein kann. Der Kayser-Fleischer-Kornealring entsteht durch Kupferablagerung an der Descemet'schen Membran am Limbus der Kornea und zeigt eine grünlich-bräunliche Färbung.

Von neurologischer Seite finden sich bulbäre Symptome mit Dysarthrie und Dysphagie, Ruhe- und Intenzionstremor, Ataxie, Dystonie und ein akinetisch-rigides Pseudo-Parkinson-Syndrom. Pyramidenbahnzeichen sind eher selten. Von psychiatrischer Seite entwickeln sich kognitive und depressive Symptome sowie Verhaltensstörungen.

Labor. Coeruloplasmin (<200 mg/l bei 95% der Wilson-Patienten), freies Serumkupfer erhöht (>15 µg/dl), Gesamtserumkupfer erniedrigt (<12 µmol/l); Kupfer im 24-h-Urin erhöht (>100 mg/d).

Therapie

Die Behandlung erfolgt mit Kupferchelatbildnern (D-Penicillamin, Triäthylentetramin, Tetrathiomolybat), also Substanzen, die die Kupferaufnahme im Darm vermindern (Zinksulfat, Zinkaspartat, Kaliumsulfid), sowie durch eine kupferarme Diät.

Wilson-Krankheit

Merkmale
- Auftreten vor dem 40. Lebensjahr
- *Juvenile Form* (5. – 20. Lebensjahr) → hepatische und neurologische Zeichen
- *Adulte Form* (20. – 40. Lebensjahr) → progrediente neuropsychiatrische Zeichen
- Seltene erbliche Kupferstoffwechselstörung (10 – 30 Fälle pro 1 Mio. Einwohner)
- Autosomal-rezessiv, Chromosom 13q14.3 (ATP7B-Gen)

Klinisches Bild
- Dysarthrie, Dysphagie, Dystonie, selten Pyramidenbahnzeichen
- Halte- selten Ruhetremor (Flapping-Tremor)
- Pseudo-Parkinson-Syndrom (akinetisch-rigider Typ)
- Psychische Störungen (Verhaltensstörung, Depression, kognitive Störung)

Diagnose
- Kupfer im Serum und Urin erhöht, Zoeruloplasmin im Serum erniedrigt, Leberbiopsie
- Kayser-Fleischer-Kornealring (Kupferablagerung, Spaltlampen-Untersuchung)
- Genetische Untersuchung
- MRT: pathologisches Signalverhalten im Putamen und Pallidum, Mittelhirnatrophie, subkortikale Marklagerläsionen

Therapie
- Kupferarme Diät, Kupferchelatbildner (D-Penicillamin), Verminderung der intestinalen Kupferaufnahme (z. B. Zinksulfat)

8.7.3 Durch Intoxikation ausgelöstes Parkinson-Syndrom

Das MPTP-induzierte Parkinson-Syndrom zählt zu den toxisch ausgelösten Parkinson-Syndromen und wurde in einem früheren Abschnitt besprochen (Abschn. 4.5.3). Mangan- (bei Minenarbeitern) und Bleivergiftungen sind die häufigsten Ursachen für ein toxisches Parkinson-Syndrom. Weitere toxische Stoffe, die in seltenen Fällen ein Parkinson-Syndrom auslösen können, sind:

- Kohlenmonoxid,
- Tetrahydroisoquinolin,
- Organophosphate,
- Quecksilber,
- Karbondisulfid,
- Methanol,
- Zyanid,
- Arsen.

Nach Maganintoxikation (z. B. bei Minenarbeitern) kann sich ein Parkinson-Syndrom entwickeln, das sich durch Dysarthrophonie, Feinmotorikstörungen und eine besondere Gangstörung auszeichnet, die mit einem „Stolzieren" verglichen wird. Deutlich ausgeprägt sind Extremitäten- und Rumpfdystonien. Kleinhirnstörungen und Demenz können das Krankheitsbild begleiten. Parkinson-Mittel zeigen nur eine geringe Wirkung.

Nach akuter Kohlenmonoxidvergiftung kann sich mit Verzögerung ein Parkinson-Syndrom vom Akinese-Rigor-Typ mit deutlichem Pulsionsphänomen ausbilden. Im CT und MRT zeigen sich Schädigungen im Globus pallidum und in der weißen Substanz.

Seltenere Ursachen sind Vergiftungen mit Karbondisulfid, Zyanid, Organophosphaten, Tetrahydroisoquinolin, Quecksilber und Methanol. Das toxisch ausgelöste Parkinson-Syndrom kann auch ohne weitere chronisch-toxische Einwirkung fortschreiten.

8.7.4 Creutzfeld-Jakob-Krankheit

Die Creutzfeld-Jakob-Krankheit (CJK) gehört nicht zu den Parkinson-Syndromen, kann jedoch im Verlauf zu extrapyramidal-motorischen Störungen mit rigorartiger Tonuserhöhung führen. Es handelt sich um eine sehr seltene Hirnerkrankung (1 Fall pro 1 Mio. Einwohner und Jahr) mit rascher Progredienz. Die durchschnittliche Überlebenszeit wird mit 6 Monaten angegeben. Das mittlere Erkrankungsalter liegt bei 65 Jahren. 85 % der Fälle treten sporadisch auf, bei 5–10 % der Fälle handelt es sich um eine autosomal-dominant vererbte Erkrankung.

In Deutschland sind 4 Fälle nach Dura- und ein Fall nach Korneatransplantation bekannt geworden (iatrogene CJK, iCJK). Eine iCJK entwickelte sich auch in über 50 Fällen nach Verabreichung von Wachstumshormonen, die aus Leichenhypophysen gewonnen wurden. Die Übertragung durch neurochirurgische Instrumente bei der tiefen Hirnstimulation (Abschn. 17.2) kann nicht sicher ausgeschlossen werden. Die ersten Krankheitszeichen sind Abgeschlagenheit, Verhaltensauffälligkeiten, Koordinations- und Sehstörungen, gefolgt von einer raschen demenziellen

Entwicklung. Spastische Paresen, choreatische, myoklonische und ataktische Bewegungsstörungen treten erst später hinzu. Im Endstadium zeigen sich im EEG charakteristische triphasische Komplexe. Im MRT können Hyperintensitäten in den Basalganglien nachgewiesen werden. Laborchemische Marker können bei der Abgrenzung zu anderen demenziellen Erkrankungen hilfreich sein.

Bei der neuen **Variante der Creutzfeld-Jakob-Krankheit** (VCJK) ist das Manifestationsalter niedriger (durchschnittlich 29 Jahre) und der Krankheitsverlauf länger (durchschnittlich 13 Monate). In Großbritannien sind bisher 114 Fälle und in Frankreich 5 Fälle dokumentiert. In Deutschland ist bisher kein Fall von VCJK beobachtet worden. Zunächst steht eine depressive Symptomatik im Vordergrund und erst Monate später folgt die demenzielle Entwicklung. Triphasische Komplexe im EEG waren nie nachweisbar. Im MRT zeigen sich die hinteren Thalamusanteile hyperintens. Der vermutete Zusammenhang der VCJK mit der bovinen spongiformen Enzephalopathie (BSE) ist nicht endgültig bewiesen. Zahlreiche Befunde sprechen jedoch dafür, dass die VCJK und BSE vom selben Erregerstamm verursacht werden.

Formen der Creutzfeld-Jakob-Krankheit

Folgende Formen der Creutzfeld-Jakob-Krankheit können unterschieden werden:

- **sporadische Form**: keine bekannten Risikofaktoren (85 % der Fälle);
- **hereditäre Form**: positive Familienanamnese, genetische Mutation (5–10 % der Fälle);
- **iatrogene Form**: Kontakt mit Hirn- und Nervengewebe.

Die CJE zählt zu den seltenen neurodegenerativen übertragbaren spongiformen Enzephalopathien (TSE), wie man sie auch als „**Kuru**" (Lach- und Schüttelkrankheit) vorwiegend unter den Eingeborenen Westguineas (papuan. „kuru" = zittern) gefunden hat. Die durch Kannibalismus übertragene Prioneninfektion zeigte das Bild einer amyotrophen Lateralsklerose mit zusätzlichen extrapyramidalen und zerebellären Zeichen, die innerhalb von Monaten zum Tode führte. Weitere TSE-Erkrankungen sind das sehr seltene **Gerstmann-Sträussler-Scheinker-Syndrom** (fortschreitende Demenz und Ataxie im Erwachsenenalter) und die ebenfalls sehr seltene hereditäre „**fatale familiäre Insomnie**".

Pathologisch-anatomisch zeigen die Gehirne Infizierter diffuse und herdförmige Ganglienzelluntergänge, v. a. in der Hirnrinde, den Basalganglien, den motorischen Hirnnervenkernen und Vorderhornzellen. Das Hirngewebe erscheint schwammartig (spongiform) aufgelöst. Ähnliche Veränderungen finden sich als **bovine spongiforme Enzephalopathie (BSE)** bei bestimmten Tierarten, wie Rindern („Rinderwahnsinn"), **Scrapie** (Schaf, Ziege, Hamster, Maus).

Ursachen

Die CJK zählt zu den sog. Prionerkrankungen. Prione sind Proteine, die sich als harmlose Form in Körperzellen, aber auch als infektiöse Form aus infiziertem Gewebe isolieren lassen. Der sporadischen Form der CJE liegt möglicherweise eine spontane Mutation des normalen Prions in ein infektionöses Prion zugrunde. (engl. proteinaceous infectious particles). Es scheint sich um ein „selbstreplizierendes Protein" zu handeln, das sich im Gehirn zusammenballt und Plaques bildet, die schon lange vor Manifestation der CJE nachweisbar sind. Prione selbst tragen keine genetische Information. Mit den üblichen Sterilisationsmaßnahmen lassen sich infektiöse Prione nicht inaktivieren. Nach bisherigen Untersuchungen soll nur der direkte oder indirekte Kontakt mit Hirn- oder Rückenmarksgewebe bzw. Nervenflüssigkeit von infizierten Patienten ein Risiko tragen. Im Rahmen von Bluttransfusionen ist bisher kein Erkrankungsfall bekannt geworden. Obwohl sich Prione nicht mit den üblichen Sterelisationsmaßnahmen inaktivieren lassen, sollten die üblichen hygienischen Vorsichtsmaßnahmen bei Verdacht auf CJK eingehalten werden.

Diagnose und Therapie

Die Diagnose kann nur autoptisch (unter speziellen Sicherheitsmaßnahmen) gesichert werden. Eine diagnostische Hirnbiopsie wird in der Praxis jedoch wegen fehlender Konsequenzen nicht durchgeführt. EEG-Befunde (triphasische Komplexe), MRT-Untersuchungen und Liquorbefunde (14-3-3 Proteinbestimmung) helfen bei der Differentialdiagnose. Von 124 klinischen Diagnosen einer CJK konnte nur bei weniger als 30 % die Diagnose histologisch gesichert werden, etwa 5 % hatten ein Parkinson-Syndrom. Eine kausale Therapie ist bisher nicht bekannt (Amantadine, Steroide, Interferon, Acyclovir und Antibiotika sind unwirksam). Bei Myoklonien werden Clonazepam und Valproat eingesetzt, bei Schmerzen Opiate.

8.8   Pseudo-Parkinson-Syndrome

Zu den Pseudo-Parkinson-Syndromen zählen:

- Normaldruckhydrozephalus (NDH),
- subkortikale arteriosklerotische Enzephalopathie (SAE),
- frontale Tumoren,
- Aids-Enzephalopathie und
- traumatische Enzephalopathie (Boxer-Enzephalopathie).

8.8.1 Normaldruckhydrozephalus

Der Normaldruckhydrozephalus (NDH) ist relativ selten. Die klinischen Zeichen bei den überwiegend älteren Patienten (über 70 Jahre) sind gekennzeichnet durch eine charakteristische „frontale Gangstörung", die begleitende Harninkontinenz und psychische Störungen. Die Entwicklung verläuft schleichend und führt zu Parkinson-ähnlichen Gangstörungen. Im Gegensatz zum Parkinson-Syndrom sind die oberen Extremitäten kaum betroffen, d. h. gutes Mitschwingen der Arme, erhaltene gestische Mitbewegungen der Hände und nur wenig gestörte Feinmotorik der Finger. Da vorwiegend der untere Körperabschnitt betroffen ist, wird im angloamerikanischen Sprachgebrauch auch die Bezeichnung „lower body parkinsonism" also **Parkinson-Syndrom der unteren Körperhälfte** benutzt.

Die Gangstörung unterscheidet sich auch dadurch von der Gangstörung des Parkinson-Patienten, dass die Betroffenen breitbasiger mit großem Unsicherheitsgefühl gehen. Der Gang ist nicht nur langsam und schlurfend, sondern auch unbeholfen, als müsse der Patient das automatische Gehen erst wieder neu erlernen (Gangapraxie). Start- und Blockierungsphänomene (Freezing) während des Gehens, Schwierigkeiten beim Drehen und Anhalten ähneln der Parkinson-Krankheit.

Die pathologische Erweiterung der Hirnventrikel lässt sich rasch im Computertomogramm nachweisen. Die Bezeichnung Normaldruckhydrozephalus ist eigentlich nicht korrekt, da beim Erkrankten unter kontinuierlicher intrakranieller Druckmessung in unterschiedlichen Zeitabständen Druckerhöhungen im Ventrikel nachgewiesen werden können, also nicht immer ein „normaler Druck" besteht. Die Ursache des Normaldruckhydrozephalus liegt in einem Missverhältnis zwischen Bildung und Resorption des Liquors.

Die Blaseninkontinenz zeigt sich anfangs als sog. Stressinkontinenz und später als ungehemmte Blasenentleerung. Die psychische Störung kann schon früh in Form räumlicher Orientierungs-, Antriebs- und Affektstörungen auftreten.

Nach (mehrmaliger) Liquorentnahme (Entlastungspunktion, 50–100 ml) kann sich die Symptomatik vorübergehend (Stunden, Tage) bessern, sodass diese Maßnahme auch zur Diagnosesicherung und Indikation zur Shunt-Operation beitragen kann. Im Zweifelsfall oder auch bei Progredienz im weiteren Verlauf sollte nach einigen Wochen nochmals punktiert werden.

Normaldruckhydrozephalus (NDH)

Merkmale
- Hydrozephalus internus
- Frontale (apraktische) Gangstörung
- Psychische Störung
- Harninkontinenz

Therapie
- Therapeutische Lumbalpunktion, Shunt-Operation

8.8.2 Arteriosklerotisches Parkinson-Syndrom

Früher ist die Diagnose „arteriosklerotisches" oder „vaskuläres Parkinson-Syndroms" sehr häufig gestellt worden. Ohne die modernen Untersuchungsmethoden wie Computertomographie, Kernspintomographie und Ultraschalldiagnostik zur Verfügung zu haben, hatte man großzügig ganz allgemein degenerative Hirnerkrankungen auf eine Arteriosklerose zurückgeführt. Obwohl es theoretisch vorstellbar ist, dass sich eine Gefäßsklerose nur auf Gefäße der Basalganglien bezieht, kommt ein reines vaskuläres Parkinson-Syndrom in der Praxis kaum vor. Nach autoptischen Untersuchungen beträgt der Anteil gefäßbedingter Parkinson-Syndrome nur etwa 5–7 %. Bei den betroffenen Parkinson-Patienten waren zu Lebzeiten neben den Parkinson-Zeichen immer weitere neurologische Störungen nachweisbar.

Schlaganfälle treten beim idiopathischen Parkinson-Syndrom nicht häufiger auf und auch der wichtigste Risikofaktor für die Arteriosklerose, der Bluthochdruck, ist bei Parkinson-Kranken eher seltener. Bei den meisten Parkinson-Patienten mit ausgeprägten Symptomen findet man also eher seltener Hinweise für eine Arteriosklerose der Hirngefäße.

Eine relativ häufige Erkrankung des älteren Patienten ist jedoch die **subkortikale arteriosklerotische Enzephalopathie** (SAE), die auf eine degenerative Hirngefäßerkrankung zurückzuführen ist. Wichtige Risikofaktoren sind Hypertonie, ausgeprägte Herzrhythmusstörungen und Diabetes mellitus. Die Patienten entwickeln mehrere kleine Schlaganfälle in Gehirnarealen unterhalb der Großhirnrinde (= subkortikal), wobei die Basalganglien mit eingeschlossen sind. Im Laufe der Zeit kann sich eine Gang- und Standstörung entwickeln, die der Parkinson-Krankheit ähnlich ist. Patienten mit SAE sprechen nur schlecht auf L-Dopa und Dopaminagonisten an. Unter dieser Therapie sind eher psychiatrische Nebenwirkungen mit Halluzinationen und Verwirrtheitszuständen zu befürchten.

Bei den Betroffenen mit subkortikaler arteriosklerotischer Enzephalopathie sind vorwiegend die Beine betroffen, sodass auch von einem **Parkinsonismus der unteren Körperhälfte gesprochen wird. Die Gangstörung entspricht der frontalen Gangstörung mit breitbasigen, unbeholfenen, schlurfenden Schritten. Ein klassischer Ruhetremor ist eher ungewöhnlich. Meist lassen sich weitere neurologische Zeichen nachweisen, nicht selten findet sich eine Blicklähmung nach oben oder unten. Die Symptomatik entwickelt sich akut oder subakut und verschlechtert sich meist schubweise. Im CT und besonders im MRT lässt sich die SAE mit den typischen, multiplen kleineren Infarkten (Lakunen) relativ gut von der Parkinson-Krankheit abgrenzen.

Subkortikale arteriosklerotische Enzephalopathie
- Akuter oder subakuter Beginn
- Schubweise Verschlechterung
- Frontale Gangstörung („Parkinsonismus der unteren Körperhälfte")
- Weitere neurologische Ausfallserscheinungen und Zeichen
- Multiple Infarkte (Lakunen) auch in den Basalganglien (MRT)

8.8.3 Durch eine zerebrale Raumforderung (Hirntumor) ausgelöstes Parkinson-Syndrom

Blocq u. Merinesco waren 1893 die ersten, die einen Mittelhirntumor (Tuberkulom) bei einem Patienten mit einem Parkinson-Syndrom beschrieben haben. Der Tumor war in die Substantia nigra eingewachsen. Bei den meisten durch einen Hirntumor ausgelösten Parkinson-Syndromen befindet sich der Tumor nicht in unmittelbarer Nähe der Basalganglien, sondern im Frontalhirn (Gliome, Meningeome). Durch direkten oder indirekten Druck auf die nigrostriatalen Bahnen können Parkinson-Zeichen entstehen. Subdurale Hämatome, Hirnabszesse im Striatum, Gefäßmissbildungen und intrakranielle Verkalkungen (bei Hypoparathyreodismus) können in seltenen Fällen Ursache eines Parkinson-Syndroms sein. Kriterien für ein prozesshaftes Geschehen im Gehirn sind das rasche Fortschreiten der Parkinson-Symptome und das fehlende Ansprechen auf Parkinson-Mittel. Mit Hilfe von CT und MRT ist es heute relativ einfach, einen raumfordernden Prozess im Gehirn nachzuweisen bzw. auszuschließen. Im Rahmen bösartiger Tumore der Lunge und der Blut bildenden Organe sind Parkinson-Zeichen als erstes Symptom beschrieben worden (Metastasenbildung).

Zerebrale Raumforderung als Ursache für ein Parkinson-Syndrom
- Frontale Tumore (Gliom, Meningeom)
- Subdurales Hämatom
- Hirnabszess
- Angiome
- Intrakranielle Verkalkungen bei Hypoparathyreodismus
Diagnose durch CT und MRT

8.8.4 Parkinson-Syndrom bei Enzephalitis

Im Rahmen der zwischen 1915 und 1926 in Europa bei jüngeren Menschen pandemisch aufgetretene Encephalitis lethargica entwickelten die meist jüngeren Patienten Augenbewegungsstörungen, Zungen- und Schlundlähmungen und nach mehreren Jahren ein Parkinson-Syndrom. Als Ursache wurde eine Virusgrippe angenommen, jedoch nie nachgewiesen. Die erkrankten Patienten boten zunächst ein grippeähnliches Bild mit Fieber. Bald kamen Bewusstseinsstörungen mit einem auffälligen Schlafbedürfnis („Lethargie") hinzu. Deshalb wurde die Erkrankung 1919 von dem Wiener Neurologen Constantin Economo (1876–1931) als „Encephalitis lethargica" bezeichnet. Die betroffenen Patienten sind inzwischen verstorben.

Heute wird selten im Rahmen einer Enzephalitis unterschiedlicher Ursache (Viren, Pilze, Tuberkulose, nach Schutzimpfungen) ein ausgeprägtes Parkinson-Syndrom gefunden. Im Rahmen einer erworbenen Immunschwäche (Aids) mit Toxoplasmose und bei der multiplen Sklerose sind (selten) Parkinson-Zeichen beschrieben worden. Auch die Borreliose, kann in ganz seltenen Fällen neben anderen Symptomen Parkinson-Symptome auslösen. Eine Erkältungskrankheit bzw. ein grippaler Infekt kann zu einer vorübergehenden Verschlimmerung vorbestehender Parkinson-Symptome führen. In der Regel ist mit einer Besserung zu rechnen, wenn der Infekt überstanden ist.

8.8.5 Posttraumatisches Parkinson-Syndrom (Boxer-Enzephalopathie)

Das Auftreten eines Parkinson-Syndroms nach einer Schädel-Hirn-Verletzung ist außerordentlich selten und entsteht nur im Rahmen einer ausgedehnteren Hirnschädigung. Neben der Parkinson-Symptomatik finden sich dann immer auch weitere neurologische Störungen. Die Parkinson-Symptome nehmen im weiteren Verlauf gewöhnlich nicht zu, bleiben meist einseitig betont und sind in der Regel auch von deutlichen psychischen Störungen begleitet.

Für den „**Boxer-Parkinsonismus**" (Boxer-Enzephalopathie) sind wiederholte Hirntraumen mit kleinen Blutungen und Kontusionsherden durch Faustschläge verantwortlich. Die Parkinson-Symptomatik wird nicht selten von Kleinhirnstörungen und einer demenziellen Entwicklung begleitet. Eine Reihe von Boxern hat während oder nach ihrer aktiven Laufbahn ein Parkinson-Syndrom entwickelt. Ob das Parkinson-Syndrom des bekannten früheren amerikanischen Boxweltmeisters Muhamed Ali so entstanden ist, lässt sich nach dem äußeren Erscheinungsbild (Videoausschnitte) allein nicht entscheiden. Auch in diesem Falle sollten verarmte Mimik, Dysarthrophonie, Haltung und Gangstörung nicht voreilig auf eine kognitive Störung schließen lassen. Natürlich können Hirnverletzungen und idiopathisches Parkinson-Syndrom auch unabhängig voneinander vorkommen, auch bei Boxern. Im CT des posttraumatischen Parkinson-Syndroms sieht man eine allgemeine Hirnatrophie. Im PET werden Schädigungen im Putamen und im Nucleus caudatus nachgewiesen.

9 Klinische Skalen

Zur Erfassung des Schweregrades der motorischen und nichtmotorischen Parkinson-Symptome sind eine Vielzahl von Skalen entwickelt worden, von denen sich nur einzelne international durchgesetzt haben. Die Stadieneinteilung nach Hoehn u. Yahr (1967) wurde bereits in Kap. 6 vorgestellt.

Webster-Skala

Einen raschen Überblick zum Schweregrad des Parkinson-Syndroms erlaubt die Webster-Skala, die sich allerdings nur auf die motorischen Leistungen bezieht: Zehn Symptomenkomplexe werden je nach Ausprägung mit 0 bis 3 Punkten bewertet. Die Summe der Punktwerte ergibt die Einstufung der Parkinson-Symptomatik (Tabelle 9.1).

Unified Parkinson's Disease Rating-Scale" (UPDRS)

In den meisten neueren klinischen Studien wird die „Unified Parkinson's Disease Rating-Scale" (UPDRS) zur Einschätzung des Verlaufs und Therapieerfolgs eingesetzt. Die UPDRS ist eine 4-teilige Skala mit Untergruppen, mit denen kognitive Funktionen, Verhalten und Stimmung (Teil I),

Tabelle 9.1. Webster-Skala zur Beurteilung des Schweregrades der Parkinson-Erkrankung

Punkte	Schweregrad
0–10	Leichtes Parkinson-Syndrom, keine nennenswerte Einschränkung der täglichen Routinebewegungen
11–20	Mittelschweres Parkinson-Syndrom, deutliche Beeinträchtigung, jedoch noch weitgehende Selbstständigkeit
21–30	Schwere bis schwerste Behinderung, fast vollständig auf fremde Hilfe angewiesen

Tabelle 9.2. Unified Parkinson's Disease Rating Scale (UPDRS)

Teil	Inhalt
I	Kognitive Funktionen, Verhalten und Stimmung
II	Aktivitäten des täglichen Lebens (ADL)
III	Motorische Leistungsfähigkeit, getrennt nach Körperregionen
IV	Komplikationen der Behandlung
V	Stadieneinteilung nach Hoehn und Yahr
VI	Modifizierte Schwab-England-Skala

die Aktivitäten des täglichen Lebens (Teil II), die motorische Leistungsfähigkeit (Teil III) und Komplikationen der Therapie (Teil IV) erfasst werden. Die erweiterte Skala enthält die Stadieneinteilung nach Hoehn u. Yahr und die modifizierte Schwab-England-Skala. Zu den Aktivitäten des täglichen Lebens (ADL) werden 13 Fragen gestellt, die von 0 (normal) bis 4 (schwere Beeinträchtigung) graduiert zu beantworten sind. Der 3. Teil, der gern für Verlaufsuntersuchungen, zur Kontrolle des Therapierfolges und zur Dokumentation in Studien eingesetzt wird, erfasst die motorische Parkinson-Symptomatik getrennt nach Körperregionen (Tabelle 9.2).

Weitere gebräuchliche Rangskalen

Weitere gebräuchliche Rangskalen der Krankheitsausprägung sind:
- Columbia University Rating Scale (CURS),
- North Western University Disability Scale (NUDS),
- Schwab-England-Skala,
- Skala der Österreichischen Parkinson-Gesellschaft,
- New York University Disability Scale (NYUDS).

Die genannten Skalen erfassen in unterschiedlicher Weise Haupt- und Begleitstörungen der Parkinson-Krankheit und eignen sich trotz kritischer Einschränkungen zur einfachen Einschätzung von Parkinson-Symptomen.

10 Pharmakologische Tests

L-Dopa-Test

Die Dopa-Sensitivität ist eines der unterstützenden Kriterien für die Diagnose eines idiopathischen Parkinson-Syndroms. Die pharmakologische Überprüfung wird bei De-novo-Patienten oder auch im Verlauf der dopaminergen Therapie durchgeführt. Für den L-Dopa-Test wird gern lösliches L-Dopa eingesetzt. Wegen eines möglichen Risikos, bei De-novo-Patienten schon nach einer einmaligen hohen L-Dopa-Gabe im weiteren Verlauf ein Dyskinesierisiko zu bahnen („priming"), entscheiden sich einzelne Ärzte nur dann für den L-Dopa-Test, wenn auch die weitere Behandlung mit L-Dopa geplant ist. Andernfalls wird, insbesondere bei jüngeren Patienten (unter 50 Jahre), der Apomorphintest (s. unten) bevorzugt. Der L-Dopa-Test ist positiv zu bewerten, wenn mindestens eine 20–30 %ige Verbesserung auf der UPDRS (Teil III, Motorik) erreicht wird. Bei vorbehandelten Patienten sollte die L-Dopa-Testdosis 50 % über der Dosis liegen, die bisher zu einer guten motorischen Wirkung geführt hatte.

Ein Parkinson-Syndrom sollte erst dann als „L-Dopa-resistent" eingeordnet werden, wenn die L-Dopa-Dosis unter Domperidonschutz bis auf 4-mal 250 mg (oder höher) gesteigert wurde und keine merkliche motorische Verbesserung nachweisbar war. Die Dopa-Sensitivität ist – wie wir später noch sehen werden – ein Einschlusskriterium für die Indikation zu stereotaktischen Behandlung.

L-Dopa-Test

- 1–2 Tage vor dem Test täglich 3-mal 20 mg Domperidon (Motilium)
- 100–250 mg (lösliches) L-Dopa bei De-novo-Patienten, nüchtern – oder
- 50 % über der bisher wirksamen Einzeldosis
- Die Wirkung tritt nach 25–60 min ein
- Die Wirkung kann 4–6 h anhalten
- **Bei fehlender Wirkung**:
  L-Dopa-Hochdosierung bis 1000 mg (max. 1500 mg) unter Domperidonschutz

Apomorphintest

Der Apomorphintest wird 2 h vor der nächsten geplanten Medikamenteneinnahme durchgeführt. Um Nebenwirkungen einzuschränken, erhält der Patient 1–2 Tage vor dem Test 3-mal 20 mg Dopergin (Motilium). Es werden unter strenger ärztlicher Kontrolle 2–4 mg Apomorphin in die Haut gespritzt. Nach etwa 10–20 min sollte die Wirkung eintreten. Bei nicht eindeutigem Ansprechen kann der Test nach einigen Stunden mit der gleichen oder einer höheren Dosis (4–6 mg) wiederholt werden. Das Ergebnis gilt als positiv, wenn eine deutliche motorische Verbesserung erreicht wird. Zur Dokumentation werden motorische Skalen (z. B. UPDRS) zur Überprüfung herangezogen sowie Tapping und Gehen geprüft. Auch bei negativem Apomorphintest kann in einzelnen Fällen mit einer Dosiserhöhung der L-Dopa- oder Dopaminagonistentherapie noch eine Besserung erreicht werden. Auf der anderen Seite wird man bei fehlender Wirkung auch an nichtidiopathische Parkinson-Syndrome wie z. B. die Multisystematrophie denken müssen. Als Nebenwirkungen treten Gähnen, Übelkeit, Erbrechen, Bradykardie und Blutdruckabfall auf. Bei deutlichen **Nebenwirkungen** wird der Test abgebrochen.

Apomorphintest

- 1–2 Tage vor dem Test 3-mal 20 mg Domperidon (Motilium)
- 2–4 mg Apomorphin subkutan
- Eventuell Wiederholung mit 4–6 mg nach einigen Stunden

11 Restless-legs-Syndrom (Syndrom der unruhigen Beine)

Das Restless-legs-Syndrom (RLS) ist auch unter Ärzten noch relativ wenig bekannt, obwohl es mit einer Prävalenz von 1–5 % fast so häufig ist wie Diabetes mellitus. Das RLS gehört zwar nicht zu den Parkinson-Syndromen, die erfolgreiche Therapie mit L-Dopa und Dopaminagonisten weist jedoch auf eine Störung dopaminerger Strukturen hin [ausführliche Darstellung bei Trenkwalder (1998) sowie Clarenbach u. Müller (2000)].

Erscheinungsbild und Diagnose

Die Erkrankung ist gekennzeichnet durch quälende Missempfindungen, vorwiegend in den Beinen und einen ausgeprägten Bewegungsdrang. Die Störungen treten meist in Ruhe auf, verstärken sich besonders vor dem Einschlafen und erreichen gegen Mitternacht ihr Maximum. Die vornehmlich in den Füßen und Waden auftretenden Missempfindungen werden als tief brennend, ziehend, kribbelnd oder seltener als schmerzhaft und krampfartig beschrieben. Die Patienten versuchen, die Missempfindungen durch Umdrehen und gymnastische Bewegungen im Bett, Aufstehen und Umherlaufen oder durch Fußbäder und Massage zu lindern. Der Leidensdruck kann zu Depressionen und Suizidgefährdung führen.

Die unangenehmen Missempfindungen sind in 80 % der Fälle mit wiederholt auftretenden unwillkürlichen Muskelzuckungen in der Beinmuskulatur im Schlaf und entspannten Wachzustand gekoppelt, die mit kurzen Bewegungen im Zehen-, Knie- und selten im Hüftgelenk einhergehen. Diese unwillkürlichen Bewegungen werden als periodische Extremitätenbewegungen bezeichnet (engl. „periodic limb movements", PLM). Die Bewegungen dauernd nur wenige Sekunden an, wiederholen sich innerhalb von 4–90 s (periodische Bewegungen) und treten definitionsgemäß mindestens 5-mal pro Stunde auf (Abb. 11.1). Nur selten kommt es zu unwillkürlichen Bewegungen in den Armen. Die mit den periodischen Bewegungen verbundenen Weckreaktionen stören den Nachtschlaf erheblich und gehen mit einer vermehrten Tagesmüdigkeit einher. Die Diagnose eines RLS kann gestellt werden, wenn die nachfolgend aufgeführten, von der internationalen RLS-Arbeitsgruppe (1995) vorgegebenen Kriterien erfüllt sind:

Diagnosekriterien des Restless-legs-Syndroms (RLS)

Minimalkriterien
- Bewegungsdrang der Extremitäten, der in der Regel mit sensiblen Symptomen assoziiert ist
- Motorische Unruhe
- Die Symptomatik verschlechtert sich oder tritt nur in Ruhe (Liegen, Sitzen) auf und kann zumindest teilweise und vorübergehend durch Aktivität verbessert werden.
- Die Symptome verschlechtern sich am Abend oder in der Nacht

Zusätzliche Zeichen
- Schlafstörungen und ihre Folgen: Ein- und Durchschlafstörungen, erhöhte Tagesmüdigkeit, seltener Tagesschläfrigkeit
- Unwillkürliche Extremitätenbewegungen
  - Periodische Beinbewegungen im Schlaf
  - Unwillkürliche Bewegungen im Wachzustand und in Ruhe
- Unauffälliger neurologischer Befund
- Tritt in jedem Lebensalter auf, längere Remissionen sind möglich
- Bei 50 % positive Familienanamnese beim idiopathischen RLS

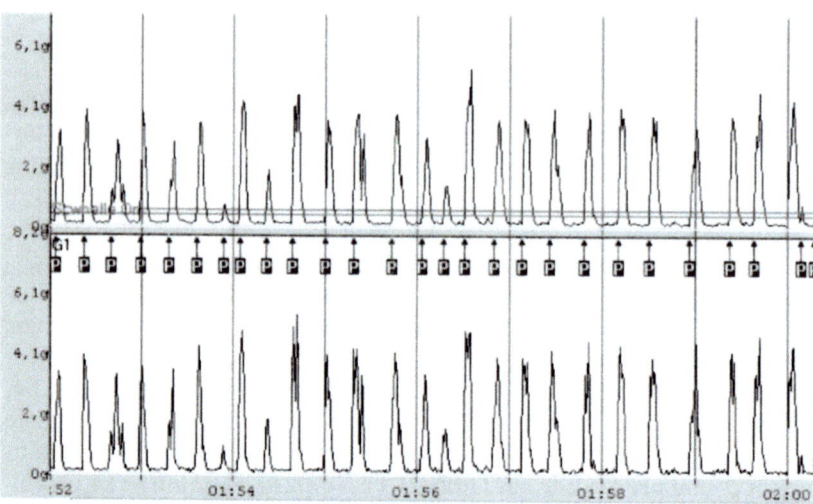

Abb. 11.1. Ausschnitt einer nächtlichen Aktigraphie

Auch während des gesunden Schlafs kann es zu harmlosen unwillkürlichen Bewegungen kommen. Diese Zuckungen sind jedoch nicht mit Missempfindungen verbunden und führen nur selten zum Aufwachen. Der Hinweis auf die periodischen nächtlichen Bewegungen ergibt sich aus den Angaben des Patienten und den Beobachtungen des Partners. Da das Restless-legs-Syndrom fast immer mit den periodischen nächtlichen Bewegungen auftritt, können nächtliche polygraphische Ableitungen (Elektromyogramm, EEG) die Diagnose sichern. Einfacher ist die Registrierung mit einem Bewegungsmonitor am Fußgelenk (s. Abb. 13.4) in der Nacht, wobei die Daten am nächsten Tag am PC ausgewertet werden (Aktigraphie). Abbildung 11.1 zeigt einen Ausschnitt einer nächtlichen Aktigraphie mit sehr häufigen periodischen Beinbewegungen.

Merkmale der periodischen Extremitätenbewegungen im Schlaf
- Ruckartige, kurze Beinbewegungen (selten Armbewegungen)
- Dauer: 0,5 – 5 s
- Intervall: 4 – 90 s (im Mittel 30 s)
- Häufigkeit: mindestens 5-mal pro Stunde

Das gestörte Schlafprofil bei den Betroffenen mit verlängerter Einschlafzeit, vermehrten Wachphasen und insgesamt flacherem Schlaf wirkt sich natürlich auf die Befindlichkeit und Leistungsfähigkeit am Tage aus.

Ursache

Beim Restless-legs-Syndrom wird eine idiopathische von einer symptomatischen Form unterschieden. Für das idiopathische RLS wird in 50% der Fälle eine erbliche Belastung angenommen. Es liegt ein autosomaldominanter Erbgang vor, d.h., ein Elternteil überträgt das RLS auf die Hälfte der Kinder. Man geht davon aus, dass es sich beim Restless-legs-Syndrom um eine komplexe Störung handelt, an der zentrale und periphere Mechanismen beteiligt sind. Mögliche Faktoren sind eine erhöhte spinale Erregbarkeit und Reduktion übergeordneter hemmender Mechanismen. Das gute Ansprechen auf die dopaminerge und Opiattherapie spricht dafür, dass Regelkreise mit dopaminerger und opioiderger Transmission mit eingeschlossen sind. Eine strukturelle Läsion lässt sich nicht nachweisen.

Bei etwa der Hälfte der Patienten mit RLS kann eine andere zugrunde liegende Erkrankung nachgewiesen werden. Bei Dialysepatienten tritt das RLS in 20–35% der Fälle auf. Die Tatsache, dass das RLS nach der Nierentransplantation verschwindet, spricht gegen die Annahme, dass die Dia-

Tabelle 11.1. Ausprägung des RLS nach Schweregraden (internationale Klassifikation) und Grad der Behinderung

Schweregrad	Merkmale	Grad der Behinderung
Leicht	Episodisches Auftreten, kaum Schlafstörungen, geringe Beeinträchtigung der Tagesbefindlichkeit	MdE-Grad 0–20
Mittel	Auftreten häufiger als 2-mal wöchentlich mit stärkerer Schlafstörung und mäßiger Beeinträchtigung der Tagesbefindlichkeit	MdE-Grad 30–40
Schwer	Auftreten häufiger als 2-mal wöchentlich bis täglich mit schwerer Schlafstörung und schwerer Beeinträchtigung der Tagesbefindlichkeit	MdE-Grad 50

lysebehandlung selbst das RLS verursacht. Weiterhin tritt das RLS bei rheumatischer Arthritis, Eisenmangel, chronischer Lungenerkrankung, entzündlicher Muskelerkrankung und bei Schwangeren auf. Im Rahmen der Parkinson-Krankheit, des Schlaf-Apnoe-Syndroms, bei Vitamin-B12-Mangel, Schilddrüsenfunktionsstörungen und nach Einnahme von Antidepressiva, Neuroleptika und Lithium kann sich ein RLS entwickeln. Alkohol- und Koffein können das RLS verschlimmern. In den International Classification of Sleep Disorders Criteria (1990, revidiert 1997) wird die in Tabelle 11.1 aufgeführte Einteilung in Schweregrade vorgeschlagen. Auf die besondere Gefährdung bei bestimmten Berufsgruppen (Berufskraftfahrer, Berufspiloten, Lokführern und Arbeitern an gefährlichen Maschinen) ist hinzuweisen. Eine schweres, therapieresistentes RLS kann zur Berufsunfähigkeit und in besonders Fällen auch zur Erwerbsunfähigkeit führen.

Ursachen des symptomatischen Restless-legs-Syndroms

- Schwere Nierenerkrankung (20–35%)
- Eisenmangelanämie (25%)
- Schwangerschaft (11–30%)
- Rheumatoide Arthritis (25%)
- **Selten**: chronische Lungenerkrankung, Vitamin-B12-Mangel, Magnesiummangel, Schlaf-Apnoe-Syndrom, Parkinson-Krankheit, Schlaganfall, Polyneuropathie, Radikulopathie, spinozerebelläre Ataxie, Medikamente (Antidepressiva, Neuroleptika, Lithium).

Therapie

Zunächst muss ein symptomatisches RLS ausgeschlossen und behandelt (z. B. Substitution von Eisen) oder das auslösende Medikament (z. B. Antidepressivum) abgesetzt werden. Für das Restless-legs-Syndrom sind relativ niedrige abendliche und nächtliche L-Dopa-Präparate, L-Dopa-Retardpräparate und Dopaminagonisten Mittel der 1. Wahl (Tabelle 11.2). Für alle derzeit zur Verfügung stehenden Dopaminagonisten ist die Wirksamkeit nachgewiesen, wobei der Domperidonschutz mit 3-mal 10–20 mg die Nebenwirkungen mildert. Eine indikationsbezogene Zulassung besteht für L-Dopa (Restex, Restex retard), allerdings nicht für Dopaminagonisten.

Für Patienten, die nicht auf Parkinson-Mittel ansprechen werden als Mittel der 2. Wahl Opiate (z. B. Valoron N, DHC 60) unter strenger ärztlicher Kontrolle eingesetzt (cave: Opiate können bei längerer Anwendung zur Gewöhnung führen!). Bei leichtem bis mittelschwerem RLS werden Opiate mit kurzer Halbwertszeit gewählt (z. B. Tilidin 25–50 mg als Einzeldosis); bei schwerem RLS empfehlen sich eher Opiate mit langer Halbwertszeit (z. B. Tilidin/Naloxon retard 50–100 mg). Als weitere Wirkstoffe können Kodein, Benzodiazepine (Valium, Rivotril) und Carbamazepin versucht werden. Clonidin (Catapressan) wird nicht mehr empfohlen, da die zuvor genannten Medikamente wirksamer sind.

Tabelle 11.2. Medikamentöse Therapie des Restless-legs-Syndroms

RLS-Ausprägung	Medikamentöse Therapie
1. Wahl	
Leichtes RLS	L-Dopa (100 mg – 200 mg)
Mittelschweres RLS	L-Dopa-Retard (100 mg – 200 mg) oder Dopaminagonisten in relativ niedriger Dosierung
Schweres RLS	Dopaminagonisten in mittlerer Dosierung
2. Wahl	Opiate, Benzodiazepine, Carbamazepin

Akathisie

Akathisie (griech. Unfähigkeit zu sitzen) ist früher sehr selten bei der unbehandelten Parkinson-Krankheit beschrieben worden und tritt vornehmlich unter der Behandlung mit Neuroleptika auf. Die Akathisie kann sich bei der Therapieeinleitung mit Neuroleptika als akute Akathisie und unter der Langzeitmedikation als tardive Akathisie entwickeln. Nicht selten ist die Akathisie mit einem medikamentös ausgelösten Parkinson-Syndrom vergesellschaftet. Die Patienten sind durch eine erhebliche innere Unruhe mit dem Zwang zur Bewegung gequält, die erst durch Umherlaufen gemildert wird. Die Patienten rutschen auf dem Stuhl hin und her, schlagen die Beine übereinander, stehen auf, setzen sich wieder und führen wippende Bewegungen aus. Das Gefühl der inneren Unruhe wird von Missempfindungen und brennenden Schmerzen, meist im Bereich der Beine, begleitet. Mit den motorischen Erscheinungen können auch Vokalisationen, wie Stöhnen, Ächzen und Brummen auftreten.

Als Ursache wird eine Blockade und Empfindlichkeitssteigerung dopaminerger Rezeptoren des frontolimbischen Systems angenommen. Therapeutisch steht das Absetzen der Neuroleptika an erster Stelle, soweit dies möglich ist. Zur medikamentösen Therapie werden Anticholinergika und β-Blocker versucht. Amantadin (PK-Merz), Clonazepam (Rivotril) und Clonidin (Catapressan) können die Akathisie bessern.

13 Apparative Zusatzuntersuchungen

13.1 Hirnstrombild 180

13.2 Visuell evozierte Potentiale 180

13.3 Akustisch evozierte Potentiale 181

13.4 Motorisch evozierte Potentiale 182

13.5 Elektrookulographie 183

13.6 Blinkreflex 184

13.7 Apparative Tremor- und Bewegungsanalyse 184

13.8 Bildgebende Verfahren 187

13.8.1 Transkranielle Ultraschallsonographie 187

13.8.2 Computertomographie 187

13.8.3 Magnetresonanztomographie 187

13.8.4 Positronenemissionstomographie 189

13.8.5 Single-Photon-Emissions-Computertomographie 190

13.8.6 Bedeutung von PET und SPECT für die Parkinson-Diagnostik 191

Die Diagnose Parkinson-Krankheit ist eine klinische Diagnose und kann mit apparativen Untersuchungsmethoden nicht bewiesen oder ausgeschlossen werden. Aus Zusatzuntersuchungen können sich jedoch wichtige Information für die Einschätzung des weiteren Verlaufs und der differenzialdiagnostischen Abgrenzung ergeben. Es soll kurz auf die Methodik und Bedeutung der einzelnen Untersuchungen für die Parkinson-Krankheit eingegangen werden.

13.1 Hirnstrombild

Für die Diagnosestellung einer Parkinson-Krankheit ist das Hirnstrombild (EEG) nicht geeignet. Nach dem Kurvenbild des EEG kann jedoch festgestellt werden, ob Allgemeinveränderungen, Seiten- oder Herdhinweise bestehen, die eine andere Ursache (z. B. vaskulär) haben und den weiteren Verlauf ungünstig beeinflussen könnten. In diesen Fällen ist eher mit psychischen Nebenwirkungen unter der dopaminergen Therapie zu rechnen.

13.2 Visuell evozierte Potentiale

Mit Hilfe der visuell evozierten Potentiale (VEP) werden der N. opticus und die nachfolgende Sehbahn untersucht. Als visueller Reiz wird üblicherweise ein auf einem Fernsehschirm dargestelltes Schachbrettmuster benutzt. Die in rascher Folge wechselnden schwarzen und weißen Felder des Schachbretts erregen die lichtempfindlichen Netzhautzellen. Über den Sehnerven wird die Erregung zur Sehbahn und schließlich zur Sehrinde im hinteren Anteil des Großhirns weitergeleitet. Ähnlich der EEG-Aufzeichnung werden die durch den Lichtreiz erzeugten Spannungsschwankungen von der hinteren Schädeloberfläche über der Sehrinde mit Elektroden abgeleitet. Die Dauer vom Setzen des visuellen Reizes bis zur Reizantwort wird als Latenz gemessen. Eine schematische Darstellung der Methode gibt Abb. 13.1.

Die Ableitung des VEP erfolgt entweder mit Klebeelektroden oder mit 2 kleinen Nadelelektroden von der Kopfhaut. Für einige Minuten muss der Patient mit einem oder beiden Augen den Mittelpunkt auf dem Monitor fixieren, während die schwarzen und weißen Felder des Schachbrettmusters rasch wechseln.

Bestimmte Teile der Netzhaut, die für die Verschärfung des Bildkontrasts feiner Muster verantwortlich sind, benutzen Dopamin als Neurotransmitter. Sehstörungen bei Parkinson-Patienten sind nicht selten durch Störungen der Farbdiskrimination und der Sehschärfe bedingt. Untersuchungen haben gezeigt, dass bei Parkinson-Patienten das VEP unter Verwendung bestimmter Reizmuster (unterschiedliche Kästchengröße, unterschiedliche Schachbrettfarben) verändert sein kann. Eine Beziehung zum Schweregrad der Erkrankung besteht jedoch nicht. Unter dopaminerger Therapie ist eine Normalisierung der zuvor pathologischen VEP beschrieben worden. In der Praxis spielt das VEP für die Diagnosestellung und auch für die Verlaufsbeobachtung bislang eine eher untergeordnete Rolle.

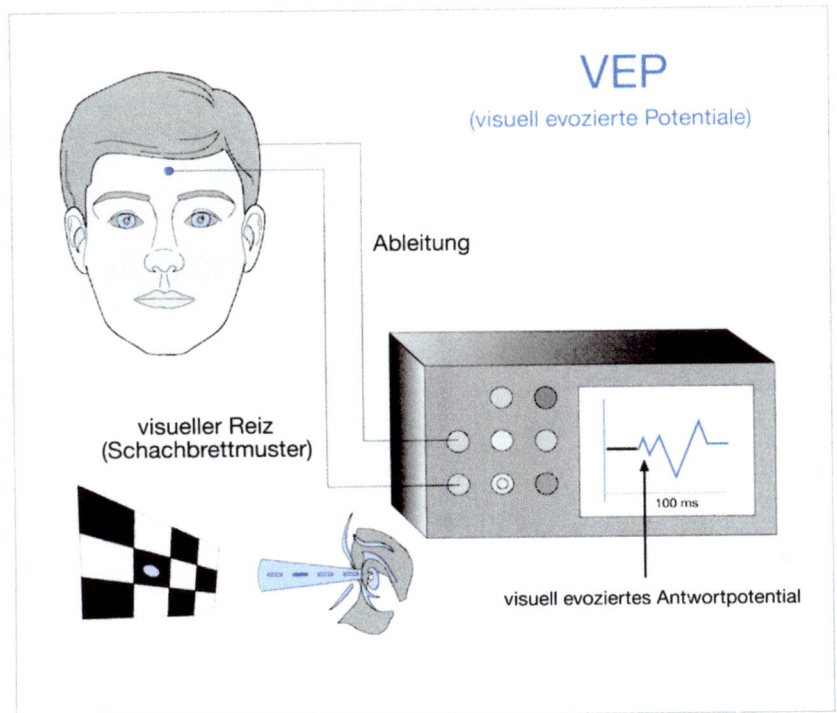

Abb. 13.1. Schematische Darstellung der visuell evozierten Potentiale (VEP)

13.3 Akustisch evozierte Potentiale

Ähnlich der VEP-Untersuchung können die im N. acusticus und der aufsteigenden Hörbahn generierten Spannungsschwankungen von der Kopfhaut als akustisch evozierte Potentiale (AEP) abgeleitet werden. Der akustische Reiz erfolgt als Klick über einen Kopfhörer, die Ableitung mittels Nadel- oder Oberflächenelektroden von der Kopfhaut. Die durch den Klickreiz erzeugten Hirnpotentiale können wie bei dem VEP erst nach einer Mittelungsbildung (Average-Technik) dargestellt werden. Die frühen Komponenten der akustisch evozierten Potentiale stellen sich nach 1,5–6 ms als 5 voneinander abgrenzbare AEP-Wellen dar, die mit römischen Ziffern von I bis V bezeichnet werden. Eine schematische Darstellung findet sich in Abb. 13.2.

Die Untersuchung erfolgt im Liegen oder Sitzen auf einem bequemen Stuhl. Nachdem die Elektroden gesetzt sind, wird ein Kopfhörer anlegt, über den in rascher Folge Klickreize angeboten werden. Um die sehr kleinen Potentialschwankungen störungsfrei darstellen zu können, muss der Patient sich vollkommen entspannen. Das Hörvermögen unterscheidet sich bei Parkinson-Patienten nicht wesentlich vom normalen Alterskol-

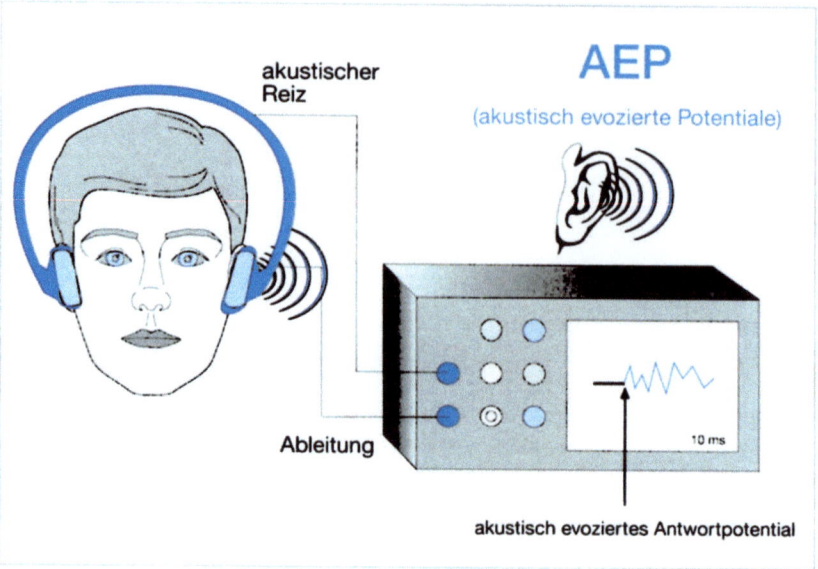

Abb. 13.2. Schematische Darstellung der akustisch evozierten Potentiale (AEP)

lektiv. Die Angaben über Parkinson-typische Befunde der AEP sind uneinheitlich. Es wurden verlängerte Latenzen gemessen und eine Abschwächung der auditiven Funktionen auf verschiedene Stimuli beobachtet. Einen wesentlichen diagnostischen Wert beim Parkinson-Syndrom hat die AEP-Untersuchung nicht. Diese Untersuchung wird evtl. dann empfohlen, wenn es um die Abklärung von Sturzereignissen bei Parkinson-Patienten geht und eine Schädigung im Verlauf des dem Gleichgewichtsnerven benachbarten Hörnervs ausgeschlossen werden soll.

13.4 Motorisch evozierte Potentiale

Obwohl mittels motorisch evozierter Potentiale (MEP) Leitungszeiten in motorischen Bahnen bestimmt werden, kann diese Untersuchung nicht zur Diagnose der Parkinson-Krankheit beitragen. Mit einer ringförmigen Magnetspule können die motorischen Hirnzellen durch den Schädel hindurch (= transkraniell) erregt werden. Da die Reizung magnetisch erfolgt, nennt man dieses Verfahren auch **transkranielle Magnetstimulation** (TMS). Durch eine Kondensatorentladung wird ein Strom in der Spule erzeugt, der ein Magnetfeld erzeugt. Die Erregung wird über die motorischen Bahnen von Gehirn und Rückenmark zu den Muskeln geleitet und kann dort als Muskelzuckung abgeleitet werden. Wird z. B. über dem motorischen Handfeld gereizt, kommt es zu einer Muskelzuckung der kleinen Handmuskeln. Die Muskelkontraktion der Handmuskeln wird mit

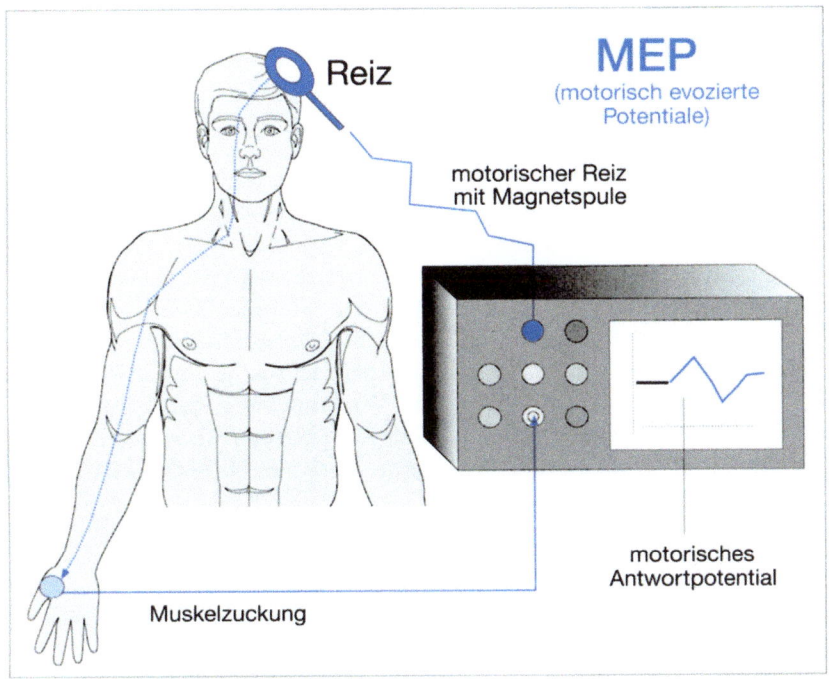

Abb. 13.3. Schematische Darstellung der motorisch evozierten Potentiale (MEP)

kleinen Oberflächenelektroden als motorisch evoziertes Potential (MEP) abgeleitet. Die Dauer von der Magnetreizung bis zur Muskelzuckung stellt die motorische Leitungszeit dar (MEP-Latenz). Zur Ableitung der motorischen Antwort wird eine Oberflächenelektrode auf den Daumenballen geklebt. Die Magnetspule wird auf den seitlichen Schädel gesetzt. Die Einzel- oder Serienreize erlebt der Patient als kurze Muskelzuckungen. Eine schematische Darstellung der Methode findet sich in Abb. 13.3.

Die MEP-Latenz ist bei Parkinson-Patienten normal. Nach Einzel- und Doppelreizen lassen sich bei Parkinson-Patienten vereinzelt von der Norm abweichende MEP-Befunde nachweisen. Die TMS soll zur Differenzierung zwischen idiopathischen und nichtidiopathischen Parkinson-Syndromen beitragen können. Vereinzelt konnte bei Parkinson-Patienten mit der repetitiven Magnetstimulation Einfluss auf den Tremor und die Bradykinese genommen werden, allerdings nur für kurze Zeit.

13.5 Elektrookulographie

Elektrookulographie (EOG) bedeutet Ableitung und Aufzeichnung von Augenbewegungen. Da das Auge einen Dipol darstellt, können Augenbewegungen als Potentialschwankungen im elektrischen Feld aufgezeichnet werden. Unter, über und neben dem Auge werden Klebeelektroden angebracht. Mit der Elektrookulographie können die raschen und langsamen Augenbewegungen besser analysiert und dokumentiert werden.

Parkinson-Patienten können oft nur verzögert ein rasch wechselndes Blickziel erreichen (hypometrische Willkürsakkaden). Bei 60% der von uns untersuchten Parkinson-Patienten bestanden horizontale und vertikale hypometrische Sakkaden (Normalkollektiv: 10%), wobei kein signifikanter Unterschied bestand, wenn die Sakkaden über alternierende Lichtpunktfixation oder über Fremd- bzw. Eigenkommandos bei stationären Blickzielen (30°) ausgelöst wurden (Thümler 1989). Als weitere okulomotorische Störungen werden verlängerte Sakkadenlatenzen, sakkadierte Folgebewegungen und Konvergenzschwäche beschrieben. Die Angaben in der Literatur über eine Verminderung der Sakkadengeschwindigkeit sind widersprüchlich. Bei der progressiven supranukleären Blickparese (PSP) können Sakkadenstörungen mit Hilfe des EOG schon frühzeitig dokumentiert werden.

13.6 Blinkreflex

Um das Auge vor Fremdkörpern zu schützen und den Augapfel feucht zu halten, wird reflektorisch in unregelmäßigen Abständen ein kurzer Lidschluss durchgeführt („Blink" oder „Blinzeln"). Danach wird dieser Schutzreflex auch Blink- oder Blinzelreflex genannt. Da der Muskel, der den Lidschluss bewirkt, M. orbicularis oculi heißt, findet auch die Bezeichnung „Orbicularis-oculi-Reflex" Verwendung.

Der Blinkreflex kann elektrisch ausgelöst werden, indem man den ersten Ast des N. trigeminus an der Augenbraue reizt. Mittels unter und neben dem Auge angebrachter Klebeelektroden kann eine frühe (R1) und späte (R2) Antwort aufgezeichnet werden. Es werden mehrere Reize appliziert und die ausgelösten Muskelantworten überprüft.

Bei Gesunden kommt es bei wiederholten und regelmäßigen Reizen zu einer „Gewöhnung" (Habituation) der Reflexantworten mit Verkleinerung der Antwortpotentiale. Bei Parkinson-Patienten bleibt dieses Habituationsverhalten oft aus. Darüber hinaus können weitere Veränderungen der Reflexantworten nachgewiesen werden. Eine Diagnosesicherung ist mit der Untersuchung der Blinkreflexe nicht möglich.

13.7 Apparative Tremor- und Bewegungsanalyse

Die grobe Einschätzung und Zuordnung eines Tremors gelingt schon durch die klinische Beobachtung unter verschiedenen Bedingungen (psychische und mentale Belastungssituation, Muskelanspannung und

-entspannung). Für besondere Fragestellungen und zu Forschungszwecken sind komplexe, computergestützte und videogesteuerte Tremoranalysegeräte entwickelt worden, die zur genaueren Differenzierung von Tremorformen beitragen.

Für die **elektromyographische Untersuchung (EMG)** des Tremors werden dünne Nadeln in 2 oder mehrere Muskelpaare eingestochen, z. B. Streck- und Beugemuskeln des Unterarms. Die Aktivität der Muskulatur wird während des Tremors über einen Elektromyographen abgeleitet (Nadelmyographie). So kann auch die für den Parkinson-Tremor typische wechselweise Aktivierung von Agonisten und Antagonisten aufgezeichnet werden (s. Abb. 7.5).

Für die schmerzfreie **Oberflächenmyographie** werden kleine Elektroden auf die Haut über dem Muskel geklebt und die Muskelaktivität während des Tremors unter Ruhe-, Halte- und Bewegungsbedingungen abgeleitet. Zur weiteren Differenzierung kann der Tremor unter Gewichtsbelastungen der ausgestreckten Hand registriert werden.

Mit Hilfe eines am EMG-Gerät angeschlossenen sehr kleinen **Beschleunigungsaufnehmers** (s. Abb. 7.6 unten) können die Tremorfrequenz bestimmt sowie die Tremoramplituden grob abgeschätzt werden.

Unabhängig von einem EMG-Gerät lässt sich die Tremoranalyse mit einem am Hand- oder Fußgelenk tragbaren **digitalen Bewegungsmonitor** durchführen (Abb. 13.4 unten). Die Ableitung kann ambulant während der beruflichen und alltäglichen Aktivitäten und auch während der Nacht erfolgen. Zur Auswertung werden die aufgezeichneten Daten auf einen handelsüblichen PC übertragen und ausgewertet. Nicht nur die Tremoraktivität, sondern generell jede Bewegungsaktivität wie Fluktuationen mit hypokinetischen und hyperkinetischen Phasen (Dyskinesien), nächtliche Bewegungseinschränkungen (z. B. nächtliche akinetische Phasen) und periodische Extremitätenbewegungen im Rahmen eines Restless-legs-Syndroms (PML, s. Abschn. 11) lässt sich über längere Zeiträume registrieren, analysieren und graphisch dokumentieren (z. B. DigiTrac, ActiTrac, Somnomedics GmbH, Kist). FFT-Darstellungen mit Spektralplots über die Zeit sowie Leistungs- und Spitzenhistogramme können erstellt werden (Abb. 13.4 oben). Die digitale Aktigraphie eignet sich besonders auch zur Therapieevaluation bei medikamentöser Neueinstellung und zur Verlaufsbeobachtung (Csoti et al. 2001).

Wenn zu Beginn der Erkrankung ein Haltetremor im Vordergrund steht, kann die Bestimmung der Tremorfrequenz in der Abgrenzung eines essentiellen Tremors hilfreich sein. Beim essentiellen Tremor ist die Tremorfrequenz meist höher als beim Parkinson-Haltetremor. In Abb. 7.6 sieht man in der oberen Reihe einen regelmäßigen 4,5-Hz-Haltetremor eines Parkinson-Patienten. Der in der unteren Reihe dargestellte Haltetremor hat eine höhere Frequenz von 7,5 Hz und stammt von einem Patienten mit essentiellem Tremor.

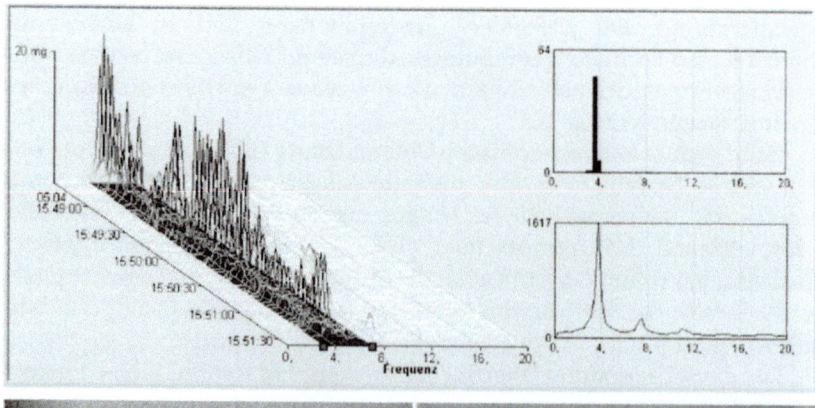
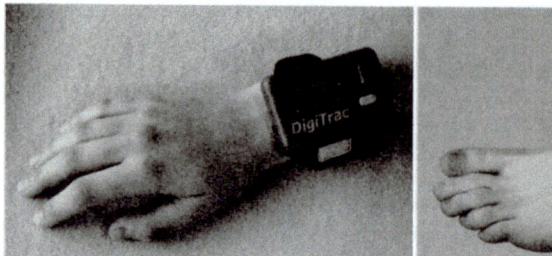
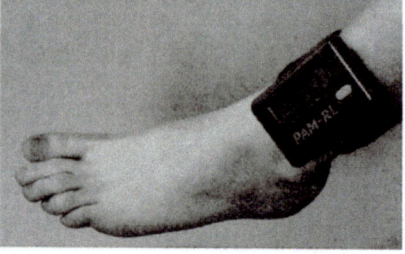

Abb. 13.4. *Oben*: Tremoranalyse in FFT-Darstellung. Spektralplot über 5 Minuten (*links*) und Spitzenhistogramm (*rechts*). Die Auswertung zeigt einen klassischen 4-Hz-Tremor; *unten*: die Aufzeichnung erfolgte mit einem am Hand- oder Fußgelenk tragbaren Bewegungsmonitor (Fa. Somnomedics GmbH, Kist) (farbige Wiedergabe s. S. XII)

Wie erwähnt, ist der wichtigste Schritt zur Abgrenzung eines Parkinson-Tremors die klinische Beobachtung. Beim klinischen Nachweis eines regelmäßigen Ruhetremors ist dessen apparative Frequenzanalyse für die Parkinson-Diagnose in der Regel nicht erforderlich. Die zusätzliche elektromyographische Überprüfung kann jedoch den klinischen Eindruck einer Muskelentspannung untermauern. Die erfolgreiche medikamentöse Therapie lässt sich durch wiederholte Tremoraufzeichnungen dokumentieren.

Charakteristisch für den Parkinson-Tremor ist die alternierende Innervation von Agonisten und Antagonisten. In Abb. 7.5b ist die Muskelaktivität aus den Streck- und Beugemuskeln der Hand mittels Nadelelektroden simultan abgeleitet. Die Aktivierung der Handstrecker hebt die Hand. Danach erfolgt die Innervation der Handbeuger bei gleichzeitiger Innervationsruhe in den Streckern. Die wechselweise Muskelanspannung in der Extensoren- und Flexorenmuskulatur führt schließlich zur rhythmischen Auf- und Abbewegung der Hand. Beim essentiellen Tremor lässt sich dagegen oft nur eine synchrone Muskelaktivität in antagonistischen Muskelpaaren nachweisen. Typisch für einen Parkinson-Ruhetremor ist die deutliche Abnahme der Tremoramplitude bei Anspannung der Muskulatur (z. B. durch Faustschluss). Trotz weiterer Muskelanspannung schaukelt sich der Tremor aber langsam wieder auf und erreicht nach einigen Sekunden die Ausgangsstärke (s. Abb. 7.5a).

Mit Hilfe von Ultraschallmethoden und Videometrie können schon im Frühstadium der Parkinson-Krankheit feinmotorische Störungen analysiert und differenziert werden.

13.8 Bildgebende Verfahren

13.8.1 Transkranielle Ultraschallsonographie

An einer dünnen Stelle im Schläfenbereich können durch den Schädel hindurch (transkraniell) Strukturen im Inneren des Schädels untersucht werden. Becker und Mitarbeitern ist es 1995 gelungen, sonographisch bei Parkinson-Patienten Veränderungen des Signalverhaltens im Bereich der Substantia nigra nachzuweisen. Die beim überwiegenden Anteil der Parkinson-Patienten nachweisbaren „echogenen Zonen" waren bei Patienten mit früher Krankheitsmanifestation und bei Dyskinesien stärker ausgeprägt. In Gewebeproben wurde eine erhöhte Eisenkonzentration und ein verminderter Neuromelaningehalt in den echogenen Zonen gefunden. Ob die transkranielle Sonographie für die Früherkennung der Parkinson-Krankheit hilfreich sein kann, wird noch untersucht.

13.8.2 Computertomographie

Für die Differenzialdiagnose der Parkinson-Syndrome spielt die Computertomographie (CT) eine untergeordnete Rolle. Beim idiopathischen Parkinson-Syndrom ist das CT unauffällig. Um zusätzliche Hinweise für eine Hirnschädigung wie Multiinfarktgeschehen oder einen Hydrozephalus internus nicht zu übersehen, führen wir bei jedem Patienten mit Parkinson-Syndrom einmal eine CT-Untersuchung durch. Parkinson-Patienten mit hirnatrophischen Zeichen im CT sprechen oft schlechter auf die L-Dopa-Therapie an und lassen insgesamt einen ungünstigeren Verlauf erwarten. Wenn auch selten, so ist es wichtig, einen Tumor als Ursache des Parkinson-Syndroms auszuschließen.

13.8.3 Magnetresonanztomographie

Die Magnetresonanztomographie (MRT), auch als Kernspintomographie (KST) oder als nukleare magnetische Resonanztomographie (NMR) bezeichnet, zeichnet sich durch eine höhere Detailauflösung der erfassten

Strukturen aus. Das Routine-MRT kann derzeit nicht zur Diagnosesicherung der Parkinson-Krankheit beitragen. Mit der MRT kann man jedoch z. B. besser als mit der CT mikroangiopathische Prozesse wie z. B. die subkortikale arteriosklerotische Enzephalopathie (SAE) nachweisen. Störungen der Liquorzirkulation mit Ausbildung eines Normaldruckhydrozephalus lassen sich besser mit der MRT- als der CT-Untersuchung darstellen. Wegen der hohen Auflösung können mit der MRT auch Strukturen des Hirnstamms, des Kleinhirns und der Basalganglien besser beurteilt werden. So kann die MRT bei der Abgrenzung des idiopathischen Parkinson-Syndroms von der Multisystematrophie (MSA), der progressiven supranukleären Blickparese (PSP) und der kortikobasalen Degeneration (KTB) hilfreich sein. Einschränkend muss jedoch erwähnt werden, dass sich die MRT-Veränderungen oft erst im weiteren Verlauf der Multisystemdegenerationen nachweisen lassen, wenn auch der klinische Befund deutlicher wird. In nachfolgender Übersicht sind einzelne MRT-Charakteritika aufgelistet.

MRT-Zeichen bei MSA und PSP

Multisystematrophie (MSA)
- Kleinhirnatrophie
- Diffuse Signalanhebung im Kleinhirn und den mittleren Kleinhirnschenkeln
- Signalanhebung in der Brücke (kreuzförmige Struktur, T2-Wichtung)
- Signalanhebung im Putamen mit intensiverem Randsaum (T2-Wichtung)

Progressive supranukleäre Blickparese (PSP)
- Deutliche Verschmälerung des Mittelhirns („Mickeymouse-Zeichen", Abflachung der Vierhügelplatte)
- Frontale und temporale Atrophie
- Atrophie des Nucleus ruber
- Signalanhebung im Globus pallidus (T2-Wichtung)

Patienten mit klinisch sicherer MSA oder PSP können jedoch auch ein normales MRT aufweisen und einzelne der oben aufgeführten MRT-Zeichen sind auch bei anderen Systemdegenerationen zu finden.

Die **MRT-Protonen-Spektroskopie** (1H-MRT) erlaubt die Darstellung bestimmter Aminosäuren in Hirnstrukturen, wie z. B. N-Azetylaspartat im Nucleus lentiformis. Die N-Azetylaspartat-Konzentration im Nucleus lentiformis ist bei der Parkinson-Krankheit im Gegensatz zu nichtidiopathischen Parkinson-Syndromen nicht vermindert Ob sich die MR-Spektroskopie zur diagnostischen Differenzierung für die Praxis eignet, wird derzeit noch überprüft.

13.8.4 Positronenemissionstomographie

Mit Hilfe der Positronenemissionstomographie (PET) kann mit einer radioaktiv markierten Substanz, wie z. B. [18F] DOPA bei Parkinson-Patienten die funktionelle nigrostriatale Störung dargestellt und quantifiziert werden ([18F] DOPA-PET). Ein PET-Beispiel ist in Abb. 13.5 dargestellt. Neuere PET-Kameras erlauben eine Auflösung von 4 mm. Mittlerweile können auch dreidimensionale Aufnahmen erstellt und so die Aktivität im gesamten Gehirn und nicht nur schichtweise erfasst werden.

Für unterschiedliche Zwecke verwendete PET-Tracer-Substanzen sind in Tabelle 13.1 zusammengestellt.

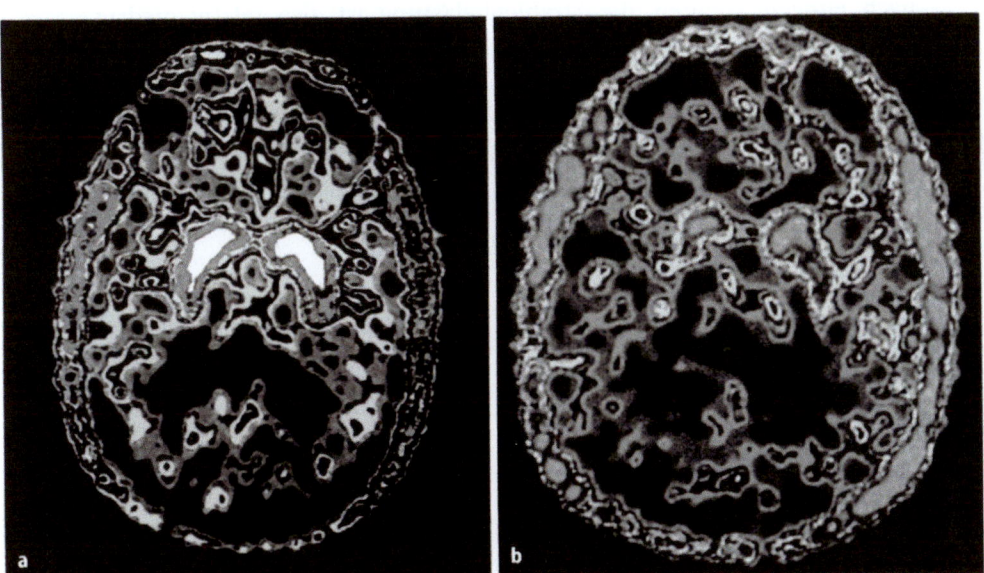

Abb. 13.5 a, b. Positronenemissionstomogramm (PET). **a** Gesunder mit symmetrischer Anreicherung von markiertem Dopa im Striatum, **b** Parkinson-Patient mit asymmetrischer, verminderter Speicherung (farbige Wiedergabe s. S. XIII)

Tabelle 13.1. PET-Tracer-Substanzen und ihre Anwendungsgebiete

PET-Tracer	Aussage
Fluoro-Dopa-PET	Dopaminmetabolismus
Racloprid-PET	Postsynaptische Dopaminrezeptoren
[^{123}]-β-CFT-PET	Präsynaptischer Dopamintransport

13.8.5 Single-Photon-Emissions-Computertomographie

Die Single-Photon-Emissions-Computertomographie (SPECT) wird seit fast 30 Jahren zur Messung des regionalen zerebralen Blutflusses genutzt. Die SPECT-Untersuchung ist kostengünstiger, weiter verbreitet und weniger aufwendig als die PET-Untersuchung (Zyklotron nicht erforderlich). Detailauflösung und Quantifizierung erreichen allerdings bisher noch nicht PET-Qualität (Abb. 13.6). In den letzten Jahren wurde die Technik der SPECT wesentlich verbessert, sodass derzeit eine relativ gute Bildqualität und -auflösung erreicht wird. Eine häufig verwendete Tracer-Substanz ist Iodobenzamid (IBZM) (Tabelle 13.2). Iodobenzamid wird mit γ-strahlendem ^{123}Jod markiert, in Spuren (wenige Tausendstel Gramm) in die Blutbahn gebracht und gemessen ([^{123}I]-IBZM-SPECT). ^{123}Jod zerfällt nach einigen Stunden, die Strahlenbelastung ist also relativ niedrig.

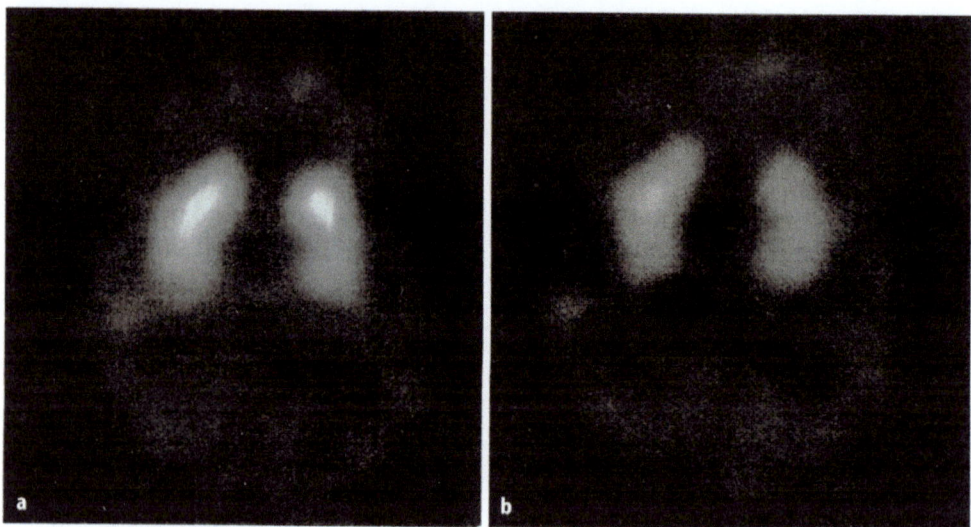

Abb. 13.6 a, b. Single-Photon-Emissions-Computertomographie (SPECT). **a** Gesunder mit nahezu symmetrischer Anreicherung von markiertem Dopa im Striatum, **b** Parkinson-Patient mit asymmetrischer, verminderter Anreicherung (farbige Wiedergabe s. S. XIII)

Tabelle 13.2. SPECT-Tracer-Substanzen und ihre Anwendungsgebiete

SPECT-Tracer	Aussage
[^{123}I]-Benzamid (IBZM)	Postsynaptische Dopaminrezeptoren
I-123 FP-CIT (DaTSCAN)	Präsynaptische Dopamintransporter

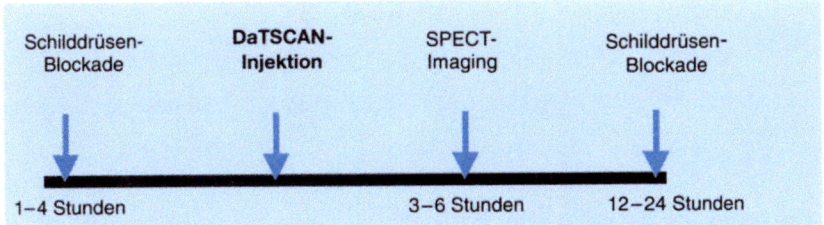

Abb. 13.7. Ablauf der SPECT-Untersuchung (DaTSCAN)

Mit I-123-IBZM werden die postsynaptischen Dopaminrezeptoren dargestellt. Seit kurzer Zeit ist mit I-123 FP-CIT (DaTSCAN) ein Tracer zugelassen, der den Dopamintransporter und somit die präsynaptische Störung bei Parkinson-Patienten relativ zuverlässig nachweisen kann. Abbildung 13.7 zeigt schematisch den Ablauf einer SPECT-Untersuchung.

13.8.6 Bedeutung von PET und SPECT für die Parkinson-Diagnostik

Mit PET und SPECT ist es möglich, den gestörten L-Dopa-Metabolismus bzw. die postsynaptischen Dopaminrezeptoren und den präsynaptischen Dopamintransporter schon im präklinischen Stadium zu erfassen. Die kortikobasale Degeneration (KBD) unterscheidet sich im Fluoro-(F-)Dopa-PET und Fluorodeoxyglukose-(FDG)-PET vom idiopathischen Parkinson-Syndrom. Bei der Abgrenzung der Multisystematrophie (MSA) und der progressiven supranukleären Blickparese (PSP) können nachfolgende PET-Befunde hilfreich sein: Bei der MSA und PSP ist die Fluoro-Dopa-Aufnahme gleichmäßig im Nucleus caudatus und im Putamen vermindert, während bei der Parkinson-Krankheit vorwiegend das Putamen betroffen ist. Mit Racloprid als Radiopharmakon kann eine verminderte D2-Rezeptorendichte nachgewiesen werden, die bei der Parkinson-Krankheit normal ist. Mit Fluorodeoxyglukose als Radiopharmakon ist die verminderte Stoffwechselaktivität im Striatum nachweisbar.

Auch die SPECT-Untersuchung dient im Wesentlichen der Abgrenzung der Parkinson-Krankheit von nichtidiopathischen Parkinson-Syndromen (z. B. MSA, PSP) sowie essentiellem Tremor. DaTSCAN ist das erste bei uns zugelassene Radiopharmakon zur Differenzierung des essentiellen Tremors von Parkinson-Syndromen. Nach Blockade der Schilddrüse mit ^{120}Kaliumjodid kann nach 3–6 h die SPECT-Aufnahme erfolgen (Abb. 13.6). Die Sensitivität für die Diagnose Parkinson-Krankheit liegt bei 97,5 %, die Spezifität für einen essentiellen Tremor bei 100 %. Das ^{123}J-markierte Kokainanalogon DaTSCAN bindet selektiv an den Dopamintransporter, der die Wiederaufnahme von Dopamin in die Präsynapse vermittelt. Die präsynaptische Bindung an den Dopamintrans-

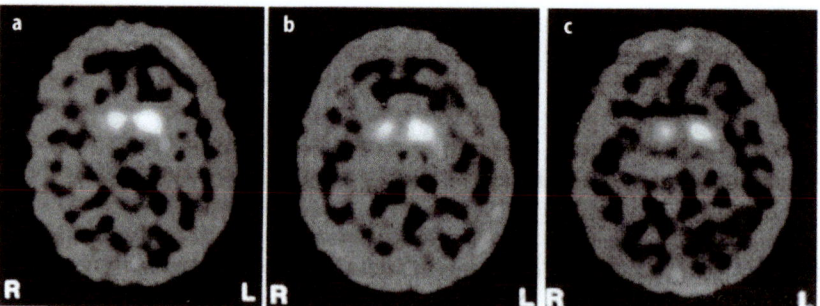

Abb. 13.8 a–c. Abnahme der präsynaptischen Bindung an Dopamintransporter (SPECT) bei einem Parkinson-Patienten 1 Jahr (**b**) und 2 Jahre (**c**) nach der Erstuntersuchung (**a**) (farbige Wiedergabe s. S. XIV)

porter ist ein Maß für die Anzahl der noch intakten Neurone. DaTSCAN kann nicht zwischen idiopathischem Parkinson-Syndrom und MSA bzw. PSP unterscheiden. Wenn der an postsynaptische D2-Rezeptoren bindende Tracer IBZM zusätzlich eingesetzt wird, gelingt die erweiterte Differenzialdiagnose. Mit den SPECT-Methoden kann der Einfluss von Parkinson-Mitteln auf den Krankheitsverlauf überprüft und somit eine Aussage über eine mögliche medikamentöse Neuroprotektion getroffen werden (Abb. 13.8).

Insgesamt zeichnet sich ab, dass die PET-Untersuchung zunächst wissenschaftlichen Fragestellungen vorbehalten ist und SPECT bei schwierigen differenzialdiagnostischen Problemen Einsatz finden wird.

14 Behandlungsmöglichkeiten

14.1	Therapie mit L-Dopa	197
14.2	Therapie mit COMT-Hemmern	212
14.3	Therapie mit Dopaminagonisten	216
14.3.1	Bromocriptin	223
14.3.2	Lisurid	224
14.3.3	Pergolid	226
14.3.4	∝-Dihydroergocryptin	228
14.3.5	Cabergolin	229
14.3.6	Ropinirol	231
14.3.7	Pramipexol	234
14.3.8	Apomorphin	236
14.3.9	Selegilin (MAO-B-Hemmer)	238
14.3.10	Amantadin	241
14.3.11	Budipin	245
14.3.12	Anticholinergika	248
14.4	Motorische Fluktuationen und Hyperkinesen	252
14.4.1	Motorische Fluktuationen	252
14.4.2	Dyskinesien und Dystonien	255
14.4.3	Mögliche Ursachen für das Auftreten von Fluktuationen und Dyskinesien	258
14.4.4	Therapie von Fluktuationen und dopaminergen Dyskinesien	259

Die kausale Behandlung der Parkinson-Krankheit ist bis heute nicht möglich. Im Vordergrund der therapeutischen Maßnahmen steht die symptomatische medikamentöse Therapie, die durch Krankengymnastik, Ergotherapie und Logotherapie ergänzt wird. Die modernen Therapiestrategien haben zu einer deutlichen Verbesserung der Lebensqualität der Betroffenen geführt.

Neurochirurgische Maßnahmen (Stereotaxie) kommen derzeit nur für die Patienten in Betracht, bei denen mit medikamentösen Maßnahmen Spätkomplikationen nicht beherrscht werden können. Alle Therapiemaßnahmen müssen von einer psychosozialen Betreuung begleitet werden, um sozialen Rückzugstendenzen und zunehmender Isolation entgegenzuwirken. Einen besonderen Stellenwert haben dabei die Parkinson-Selbsthilfegruppen, die in fast allen größeren Orten eingerichtet wurden (s. Anhang).

Behandlung des Parkinson-Syndroms
- Medikamentöse Behandlung
- Krankengymnastik, Logopädie, Ergotherapie
- Sozialmedizinische und psychologische Beratung
- Operative Behandlung

Für die medikamentöse Behandlung ist bisher nur der symptomatische Einfluss sicher nachgewiesen, d. h., es können bisher nur Parkinson-Symptome und Begleitstörungen erfolgreich behandelt werden. Ob gleichzeitig ein neuroprotektiver Einfluss erreicht werden kann, wird in tierexperimentellen Studien und Verlaufsuntersuchungen bei Parkinson-Patienten untersucht. Wesentliches Therapieprinzip der medikamentösen Behandlung ist die Substitution des Dopaminmangels. Die Zufuhr der Vorstufe des Dopamins (L-Dopa), die Hemmung des Abbaus von L-Dopa bzw. Dopamin (MAO-B-Hemmer, COMT-Hemmer) und der Einsatz von Substanzen, die Dopaminrezeptoren direkt stimulieren (Dopaminagonisten), können den Dopaminmangel direkt oder indirekt ausgleichen.

Medikamentöse Versuche, die Umwandlung von Tyrosin in L-Dopa durch NADH zu fördern, sind bisher nicht überzeugend. NADH (Nicotinamidadenindinukleotid) ist ein Koenzym für das Enzym Tyrosinhydrolase, die Tyrosin in L-Dopa umwandelt.

Substanzen, die auf das dopaminerge System durch Substitution, Abbaublockade oder durch direkte Stimulation am Dopaminrezeptor wirken, werden nicht immer einheitlich unter dem Begriff Dopaminergika oder Dopamimetika zusammengefasst. Eine Besserung der Parkinson-Symptome ist auch über nicht dopaminerge Wirkungen möglich, wie z. B. über das cholinerge System (Anticholinergika) und das glutamaterge System (NMDA-Rezeptor-Antagonisten).

Medikamentöse Parkinson-Behandlung

Dopaminerges System
- L-Dopa als Vorstufe des Dopamins plus Dekarboxylasehemmer plus COMT-Hemmer
- Dopaminagonisten
- MAO-B-Hemmer

Cholinerges System
- Anticholinergika

Glutamaterges System
- Hemmung der glutamatergen Überfunktion durch NMDA-Rezeptor-Antagonisten

Für die normale Übertragung von Bewegungsimpulsen muss eine bestimmte Dopaminkonzentration bereitgestellt werden. Man kann sich den „Dopaminspeicher" als Gefäß mit einem Sieb als Boden vorstellen, durch das körpereigenes Dopamin kontinuierlich abfließen kann (Abb. 14.1). Neubildung, Wiederaufnahme und Abbau regulieren den wirksamen Dopaminspiegel. Bei der Parkinson-Krankheit ist das körpereigene Dopamin vermindert. Um einen wirksamen Dopaminspiegel zu erreichen, muss Dopamin als Vorstufe (**L-Dopa**) oder Ersatzstoff (**Dopaminagonisten**) von außen zugeführt werden oder es muss der „Abfluss", also der Abbau von Dopamin bzw. L-Dopa gehemmt werden (**MAO-B-Hemmer, COMT-Hemmer**). Eine weitere Einflussnahme ist indirekt über Azetylcholin (**Anticholinergika**) oder Glutamat durch **NMDA-Rezeptor-Antagonisten** möglich.

Nach dem Wirkprinzip kann die medikamentöse Behandlung damit wie folgt eingeteilt werden:

- **Beeinflussung des dopaminergen Systems,**
  - Hemmung des Enzyms Dekarboxylase durch Benserazid und Carbidopa,
  - Hemmung des Enzyms COMT durch COMT-Hemmer (Entacapon),
  - Hemmung der MAO-B-Aktivität durch MAO-B-Hemmer,
  - direkte Stimulation der Dopaminrezeptoren durch Dopaminagonisten,
- **Beeinflussung des glutamatergen Systems,**
- **Beeinflussung des cholinergen Systems.**

Bei der Besprechung der einzelnen Wirkstoffe werden wir die Begriffe Bioverfügbarkeit und Halbwertszeit häufiger benutzen. **Bioverfügbarkeit** beschreibt die Geschwindigkeit und das Ausmaß für das Freisetzen der Wirksubstanz aus der Tablette und den Transport in die Blutbahn. Beeinflussende Faktoren sind die Auflösungsgeschwindigkeit der Tablette im

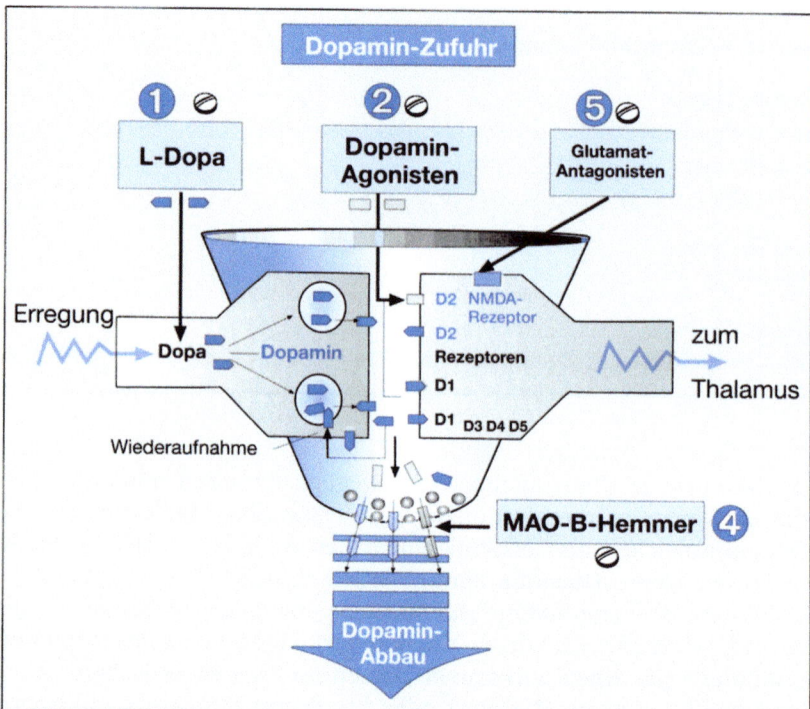

Abb. 14.1. Der „Dopaminspeicher" ist hier als Gefäß mit einem Sieb als Boden dargestellt, durch das körpereigenes Dopamin kontinuierlich abfließen kann. Der verminderte Dopamingehalt kann durch die Vorstufe L-Dopa (*1*), durch Dopaminersatzstoffe (*2*), COMT-Hemmer(*3*), MAO-B-Hemmer (*4*) ausgeglichen werden. Die indirekte Beeinflussung wird über die Aktivitätsminderung von Glutamat durch NMDA-Rezeptor-Antagonisten (*5*) erreicht

Magen oder Dünndarm, die Geschwindigkeit der Magen-Darm-Passage, (Transport- oder Transitzeit), die Konkurrenz mit Nahrungsbestandteilen beim Übertritt in das Blut oder die Zelle, die Verteilung und Speicherung im Gewebe, Abbauprozesse in der Leber und die Komedikation (z. B. Hemmer des Zytochroms P450). Von Bedeutung ist schließlich, wie viel der Wirksubstanz nach welcher Zeit den Wirkort erreicht.

Unter **Halbwertszeit** (Eliminationshalbwertszeit) versteht man die Zeit, die für das Abfallen der Konzentration des Wirkstoffes im Serum bzw. Plasma auf die Hälfte ihres Ausgangswerts erforderlich ist. Die Wirkdauer eines Medikamentes kann jedoch länger oder kürzer sein, als die Halbwertszeit vermuten lässt.

14.1 Therapie mit L-Dopa

Mit der Einführung der L-Dopa-Therapie 1961 war es erstmals möglich, den der Krankheit zugrunde liegenden Dopaminmangel auszugleichen.

Wirkmechanismen und Pharmakologie

Zum Ausgleich des Dopaminmangels kann Dopamin nicht direkt zugeführt werden, da es die sog. Blut-Hirn-Schranke nicht überwinden kann (Abb. 14.2). Die Blut-Hirn-Schranke ist eine funktionelle Barriere zwischen der Blutbahn und den Hirnzellen. L-Dopa als Vorstufe des Dopamins kann dagegen die Blut-Hirn-Schranke durchdringen und in den

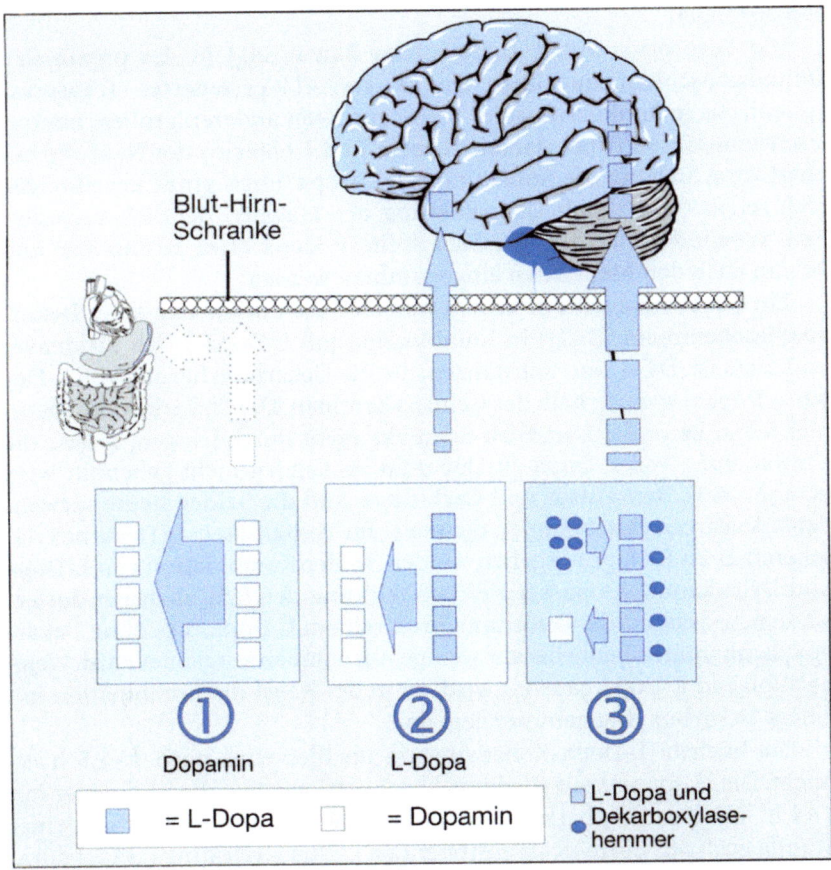

Abb. 14.2. L-Dopa-Behandlung. *1* Dopamin kann die Blut-Hirn-Schranke (BHS) nicht überwinden. *2* Reines L-Dopa, ohne Dekarboxylasehemmer, wird peripher zu 80 % abgebaut, sodass nur 20 % die Hinzellen erreicht. *3* In Kombination mit einem Dekarboxylasehemmer erreichen 80 % des verabreichten L-Dopa die Hirnzellen

dopaminergen Neuronen zur eigentlichen Wirksubstanz Dopamin umgewandelt werden. Die Dekarboxylierung kann auch in benachbarten Gliazellen erfolgen, sodass eine L-Dopa-Wirkung auch bei degenerierten dopaminergen Neuronen möglich ist. Nachteil ist dann allerdings, dass Dopamin in Gliazellen nicht gespeichert werden kann und unphysiologisch, d. h. pulsatil abgegeben wird.

Anfänglich konnte nur reines L-Dopa gegeben werden, mit dem Nachteil, dass etwa 80 % des verabreichten L-Dopa schon in der Darmwand, in der Leber oder in den kleinen Hirngefäßen zu Dopamin umgewandelt wurde, bevor es die Hirnzellen erreichte. Deswegen musste L-Dopa früher in sehr hohen Dosen (oral bis über 10 g L-Dopa!) gegeben werden, um bei einzelnen Patienten überhaupt eine Wirkung zu erreichen. Entsprechend hoch war auch der Anteil von peripher umgewandeltem Dopamin mit der Folge erheblicher Nebenwirkungen, wie Übelkeit, Erbrechen und Kreislaufstörungen.

Die Resorption von L-Dopa in das Blut erfolgt in der proximalen Dünndarmschleimhaut über ein aktives ATP-gesteuertes Transportsystem, das in konkurrierender Weise auch von anderen großen, neutralen Aminosäuren (Phenylalanin, Leucin und Isoleucin) der Nahrung benutzt wird. So kann die Aufnahme von L-Dopa durch große eiweißreiche Mahlzeiten (und durch Übersäuerung des Magens) deutlich verzögert bzw. vermindert werden. Deshalb sollte L-Dopa etwa 30 min vor und 90 min nach den Mahlzeiten eingenommen werden.

Ein entscheidender Fortschritt war 1967 die Einführung eines **Dekarboxylasehemmers** (DCH) in Kombination mit L-Dopa durch Birkmayer und Mentasi. DCH sind Substanzen, die die Dekarboxylierung von L-Dopa zu Dopamin außerhalb des Gehirns hemmen. Der Dekarboxylasehemmer selbst kann die Blut-Hirn-Schranke nicht durchdringen, sodass die Umwandlung von L-Dopa zu Dopamin im Gehirn nicht gehemmt wird (s. Abb. 14.2). **Benserazid** und **Carbidopa** sind die beiden heute verwendeten Dekarboxylasehemmer, die meist im Verhältnis 1:4 (Dekarboxylasehemmer zu L-Dopa) gegeben werden. In der Kombination von L-Dopa und DCH kann L-Dopa bei gleicher Wirkung deutlich niedriger dosiert werden, sodass auf die Verordnung von reinem L-Dopa, d. h. ohne Dekarboxylasehemmer, heute bis auf wenige Ausnahmen verzichtet wird. Wenn nachfolgend L-Dopa genannt wird, ist in der Regel die Kombination mit einem Dekarboxylasehemmer gemeint.

Die höchste L-Dopa-Konzentration im Blut wird nach 1–1,5 h erreicht. Die Halbwertszeit wird mit 1,5–2 h angegeben, die Wirkdauer mit 2–4 h. Die Bioverfügbarkeit beträgt 90–100 %. Von der innerhalb einer Stunde nach der Einzeldosis auftretenden L-Dopa-Wirkung („short duration response") kann eine verzögert einsetzende und über Tage anhaltende Wirkung („long duration response") abgegrenzt werden, sodass im letzteren Falle die Wirkung auch nach Absetzen von L-Dopa noch über mehrere Tage bestehen bleiben kann.

Ein zweiter Abbauweg von L-Dopa erfolgt über das Enzym Catechol-O-Methyltransferase (COMT) zu 3-O-Methyldopa. Seit kurzer Zeit kann auch die Hemmung von COMT therapeutisch für Parkinson-Patienten genutzt werden (s. unten).

L-Dopa in Kombination wird zwar als „Goldstandard" für die Therapie des Parkinson-Syndroms bezeichnet, ist jedoch nicht für alle Fälle das Mittel der 1. Wahl. Für jüngere Parkinson-Patienten oder im frühen Stadium der Erkrankung setzt sich heute die Tendenz durch, nach Möglichkeit nicht mit L-Dopa zu beginnen und L-Dopa erst dann einzusetzen, wenn mit der bisherigen Medikation keine ausreichende Wirkung zu erreichen ist (s. Abschn. 15.3). Bei der Erstbehandlung hat L-Dopa jedoch unter allen bisher zur Verfügung stehenden Parkinson-Mitteln die beste therapeutische Sofortwirkung auf Bradykinese und Rigor. Die Wirkung auf den Tremor ist von Patient zu Patient verschieden und eher geringer. Gleichzeitig mit der kinetischen Wirkung werden meist auch Schlafstörungen, Stimmungsschwankungen und kognitive Leistungseinbußen positiv beeinflusst. Da bei den meisten Patienten mit einer deutlichen Symptomverbesserung unter L-Dopa gerechnet werden darf, sollte ein fehlendes Ansprechen auf L-Dopa Anlass zur Überprüfung der Diagnose Parkinson-Krankheit sein.

Handelspräparate

In Tabelle 14.1 sind Handelsnamen, Tabletteninhalt und Packungsgrößen der derzeit in Deutschland erhältlichen L-Dopa-Medikamente in alphabetischer Reihenfolge zusammengestellt.

Zwischen den beiden Dekarboxylasehemmern Benserazid und Carbidopa besteht kein wesentlicher therapeutischer Unterschied. Für junge Parkinson-Patientinnen im gebärfähigem Alter gilt der Hinweis, dass der Dekarboxylasehemmer Benserazid im Tierexperiment das Knochenwachstum des Föten stören kann und deshalb nicht in der Schwangerschaft eingenommen werden darf. Die komplette Hemmung der peripheren Dekarboxylase wird mit 75 mg DCH erreicht. Bei Madopar, isicom 100 und Striaton beträgt das Verhältnis von L-Dopa zu Dekarboxylasehemmer 1:4, nur isicom 250 und Nacom 250 haben einen geringeren Dekarboxylaseanteil von 1:10. Es ist zu beachten, dass einmal die Gesamtmenge von L-Dopa und Dekarboxylasehemmer (Madopar 125 enthält 100 mg L-Dopa und 25 mg Dekarboxylasehemmer) und einmal nur die L-Dopa-Menge (isicom 100 enthält ebenfalls 100 mg L-Dopa und 25 mg Dekarboxylasehemmer) für die Medikamentenbezeichnung gewählt wurde. Der höhere Dekarboxylaseanteil lässt weniger Nebenwirkungen erwarten. Bis zu einer Dosierung von 600 mg L-Dopa sollte die Kombination 1:4 gewählt und erst bei höherer L-Dopa-Dosierung auf die Kombination 1:10 umgesetzt werden, um eine komplette Hemmung der Dekarboxylase zu gewährleisten. Wenn schon bei niedriger, jedoch wirksamer Tagesdosie-

Tabelle 14.1. In Deutschland zugelassene L-Dopa-Präparate: Tabletteninhalt sowie Anteil des Dekarboxylasehemmers in den einzelnen L-Dopa-Präparaten und Packungsgrößen

Handelsname	Wirkstoffgehalt pro Tablette bzw. Kapsel in mg		Verhältnis L-Dopa zu DCH	Packungsgrößen
	L-Dopa	DCH		
isicom 100	100	25	4:1	30/60/100
isicom 250	250	25	10:1	30/60/100
Levocarb-GRY	100	25	4:1	30/60/100
Levocarb-GRY	250	25	10:1	30/60/100
Madopar 125 T	100	25	4:1	20/50/100
Madopar 250	250	50	4:1	20/50/100
Madopar-Depot	100	25	4:1	20/50/100
Madopar LT 125	100	25	4:1	20/50/100
Nacom 100 [a]	100	25	4:1	30/100
Nacom 250	250	25	10:1	30/100
Nacom 100 Retard [a]	100	25	10:1	20/100
Nacom 200 Retard [a]	200	50	4:1	30/100
PK-Levo	100	25	4:1	100
Striaton	250	50	4:1	30/60/100

[a] Sinemet in Österreich und der Schweiz.
Benserazid als Dekarboxylasehemmer: Madopar und PK-Levo.
Carbidopa als Dekarboxylasehemmer: isicom, Nacom (Sinemet) Levovarb-GRY und Striaton.

rung (z. B. 3-mal 50 mg) Nebenwirkungen auftreten, kann Carbidopa (Lodosyn von DuPont) oder Benserazid (von Hoffmann LaRoche) als Monosubstanz zusätzlich verabreicht werden, um die Dekarboxylase vollständig zu hemmen.

Nebenwirkungen

Von den meisten Patienten wird L-Dopa gut vertragen, wenn die Dosierung einschleichend vorgenommen wird. Die klinische Erfahrung zeigt, dass die Umstellung von einem L-Dopa-Präparat auf ein anderes für den Patienten vorteilhaft sein kann. Zu unterscheiden sind Nebenwirkungen, die zu Beginn der Erkrankung auftreten (gastrointestinal, kardiovaskulär und psychiatrisch) und Nebenwirkungen, die sich erst unter Langzeitbehandlung entwickeln (L-Dopa-Langzeitkomplikationen, s. unten).

L-Dopa-Nebenwirkungen zu Beginn der Erkrankung

Magen-Darm-Beschwerden. Übelkeit, Appetitlosigkeit und Völlegefühl treten relativ selten zu Beginn der Behandlung auf, aber insbesondere dann, wenn die Medikation nüchtern eingenommen wird. Auch unter Beibehaltung der L-Dopa-Dosierung bilden sich diese Störungen langsam zurück. Einzelne Patienten berichten über Geschmacksstörungen. Nur in Ausnahmefällen wird bei Übelkeit und Brechreiz die Behandlung mit einem peripher wirksamen Dopaminrezeptorantagonisten, z. B. Domperidon (Motilium) notwendig. Motilium kann 3-mal täglich in einer Dosierung von 10–20 mg eine halbe Stunde vor der L-Dopa-Gabe eingenommen werden.

Blutdrucksenkung. Da Parkinson-Patienten häufig schon primär zu einem niedrigen Blutdruck neigen, muss der blutdrucksenkende Effekt von L-Dopa besonders beachtet werden. Bei niedrigem Blutdruck können Kreislaufregulationsstörungen im Sinne einer orthostatischen Hypotension auftreten. Orthostatische Kreislaufstörungen sind unter L-Dopa seltener als eine allgemeine Blutdrucksenkung.

L-Dopa-induzierte Psychosen. Durch L-Dopa ausgelöste Psychosen (exogene Psychosen) treten bevorzugt in fortgeschrittenen Krankheitsstadien und bei längerer medikamentöser Behandlungsdauer auf. Gefährdet sind Patienten, die schon vor der Behandlung mit L-Dopa psychische Auffälligkeiten zeigten und/oder eine zerebrale Zweiterkrankung aufwiesen. L-Dopa-bedingte Psychosen kündigen sich häufig durch lebhafte Träume, Schlafstörungen und innere Unruhezustände an. Den optischen Halluzinationen gehen oft illusionäre Verkennungen voraus, von denen sich die Betroffenen noch distanzieren können. Seltener sind akustische Halluzinationen oder wahnhafte Episoden (Verfolgungswahn). Wenn L-Dopa in der Kombination mit anderen Parkinson-Mitteln gegeben wird, ist zu beachten, dass die exogene Psychose auch durch den Kombinationspartner ausgelöst sein kann.

L-Dopa-Nebenwirkungen zu Beginn der Erkrankung

Häufigere Nebenwirkungen
- Gastrointestinal: Übelkeit, Erbrechen, Durchfall, Obstipation, Appetitlosigkeit
- Kardiovaskulär: orthostatische Dysregulation, Arrhythmie, EKG-Veränderungen

Seltenere Nebenwirkungen
Benommenheit, Müdigkeit, Verschwommensehen, metallischer Geschmack, Duodenalulzera, Hypertonie, Schmerzen im Brustraum, erschwertes Atmen, Veränderungen von Laborwerten (SGOT, SGPT, GT, LDH, Bilirubin, Harnsäure- und Harnstoffwerte, Leukopenie, Thrombozytopenie).

L-Dopa-Langzeitsyndrom
Im Verlauf der Langzeitbehandlung mit L-Dopa kommt es in der Mehrzahl der Fälle nach wenigen Jahren zu Nebeneffekten, die durch eine Wirkungsabnahme der einzelnen L-Dopa-Dosis eingeleitet werden. Etwa 10 % der Patienten benötigen bei gutem Behandlungserfolg über viele Jahre nur relativ niedrige L-Dopa-Dosen, ohne wesentliche Beweglichkeitsschwankungen über den Tag zu entwickeln. Die gute Wirkung der L-Dopa-Therapie hält bei den meisten Parkinson-Patienten 3–5 Jahre an. Diese Phase wird auch als „Honeymoon"-Periode bezeichnet. Danach entwickelt der größte Anteil jedoch unter der L-Dopa-Therapie motorische und nichtmotorische Spätkomplikationen, die unter dem Begriff „L-Dopa-Langzeitsyndrom" zusammengefasst werden. Es handelt sich dabei um die Wirkungsabnahme der einzelnen L-Dopa-Dosis, um motorische Fluktuationen mit Wechsel von guter und schlechter Beweglichkeit (On-off-Phänomen), um Dyskinesien und Dystonien und um psychische Störungen.

L-Dopa-Langzeitkomplikationen

- Wirkungsabnahme
- Motorische Komplikationen
    - Fluktuationen (Schwankungen der Beweglichkeit)
    - Hyperkinesen (Dyskinesien, Dystonien)
- Nichtmotorische Komplikationen
    - Verwirrtheitszustände
    - Halluzinationen
    - Depressive Verstimmungen

Lebhaft und weiterhin kontrovers diskutiert wird die Frage, ob eine langfristige L-Dopa-Behandlung den Untergang dopaminerger Zellen begünstigt und somit für ein rascheres Fortschreiten der Erkrankung von Bedeutung ist. Befunde, die für eine Toxizität von L-Dopa sprechen, wurden bisher nur an Gewebekulturen in Abwesenheit von Gliazellen erhoben, wenn L-Dopa in extrem hoher Dosierung verabreicht wurde. Die bisherigen klinischen Untersuchungen sprechen eher gegen eine L-Dopa-Toxizität, wenigstens bei den klinisch verabreichten üblichen Dosierungen. In Rattengehirnen mit induzierter Parkinson-Erkrankung konnten sogar neuroprotektive Effekte beobachtet werden.

Kontraindikationen

Auf L-Dopa verzichtet werden sollte bei:

- schwerer Nephropathie, schwerer Hepatopathie,
- Herzinsuffizienz,
- Hyperthyreose,
- Phäochromozytom,
- malignem Melanom, Knochenmarkerkrankungen,
- bekannter endogener Psychose.

Dosierung

Trotz der relativ kurzen Halbwertszeit von L-Dopa (1,5–2 h) reichen im Anfangsstadium 3–4 Einzeldosen am Tage, da die Speicherfähigkeit für Dopamin noch wenig gestört ist. Um Nebenwirkungen zu vermeiden, wird mit einer niedrigen Dosierung begonnen (z. B. 2-mal eine $^{1}/_{2}$ Tbl. isicom 100 mg oder 2-mal $^{1}/_{2}$ Tbl. Nacom 100 mg (Sinemet) oder 2-mal $^{1}/_{2}$ Tbl. Striaton 100 mg oder 2 Tbl. Madopar 62,5 mg). Die weitere Steigerung kann jeweils nach einigen Tagen erfolgen. Manchmal kann es auch sinnvoll sein, mit der weiteren Höherdosierung 2–3 Wochen zu warten, da sich manchmal Verbesserungen mit Verzögerung einstellen können („long-duration response"). Im Anfangsstadium kann die Tagesmedikation mit 3-mal 50–100 mg L-Dopa ausreichend sein. Ein Beispiel für eine Neueinstellung mit L-Dopa findet sich in Tabelle 14.2.

Erst in fortgeschrittenen Stadien versagt der Speichermechanismus, sodass sich die Wirkdauer verkürzt und häufigere, möglichst kleine Einzeldosen verabreicht werden müssen. Die Einzeldosis darf jedoch eine gewisse Schwellendosis nicht unterschreiten. Zu niedrige L-Dopa-Einzeldosen lassen keinen therapeutischen Effekt erwarten, da sie wegen des geringen DCH-Anteils zu einer nur unvollständigen Sättigung der Dekar-

Tabelle 14.2. Beispiel einer Neueinstellung mit L-Dopa

	Morgens [mg]	Mittags [mg]	Nachmittags [mg]	Abends [mg]	Gesamt [mg]
1.–3. Tag	50	0	50	0	100
4.–7. Tag	50	50	50	0	150
2. Woche	50	50	50	50	200
3. Woche	100	50	50	50	250
4. Woche	100	50	100	50	300

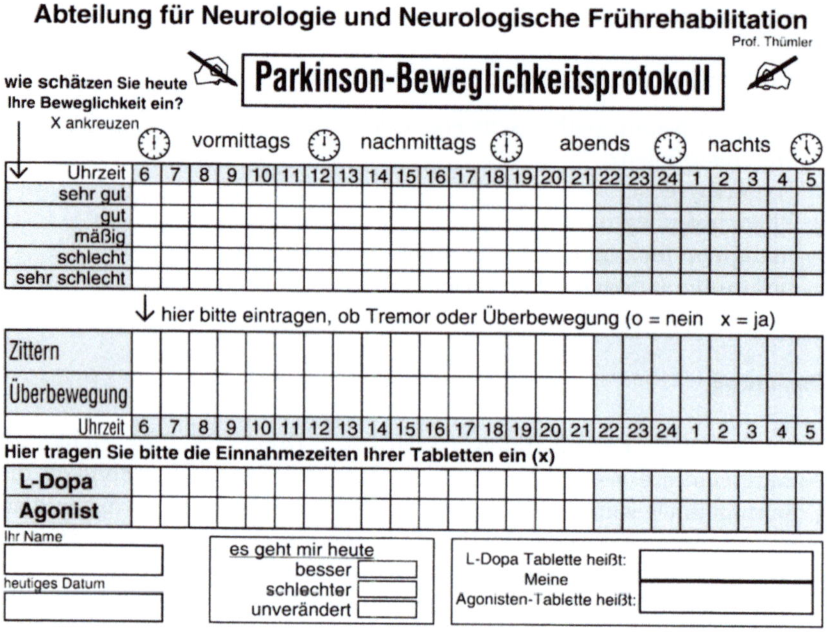
Abteilung für Neurologie und Neurologische Frührehabilitation

Prof. Thümler

wie schätzen Sie heute Ihre Beweglichkeit ein?

Parkinson-Beweglichkeitsprotokoll

X ankreuzen

vormittags nachmittags abends nachts

Uhrzeit	6	7	8	9	10	11	12	13	14	15	16	17	18	19	20	21	22	23	24	1	2	3	4	5
sehr gut																								
gut																								
mäßig																								
schlecht																								
sehr schlecht																								

hier bitte eintragen, ob Tremor oder Überbewegung (o = nein x = ja)

Zittern																								
Überbewegung																								
Uhrzeit	6	7	8	9	10	11	12	13	14	15	16	17	18	19	20	21	22	23	24	1	2	3	4	5

Hier tragen Sie bitte die Einnahmezeiten Ihrer Tabletten ein (x)

L-Dopa																								
Agonist																								

Ihr Name

heutiges Datum

es geht mir heute
besser
schlechter
unverändert

L-Dopa Tablette heißt:
Meine Agonisten-Tablette heißt:

Abb. 14.3. Tagesprofil zur Dokumentation der Beweglichkeit, des Tremors und der Hyperkinesen

boxylase führen. Es ist in den meisten Fällen also nicht sinnvoll, nur 2-mal 50 mg L-Dopa zu verabreichen.

Die üblichen L-Dopa-Tagesdosen liegen gewöhnlich zwischen 300 mg und 800 mg, selten über 1000 mg. Die Einstellung ist dann beendet, wenn der Patient einen deutlichen Bewegungsgewinn erreicht hat und sich in seiner motorischen Funktion nicht mehr wesentlich beeinträchtigt fühlt. In Hinblick auf mögliche Spätkomplikation soll nicht maximal, sondern (nur) optimal dosiert werden. Natürlich kann nicht bei jedem Patienten eine optimale Wirkung erreicht werden bzw. muss die Dosierung wegen rasch eintretender Nebenwirkungen niedrig bleiben. Hilfreich bei der medikamentösen Einstellung sind Tagesprofile der Beweglichkeit. Eine Vorlage hierzu findet sich in Abb. 14.3.

Wenn am frühen Morgen eine deutliche Bewegungsminderung besteht, z. B. bei der Morgentoilette, kann schon im Bett die erste Dosis mit einem kleinen Imbiss (z. B. Zwieback, Keks) als sog. Startermedikation eingenommen werden. Der Patient wartet im Bett den Wirkungseintritt ab (ca. 45 min) und beginnt erst dann mit der Morgentoilette oder anderen Aktivitäten (z. B. Morgengymnastik). Eine zusätzliche Medikation kann versuchsweise zugebilligt werden, wenn eine besondere motorische Anforderung (z. B. Tanzen, längerer Spaziergang) beabsichtigt ist. Nur bei einem reproduzierbaren Bewegungsgewinn sollte diese Strategie fortgesetzt werden. Für ältere Patienten ist es sicherlich nicht immer einfach, einen Medikamentenplan mit häufigen Einzeldosen durchzuhalten. Erstaunlich ist allerdings, mit welcher Sorgfalt dies von den meisten, auch älteren Parkinson-Patienten geleistet wird.

L-Dopa-Retardpräparate

Eine Retard- oder Depotpräparation kann die Wirkungsdauer einer Substanz verlängern. In Deutschland sind derzeit zwei L-Dopa-Retardpräparate zugelassen, nämlich Nacom 100/200 Retard und Madopar Depot (Tabelle 14.3). Durch den besonderen Tablettenaufbau wird erreicht, dass die Wirkstoffe während der Magen- bzw. Dünndarmpassage verzögert freigesetzt und nur schrittweise abgegeben werden. Gegenüber der Standardformulierung werden so eine verlängerte Wirkungsdauer und ein gleichmäßigerer L-Dopa-Plasmaspiegel erreicht.

Bei Nacom 100/200 Retard sind die Wirkstoffe (L-Dopa und Carbidopa) in eine polymere Matrix eingebettet. Während der Dünndarmpassage findet ein geschwindigkeitskontrollierter Erosionsprozess statt, der die Wirkstoffe über einen Zeitraum von 4–6 h aus der Tablette freisetzt. Bei Madopar Depot befindet sich der Wirkstoff (L-Dopa und Benserazid) in einer gelatinösen Kapsel, die sich im Magen innerhalb von 5 h auflöst und so ihre Wirkstoffe nur langsam freigibt.

Die Bioverfügbarkeit der Retardformen ist mit 50–80 % niedriger als diejenige der Standardzubereitung, entsprechend müssen die Einzeldosen erhöht werden (bis zur doppelten Dosis, nach Angaben der Hersteller). Die Einnahmefrequenz (Anzahl der täglichen Einzeldosen) kann um bis zu 50 % vermindert werden. Die tägliche Höchstdosis sollte 1500 mg nicht überschreiten, verteilt auf 3–4 Einzeldosen. Die L-Dopa-Retardformulationen sind wie die Standardformulationen mit einen Dekarboxylasehemmer im Verhältnis 4:1 kombiniert.

Nach bisherigen Erfahrungen ist der Einsatz von L-Dopa-Retardpräparaten besonders bei Patienten mit vorhersehbarem Wirkungsverlust

Tabelle 14.3. L-Dopa-Retard-Medikamente

Medikament	Wirkstoffe
Nacom 100 Retard[a]	100 mg L-Dopa und 25 mg Carbidopa
Nacom 200 Retard[a]	200 mg L-Dopa und 50 mg Carbidopa
Madopar Depot	100 mg L-Dopa und 25 mg Benserazid

[a] Sinemet in Österreich und der Schweiz.

zum Ende der Einzeldosis hilfreich („End-of-dose"-Akinesie), wobei die Phasen schlechter Beweglichkeit nicht so abrupt einsetzen und die Phasen guter Beweglichkeit länger anhalten. Da die Plasmaspitzenwerte niedriger sind, können „Peak-dose"-Dyskinesien gemildert werden. Nachteilig ist allerdings, dass die Wirkung verzögert einsetzt, sodass die Patienten den Gewinn an Beweglichkeit nicht so deutlich wie unter der Standardmedikation spüren.

In der Praxis hat es sich bei einzelnen Patienten mit „Anlaufschwierigkeiten" am Morgen als vorteilhaft erwiesen, die Retardform mit konventionellem L-Dopa zu kombinieren. Mit der Um- oder Einstellung nur auf Retardpräparate in der Monotherapie kann die Bioverfügbarkeit unsicherer werden. Durch die verzögerte Freisetzung besteht die Möglichkeit, dass L-Dopa durch Nahrungseiweiße bei der Aufnahme im Darm verdrängt wird und die notwendigen Wirkspiegel unterschritten werden.

Die längste Medikamentenpause ist durch die Nachtruhe gegeben. Wenn nachts bzw. frühmorgens eine deutliche Bradykinese auftritt, evtl. verbunden mit schmerzhaften Waden- und Fußverkrampfungen (Fußdystonie), kann der relativ niedrige L-Dopa-Spiegel die Ursache sein. In solchen Fällen kann sich die abendliche L-Dopa-Retardmedikation günstig auswirken. Einzelne unserer Patienten berichten, dass sie unter der L-Dopa-Retardmedikation nachts wieder allein zur Toilette gehen können. Das Risiko nächtlicher Verwirrtheitszustände ist auch unter der Retardform gegeben, gerade bei abendlicher Einnahme. Im Vergleich zur L-Dopa-Standardform können Nebenwirkungen unter L-Dopa-Retard länger anhalten.

Mit der Retardform soll eine kontinuierlichere Dopaminrezeptorstimulation erreicht werden. Die Hoffnung jedoch, dass es unter der Retardmedikation weniger häufig zu Wirkungsfluktuationen und Dyskinesien kommt, hat sich nach einer neueren Langzeituntersuchungen nicht bestätigt. Die Retardmedikation hatte jedoch zu einer stärkeren funktionellen Verbesserung in den Alltagsaktivitäten als die Standardform geführt. Hilfreich ist, wenn vor und während der medikamentösen Umstellung ein Beweglichkeitsprotokoll erstellt wird, um die günstigste Dosierung im Tagesverlauf zu finden. Die angepasste Einstellung erfordert für den Patienten und auch für den Arzt Zeit und Geduld. Eine zu kurzfristige und zu häufige Änderung des Medikamentenplans kann nicht zum Ziel führen. Die Nebenwirkungen, Kontraindikationen und Arzneimittelinteraktionen entsprechen der Standardformulierung.

Schnell lösliches L-Dopa

Als rasch wirksames und lösliches L-Dopa steht Madopar 125 LT dem Handel zur Verfügung (LT ist die Abkürzung für lösliche Tablette). Ein rascherer Wirkungseintritt kann auch erreicht werden, wenn isicom oder Nacom vorher in Wasser gelöst wird. Der verbliebene Rückstand nach Auflösung im Glas ist nicht die Wirksubstanz, sondern sind wirkungslose Tablettenbestandteile. Lösliches L-Dopa erreicht rascher den Dünndarm und erfährt wahrscheinlich auch eine geringere Metabolisierung. Bereits nach 20–30 min tritt die Wirkung ein (bei ungelösten Formen dauert es etwa doppelt so lange).

Beim löslichem L-Dopa ist gegenüber der Standardform ein schnelleres Anfluten bei gleich langer Wirkdauer erreichbar. Die Plasmaspitzenwerte sind in der Regel nicht erhöht, sodass nicht mit Peak-dose-Dyskinesien zu rechnen ist. Die Wirkung von Madopar LT ist unabhängig davon, ob die Tablette in fester Form, sublingual oder in Wasser gelöst eingenommen wird. Nacom und isicom sind übrigens auch rascher wirksam, wenn die Tablette gut zerkaut wird, bevor man sie hinunterschluckt.

Patienten, die unter einer frühmorgendlichen Akinese leiden, können mit löslichem L-Dopa eine schnellere Wirkung erreichen, um z. B. die Morgentoilette und den Arbeitsbeginn zu erleichtern. Patienten im fortgeschrittenen Krankheitsstadium klagen nicht selten über eine Beweglichkeitsabnahme nach dem Mittagessen (postprandiale oder nachmittägliche Akinese), für die u. a. eine verminderte L-Dopa-Resorption nach eiweißreicher Mahlzeit verantwortlich sein kann. Auch in diesen Fällen kann lösliches L-Dopa die hypokinetische Phase abkürzen. Gelöstes L-Dopa kann für Patienten mit Schluckstörungen per Sonde verabreicht werden. L-Dopa/Carbi-Dopa-Vorratslösungen (500 mg isicom oder Nacom plus 1 g Ascorbinsäure) können einige Tage lichtgeschützt im Kühlschrank gelagert werden. Ansonsten sollte die Lösung nicht zu lange ungenutzt stehen bleiben, da Oxidationsvorgänge die Wirksamkeit mindern können.

Wenn die Einschränkung der Beweglichkeit also eindeutig mit dem absinkenden L-Dopa-Blutspiegel korreliert („wearing off"), kann mit gelöstem L-Dopa schneller die Off-Phase überwunden werden. Einzelne Patienten halten für unvorhersehbare hypokinetische Phasen eine lösliche Tablette in Bereitschaft. Wegen des schnelleren Wirkungseintritts eignet sich gelöstes L-Dopa auch für den L-Dopa-Test (s. Kap. 10).

Einsatzmöglichkeiten der löslichen L-Dopa-Form

- Frühmorgendliche Bewegungsminderung (Starterdosis, „kick-off")
- Nachmittägliche Bewegungsminderung
- Nächtliche Off-dose-Dyskinesien
- Extradosis für unerwartete Off-Phasen
- Schluckstörungen (Sondenernährung)
- L-Dopa-Test

Weitere L-Dopa-Darreichungsformen

Unter der Annahme, ein gleichmäßiger L-Dopa-Plasmaspiegel könne zu einer Stabilisierung des klinischen Bildes bei motorischen Fluktuationen führen, sind verschiedene Applikationsformen versucht worden.

Die intravenöse Infusion von L-Dopa leitete die L-Dopa-Behandlung in Europa ein und ist durch die Tablettenform ersetzt worden. Dauerinfusionen mit L-Dopa führen zwar zu einer stabileren klinischen Wirkung, sind aber weniger praktikabel und haben sich auch wegen der notwendigen großen Flüssigkeitsmengen nicht bewährt. Für eine kurzzeitige parenterale Behandlung wird heute die subkutane Apomorphinapplikation bevorzugt (s. Abschn. 14.3.8). Die intraduodenale Verabreichung kann bei Wearing-off-Phänomenen wirksam sein. Im Tierversuch wurden subkutane Medikamentendepots versucht, die den Wirkstoff über einen längeren Zeitraum freisetzen sollen. Wirkstoffe können auch als Suppositorien verabreicht werden. Die rektale Aufnahme ist allerdings relativ unzuverlässig, wenn das Zäpfchen nicht weit genug eingeführt wird.

Weitere L-Dopa-Verabreichungsformen

- L-Dopa-Infusion
- Verabreichung als Suppositorium
- Medikamentendepot (subkutan)

NADH (Nicotinamidadenindinucleotid) als Dopaminergikum

Das Dopaminangebot in den präsynaptischen Vesikeln kann auch dadurch gesteigert werden, dass man die Umwandlung von Tyrosin zu Dopa und schließlich zu Dopamin durch Aktivierung der Tyrosindehydrolase aktiviert. NADH wirkt dabei als Koenzym. Wir kennen nur einzelne Patienten, die sich einer NADH-Behandlung unterzogen haben, ohne allerdings eine andauernden Wirkung zu erreichen. Die Angaben zu Therapieerfolgen aus der Literatur sind widersprüchlich.

Malignes L-Dopa-Entzugssyndrom (MDES)

In fortgeschrittenen Krankheitsstadien kann es nach rascher Reduktion oder abruptem Absetzen von L-Dopa (L-Dopa-Entzug), aber auch nach Entzug von Dopaminagonisten oder Umstellung auf L-Dopa-Retard nach 1–2 Tagen zu einem lebensbedrohlichen Krankheitsbild kommen, das mit Rigor, Akinesezunahme, Fieber, Hypotonie, Tachykardie, massivem Schwitzen und Bewusstseinsstörungen bis zur Bewusstlosigkeit einhergeht. Das MDES hat Ähnlichkeit mit der malignen Hyperthermie, die nach Gabe von Anästhetika und Muskelrelaxanzien auftreten kann und mit der „akinetischen Krise". Im Blut werden eine Leukozytose mit Linksverschiebung und eine Erhöhung von Leber- und Muskelenzymen (SGOT, SGPT, CK) festgestellt. Es kann zur Rhabdomyolyse mit Myoglobulinurie kommen. Als ein pathogenetischer Faktor wird eine Störung der Thermoregulation im Hypothalamus angenommen, wobei der ausgeprägte Rigor die Wärmebildung im Körper zusätzlich verstärkt.

Ein malignes L-Dopa-Entzugsyndrom macht eine notfallmäßige Klinikeinweisung mit intensivmedizinischer Überwachung notwendig. Die Behandlung besteht in der Gabe von L-Dopa über eine Magensonde oder intravenös, subkutanen Apomorphin- oder Amantadininfusionen (z. B. PK-Merz-Infusionen, 200–400 mg pro Tag) bei gleichzeitiger Flüssigkeitszufuhr und Fiebersenkung. In schwerwiegenden Fällen wird Dantrolen (Dantamacrin) eingesetzt, initial als Kurzinfusion (2,5 mg/kg KG) und nachfolgend als Dauerinfusion (5–10 mg/kg KG über 24 h) oder 400–600 mg pro Tag Dantamacrin oral).

Früher hatte man versucht, den Wirkungsverlust unter L-Dopa-Behandlung sowie Fluktuationen und Dyskinesien dadurch zu bessern, dass man dem Patienten das L-Dopa plötzlich vollständig entzog, um es nach einer Therapiepause („**drug holiday**") in geringerer Dosierung wieder einzusetzen. Durch die theoretisch mögliche kompensatorische Hochregulation der postsynaptischen Rezeptoren sollte trotz geringerer Dosierung eine bessere Wirkung als die Ausgangssituation erreicht werden. Die Erfolge waren nicht überzeugend. Vor allen Dingen aber wegen des Risikos eines malignen L-Dopa-Entzugssyndroms wird der L-Dopa-Entzug heute nicht mehr durchgeführt.

Malignes L-Dopa-Entzugssyndrom

Klinik
- Rigor, Akinese, Schluckstörung, (Tremor)
- Fieber, Schwitzen
- Herzrhythmusstörungen, Blutdruckabfall, Atemnot
- Bewusstseinsstörung, Koma

Labor
- Pathologische Leber- und Muskelenzyme

Pathogenese
- Hypothalamische Regulationsstörung

Therapie
- L-Dopa i. v. oder über Sonde, Apomorphin, Dantrolen, Flüssigkeitszufuhr, Fiebersenkung

Zu einer dem MDES ähnlichen Symptomatik kann es unter der Behandlung mit Neuroleptika kommen („malignes neuroleptisches Syndrom"). Dieses Syndrom äußert sich klinisch mit Hyperthermie, Rigor, Bewusstseinsstörung und vegetativer Instabilität. Laborchemische Zeichen sind erhöhte Kreatinphosphokinese, Myoglobinurie und Hinweise für ein akutes Nierenversagen.

Wechselwirkungen mit anderen Medikamenten

Eine Reihe von Medikamenten können den nigrostriatalen Dopaminspiegel beeinflussen bzw. die L-Dopa-Wirkung reduzieren:

- **Neuroleptika:**
  Neuroleptika blockieren die Dopaminrezeptoren
- **Östrogene:**
  Es wurde schon länger vermutet, dass Östrogene den nigrostriatalen Dopaminspiegel beeinflussen können. In einer chinesischen Studie konnten durch niedrige Östrogenspiegel die On-Zeiten verlängert und die Off-Zeiten bei postmenopausalen Frauen verkürzt werden.
- **Antiemetika:**
  Antiemetika (z. B. Metoclopramid) blockieren Dopaminrezeptoren.
- **Antihypertentisa:**
  Antihypertensiva, die Reserpin enthalten, können die Dopaminspeicher entleeren.
- **Kalziumantagonisten:**
  Kalziumantagonisten wie Flunarizin, Cinnarizin und evtl. auch solche vom Nifedipintyp hemmen die L-Dopa-Wirkung.
- **Vitamin B6:**
  Vitamin B6 (Pyridoxin) verstärkt den Abbau von L-Dopa zu Dopamin durch Aktivierung von Dopa-Dekarboxylase. Die Gefahr besteht allerdings nur bei L-Dopa ohne Dekarboxylasehemmer. Bei der heute üblichen Kombinationsbehandlung von L-Dopa und einem Dekarboxylasehemmer kann Vitamin B_6 in einer üblichen Dosierung unbedenklich eingenommen werden.

- **Narkotika:**
Halothan und Fluothane können zu schweren Herzrhythmusstörungen führen, sodass L-Dopa mindestens 8 h vor der Narkose abgesetzt werden muss. Mittel zur Lokalanaesthesie der Haut oder Schleimhaut (z. B. zahnärztliche Maßnahmen) sollten sicherheitshalber ohne Adrenalinzusatz verabreicht werden.

L-Dopa-Aufnahme und Nahrungseiweiß

L-Dopa ist wie Nahrungseiweiß eine Aminosäure, die über die Dünndarmschleimhaut in das Blut abgegeben wird. Die Aufnahme erfolgt zum Teil über einen aktiven Transportmechanismus, der in konkurrierender Weise gleichzeitig von L-Dopa und Nahrungseiweiß benutzt wird. Größere Eiweißmengen können L-Dopa aus diesem Transportmechanismus verdrängen und so die L-Dopa-Aufnahme vermindern. Die spätere Überführung von L-Dopa und Eiweiß in das Gehirn (Blut-Hirn-Schranke) erfolgt ebenfalls über einen aktiven Transport, sodass hier beide Substanzen erneut in Konkurrenz treten. Aus diesem Grund wird empfohlen, die L-Dopa-Medikation etwa eine halbe Stunde vor oder eine Stunde nach dem Essen einzunehmen.

In Studien konnte nachgewiesen werden, dass eine strenge eiweißarme Diät motorische Fluktuationen günstig beeinflussen kann. Mit der besseren Verfügbarkeit von L-Dopa kann sich jedoch auch das Risiko von L-Dopa-induzierten Dyskinesien (Peak-dose-Dyskinesien) außerhalb der Mahlzeiten erhöhen. Auf der anderen Seite kann gefolgert werden, dass Peak-dose-Dyskinesien vermindert werden, wenn die L-Dopa-Einnahme mit eiweißreicher Mahlzeit erfolgt. Eine strikte Eiweißdiät ist wegen des faden Geschmacks nicht zumutbar. Der Vorschlag, eiweißreiche Mahlzeiten in den Abend zu verschieben, kann zwar zur besseren Beweglichkeit am Tage führen, trägt jedoch das Risiko nächtlicher Hypokinesen. Im Allgemeinen ist es ausreichend, den Eiweißkonsum über den Tag zu verteilen und die L-Dopa-Medikation nicht zusammen mit eiweißreichen Hauptmahlzeiten (Fisch, Fleisch) einzunehmen.

Bei Wirkungsminderung von L-Dopa oder Auftreten von scheinbar unvorhersehbaren Fluktuationen muss auch die gastrointestinale Motilität beachtet werden. Übersäuerung des Magens verzögert die Magenentleerung, sodass die Gabe von Antazida die Magenentleerung beschleunigen kann. Auch Anticholinergika können die Magenentleerung verzögern. Durch Domperidon (Motilium) kann die Peristaltik in den oberen Abschnitten des Verdauungstrakts verstärkt und somit die Magenentleerung beschleunigt werden (20–30 mg). In Wasser gelöstes L-Dopa passiert schneller den Magen und steht früher als die Standardform zur Resorption im Duodenum zur Verfügung.

14.2 Therapie mit COMT-Hemmern

Ein neues Therapieprinzip in der Behandlung der Parkinson-Krankheit wurde kürzlich mit den COMT-Hemmern **Entacapon** und **Tolcapon** eingeführt. Die COMT-Hemmer Tolcapon (Tasmar) und Entacapon (Comtess) sind bei der Behandlung der fortgeschrittenen Parkinson-Krankheit mit motorischen Wirkungsschwankungen (Fluktuationen) wirksam.

> Im November 1998 wurde Tasmar wegen fulminant verlaufender Leberschädigungen mit 3 Todesfällen für die Neueinstellung bis zur weiteren Klärung aus dem Handel genommen. Da die Wiederzulassung unter Auflagen nicht ausgeschlossen ist, möchten wir bei der Besprechung der COMT-Hemmer dennoch an dieser Stelle auch auf Tasmar eingehen und über die bisherigen Erfahrungen berichten. Tasmar kann über die internationale Apotheke beschafft werden und ist in der Schweiz und in den USA weiterhin zugelassen.

Wirkprinzip

Das Enzym Catechol-O-Methyltransferase (COMT) findet sich vorwiegend peripher dort, wo L-Dopa über das Enzym Dekarboxylase (DC) zu Dopamin und über das Enzym COMT zur unwirksamen Substanz 3-O-Methyldopa (3-OMD) abgebaut wird. 3-OMD hat eine längere Halbwertszeit als L-Dopa, kann sich somit im Blut anreichern und an der Blut-Hirn-Schranke mit L-Dopa in Konkurrenz treten. Durch die periphere Hemmung von 3-OMD wird der Anteil an L-Dopa, der die Blut-Hirn-Schranke durchdringt, deutlich erhöht, wobei gleichzeitig weniger 3-OMD im Blut vorhanden ist.

Zentral wird Dopamin durch COMT zu 3-MT (3-Methoxityramin) und durch das Enzym MAO zu DOPAC umgewandelt (Abb. 14.4). Zusammen mit L-Dopa verabreicht, reduzieren COMT-Hemmer die 3-OMD-Konzentrationen und bewirken eine Verbesserung der Bioverfügbarkeit und eine gleichmäßigere Anflutung von L-Dopa im Gehirn. So werden im Gehirn über längere Zeit wirksame L-Dopa-Spiegel erreicht, ohne dass die Maximalkonzentration von L-Dopa bei gleichzeitiger Gabe von COMT-Hemmern wesentlich ansteigt. Vermehrte, durch Gipfelkonzentration ausgelöste Dyskinesien (Peak-dose-Dyskinesien) sind also weniger zu erwarten. COMT-Hemmer sind im peripheren Bereich auf L-Dopa angewiesen, sollen also nur in Kombination mit L-Dopa angewendet werden.

Tolcapon (Tasmar) ist sowohl peripher als auch zentral als COMT-Hemmer wirksam, während Entacapon (Comtess) ausschließlich peri-

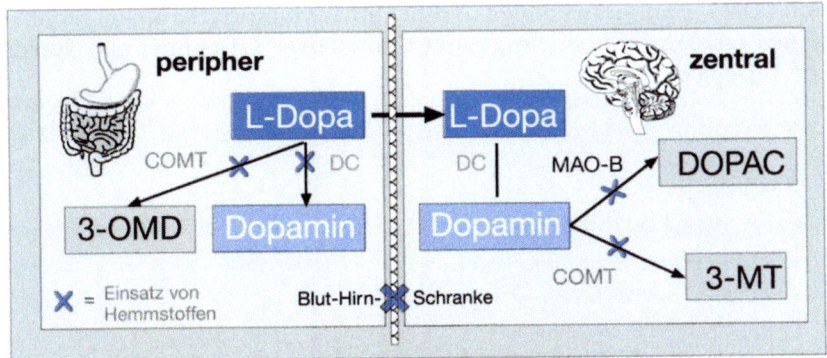

Abb. 14.4. Hemmung des Abbaus von L-Dopa und Dopamin in der Peripherie und im Gehirn

pher die COMT-Aktivität hemmt. Therapeutisch entscheidend ist wahrscheinlich nur die periphere Hemmung, da COMT vorwiegend peripher lokalisiert ist. Da sich in dopaminergen Neuronen kaum COMT-Aktivität nachweisen lässt, ist die Befürchtung, dass die zentrale Wirkung von Tolcapon den Hydroxylradikal-vermittelten oxidativen Stress begünstigt, wohl wenig begründet. Bei Entacapon jedenfalls ist aufgrund seiner reinen peripheren Wirkung ein solcher Effekt nicht zu erwarten und auch nicht nachgewiesen. Beide COMT-Hemmer werden rasch resorbiert und haben eine Halbwertszeit von etwa 2–3 h. 200 mg Tasmar erhöht die relative Bioverfügbarkeit um 90 %, durch 200 mg Comtess wird die Bioverfügbarkeit um 45 % erhöht.

Die Wirkung von COMT-Hemmern ist noch am Tag der erstmaligen Einnahme oder spätesten am nächsten Tag zu erwarten. Mit dem erhöhten L-Dopa-Angebot können jedoch ebenso rasch auch Dyskinesien auftreten. Die Einstellung muss anfänglich also unter engmaschiger Beobachtung erfolgen, um unerwünschten Wirkungen rechtzeitig durch Reduktion der L-Dopa-Dosierung entgegenzuwirken. Bei bekannter Neigung zu L-Dopa-induzierten Dyskinesien kann auch schon bei Behandlungsbeginn mit der L-Dopa-Dosissenkung begonnen werden. Wenn die zusätzliche Gabe von Dopaminagonisten zu der L-Dopa-Therapie nicht toleriert wird, kann der Austausch mit einem (besser verträglichen) COMT-Hemmer sinnvoll sein.

In den meisten Fällen kann unter der zusätzlichen Gabe eines COMT-Hemmers die L-Dopa-Tagesdosis gesenkt werden. In Studien konnte eine deutliche Verlängerung der On-Phasen und eine Verringerung der Häufigkeit, Ausprägung und Dauer der Off-Phasen erreicht werden. Bei Patienten ohne motorische Fluktuationen kann mit COMT-Hemmern eine Verbesserung der Bewältigung alltäglicher Aufgaben (ADL) und der Motorik erreicht werden. Durch die frühzeitige Kombination von L-Dopa und COMT-Hemmern können darüber hinaus motorische Spätkomplikationen verzögert werden. Insgesamt können COMT-Hemmer den Nutzen von L-Dopa erhöhen.

Wirkung der COMT-Hemmer

- Hemmung des Abbaus von L-Dopa und Dopamin
- Verlängerung der Halbwertszeit von L-Dopa
- Erhöhung der Bioverfügbarkeit von L-Dopa
- Gleichmäßigere Anflutung von L-Dopa
- Keine Erhöhung der maximalen L-Dopa-Konzentration
- Bei Patienten mit Fluktuationen:
  - Verlängerung der On-Phasen
  - Verkürzung der Off-Phasen
- Bei Patienten ohne Fluktuation:
  - Verbesserung der Bewältigung alltäglicher Aufgaben (ADL)
  - Verzögertes Auftreten motorischer Fluktuationen

Entacapon (Comtess)

Entacapon (Comtess) hat ähnlich dem L-Dopa eine Halbwertszeit von etwa 2 h. Die Wirkung setzt nach etwa 20 min ein und erreicht das Maximum nach etwa 1 h. Die günstigste Dosierung liegt bei 200 mg, die zur jeweiligen L-Dopa-Dosis hinzugegeben werden. Auch die Kombination mit retardiertem L-Dopa ist möglich. Comtess erhöht die Bioverfügbarkeit von L-Dopa. Bei Parkinson-Patienten mit Fluktuationen konnten die Off-Zeiten signifikant verkürzt und die On-Zeiten signifikant verlängert werden. Die zusätzliche Gabe von Comtess erlaubt eine L-Dopa-Reduktion um bis zu 20 %. Die L-Dopa-Reduktion ist jedoch nur sinnvoll, wenn es mehr um die Minderung von Dyskinesien als um den kinetischen Gewinn geht.

In den beiden größten Studien mit Entacapon (USA: 205 Patienten; Skandinavien: 171 Patienten) konnte der tägliche Anteil der On-Zeiten im Durchschnitt um 1 h bzw. 1,3 h erhöht werden. Nach 24-wöchiger Behandlung hatten sich in der USA-Studie die Symptome unter Entacapon um 0,5 Punkte verbessert, während sie sich in der Kontrollgruppe um 3 Punkte verschlechtert hatten (UPDRS-Skala). Die Indikation für die zusätzliche Behandlung mit Comtess ist besonders für Patienten mit beginnendem Wearing-off gegeben. Psychiatrische und kardiovaskuläre Probleme sollen unter der Kombinationsbehandlung mit Comtess günstiger kontrolliert werden. In einer Tagesdosierung von 600–2000 mg wird Comtess relativ gut vertragen. Comtess (Entacapon) wird in unterschiedlichen Packungsgrößen (30/60/100) in Form von Tabletten zu je 200 mg angeboten (Übersicht bei Baas 1999).

Dosierung von Comtess
Comtess (Entacapon) wird wegen seiner im Vergleich zu Tolcapon kürzeren Wirkzeit gemeinsam mit jeder L-Dopa-Dosis verabreicht (sodass die Einführung einer Kombinationstablette durchaus sinnvoll wäre). Zu jeder L-Dopa-Dosis werden also 200 mg Comtess hinzugegeben. Die Gesamttagesdosis kann auf maximal 2000 mg gesteigert werden. Bei Neigung zu L-Dopa-induzierten Dyskinesien müssen L-Dopa und Comtess reduziert werden, ansonsten wird unter Beibehaltung der L-Dopa-Gesamtdosis der kinetische Gewinn abgewartet. Wie L-Dopa sollten auch COMT-Hemmer nicht abrupt abgesetzt werden, da theoretisch dem L-Dopa-Entzugssyndrom ähnliche Erscheinungen auftreten können.

Nebenwirkungen von Comtess
Comtess wird im Allgemeinen gut vertragen. Nebenwirkungen ergeben sich im Wesentlichen durch die Erhöhung des Dopaminangebots und bilden sich nach Reduktion von L-Dopa wieder zurück. Wenn Dyskinesien, Halluzinationen und Verwirrtheitszustände auftreten, muss die L-Dopa-Dosis angepasst werden. Neben Dyskinesien sind Übelkeit, Durchfall, Benommenheit, Obstipation und Mundtrockenheit die häufigsten Nebenwirkungen. Durchfälle – die unter Comtess seltener als unter Tasmar auftreten – können sich unter Beibehaltung der Comtess-Medikation nach einigen Tagen spontan zurückbilden, können jedoch auch das Absetzen des COMT-Hemmers erforderlich machen. Die Patienten sollten auf die mögliche harmlose Verfärbung des Urins hingewiesen werden.

Auch nach der klinischen Einführung gibt es für die Therapiedauer von etwa 50.000 Patientenjahren keine Hinweise für eine Hepatotoxizität (unter der Tolcapon-Therapie war nach 40.000 Patientenjahren bei 3 Patienten ein Leberversagen aufgetreten). Vorsorglich sollten jedoch vor Therapiebeginn die Leberwerte überprüft werden.

Klinische Wirkung und Nebenwirkungen von Comtess (Entacapon)

- Die Wirkung setzt schon am 1. oder 2. Tag ein
- Ebenso rasch können Dyskinesien auftreten
- Die L-Dopa-Dosierung kann (bei Auftreten von Dyskinesien) gesenkt werden
- Kann mit Selegilin (bis 10 mg) kombiniert werden
- Die Nebenwirkungen entsprechen den L-Dopa-Nebenwirkungen (zusätzlich Diarrhoe)
- Es ist (im Gegensatz zu Tolcapon) keine Hepatotoxizität bekannt geworden

14.3 Therapie mit Dopaminagonisten

Neben der L-Dopa-Therapie stellen Dopaminrezeptoragonisten (kurz: Dopaminagonisten) derzeit den wichtigsten Pfeiler der medikamentösen Parkinson-Therapie dar und werden zunehmend den L-Dopa-Präparaten zur Therapieeinleitung vorgezogen. Dopaminagonisten sind Substanzen, welche die Wirkung von Dopamin nachahmen, bisher sein Wirkprofil jedoch nicht erreichen.

Bromocriptin (z. B. Pravidel), α-Dihydroergocryptin (z. B. Almirid), Lisurid (Dopergin) und Pergolid (Parkotil) gehören zur Gruppe der Mutterkornabkömmlinge oder Ergotderivate. Ropinirol (Requip) und Pramipexol (Sifrol) sind Nichtergotderivate (Tabelle 14.4). Der Name Mutterkorn stammt von Inhaltsstoffen eines Pilzes, der auf Getreide wächst. Die Bezeichnung Ergot ist aus der Wirkung dieser Stoffe auf die Muskulatur der Gebärmutter (Ergotamin = Gebärmuttertonikum in der Geburtshilfe) abgeleitet (ergoline Dopaminagonisten). Die Verminderung von Prolaktin und Wachstumshormonen spielt bei Parkinson-Patienten mit gewöhnlich höherem Lebensalter keine Rolle.

Wirkungsweise

Dopaminagonisten wirken direkt an den postsynaptischen Dopaminrezeptoren. Sie „agieren" dort ähnlich wie Dopamin, daher der Name Dopaminagonisten. Der ideale Dopaminagonist, der die Funktion des körpereigenen Dopamins in allen Bereichen erfüllt, ist bis heute nicht gefunden. Gefordert wird nach bisherigen Kenntnissen ein Dopaminago-

Tabelle 14.4. Dopaminagonisten

Wirkstoff	Handelsname
Ergotderivate	
Bromocriptin	Bromicriptin ratiopharm, kirim, Pravidel
Cabergolin	Cabaseril
Dihydroergocryptin	Almirid, Cripar
Lisurid	Dopergin
Pergolid	Parkotil
Nichtergotderivate	
Pramipexol (Salzform)	Sifrol
Ropinirol	Requip

nist, der eine spezifische und ausgewogene Bindungsfähigkeit zu D2- (und D1-)Rezeptoren aufweist und eine physiologische, d. h. den normalen Verhältnissen angepasste Rezeptorstimulation bewerkstelligt.

Für das Wirkprinzip der Dopaminagonisten ergeben sich im Vergleich zu L-Dopa eine Reihe von **Vorteilen:**

- Während L-Dopa erst nach Umwandlung in Dopamin wirksam werden kann, stimulieren Dopaminagonisten direkt die Dopaminrezeptoren. Dopaminagonisten sind also nicht auf intakte präsynaptische Strukturen angewiesen. Dopaminagonisten stimulieren auch besondere Rezeptoren der Präsynapse, die Autorezeptoren genannt werden. Diese Autorezeptoren regulieren den Dopaminstoffwechsel in den Zellen.
- Dopaminagonisten werden im Gegensatz zu L-Dopa nicht oxidativ abgebaut und damit nicht zu potentiell toxischen Abbauprodukten verstoffwechselt. Alle Dopaminagonisten haben eine längere Halbwertszeit als L-Dopa. Die kontinuierliche (tonische) Stimulation der Dopaminrezeptoren kann das Auftreten von Dyskinesien im Krankheitsverlauf vermindern. Rezeptorbindungsuntersuchungen haben gezeigt, dass Dopaminagonisten generell lange Verweilzeiten an den Dopaminrezeptoren haben. Dies mag erklären, dass Dopaminagonisten mit kurzer Halbwertszeit eine längere Wirkdauer haben, als nach der Halbwertszeit zu erwarten wäre. Dopaminagonisten haben eine höhere Bindungsfähigkeit zum postsynaptischen Rezeptor als körpereigenes Dopamin.
- Im Gegensatz zu L-Dopa treten Dopaminagonisten beim aktiven Transport an der Blut-Hirn-Schranke oder bei der Aufnahme über die Darmwand nicht in Konkurrenz zum Nahrungseiweiß und anderen Substanzen. Dopaminagonisten können also zusammen mit den Mahlzeiten eingenommen werden, was auch die Verträglichkeit verbessert. Nach experimentellen Untersuchungen haben Dopaminagonisten eine zellschützende Potenz, indem sie antioxidative Mechanismen fördern und selbst als Hydroxylradikalenfänger fungieren können (neuroprotektiver Effekt). Beim Menschen ist die Neuroprotektion allerdings nicht zweifelsfrei nachgewiesen.

Neurologen tendieren heute zu einer möglichst frühen Kombinationsbehandlung mit Dopaminagonisten bzw. Monotherapie mit Dopaminagonisten, um L-Dopa einzusparen und Spätkomplikationen hinauszuzögern. Klinische Studien mit den ersten zugelassenen Dopaminagonisten Bromocriptin und Lisurid haben eindeutig nachweisen können, dass die Kombinationstherapie im Vergleich zur Monotherapie mit L-Dopa Spätkomplikationen mildern und hinauszögern kann. Die neueren Dopaminagonisten bestätigen die Ergebnisse. Insbesondere bei früher Krankheitsmanifestation wird die initiale Therapie mit Dopaminagonisten favorisiert. In der Monotherapie ist der kinetische Langzeiteffekt einzelner Dopaminagonisten oft geringer als der von L-Dopa. In der Kombinationstherapie von L-Dopa mit Dopaminagonisten kann bis zu 40 % L-Dopa eingespart werden.

Die einzelnen Dopaminagonisten unterscheiden sich sowohl pharmakodynamisch als auch pharmakokinetisch. Dopaminagonisten zeigen unterschiedliche Bindungsfähigkeiten zu D1-, D2- und anderen nichtdopaminergen Rezeptoren und haben unterschiedliche Plasmahalbwertszeiten (die unten angegebenen Werte für die einzelnen Dopaminagonisten sind Mittelwerte, wobei die Angaben in der Literatur große Schwankungen aufweisen).

Dopaminagonisten stimulieren vorzugsweise D2-Rezeptoren. Das Nebenwirkungsprofil von Dopaminagonisten ist auch von der Bindungsfähigkeit an andere Rezeptoren (5-HT1-, 5-HT2-, a2-, β-Adreno-, Benzodiazepin- und GABA-Rezeptoren) abhängig. Die unphysiologische Stimulation limbischer Dopaminrezeptoren kann zu psychischen Nebenwirkungen führen. Eine geringere Bindungsfähigkeit zu nichtstriatalen Rezeptoren kann eine bessere Verträglichkeit bedeuten.

In Tabelle 14.5 sind die Bindungsfähigkeiten und die Plasmahalbwertszeiten für einzelne Dopaminagonisten nach Literaturangaben zusammengestellt (Gerlach et al. 2000).

Nachteil der Dopaminagonisten ist, dass sie nicht so prompt auf die Parkinson-Symptome wirken wie L-Dopa und teilweise ein etwas ungünstigeres Nebenwirkungsprofil haben, jedenfalls was die psychiatrischen Nebenwirkungen angeht (Halluzinationen). Neuere Studien zeigen, dass Nebenwirkungen wie Hypotonie, Nausea und Schwindel bei Dopaminagonisten nicht signifikant häufiger als unter L-Dopa auftreten. Die Auf-

Tabelle 14.5. Pharmakologisches Profil von in der Parkinson-Therapie verwendeten Dopaminagonisten. (Mod. nach Gerlach et al. 2000)

	D_1	D_2	D_3	$α_1$	$α_2$	β	5-HT	HWZ [h]
Bromocriptin	(−)	++	+	+	+	?	+	6
Cabergolin	+	+++	++	+	+	?	+	>63
∝-Dihydroergocryptin	±	+++	?	+	+	0	+	10–16
Lisurid	±	+++	+++	±	±	?	±	2–3
Pergolid	+	+++	++++	±	±	+	+	7–16
Pramipexol	0	+++	+++	0	+	0	0	8–12
Ropinirol	0	+++	++	0	0	0	0	3,4–10

0 Agonist, sehr geringe Affinität; *−* Antagonist; *+* Agonist, niedrige Affinität; *++* Agonist, mittlere Affinität; *+++* Agonist, hohe Affinität; *±* Partialagonist; *?* keine Information verfügbar; *D_1–D_3* DA-Rezeptoren-Subtypen; *5-HT* Serotoninrezeptoren; *$α_1$, $α_2$* adrenerge Rezeptorsubtypen; *β* adrenerge Rezeptoren; *HWZ* Plasmahalbwertszeit.

dosierung von Dopaminagonisten muss grundsätzlich langsam, jedoch ausreichend hoch erfolgen.

Obwohl die Tagestherapiekosten von Dopaminagonisten in der kurzfristigen Betrachtung höher sind als eine L-Dopa-Therapie, ist im Langzeitverlauf durch Verzögerung der Langzeitkomplikationen und eine mögliche Neuroprotektion schließlich ein Kosten sparender Effekt wahrscheinlich. Bei jüngeren Parkinson-Patienten ist das Risiko, schon nach wenigen Monaten unter L-Dopa Dyskinesien zu entwickeln, besonders hoch, sodass bei diesen Patienten die initiale Monotherapie mit Dopaminagonisten Standard ist. Die Kosten für die medikamentöse Behandlung von Parkinson-Patienten mit Fluktuationen und Dyskinesien sind deutlich höher als bei Patienten ohne motorische Spätkomplikationen. Insgesamt bedeutet der Einsatz von Dopaminagonisten einen wesentlichen Fortschritt in der Behandlung der Parkinson-Krankheit.

Hochdosistherapie mit Dopaminagonisten

Mit allen neueren Dopaminagonisten wurden in jüngster Zeit Hochdosistherapien überprüft. Hochdosis bedeutet, dass die Dosierung weit über die zugelassene Tagesdosierung hinausgeht. Die Indikation ergibt sich für Patienten, bei denen es unter der L-Dopa-(Kombinations-)Therapie zu schwer beherrschbaren Fluktuationen und Dyskinesien gekommen ist. Risikopatienten mit vorbestehenden kardiologischen, kognitiven und psychiatrischen Störungen sind von der Hochdosistherapie ausgeschlossen. Der Hochdosistherapieversuch sollte unter fachkundigen stationären Bedingungen erfolgen. Ziel ist eine L-Dopa-Reduktion, ohne wesentlichen kinetischen Verlust. Oft ist eine prophylaktische Behandlung mit Motilium notwendig. Bei der Besprechung der einzelnen Dopaminagonisten wird auch auf die Ergebnisse der entsprechenden Hochdosistherapien eingegangen.

Handelspräparate

In Deutschland sind derzeit 7 Wirkstoffe als Dopaminagonisten für die Parkinson-Behandlung zugelassen (s. Tabelle 14.4).

Die Dopaminagonisten sind qualitativ in ihrem Wirkungs- und Nebenwirkungsprofil vergleichbar, haben jedoch unterschiedliche Rezeptorprofile und unterschiedlich lang anhaltende therapeutische Effekte. Durch den Wechsel von einem Dopaminagonisten zu einem anderen kann nicht selten ein günstigeres Wirkungs- bzw. Nebenwirkungsprofil erreicht werden. Durch die Wirkung auf nichtdopaminerge Rezeptoren erklären sich einige Nebenwirkungen wie Kreislaufstörungen und psychische Störungen.

Nach dem Arzneimittelgesetz kann der Gesundheitsminister durch Rechtsverordnung festlegen, dass Arzneimittel nur in bestimmten Packungsgrößen in den Verkehr geliefert werden dürfen. Für Parkinson-Mittel sind folgende Packungsgrößen vorgeschrieben: N1 = 30 Tbl., N2 = 60 Tbl., N3 = 100 Tbl. Nicht alle Hersteller halten sich an diese Packungsgrößen.

Die einschleichende Medikation der Dopaminagonisten mildert nicht nur mögliche Nebenwirkungen, sondern lässt auch den Zeitpunkt einer optimalen Dosierung besser erkennen. Dopaminagonisten sollten stets mit oder nach einer Mahlzeit oder einem kleinen Imbiss eingenommen werden. Anders als bei L-Dopa ist keine Beeinträchtigung der Resorption durch die in der Nahrung enthaltenen Aminosäuren (eiweißreiche Kost) zu erwarten. Werden Dopaminagonisten in Kombination mit L-Dopa verabreicht, werden beide Medikamente am besten etwa 60 min nach dem Essen eingenommen.

Nebenwirkungen

Die Nebenwirkungen der Dopaminagonisten ergeben sich im Wesentlichen aus ihren peripheren Wirkungen. Im Vordergrund stehen Magen-Darm-Beschwerden mit Übelkeit und Erbrechen. Diese meist zu Beginn der Behandlung auftretenden Beschwerden lassen sich durch die vorherige oder gleichzeitige befristete Gabe von Domperidon (Motilium, 3-mal 10 mg bis 3-mal 20 mg) gut beeinflussen. In späteren Therapiestadien treten die Nebenwirkungen im Allgemeinen dann auch ohne Motilium nicht mehr auf. Bei den zentralen Nebenwirkungen der Dopaminagonisten stehen psychische Störungen ganz im Vordergrund. Man geht davon aus, dass die zentralen Nebenwirkungen unter der Therapie mit Dopaminagonisten auch durch eine unphysiologische Stimulation limbischer Dopaminrezeptoren ausgelöst werden.

Bei höherer Dosierung der Dopaminagonisten kann es zur Libidosteigerung, selten zur Libidominderung kommen. Bei älteren Patienten muss mit der Dosierung von Dopaminagonisten vorsichtig umgegangen werden, insbesondere, wenn schon zuvor psychische Störungen bekannt waren. Selten sind unter hochdosierter Dauerbehandlung mit Ergot-Dopaminagonisten Angina-pectoris-Anfälle, Raynaud-Symptome, periphere Ödeme und pulmonale und retroperitoneale Veränderungen beschrieben worden, die sich nach Absetzen der Dopaminagonisten zurückbilden. Ein Teil der Nebenwirkungen wird auf ergotaminähnliche Effekte zurückgeführt, sodass der Wechsel von einem Ergot-Dopaminagonisten zu einem Nicht-Ergot-Dopaminagonisten sinnvoll sein kann. Tierexperimentell ist unter Ropinirol und Pramipexol eine Retinadegeneration nachgewiesen worden, sodass jährliche augenärztliche Kontrollen empfohlen werden. Auf die kürzlich beschriebene Neigung zu plötzlichen, unerwarteten und teilweise ohne jegliche Vorwarnung auftretenden Einschlafepisoden („sleep attacks") unter der Therapie mit den nichtergolinen Dopaminagonisten wird in Abschn. 21.4 eingegangen.

Solange Nebenwirkungen bestehen, darf die Dopaminagonistendosis nicht gesteigert oder es muss die L-Dopa-Dosis gesenkt werden. Wichtig ist, den Patienten vor der Behandlung mit einem Dopaminagonisten über mögliche Nebenwirkungen aufzuklären und auch darüber, dass eine Sofortwirkung nicht erwartet werden kann. (Bemerkenswert ist, dass in einigen Studien unter Placebogabe eine ähnlich hohe Nebenwirkungsrate wie unter Verumgabe zu verzeichnen war). In der nachfolgenden Übersicht sind die häufigsten Nebenwirkungen der Dopaminagonisten zusammengefasst.

Nebenwirkungen der Dopaminagonisten

Periphere Nebenwirkungen
- Magen-Darm-Beschwerden
  Appetitlosigkeit, Übelkeit, Erbrechen, Verstopfung
- Herz-Kreislauf-Störungen
  Blutdruckabfall, Herzrhythmusstörungen (kompensatorische Tachykardie bei Hypotonie)

Zentrale Nebenwirkungen
- Schwindel, Kopfschmerzen, Schläfrigkeit, Verwirrtheit, Halluzinationen, Libidosteigerung
- Bei ergolinen Dopaminagonisten (selten):
  Erythromelalgie, Raynaud-Syndrom, retroperitoneale und pulmonale Fibrose
- Bei nichtergolinen Dopaminagonisten (selten):
  Erhöhte Müdigkeit, plötzliches Einschlafen (s. auch Abschn. 21.4)

Ein Verzicht auf Dopaminagonisten ist notwendig bei

- deutlichen psychischen Störungen in der Vergangenheit,
- ausgeprägten Hirnleistungsstörungen,
- schweren Herz-Kreislauf-Störungen,
- Magen-Darm-Geschwüren in jüngster Zeit.

Im Folgenden werden wir einzelne Charakteristika der z. Z. in Deutschland zugelassenen Dopaminagonisten besprechen. Neben den Merkmalen werden auch einzelne Studienergebnisse aufgeführt, die für die Gesamtbeurteilung des entsprechenden Dopaminagonisten nicht immer ausreichend sind. Die L-Dopa-Einsparungseffekte unter Dopaminagonisten und der positive Einfluss auf Spätkomplikationen wie Fluktuationen und Dyskinesien sind in etwa vergleichbar. Die Vorschläge für die Ein- bzw. Umstellung können nur eine grobe Orientierung darstellen. Immer muss die Einstellung einschleichend erfolgen und sich etwaigen Nebenwirkungen anpassen. Dem Patienten muss ein auf sein besonderes Krankheitsbild abgestimmter Ein- bzw. Umstellungsplan vorgeschlagen werden. Die Nebenwirkungen der einzelnen Dopaminagonisten sind zwar ähnlich, können aber in der Ausprägung individuell deutliche Unterschiede aufweisen. Es wird auf die in den Gebrauchs- und Fachinformationen der einzelnen Medikamente umfangreichen Auflistungen von Nebenwirkungen, Wechselwirkungen mit anderen Medikamenten, Vorsichtsmaßnahmen und Gegenanzeigen verwiesen, die über die hier genannten Hinweise hinausgehen. In diesem Buch sind nur die wichtigsten Hinweise aufgeführt.

Bei der Umstellung von einem Dopaminagonisten auf einen anderen muss eine vergleichbare bzw. gleichwertige Wirkstärke (Äquivalenzdosis) des neuen Dopaminagonisten gefunden werden. Die nachfolgend aufgeführten nach klinischen Erfahrungen dargestellten mittleren Tagesdosen und Dosisbereiche der einzelnen Dopaminagonisten stellen Näherungswerte dar, sodass für jeden einzelnen Patienten die optimale Dosierung titriert werden muss. Wir haben die Erfahrung gemacht, dass die Dopaminagonisten in der Praxis häufig zu niedrig dosiert werden. Bevor wegen eines vermeintlich mangelnden Therapieerfolgs von einem Dopaminagonisten auf einen anderen umgestellt wird, sollte eine optimale Dosierung mit dem bisher verabreichten Dopaminagonisten erreicht sein. Die neueren Dopaminagonisten müssen sich an den Klassikern Bromocriptin und Lisurid messen lassen. In Tabelle 14.6 finden Sie Äquivalenzdosen von Dopaminagonisten in Bezug auf Lisurid 1 mg (nach Herstellerangaben und eigenen Erfahrung, ohne Gewähr).

Tabelle 14.6. Äquivalenzdosen von Dopaminagonisten

	Äquivalenzdosen (Näherungswerte) [mg]	Mittlere Tagesdosen (rechnerisch) [mg]	Dosisbereich laut Fachinformation [mg]
Lisurid	1,0	1,3	0,6–2
Pergolid	1,5	3,25	0,75–5
Cabergolin	2,0	4	2–6
Ropinirol	6,0	6	3–24
Pramipexol	1,4	2,4	0,375–4,5
Bromocriptin	15,0	22	12,5–30
Dihydroergocryptin	30,0	60	40–120

14.3.1 Bromocriptin

Bromocriptin findet sich als Bromocriptin von ct, Bromocriptin ratiopharm, Bromocrel, kirim und Pravidel in Deutschland im Handel. Bromocriptin war als Pravidel der erste in Deutschland zugelassene Dopaminagonist und schon zuvor zum Abstillen und bei Riesenwuchs in Gebrauch.

Merkmale

Bromocriptin hat eine starke Bindungsfähigkeit zum D2-Rezeptor und eine schwache antagonistische Wirkung am D1-Rezeptor. Bromocriptin stimuliert auch den präsynaptischen Dopaminrezeptor. Da man davon ausgeht, dass für eine gute motorische Wirkung sowohl D2- als auch D1-Rezeptoren agonistisch stimuliert werden sollten, ist die Wirksamkeit im Vergleich zu anderen D2- und D1-Rezeptor-Agonisten im fortgeschrittenen Stadium etwas ungünstiger. Möglicherweise setzt die Wirkung von Bromocriptin körpereigenes Dopamin zur D1-Stimulation voraus und macht die Kombination mit L-Dopa notwendig. Für Patienten, die Bromocriptin über viele Jahre in der Kombination mit L-Dopa einnehmen, das Medikament gut vertragen und keine motorischen Fluktuationen oder Dyskinesien entwickelt haben bzw. diese gut kontrollieren können, besteht jedoch kein zwingender Grund zur Umstellung auf einen neueren Dopaminagonisten. Die Halbwertszeit von Bromocriptin wird mit bis zu 3–6 h angegeben. Bromocriptin von ct, Bromocriptin ratiopharm, kirim und Pravidel sind in Tablettenform zu 2,5 mg (teilbar, 10/30/100 Tbl.) und in Kapseln zu 5 mg und 10 mg erhältlich.

Dosierung

Für die Umstellung von der L-Dopa-Monotherapie auf die Kombinationsbehandlung mit Bromocriptin beginnt man mit einer niedrigen Dosis am Abend. In Abhängigkeit von der Verträglichkeit kann stufenweise wöchentlich oder rascher gesteigert werden. Bei Übelkeit wird zusätzlich Motilium, 3-mal 10 mg bis 3-mal 20 mg verordnet. Die L-Dopa-Medikation bleibt zunächst unverändert. In der Regel setzt die optimale Wirkung nach 6 Wochen ein, sodass dann mit der L-Dopa-Reduktion begonnen werden kann (etwa 30 %), allerdings nur, wenn der kinetische Effekt ausreichend ist. Der mittlere Dosisbereich liegt bei 12,5–30 mg.

Nebenwirkungen

Bromocriptin hat bei äquivalenter Dosierung eine höhere Nebenwirkungsrate als die anderen Dopaminagonisten. Als ergoline Nebenwirkung ist es in seltenen Fällen unter der Behandlung mit höheren Bromocriptindosen (30–140 mg) zur retroperitonealen Fibrose gekommen, die sich nach dem Absetzen wieder zurückbildete (jährliche Röntgenuntersuchungen der Lunge empfohlen). Weiterhin sind bei einigen Patienten zum Teil schmerzhafte Hautveränderungen (Erythromelalgie, Raynaud-Phänomene) beschrieben worden. Diese Nebenwirkungen sind auch von den anderen ergolinen Dopaminagonisten bekannt. Ansonsten entsprechen die Nebenwirkungen qualitativ denen der übrigen Dopaminagonisten.

14.3.2 Lisurid

Lisurid (Dopergin) ist nach Bromocriptin als der am längsten bekannte Dopaminagonist für die Behandlung des Parkinson-Syndroms und für die Kombinationsbehandlung mit L-Dopa zugelassen. Die gute Wirksamkeit und Verträglichkeit von Lisurid in der Monotherapie und in der frühen Kombination mit L-Dopa wurde u. a. in einer Zehnjahresstudie im Vergleich zur L-Dopa-Monotherapie dokumentiert.

Merkmale

Lisurid (Dopergin) hat eine sehr hohe Bindungsfähigkeit zum D2-Rezeptor und eine schwache antagonistische Wirkung am D1-Rezeptor. Daneben besteht eine geringe Bindungsfähigkeit zu Serotoninrezeptoren. Die Bioverfügbarkeit wird mit etwa 14 % angegeben. Lisurid wird zu 60–70 % an Plasmaeiweiße gebunden. Im Vergleich zu Bromocriptin hat Lisurid eine stärkere klinische Wirkung. Nach etwa 60–80 min wird der maximale Wirkstoffspiegel erreicht, die Plasmahalbwertszeit ist mit 2–3 h relativ kurz. Trotz der kurzen Plasmahalbwertszeit muss Lisurid in den ersten Krankheitsjahren nur 3- bis 4-mal täglich eingenommen werden. Dies deutet darauf hin, dass die Wirkdauer am Rezeptor wegen der starken Affinität länger ist, als es die Halbwertszeit vermuten lässt.

Langzeituntersuchungen über mehr als 10 Jahre konnten zeigen, dass Dopergin in Kombination mit L-Dopa weniger motorische Fluktuationen auslöst als die Monotherapie mit L-Dopa. Die L-Dopa-Dosis konnte deutlich gesenkt werden, teilweise bis zu 50 %. Bei Patienten im fortgeschrittenen Stadium mit Psychosen in der Krankheitsgeschichte ist die Gefahr einer erneuten Psychoseauslösung zu beachten. In diesen Fällen muss eine sorgfältige Nutzen-Risiko-Abwägung erfolgen.

Dosierung

Dopergin steht in teilbaren Tabletten zu 0,2 mg (Packungsgrößen: 10/30/100 Tbl.) und 0,5 mg (Packungsgrößen: 20/50) dem Handel zur Verfügung. Die Einstellung wird mit 0,1 mg pro Tag, entsprechend 1/2 Tbl., am Abend begonnen und in langsamen Schritten (wöchentlich) von 0,1–0,4 mg bis zur optimalen Dosis gesteigert. Dopergin 0,5 ist zur höherdosierten Weiterbehandlung von mit Dopergin 0,2 stabil eingestellten Patienten bestimmt. In einer Studie konnte mit einer mittleren Tagesdosis von 2,6 mg eine Besserung der Parkinson-Symptomatik von 34 % in der On-Phase erreicht werden. In der oben genannten Zehnjahresstudie betrug die mittlere Tagesdosis von Lisurid 1,1 mg für die Kombinationsbehandlung mit L-Dopa und 1,4 mg für die Lisurid-Monotherapie.

Wie bei den anderen Dopaminagonisten auch, soll die Aufdosierung langsam erfolgen, um Nebenwirkungen zu vermeiden. Bei Übelkeit in der Einstellungsphase kann vorübergehend der periphere Dopaminagonist Domperidon (Motilium) 3-mal 10 mg bis 3-mal 20 mg verabreicht werden. Die mittlere Tagesdosis wird mit 1,3 mg angegeben und kann auf 3–4 Einzeldosen verteilt werden. In den genannten Studien und nach eigenen Erfahrungen sollte die Tagesdosis deutlich über 1 mg liegen, um einen guten klinischen Effekt zu erreichen. Nicht selten werden Nebenwirkungen als Grund dafür angegeben, dass nicht ausreichend hochdosiert oder umgestellt wird. Bei vorsichtiger Aufdosierung und unter Domperidonschutz ist jedoch eine wirksame und tolerable Einstellung zu erreichen. Bei Umstellung von Bromocriptin auf Dopergin ist davon auszugehen, dass 1 mg Lisurid etwa 12 mg Bromocriptin entsprechen. Dopergin sollte mit einem kleinen Imbiss eingenommen werden, um die

Tabelle 14.7. Einschleichende Dosierung von Dopergin und L-Dopa-Reduktion

Woche	Morgens [mg]	Mittags [mg]	Abends [mg]	Tagesdosis [mg]	L-Dopa
1	0	0	0,1	0,1	Unverändert
2	0,1	0	0,1	0,2	Unverändert
3	0,1	0,1	0,1	0,3	Unverändert
4	0,1	0,1	0,2	0,4	Unverändert
5	0,2	0,1	0,2	0,5	Unverändert
6	0,2	0,2	0,2	0,6	Reduktion
7	0,2	0,2	0,4	0,8	
8	0,4	0,2	0,4	1,0	Vorsichtig

Ab der 9. Woche kann auf max. 2 mg erhöht und L-Dopa um 40 % gesenkt werden.

Verträglichkeit zu verbessern. Falls Magen-Darm- oder Kreislaufstörungen auftreten, wird die Dosis zunächst nicht weiter erhöht. Bei Auftreten psychischer Störungen muss die Dosis reduziert werden. In fortgeschrittenen Krankheitsstadien können kürzere Dosisintervalle notwendig werden (4- bis 5-mal pro Tag, Tagesdosis bis 2 mg). Tabelle 14.7 gibt eine Übersicht zur einschleichenden Dosierung von Dopergin und L-Dopa-Reduktion.

14.3.3 Pergolid

Pergolid wurde mit dem Handelsnahmen Parkotil nach Bromocriptin und Lisurid in Deutschland eingeführt und ist für die Mono- und Kombinationstherapie zugelassen.

Merkmale

Pergolid (Parkotil) ist ein halbsynthetisches Ergotderivat und bindet bevorzugt an D2-Rezeptoren. Im Gegensatz zu Bromocriptin ist Pergolid ein starker D2-Agonist mit deutlicher Wirkung auch auf den D1-Rezeptor. Der maximale Plasmaspiegel wird 1–2 h nach oraler Gabe erreicht. Die Plasmahalbwertszeit ist mit 7–16 h relativ lang. Pergolid ist zu 91 % an Plasmaeiweiße gebunden, sodass Interaktionen mit Medikamenten zu beachten sind, die ebenfalls eine hohe Einweißbindung aufweisen (z. B. Antikoagulanzien).

Die therapeutische Wirkung hinsichtlich der Zunahme der motorischen Leistungsfähigkeit und Verbesserung der Alltagsaktivitäten ist im Vergleich zu Bromocriptin günstiger. In Studien konnten die motorische Funktion um 35 % gebessert und die Off-Phasen um den gleichen Betrag reduziert werden. In einer randomisierten, doppelblinden Studie bei De-novo-Patienten wurde die klinische Wirksamkeit von Pergolid und L-Dopa und deren Dyskinesierisiko im Dreijahresverlauf untersucht. Die Dauer bis zum Auftreten von Dyskinesien war bei Pergolid signifikant länger und die Schwere der Dyskinesien geringer. Die mittlere Tagesdosis nach 3 Jahren betrug für Pergolid 3,23 mg und für L-Dopa 504 mg. In einer neueren PET-Studie wird überprüft, ob die frühe Monotherapie mit Pergolid einen Einfluss auf den neurodegenerativen Prozess hat. Unter konsequenter Monotherapie (die zusätzliche Gabe von L-Dopa war nicht gestattet) zeigte sich ein Trend für eine verlangsamte Degeneration dopaminerger Neurone. Tierexperimentell ist für Pergolid eine Neuroprotektion nachgewiesen. Etwa zwei Drittel der Patienten, die in einer Monotherapiestudie mit höheren Pergoliddosen (5 mg) unter Domperidonschutz behandelt wurden, entwickelten auch nach über 2 Jahren bei ausreichender Wirkung keine Fluktuationen. Unter Pergolid-Hochdosistherapie

14.3.4 ∝-Dihydroergocryptin

Der Wirkstoff ∝-Dihydroergocryptin (DEC) ist mit den Handelsnamen Almirid und Cripar für die Kombinationsbehandlung mit L-Dopa für Patienten ohne Fluktuationen in Deutschland zugelassen. Almirid ist auch für die Monotherapie freigegeben.

Merkmale

∝-Dihydroergocryptin kommt mit seiner hohen Affinität zum D2-Rezeptor und zusätzlichen Bindungsfähigkeit zum D1-Rezeptor dem körpereigenen Dopamin nahe. Die Bioverfügbarkeit wird mit 5 % und die Bindung an Plasmaeiweiße mit 50–60 % angegeben. Mit 16 h hat dieser Dopaminagonist die zweitlängste Plasmahalbwertszeit unter den bisher bei uns zugelassenen Dopaminagonisten. Der maximale Plasmaspiegel wird nach 1 h erreicht. Nach Einstellung auf die Erhaltungsdosis wird das Medikament 2- bis 3-mal pro Tag verabreicht. Bei guter klinischer Wirksamkeit besteht nach klinischen Erfahrungen im Vergleich zum Bromocriptin für Almirid ein relativ günstiges Nebenwirkungsprofil. Eine kontrollierte Vergleichsstudie mit Lisurid ergab bei gleicher Wirksamkeit eine bessere Verträglichkeit und einen günstigeren Einfluss auf Dyskinesien für die mit Almirid behandelten Patienten. Im Vergleich mit Pergolid hatte Almirid in einer neueren Studie bei fortgeschrittenen Parkinson-Patienten einen geringen Vorteil hinsichtlich der Verträglichkeit.

Die Wirksamkeit bei De-novo-Patienten ist durch eine kontrollierte Monotherapiestudie belegt. Die psychotische Potenz und kardiovaskuläre Nebenwirkungen werden nach Anwendungsbeobachtungen als relativ gering eingeschätzt, sodass sich ∝-Dihydroergocryptin neben dem frühen Einsatz besonders für den Einsatz bei älteren Parkinson-Patienten mit entsprechenden Risiken eignet.

Almirid-Studien mit höherer Dosierung (90–120 mg) sind erfolgreich durchgeführt worden. In Einzelfällen wurden Patienten mit bis zu 240 mg ohne Verträglichkeitsprobleme eingestellt. Ein tierexperimentell nachgewiesener neuroprotektiver Effekt von Almirid kann gemäß einer aktuellen SPECT-Studie bei Parkinson-Patienten angenommen werden. Almirid und Cripar stehen in Kapselform zu 5 mg für die Einstellphase und in Tablettenform zu 20 mg (teilbar) für die Erhaltungstherapie dem Handel zur Verfügung.

Dosierung

Die Einstellung soll langsam einschleichend in 10-mg-Schritten erfolgen (Tabelle 14.9). Man beginnt mit je $^1/_4$ Tbl. (oder einer 5-mg-Kapsel) am

(10–24 mg) kann bei Patienten mit ausgeprägten Dyskinesien die L-Dopa-Medikation so weit reduziert oder gar abgesetzt werden, dass bei guter Beweglichkeit nur noch wenig Dyskinesien auftreten. In der üblichen Kombinationsbehandlung mit Pergolid kann 20–40% L-Dopa eingespart werden.

Dosierung und Nebenwirkungen

Parkotil steht dem Handel in Tablettenform zu 0,05 mg, 0,25 mg und 1,0 mg zur Verfügung. Für die Einstellung hat sich die „Parkotil-Startpackung" für die ersten 8 Tage mit 30 Tbl. Parkotil zu 0,05 mg bewährt, die ein klares Dosierungsschema vorgibt. Ansonsten beginnt man in der Kombinationsbehandlung mit 0,05 mg (1 Tbl. zu 0,05 mg am Abend) während der ersten beiden Tage. Während der nächsten 12 Tage wird je nach Verträglichkeit alle 3 Tage um 0,1–0,15 mg erhöht. Die Verteilung erfolgt auf 3–4 Einzeldosen. Bei Übelkeit kann Motilium (3-mal 10 mg bis 3-mal 20 mg) für einen beschränkten Zeitraum hinzugegeben werden. Die initiale Zieldosis liegt bei 3-mal 0,25 mg. Als mittlere Tagesdosis werden 3,25 mg (max. 5 mg) angegeben. Ein Dosierungsbeispiel für die einschleichende Kombinationsbehandlung mit Parkotil findet sich in Tabelle 14.8.

Das Nebenwirkungsprofil entspricht qualitativ dem der übrigen Dopaminagonisten, wobei Magen-Darm-Beschwerden im Vordergrund stehen (evtl. Domperidonschutz). Pergolid zählt zu den stark wirksamen Dopaminagonisten, wobei allerdings auch das Nebenwirkungsprofil etwas ungünstiger ausfällt. In seltenen Fällen sind – wie bei anderen Ergotderivaten auch – ansteigende Leberenzyme, Knöchelödeme, Erythromelalgie und fibrotische Veränderungen an der Lunge beschrieben worden.

Tabelle 14.8. Dosierungsbeispiel für die einschleichende Behandlung mit Parkotil

	Morgen [mg]	Mittags [mg]	Abends [mg]	Gesamt [mg]	L-Dopa
1.–2. Tag	0	0	0,05	0,05	Unverändert
3.–4. Tag	0,05	0,05	0,05	0,15	Unverändert
5.–6. Tag	0,05	0,05	0,1	0,25	Unverändert
6.–7. Tag	0,1	0,1	0,1	0,30	Unverändert
2. Woche	0,1	0,1	0,25	0,45	Unverändert
3. Woche	0,1	0,25	0,25	0,60	Reduktion vorsichtig bis zu 40% möglich
4. Woche	0,25	0,25	0,25	0,75	
5. Woche	0,25	0,25	0,50	1,00	

Tabelle 14.9. Dosierungsbeispiel für Almirid

Woche	Morgens [mg]	Mittags [mg]	Abends [mg]	Gesamt [mg]	L-Dopa
1	5		5	10	Unverändert
2	5		5	10	Unverändert
3	10		10	20	Unverändert
4	10		10	20	Unverändert
5	15		15	30	Unverändert
6	15		15	30	Unverändert
Alternativ	10	10	10	30	Unverändert
7	20		20	40	Unverändert
Weitere Aufdosierung je nach klinischem Effekt					
8	20	10	20	50	Vorsichtige Reduktion (bis zu 50 % möglich)
9	20	20	20	60	
Dosis alle 2 Wochen steigern bis max. 120 mg					

Morgen und am Abend für die ersten beiden Wochen. Danach werden die Kapseln durch die 20-mg-Tablette ersetzt. In der 3. und 4. Woche nimmt man $1/2$ Tbl. (= 10 mg) morgens und $1/2$ Tbl. abends, also insgesamt 20 mg pro Tag. Nun wird die Tagesdosis mit den Tabletten alle 2 Wochen um weitere 10 mg erhöht bis zu einer wirksamen Erhaltungsdosis von etwa 40–60 mg (2–3 Tbl.). Bei fortgeschrittener Parkinson-Krankheit sind oft Tagesdosen von über 100 mg erforderlich und auch gut tolerabel, um eine ausreichende Wirkung zu erzielen. Die Erhaltungsdosis sollte morgens, mittags und abends eingenommen werden. Die unerwünschten Wirkungen sind eher milde und entsprechen im Wesentlichen denen anderer Dopaminagonisten vom Ergolintyp. Da die Elimination über die Leber erfolgt, sollten die Leberwerte in Abständen kontrolliert werden.

14.3.5 Cabergolin

Der Wirkstoff Cabergolin steht seit 1997 als Cabaseril zur Behandlung der Parkinson-Krankheit dem Handel in Deutschland zur Verfügung. Zugelassen ist Cabaseril für die Mono- und Kombinationstherapie.

Merkmale

Cabergolin gehört zu den Ergot-Dopaminagonisten mit einer hohen Bindungsfähigkeit zur D2-Rezeptor-Familie und einer geringeren D1-Rezeptor-Affinität. Serotonin- und Noradrenalinrezeptoren werden kaum aktiviert. Die mit der Bindung an diese Rezeptoren zu erwartenden Nebenwirkungen sollten daher seltener auftreten. Die Besonderheit von Cabergolin ist die im Vergleich zu anderen Dopaminagonisten sehr lange Halbwertszeit (etwa 65 h), sodass Carbergolin nur einmal pro Tag eingenommen werden muss. Durch die lange Halbwertszeit wird eine kontinuierlichere Rezeptorstimulation erreicht, die das Risiko von motorischen Spätkomplikationen (Dyskinesien) im Vergleich zu L-Dopa reduziert. Bei morgendlicher Einmalgabe sind die Plasmaspiegel bis in den Nachmittag höher als in den Nachtstunden, sodass das Risiko medikamentös ausgelöster psychischer Störungen aufgrund anhaltend hoher Dopaminspiegel in der Nacht nicht bestehen sollte. Nach Absetzen von Cabaseril sind nach 30–35 h keine wirksamen Plasmaspiegel und somit auch keine Nebenwirkungen mehr zu erwarten.

In Studien konnten in Abhängigkeit von der Dosierung die Off-Zeiten deutlich (um 30–80 %) verkürzt werden. In einem Beobachtungszeitraum von 3–5 Jahren erhielten De-novo-Patienten L-Dopa oder Cabaseril als Monotherapie. In der Cabaseril-Monotherapiegruppe traten deutlich weniger Dyskinesien als in der L-Dopa-Gruppe auf. Weiterhin konnte eine Besserung von Wearing-off- und Dystoniephänomenen erreicht werden. Die abendliche Gabe von Cabaseril (2–5 mg) kann das Auftreten nächtlicher schmerzhafter Dystonien und morgendlicher Akinese bessern, womit auch ein günstigeres Schlafprofil erreicht wird. Die meisten Studienerfahrungen liegen mit 5 mg vor. Durch hochdosiertes Cabaseril (>10 mg/Tag) können Dauer und Schwere von Dyskinesien deutlich gebessert werden. Bei Leber- und Nierenleiden wird Cabaseril sicher ausgeschieden.

Dosierung

Zur Kombination mit L-Dopa wird in der 1. Woche mit 1 mg Cabaseril als Einmalgabe morgens begonnen. Die L-Dopa-Medikation wird zunächst unverändert beibehalten. In der 2. Woche wird auf insgesamt 1,5–2 mg pro Tag erhöht. Wenn die Tagesdosis von 2 mg nicht ausreichend ist (was in der Regel der Fall ist), kann in kurzen Schritten um 0,5–1 mg pro Tag aufdosiert werden bis die optimale Wirkdosis erreicht ist. Eine wöchentliche Dosissteigerung lässt nach 4 Wochen einen „steady state" erwarten. Bei Übelkeit kann vorübergehend Motilium, 3-mal 10 mg bis 3-mal 20 mg, verabreicht werden. Das Umsetzen von einem anderen Dopaminagonisten auf Cabaseril soll stufenweise innerhalb von 2–3 Wochen erfolgen. Für

Cabaseril müssen erst wirksame Plasmaspiegel erreicht werden, sodass ein direktes Umstellen problematisch sein kann.

Cabaseril steht in Tablettenform zu 1 mg, 2 mg und 4 mg zur Verfügung. Die mittlere Tagesdosis liegt im frühen Krankheitsstadium bei 3 mg und im späteren Krankheitsstadium bei 4–6 mg. In Hochdosisstudien wurden bis zu 20 mg Cabaseril bei schweren Dyskinesien erfolgreich verabreicht. Es wird empfohlen, die Tabletten als Einmalgabe zum Frühstück mit etwas Flüssigkeit einzunehmen. Obwohl pharmakokinetisch nicht erklärbar, bevorzugen einzelne Patienten eine Zweimalgabe.

Nebenwirkungen

Die Nebenwirkungen entsprechen denen anderer Ergot-Dopaminagonisten. Unter der Monotherapie wurden Übelkeit, Somnolenz, Beinödeme, gastrointestinale Schmerzen, Erbrechen und Halluzinationen am häufigsten genannt, die insgesamt allerdings nur leicht ausgeprägt waren. Bei den eher seltenen psychiatrischen Nebenwirkungen (Halluzinationen, Psychosen) sollte zunächst die L-Dopa-Dosierung vermindert werden. Im Vergleich mit anderen Dopaminagonisten war das Nebenwirkungsprofil von Cabaseril relativ günstig. Beinödeme und Raynaud-Symptome sind sehr selten. Da die ebenfalls sehr seltenen viszeralen fibrotischen Veränderungen oft mit einer Erhöhung der Blutsenkungsgeschwindigkeit (BSG) einhergingen, sollte vor Therapiebeginn die BSG bestimmt werden.

14.3.6 Ropinirol

Das 1997 bei uns eingeführte Requip enthält als Wirkstoff Ropinirol, das nicht zur Gruppe der Mutterkornderivate gehört. Requip war der erste nichtergoline Dopaminagonist, der neben der Kombinationstherapie mit L-Dopa auch für die Monotherapie der Parkinson-Krankheit zur Initialbehandlung zugelassen wurde. Es handelt sich um ein Indolderivat mit großer struktureller Ähnlichkeit zum Dopamin. Nach bisherigen Untersuchungen besteht ein günstiges Wirkungs-Nebenwirkungs-Spektrum, insbesondere mit weniger Kreislauf- und psychischen Störungen bei älteren Parkinson-Patienten. Im Vergleich zu L-Dopa treten Depressionen seltener auf. Requip gibt es in 5 verschiedenen Wirkstärken. Es sind Packungen zu 21 Tbl. und 84 Tbl. erhältlich.

Merkmale

Ropinirol (Requip) hat eine hohe Bindungsfähigkeit zur D2-Rezeptor-Familie und zeigt hinsichtlich der D2-, D3- und D4-Subtypen ein dem

Dopamin ähnliches Affinitätsmuster. Zu D1-Rezeptoren besteht keine Bindungsaffinität. Die Bindung an D3-Rezeptoren soll für eine antidepressive und anxiolytische Wirkkomponente verantwortlich sein. Zu den nichtdopaminergen Rezeptoren besteht keine nennenswerte Affinität, sodass ein günstiges Nebenwirkungsprofil für Kreislauf- und psychische Störungen erwartet werden kann. Die durchschnittliche Plasmaspitzenkonzentration wird nach etwa 1,5 h erreicht, wenn das Medikament nüchtern, und nach etwa 4 h, wenn Requip zusammen mit einer Mahlzeit eingenommen wird. Die Plasmahalbwertszeit wird mit 3,4–10 h angegeben. Die Bioverfügbarkeit beträgt etwa 50% (36–57%). Die Eiweißbindung ist relativ gering (10–40%), sodass keine wesentliche Interaktion mit anderen Medikamenten zu erwarten ist.

In einer Studie zum Wirksamkeitsvergleich von Ropinirol und L-Dopa in der Monotherapie konnte eine vergleichbare Wirkung bei Patienten der Stadien I und II nach Hoehn u. Yahr nachgewiesen werden. In der Monotherapie mit Requip war nach 6 Monaten eine Besserung der motorischen Funktion um 24% nachweisbar, während sich die unbehandelte Gruppe leicht verschlechtert hatte. In den schweren Stadien ab Stadium III zeigte allerdings L-Dopa eine höhere Wirksamkeit. Unter der Kombinationstherapie mit L-Dopa und Ropinirol war der Dyskinesie-Score nur halb so hoch wie unter L-Dopa. In der Ropinirol-Monotherapie traten bei nur 5% der Patienten innerhalb von 5 Jahren Dyskinesien auf (L-Dopa: 36%), wobei 34% der Patienten in dieser Gruppe verblieben. Ein Drittel der Patienten konnte also über 5 Jahre mit der Monotherapie gut kontrolliert werden. In der Kombinationstherapie mit L-Dopa konnten bei Patienten mit Wirkungsfluktuationen die Off-Phasen um etwa 20% verkürzt und die L-Dopa-Dosis um 20% ohne Wirkungsverlust reduziert werden. Die mittlere Tagesdosis lag bei 8,5 mg (0,75–24 mg).

Aus einer neueren Studie (45 De-novo-Patienten) liegen die PET-Befunde von 28 De-novo-Patienten vor, die mit Ropinirol behandelt wurden, und von 9 Patienten, die eine L-Dopa-Monotherapie erhielten. PET-Untersuchungen wurden im ersten Jahr und zwei Jahre später durchgeführt: Die dopaminerge Speicherfunktion war bei den mit L-Dopa behandelten Patienten deutlich niedriger (13,2%) als in der Ropinirolgruppe (3,8%). Obwohl es sich um eine relativ geringe Patientenzahl handelt, unterstützt auch dieser Befund eine klinisch mögliche Neuroprotektion.

Für Patienten mit deutlichen Fluktuationen und Dyskinesien kann eine Hochdosistherapie versucht werden, um die L-Dopa-Dosis zu reduzieren. Requip wird dabei in langsamen Schritten über die zugelassene Maximaldosis von 24 mg gesteigert (maximal 40 mg) und L-Dopa reduziert oder gar abgesetzt.

Dosierung

Die individuelle Einstellung der Dosis richtet sich nach der individuellen Wirksamkeit und Verträglichkeit. Die gastrointestinale Verträglichkeit wird verbessert, wenn die Einnahme mit den Mahlzeiten erfolgt (eine verminderte Resorption durch konkurrierende Nahrungseiweiße ist nicht zu erwarten).

In der Monotherapie beträgt die Anfangsdosierung 3-mal 0,25 mg. Nach 1 Woche kann die Dosis in 0,25-mg-Schritten je Einzeldosis erhöht werden (Gesamtdosis: 1. Woche 0,75 mg, 2. Woche 1,5 mg, 3. Woche 2,25 mg, 4. Woche 3,0 mg). Nach dem initialen Dosisaufbau kann die Dosis wöchentlich um 1,5–3 mg/Tag gesteigert werden. Die Wirkung kann bei 3–9 mg/Tag erwartet werden. In klinischen Studien war die Dosierung jedoch höher und betrug nach 6 Monaten durchschnittlich 10 mg pro Tag und nach 5 Jahren durchschnittlich 16,45 mg. Bei unzureichender Symptomkontrolle und guter Verträglichkeit ist eine Steigerung auf maximal 24 mg/Tag zulässig. In der Kombinationstherapie kann zunächst die L-Dopa-Dosis unverändert bestehen bleiben und Ropinirol nach dem oben genannten Schema zusätzlich verabreicht werden. Ab der 3. Woche (Tagesdosis z. B. 2,25 mg/Tag) kann mit der langsamen Höherdosierung von Ropinirol die L-Dopa-Dosis schrittweise um etwa 20 % reduziert werden. Der empfohlene Dosisbereich liegt bei 3–9 mg. Wenn Ropinirol abgesetzt werden soll, kann dies schrittweise innerhalb von einer Woche geschehen. Tabelle 14.10 enthält Dosierungshinweise zu Requip.

Nebenwirkungen

Die Nebenwirkungen unter Ropinirol entsprechen denen anderer Dopaminagonisten, wobei auf der ergolinen Struktur basierende Nebenwirkungen wie Raynaud-Symptome und pulmonale bzw. retroperitoneale

Tabelle 14.10. Dosierungshinweise für Requip

Woche	Morgens [mg]	Mittags [mg]	Abends [mg]	Gesamt [mg]	L-Dopa
1	0,25	0,25	0,25	0,75	Unverändert
2	0,5	0,5	0,5	1,50	Unverändert
3	0,75	0,75	0,75	2,25	Unverändert
4	1,0	1,0	1,0	3,00	Vorsichtige Reduktion (um etwa 20 %)

Weitere Aufdosierung bis 9 mg/Tag (max. 24 mg/Tag)

Veränderungen nicht beobachtet wurden. Ropinirol wird über das Zytochrom-P450-1A2-System metabolisiert, sodass Hemmstoffe der Leber eliminiert und Hemmstoffe des Zytochroms P450 1A2 wie z. B. Ciprofloxacin, Enoxacin oder Fluvoxamin den Ropinirolspiegel erhöhen können.

Die häufigsten unerwünschten Wirkungen unter der Monotherapie mit Ropinirol waren Übelkeit, Schläfrigkeit, Beinödeme, Schmerzen im Abdomen, Erbrechen, Synkopen, Sodbrennen und Halluzinationen. In der Kombinationsbehandlung standen Dyskinesien, Übelkeit, Halluzinationen und Verwirrtheitszustände im Vordergrund. Auf die kürzlich beschriebene Neigung zu plötzlichen, unerwarteten und teilweise ohne jegliche Vorwarnung auftretenden Einschlafepisoden („sleep attacks") unter der Therapie nichtergoliner Dopaminagonisten wird in Abschn. 21.4 eingegangen.

14.3.7 Pramipexol

Pramipexol (Sifrol) ist der neueste Dopaminagonist, der in Deutschland eingeführt wurde. Pramipexol ist nach Requip der zweite bei uns zugelassene Dopaminagonist, der nicht zu der Gruppe der Ergotderivate gehört. Bei Pramipexol handelt es sich um ein synthetisches Aminobenzathiazolderivat. Sifrol ist für die Mono- und Kombinationstherapie zugelassen.

Merkmale

Sifrol bindet vorwiegend an die D2-Rezeptoren-Gruppe und dort besonders an den D3-Rezeptor. D3-Rezeptoren befinden sich auch im Nucleus caudatus und in mesolimbischen Strukturen, denen die zusätzliche stimmungsaufhellende und antriebsfördernde Wirkung zugeschrieben wird. Da Serotonin- und Noradrenalinrezeptoren kaum aktiviert werden, sind unter Sifrol weniger Kreislauf- und Magen-Darm-Störungen zu erwarten. Bei guter oraler Resorption wird die Plasmahalbwertszeit mit 8–12 h angegeben. Die pharmakologischen Eigenschaften von Sifrol werden in folgender Übersicht zusammengefasst:

Pharmakologische Eigenschaften von Sifrol

Resorption:	rasch (keine Konkurrenz mit Nahrungseiweißen)
Durchschnittliche Plasmaspitzenkonzentration:	0,5–4 h
Eiweißbindung:	40 %
Plasmahalbwertszeit:	8–12 h

Die Wirksamkeit wurde in der Kombinationsbehandlung und in der Monotherapie (im Vergleich zu Placebo) nachgewiesen. Beim fortgeschrittenen Parkinson-Syndrom konnten die motorischen Leistungen (26,7 %) und die Aktivitäten des täglichen Lebens (34 %) nach der UPDRS-Skala deutlich verbessert werden. Off-Phasen konnten in der Kombination von L-Dopa und Sifrol um 17 % im Vergleich zu 6 % (nur L-Dopa) gesenkt werden, dabei konnte 25 % L-Dopa eingespart werden. In einer Vergleichsstudie mit Bromocriptin war Pramipexol wirksamer. Sifrol zeichnet sich durch eine relativ rasch einsetzende Wirksamkeit aus, sodass in den meisten Fällen innerhalb von 3 Wochen eine wirksame Dosis erreicht wird. In der Monotherapie konnte Sifrol die Symptomatik im frühen Krankheitsstadien signifikant verbessern, wobei der Therapieerfolg bei 60 % der Patienten über 2 Jahre anhielt.

In einer doppelblinden Zweijahresstudie wurden bei 39 Patienten zusätzlich SPECT-Verlaufsuntersuchungen durchgeführt. Im Vergleich zu L-Dopa traten signifikant weniger motorische Fluktuationen und Dyskinesien auf (L-Dopa: 51 %, Pramipexol: 28 %). Die SPECT-Verlaufsuntersuchungen ergaben keine Signifikanz, wenngleich bei der Messung der β-CIT-Aufnahme eine positive Tendenz zugunsten die Pramipexol-Monotherapie zu verzeichnen war (Pramipexol: 20 %; L-Dopa: 24,8 %). Nach experimentellen Untersuchungen scheint eine neuroprotektive Wirkung gesichert zu sein. Bei tremordominanten Parkinson-Patienten wurde eine beachtliche Reduktion des Ruhetremors um 60 % erreicht.

Dosierung

Sifrol steht in Tablettenform zu 0,088 mg (0,125 Pramipexolsalz); 0,18 mg (0,25 Pramipexolsalz), 0,35 mg (0,5 Pramipexolsalz) und 0,7 mg (1,0 Pramipexolsalz) mg zur Verfügung. In Klammern ist jeweils die Salzform von Pramipexol in mg angegeben, die für die Dosierungsangabe einfacher zu handhaben ist. Man beginnt mit 3-mal 1/2 Tbl. Sifrol 0,18 mg (0,125 mg) in der 1. Woche, erhöht in der 2. Woche auf 3-mal 1 Tbl. (0,18 mg) und verabreicht in der 3. Woche 3-mal 1 Tbl. Sifrol (0,35 mg) (Tabelle 14.11). Damit hat man die mittlere Tagesdosierung von 1,05 mg (1,5 mg) erreicht. Die weitere Dosisanpassung auf maximal 3,15 mg (4,5 mg) erfolgt nach der klinischen Wirkung und Verträglichkeit.

Nebenwirkungen

Als Nebenwirkungen wurden aus den Studienprotokollen häufiger als unter Placebo Übelkeit, Obstipation, Somnolenz, Halluzinationen und Schlaflosigkeit beobachtet. Die Inzidenz von Schlafstörungen ist erhöht, wenn die Tagesdosis 1,5 mg überschreitet. In Kombination mit L-Dopa

Tabelle 14.11. Einschleichende Dosierung von Sifrol

Woche	Morgens	Mittags	Abends	Gesamt	L-Dopa
1	1/2 Tbl. 0,18 mg	1/2 Tbl. 0,18 mg	1/2 Tbl. 0,18 mg	0,27 mg	Unverändert
2	1 Tbl. 0,18 mg	1 Tbl. 0,18 mg	1 Tbl. 0,18 mg	0,54 mg	Unverändert
3	1 Tbl. 0,35 mg	1 Tbl. 0,35 mg	1 Tbl. 0,35 mg	1,05 mg	Vorsichtige Reduktion (etwa 30 %)

können – wie bei den übrigen Dopaminagonisten – Dyskinesien auftreten. Retroperitoneale und pleurale Fibrosen sowie Hautveränderungen wurden nicht beobachtet und sind auch wegen der nichtergolinen Struktur von Sifrol nicht zu erwarten. Da Pramipexol renal ausgeschieden wird, ist bei Niereninsuffizienz Vorsicht geboten. Da in Tierversuchen retinale Degenerationen beobachtet wurden, werden in regelmäßigen Abständen augenärztliche Untersuchungen empfohlen, insbesondere wenn Sehstörungen unter Sifrol auftreten. Die bisher durchgeführten sehr sorgfältigen ophthalmologischen Untersuchungen haben jedoch keine entsprechende Störung beim Menschen aufweisen können. Über die kürzlich beschriebene Neigung zu plötzlichen, unerwarteten und teilweise ohne jegliche Vorwarnung auftretenden Einschlafepisoden („sleep attacks") unter der Therapie nichtergolinen Dopaminagonisten informiert Abschn. 21.4.

14.3.8 Apomorphin

Apomorphin ist in Deutschland als Emetikum zugelassen und steht in Ampullenform zur subkutanen Anwendung zur Verfügung (z. B. Apomorphin-Woelm-Injektionslösung, 10 mg). Die Tablettenform ist wegen der starken Nebenwirkungen nicht geeignet.

Merkmale und Indikation

Von allen Dopaminagonisten hat Apomorphin die stärkste Wirkung und die größte Ähnlichkeit mit körpereigenem Dopamin. Es bindet vorwiegend an D2-Rezeptoren (D4 > D3 > D2) und schwach an D1-Rezeptoren. Die Bioverfügbarkeit von Apomorphin liegt bei fast 100 %, die Wirkung setzt nach 5–15 min ein und hält 60–120 min an. Die Plasmahalbwertszeit beträgt etwa 30 min. Apomorphin ist in Deutschland für die Behandlung des Parkinson-Syndroms nicht zugelassen, kann jedoch im Rahmen eines Heilversuchs für besondere Problemfälle wie z. B. ausgeprägte motorische Fluktuationen mit längeren Off-Perioden, schmerzhafte Off-Dystonien und bei akinetischer Krise eingesetzt werden. Das gilt auch für die prä- bzw. postoperative dopaminerge Behandlung bis zur Wiederaufnahme der oralen Therapie.

In Kliniken mit besonderen Erfahrungen wird Apomorphin entweder als wiederholte subkutane Injektionen (mit einem Penject) oder als subkutane Dauerinfusion (Minipumpe) eingesetzt. Als Bolusinjektion beträgt die Einzeldosis 2–5 mg. Die Dauerinfusion wird initial mit 1–2 mg/h durchgeführt und kann auf maximal 10 mg/h gesteigert werden. Die üblichen Tagesdosierungen liegen zwischen 100 und 200 mg. Behandlungserfolge mit Apomorphin müssen sich – auch wegen der größeren Belastung für den Patienten, der Nebenwirkungen und den relativ hohen Kosten (Einstellung nur unter stationären Bedingungen zu vertreten) – an den zugelassenen Dopaminagonisten messen lassen, die zunächst in optimaler Dosierung versucht werden sollten. Zur Überprüfung des Ansprechens von Dopaminagonisten wird Apomorphin als Apomorphintest eingesetzt (s. Abschn. 10). Andere Applikationsformen sind mit unterschiedlichen Erfolgen versucht worden oder in der Erprobung: Die Verabreichung als Nasenspray kann zu Schleimhautreizungen führen. Apomorphin wird in Tablettenform mit sublingualer Verabreichung und in Form von Suppositorien meist nicht ausreichend aufgenommen. Auch die transdermale Aufnahme als Medikamentenpflaster hat sich bisher nicht durchgesetzt.

Nebenwirkungen

Apomorphin hat eine starke emetische Wirkung, die während der Einstellungsphase eine prophylaktische Gabe von Domperidon (Motilium, 3-mal 20 mg) erfordert. Initial kommt es häufig zu einem deutlichen Blutdruckabfall und einer leichten Bradykardie. Ansonsten entsprechen die Nebenwirkungen denen der übrigen Dopaminagonisten, wobei psychiatrische Nebenwirkungen seltener auftreten sollen. Niedrige Tagesdosierungen haben einen sedierenden Effekt, während höhere Dosierungen eher aktivierend wirken. Unter der Dauerinfusion können sich in der Langzeittherapie auch Dyskinesien entwickeln. An den Injektionsstellen können sich allergische Reaktionen, lokale Entzündungen und seltener auch Nekrosen ausbilden. Die subkutane Dauerinfusion kann zu immunhämolytischen Anämien führen.

Apomorphin

Merkmale
- Derzeit wirksamster Dopaminagonist
- Wirkung setzt nach 5–15 min ein
- Wirkdauer: 60–90 min
- Subkutane Bolusinjektion (2–5 mg)
- Subkutane Dauerinfusion (1–2 mg/h, max. 10 mg/h)

Indikation
- Akinetische Krise
- Ausgeprägte Fluktuationen
- Peri- und postoperativ

Nebenwirkungen
- Erbrechen
- Blutdruckabfall, Bradykardie
- Lokale Hautveränderungen, Nekrosen
- Domperidonprophylaxe erforderlich (3-mal 20 mg Motilium)

Neuere oder bisher bei uns nicht zugelassene Dopaminagonisten

Piribedil ist ein nichtergoliner D2-Agonist, der schon seit 20 Jahren für die Behandlung des Parkinson-Syndroms verwendet wird und bei uns bald zugelassen werden soll. In Frankreich, wo die Zulassung erfolgt ist, wurden keine „Schlafattacken" beobachtet. Piribedil soll sich durch fehlende kardiovaskuläre Nebenwirkungen auszeichnen. Weitere Dopaminagonisten z. B. mit gut steuerbarer transdermaler Applikation und Resorption werden in klinischen Studien geprüft.

Zusammenfassend kann eine allgemeingültige Empfehlung für den einen oder anderen Dopaminagonisten bisher nicht ausgesprochen werden. Bei der Auswahl wird man sich insbesondere auch nach dem Nebenwirkungsprofil richten. Wenn der gewählte Dopaminagonist nicht die erwünschte Wirkung oder nicht tolerable Nebenwirkungen hat, kann die Umstellung auf einen anderen Dopaminagonisten sinnvoll und erfolgreich sein.

14.3.9 Selegilin (MAO-B-Hemmer)

Die Behandlung mit dem selektiven Monoaminoxidase-B-Hemmer (= MAO-B-Hemmer) Selegilin stellt ein weiteres Therapieprinzip der Parkinson-Krankheit dar. Selegilin wurde ursprünglich als „Psychostimulans" und Antidepressivum entwickelt.

Merkmale

Monoaminooxidasen (MAO) sind Enzyme, die am Stoffwechsel von Neurotransmittern im Gehirn beteiligt sind. Man unterscheidet eine Monoaminooxidase A (MAO-A) und eine Monoaminooxidase B (MAO-B). MAO-B ist am oxidativen Abbau von Dopamin im Gehirn beteiligt. Schon vor der L-Dopa-Ära wurden Therapieversuche mit MAO-Hemmern durchgeführt, um den Abbau des Dopamins zu hemmen. Früher standen jedoch nur MAO-A-Hemmer zur Verfügung, die zu schweren unerwünschten Wirkungen mit Blutdruckkrisen und psychischen Störungen führen konnten. Der gleichzeitige Genuss von MAO-A-Hemmern und Tyramin, das sich in bestimmten Käsesorten und im Rotwein befindet, kann zu gefährlichen Bluthochdruckkrisen („cheese effect") führen.

Erst mit dem selektiven MAO-B-Hemmer Selegilin (L-Deprenyl) war eine nebenwirkungsarme Behandlung möglich. Unter der üblichen Tagesdosierung von 7,5 – 10 mg führt der Genuss von tyraminhaltigen Käsesorten oder Rotwein nicht zu Blutdruckkrisen. Selegilin hemmt selektiv und irreversibel die intra- und extraneuronale MAO-B, sodass insgesamt mehr Dopamin am Wirkort zur Verfügung steht. Die Blut-Hirn-Schranke wird ohne Probleme überwunden. Die Wirkung tritt bei einmaliger Gabe nach 60 min ein und hält wegen der relativ langen Plasmahalbwertszeit von etwa 40 h über fast 2 Tage an.

Nach tierexperimentellen Versuchen hat Selegilin eine neuroprotektive Wirkung. Im MPTP-Tiermodell kann Selegilin den neurotoxischen Effekt von MPTP blockieren. In einer großen klinischen Untersuchung (DATATOP-Studie The Parkinson Study Group 1989, 1993) mit 800 Patienten konnte nachgewiesen werden, dass Selegilin als initiale Monotherapie die Notwendigkeit für eine L-Dopa-Therapie (L-Dopa-Pflichtigkeit) um durchschnittlich 9 Monate hinausgezögert. Ob aus diesen Daten ein verlangsamter Krankheitsverlauf abgeleitet werden darf oder der Effekt allein der schwachen symptomatischen Wirkung von Selegilin durch Blockade des Dopaminabbaus zuzuschreiben ist, wird weiterhin diskutiert.

Verunsichert waren Ärzte und Patienten durch eine englische Studie, die eine erhöhte Sterblichkeit bei den mit Selegilin behandelten Patienten aufwies: Insgesamt 750 Patienten wurden in 3 Gruppen aufgeteilt, die entweder L-Dopa allein, in Kombination mit Bromocriptin oder in Kombination mit Selegilin erhielten. Nach einer über 5-jährigen Beobachtungszeit war die Sterberate in der Selegilingruppe höher als in den beiden anderen Gruppen. Da jedoch in allen früheren Selegilinstudien kein erhöhtes Sterberisiko gefunden wurde, wurden erhebliche Zweifel an der Qualität dieser Studie geäußert und die Ergebnisse in Frage gestellt wird. Spätere kritische Analysen der vorgelegten Daten konnten das ungünstige Ergebnis nicht bestätigen. In einer 1997 veröffentlichten deutschen Langzeituntersuchung (5 Jahre) mit 116 Patienten starben in der Selegilingruppe 2 Patienten und 3 Patienten in der Gruppe, die kein Selegilin erhalten hatten. Ähnlich den Ergebnissen der DATATOP-Studie verzögerte Selegilin die L-Dopa-Pflichtigkeit und verbesserte die Symptomatik im 1. Behandlungsjahr. Überzeugender sind auch spätere Studien, die eher eine Lebensverlängerung unter Selegilin beobachten. Das in der DATATOP-Studie untersuchte Vitamin E hatte in der verabreichten Dosierung keinen eindeutigen Einfluss auf die Krankheitsprogression.

Aus tierexperimentellen Befunden, der DATATOP-Studie (The Parkinson Study Group 1989, 1993), der SELEDO-Studie (Przuntek et al. 1999) und auch anderen klinischen Studien wird die Empfehlung für die initiale Monotherapie mit Selegilin für Patienten mit leichtem Parkinson-Syndrom abgeleitet. Selegilin ist allerdings für die Monobehandlung der Parkinson-Krankheit nicht zugelassen, darf jedoch im Rahmen eines Heilversuchs eingesetzt werden. Die klinischen Erfahrungen zeigen, dass die symptomatische Wirkung im weiteren Krankheitsverlauf nicht mehr ausreicht und dann eine Kombinationsbehandlung mit L-Dopa bzw. Dopaminagonisten notwendig wird. Bei Patienten mit schweren Fluktuationen ist die zusätzliche Behandlung mit Selegilin meist nicht erfolgreich.

Handelspräparate

Bei uns sind MAO-B-Hemmer (Selegilin) mit den Handelsnahmen Amindan, Antiparkin, Deprenyl, Jutagilin, Movergan, Selegam, Selegilin Azupharma, Selemerck und Selepark für die Kombinationsbehandlung zugelassen. Mit Xilopar steht eine Schmelztablette zur Verfügung, die eine rasche Resorption über die Mundschleimhaut erlaubt. Da der First-pass-Effekt umgangen wird, ist eine Dosierung von 1,25 mg (im Vergleich zu 10 mg konventionellem Selegilin) ausreichend und die Bildung von Amphetamin als Abbauprodukt von Selegilin vermindert. Schlafstörungen durch eine antriebssteigernde Wirkung sind also weniger zu erwarten.

Dosierung

Für das konventionelle Selegilin beginnt man in der 1. Woche mit 2,5 mg pro Tag und erhöht in den nächsten Woche auf 2-mal 2,5 mg pro Tag. Bei guter Verträglichkeit kann die Gesamtdosis von 5–10 mg auch am Morgen verabreicht werden. Es ist nicht notwendig und auch nicht sinnvoll, die Maximaldosis von 10 mg pro Tag zu überschreiten, da mit einer höheren Dosis keine bessere Wirksamkeit zu erreichen ist. Konventionelles Selegilin kann durch Xilopar direkt ausgetauscht werden.

Nebenwirkungen

Die Selegilin-spezifischen sowie dopaminerge Nebenwirkungen sind der folgenden Übersicht zu entnehmen.

Nebenwirkungen unter Selegilin (MAO-B-Hemmer)

Selegilin-spezifische Nebenwirkungen
- Schlafstörung (durch antriebssteigernde Wirkung, Amphetaminmetabolismus)
- Verschlimmerung bestehender Magengeschwüre

Dopaminerge Nebenwirkungen
- Übelkeit, Schwindel
- Verstärkung Dopa-induzierter Dyskinesien
- Verstärkung Dopa-induzierter Verwirrtheitszustände und Halluzinationen
- Obstipation
- Harnentleerungsstörungen bei Prostataerkrankungen
- Blutdrucksenkung (seltener Blutdruckerhöhung)

14.3.10 Amantadin

Amantadin wurde früher als Amantadinhydrochlorid (Symmetrel) zur Grippevorbeugung (Influenza-Virus A, Asiengrippe in den 60er-Jahren) eingesetzt. Noch heute werden Amantadine bei Hauterkrankungen verabreicht, die durch Herpes-simplex-Virus ausgelöst werden. Im Jahre 1969 haben der Neurologe R.S. Schwab und seine Mitarbeiter die positive Wirkung auf die Bradykinese und den Rigor – weniger auf den Tremor – bei einer Parkinson-Patientin zufällig entdeckt, deren Grippe sie mit Amantadin behandelten.

Merkmale

Amantadin ist vorwiegend ein nichtkompetitiver Hemmer am N-Methyl-D-Aspartat-(NMDA-)Rezeptor. Da NMDA-Rezeptoren der Gruppe der Glutamatrezeptoren angehören, wird Amantadin auch als Glutamatantagonist bezeichnet.

Abbildung 14.5 stellt nochmals den motorischen Regelkreis in den Basalganglien dar, wobei jetzt die Neurotransmitter mit ihren hemmenden und erregenden Eigenschaften eingezeichnet sind. Neben Dopamin sind Glutamat und GABA (γ-Aminobuttersäure) die wichtigsten Neurotransmitter im Gehirn. Die neuronale Verbindung vom Nucleus subthalamicus zum inneren Pallidum wird über Glutamat gesteuert. Durch den Dopaminmangel bzw. durch die unphysiologische Stimulation der dopamin-

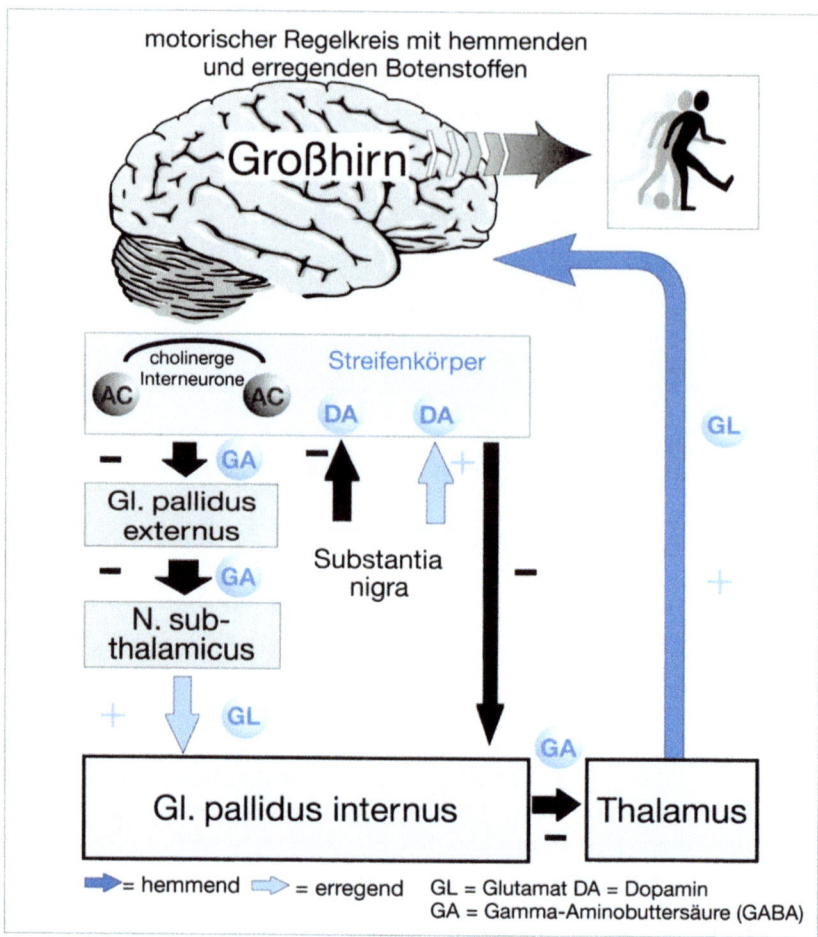

Abb. 14.5. Motorischer Regelkreis mit erregenden und hemmenden Neurotransmittern

ergen Rezeptoren unter der L-Dopa-Therapie entwickelt sich eine relative Überaktivität dieser glutamatergen Bahn mit der Folge, dass der Thalamus und damit die Weiterleitung zum Großhirn stärker gehemmt wird. Durch Blockade der NMDA-Rezeptoren kann die glutamaterge Überaktivität gehemmt und somit die Motorik verbessert werden. Weiterhin soll Amantadin auch hemmend auf die Überaktivität der cholinergen Interneurone im Striatum wirken und so nicht nur die Bradykinese, sondern auch Rigor und Tremor bessern.

Neben dem Einfluss auf die Parkinson-Symptomatik haben Amantadine stimmungsaufhellende, vigilanzsteigernde und die kognitive Leistungsfähigkeit verbessernde Effekte. Die Mechanismen der psychotrophen Wirkungen sind nicht genau bekannt, diskutiert werden neben dem oben genannten Neurotransmittereinfluss eine Hemmung der Monoaminooxidase A sowie eine Stimulation der Freisetzung von β-Endomorphinen und Lipotropinen.

Nach experimentellen Studien erscheint eine neuroprotektive Wirkung der Amantadine möglich. Im MPTP-Tiermodell kann die protektive Wirkung von Selegilin durch Amantadin verstärkt werden. Für die Parkinson-Krankheit steht der Beweis für einen neuroprotektiven Effekt der Amantadine allerdings noch aus. In einer retrospektiven Studie hatten die mit Amantadin behandelten Patienten eine höhere Lebenserwartung.

Amantadin wird rasch und fast vollständig resorbiert und vorwiegend renal eliminiert. Die Halbwertszeit wird mit etwa 20 h angegeben. Die maximale Plasmakonzentration wird bei oraler Applikation nach 1–5 h erreicht. Die Plasmaeinweißbindung liegt bei 65 %.

Nach heutiger Vorstellung soll die unphysiologische pulsatile dopaminerge Stimulation an der Entstehung von Dyskinesien beteiligt sein. Es wird eine Empfindlichkeitserhöhung der striatalen NMDA-Rezeptoren postuliert, die zu einer Überaktivität des glutamatergen Systems führt. Folge ist ein erhöhter Kalziumeinstrom in die Zelle, der durch Amantadin als Glutamatantagonist gehemmt werden kann. Diese Erkenntnisse führten zur Renaissance der Amantadinbehandlung als wirksame Substanz bei Dyskinesien. Mit der Monotherapie mit Amantadin lässt sich eine Besserung der Parkinson-Zeichen von 20–30 % erreichen, wobei die Wirkung auf den Tremor relativ gering ist. Wegen der guten Verträglichkeit werden Amantadine gern zu Beginn der Erkrankung bei leichter Symptomausprägung gegeben, um L-Dopa einzusparen oder den Einsatz von L-Dopa hinauszuzögern.

Ein besonderer Vorteil besteht darin, dass Amantadin als Infusion (z. B. PK-Merz-Infusion) parenteral verabreicht werden kann. Amantadininfusionen können z. B. bei der akinetischen Krise (s. Abschn. 7.2.1), peri- und postoperativ sowie bei Schluckstörungen eingesetzt werden. In der Praxis hat sich die zeitlich begrenzte Amantadininfusionsbehandlung bei Parkinson-Patienten mit deutlichem Antriebsmangel bewährt. Amantadin wird auch zur Behandlung der neuroleptikainduzierten Dyskinesien (s. Abschn. 8.7.1), des malignen Dopa-Entzugs- und malignen neuroleptischen Syndroms eingesetzt (s. Abschn. 14.1).

Wirkmechanismen von Amantadin
- NMDA-Rezeptorantagonist (Glutamatantagonist)
- Hemmung der Aktivität cholinerger Interneurone im Striatum
- Einfluss auf weitere Neurotransmittersysteme (stimmungsaufhellend, vigilanzsteigernd)
- Verzögert und mildert dopaminerg induzierte Dyskinesien, Fluktuationen
- Neuroprotektiver Effekt möglich

Dosierung

Um Nebenwirkungen zu vermeiden, beginnt man mit einer Tablette zu 100 mg und erhöht nach 3 Tagen um 100 mg. Die bisherige Parkinson-Medikation wird zunächst beibehalten. Etwa 1 Woche nach Behandlungsbeginn ist die therapeutische Wirkung zu erwarten, sodass die L-Dopa-Medikation evtl. leicht reduziert werden kann. Die mittlere Tagesdosis beträgt für Amantadinsulfat 200–600 mg und für Hydrochloridsalz 100–400 mg. Bei der akinetische Krise werden 3-mal 200 mg Amantadin pro Tag infundiert.

Handelspräparate

Amantadine stehen dem Handel in Tablettenform als Amantadinsulfat (tregor, PK-Merz) oder als Hydrochloridsalz (Adekin, Amantadin ratiopharm, Amixx, Cerebramed, Symmetrel, Viregyt) und als Infusionslösung (PK-Merz-Infusion) zur Verfügung (Tabelle 14.12). Zwischen der Sulfat- und Hydrochloridform bestehen keine wesentlichen therapeutischen Unterschiede. Amantadinsulfat wird langsamer aufgenommen und abgebaut als die Hydrochloridform. Seltener wird der schwächer wirksame Amantadinabkömmling Memantine-HCL (Akatinol) bei Parkinson-Patienten eingesetzt, der allerdings eine bessere Wirkung auf den Tremor als Amantadine haben soll. Im weiteren Krankheitsverlauf wird man ohne die zusätzliche Gabe von L-Dopa oder Dopaminagonisten nicht auskommen.

Nebenwirkungen

In der Regel sind Amantadine bei mittlerer Dosierung gut verträglich. Neben dopaminergen und anticholinergen Nebenwirkungen kommt es selten zu peripheren Ödemen, Livedo reticularis der unteren Extremitäten und bei Höherdosierung zu psychotischen Reaktionen. Da Amantadin über die Niere ausgeschieden wird, ist bei Patienten mit Nierenerkrankungen Vorsicht geboten. Vereinzelt sind bei Patienten mit renaler Insuf-

Tabelle 14.12. Amantadine

Wirksubstanz	Handelsname	Tagesdosis
Amantadinsulfat	PK-Merz, Tregor	200–400 mg
Amantadinhydrochlorid	Adekin, Amixx, Cerebramed, Viregyt K	200–600 mg

fizienz epileptische Anfälle unter Amantadin aufgetreten. Weitere Nebenwirkungen sind:

- Mundtrockenheit, Blutdruckabfall, Blasenentleerungsstörungen,
- Unruhe, Schlafstörungen, Verschwommensehen, Visusminderung,
- Übelkeit, Schwindel, Erbrechen,
- psychotische Episoden,
- Unterschenkelödeme, Livedo reticularis.

Da Amantadin schon bei mittlerer Dosierung zu Schlafstörungen führen kann, sollte die letzte Dosierung nicht am Abend gegeben werden. Psychische Störungen mit Verwirrtheitszuständen und Halluzinationen sowie kognitive Störungen treten meist in Kombination mit anderen Parkinson-Mitteln oder unter i.v.-Gabe auf. Bei älteren und dementen Patienten ist entsprechende Vorsicht geboten. Nach Reduktion oder Absetzen von Amantadin bilden sich die psychischen Störungen in der Regel rasch zurück.

Die Kontraindikationen für Amantadine sind:

- schwere Leber- und Nierenschädigung,
- bekannte Verwirrtheitszustände, Psychosen,
- Prostatahyperplasie,
- Engwinkelglaukom,
- Myasthenie,
- Schwangerschaft,
- Anfallsleiden.

Arzneimittelinteraktionen treten unter Memantin, Diuretika vom Triamteren-/Hydrochlorothiazidtyp und Budipin auf. Das Risiko einer QT-Zeit-Verlängerung im EKG unter Budipin (s. nächsten Abschnitt) kann in der Kombination mit Amantadin verstärkt sein, sodass Amantadin nicht zusammen mit Budipin verabreicht werden sollte.

14.3.11 Budipin

Mit Parkinsan (Budipin) steht seit April 1997 ein weiteres Parkinson-Medikament für Parkinson-Patienten ohne Fluktuationen zur Kombinationstherapie zur Verfügung. Der Wirkstoff ist ein 4,4-Diphenylpiperidinderivat mit einer tertiären Butylgruppe. Budipin stellt wahrscheinlich nach dem Wirkungsprofil eine eigenständige Substanz dar.

Merkmale

Der Wirkungsmechanismus dieses „atypischen Parkinson-Mittels" ist nicht vollständig aufgeklärt: Budipin hat einen indirekten dopaminergen

Effekt, indem es die Dopaminwiederaufnahme hemmt, die Dopaminfreisetzung fördert und MAO-B hemmt. Daneben hat Budipin eine antiglutamaterge und schwach ausgeprägte anticholinerge Wirkung. Weiterhin wird ein noradrenerger, adrenerger, serotonerger und GABAerger Einfluss vermutet. Wegen seiner polyvalenten Wirkungsmechanismen wird Budipin auch als „dirty drug" bezeichnet, dies aber in positiver Hinsicht: Wahrscheinlich sind wegen der komplexen Interaktionen verschiedener Neurotransmittersysteme unterschiedliche pharmakologische Angriffspunkte für eine optimierte Parkinson-Behandlung notwendig. Bei einem relativ günstigen Nebenwirkungsprofil wirkt Budipin gut auf den Ruhetremor bei De-novo-Patienten mit Tremordominanz.

Dosierung

Parkinsan steht in Tablettenform zu 10 mg (30/100 Filmtabletten), 20 mg (30/100 Filmtabletten) und 30 mg (30/100 Filmtabletten) zur Verfügung. Nach kardiologischer Untersuchung soll die Einstellung langsam einschleichend erfolgen (Tabelle 14.13). Es kann mit 10 mg pro Tag begonnen und bei guter Verträglichkeit wöchentlich um 10 mg gesteigert werden. Die durchschnittliche Tagesdosierung von 60 mg (2- bis 4-mal/Tag) wird nach 2–3 Monaten erreicht. Trotz der relativ langen Plasmahalbwertszeit von 27 h muss Budipin 2- bis 4-mal täglich verabreicht werden (wiederum ein Beispiel dafür, dass Halbwertszeit und Wirkdauer nicht gleichzusetzen sind). Der Parkinson-Patient sollte darüber aufgeklärt werden, dass die optimale Wirkung erst nach mehreren Wochen einsetzen kann.

Nebenwirkungen

Parkinsan ist nach den bisherigen Erfahrungen gut verträglich. Die häufigsten Nebenwirkungen sind Magen-Darm-Störungen (Mundtrockenheit, Übelkeit, Brechreiz, Erbrechen) und psychische Störungen (innere Unruhe, Schwindel, Müdigkeit und Zittern). Seltener sind Halluzinatio-

Tabelle 14.13. Dosierungsempfehlung Budipin (Parkinsan)

	Morgens [mg]	Mittags [mg]	Abends [mg]
1. Woche	10	0	0
2. Woche	10	10	0
3. Woche	10	10	10

Weitere langsame Aufdosierung bis maximal 60 mg

nen, Alpträume, Kopfschmerzen, Sehstörungen, Hitzewallungen, Appetitlosigkeit und Akathisie. In Einzelfällen sind Benommenheit und Obstipation aufgetreten.

Bei Patienten mit Prostatahypertrophie kann es zur Verstärkung von Miktionsstörungen kommen. Patienten mit Engwinkelglaukom müssen regelmäßig den Augeninnendruck kontrollieren lassen. Das Auftreten von Nebenwirkungen ist von der Höhe der Anfangsdosierung, der Dosissteigerung und einer mangelnden Anpassung in der Kombinationstherapie abhängig.

Kontraindikation sind Myasthenie gravis, schwere nicht kompensierte Herzinsuffizienz, psychiatrische Erkrankungen mit Verwirrtheitszuständen oder Halluzinationen, vorbekannte Bradykardie, Hypokäliämie oder Hypomagnesiämie sowie bekannte angeborene lange QT-Intervalle oder ein angeborenes QT-Syndrom in der Familienanamnese.

Im Rahmen der Spontanerfassung unerwünschter Arzneimittelwirkungen sind in jüngster Zeit Einzelmeldungen von kardialen Nebenwirkungen bekannt geworden, die zu einer Vertriebseinschränkung von Budipin geführt haben. Budipin kann in Einzelfällen die QT-Zeit verlängern und zu Kammertachykardien vom Typ „Torsade de pointes" führen. Die Arrythmien können transitorisch sein, aber auch zu lebensbedrohlichen Herzrhythmusstörungen führen. Betroffen waren stets Patienten mit erhöhtem Risiko für Repolarisationsstörungen des Herzens, sodass Parkinsan nicht bei vorbekannter Bradykardie, Hypokäliämie oder Hypomagnesiämie sowie bei bekanntem angeborenem langem QT-Intervall oder angeborenem QT-Syndrom in der Familienanamnese angewendet werden darf. Parkinsan darf deshalb auch nicht mit Amantadin oder anderen QT-verlängernden Arzneimittel verabreicht werden

> **Vertriebseinschränkung für Budipin (Parkinsan)**
> Budipin (Parkinsan) kann nur noch von Ärzten, die sich schriftlich verpflichten die Vorsichtsmaßnahmen genau einzuhalten, verordnet werden. Das Arzneimittel wird dann direkt an die anfordernde Apotheke, der das Rezept vorliegt, ausgeliefert (weitere Informationen entnehmen Sie bitte dem Informationsblatt der Herstellerfirma).

Neuerdings wird darauf hingewiesen, dass es unter der zusätzlichen Gabe von Motilium (Domperidon) auch zu QT-Verlängerungen kommen könnte, sodass vorsorglich auf die Kombination von Parkinsan und Motilium verzichtet werden sollte. Sobald Symptome wie Palpitationen, Schwindel oder Synkopen auftreten, ist Budipin abzusetzen und der Patient – innerhalb von 24 h – auf eine eventuelle QT-Verlängerung zu untersuchen. Wenn keine QT-Verlängerung vorliegt, kann Budipin unter Berücksichtigung der Gegenanzeigen und Wechselwirkungen wieder eingesetzt werden.

Budipin (Parkinsan)

Merkmale
- Glutamatantagonist
- Schwache anticholinerge Wirkung

Indikation
- Kombination mit L-Dopa bei Parkinson-Patienten ohne Wirkungsfluktuationen
- Gute Wirkung auf einen Ruhetremor

Nebenwirkungen
- Magen-Darm-Störungen (z. B. Mundtrockenheit, Übelkeit, Erbrechen)
- Psychische Störungen (z. B. innere Unruhe, Schwindel, Müdigkeit)
- Kammertachykardien vom Typ „Torsade de pointes", QT-Verlängerung

Kontraindikation
- Vorbekannte Bradykardie, Hypokäliämie, Hypomagnesiämie, angeborenes langes QT-Intervall, QT-verlängernde Arzneimittel (Amantadin, Motilium)
- Engwinkelglaukom, Myasthenie, Schwangerschaft, Epilepsie

Auswahl QT-verlängernder Arzneimittel, die nicht mit Parkinsan verabreicht werden dürfen
- Antiarrhythmika der Klasse IA (wie z. B. Chinidin, Disopyramid, Pracainamid),
- Antiarrhythmika der Klasse III (wie z. B. Amiodaron, Sotalol)
- Bestimmte Antipsychotika (wie z. B. Thioridazin, Chlorpromazin, Haloperidol, Pimozid)
- Bestimmte tri- und tetrazyklische Antidepressiva (wie z. B. Amitryptilin)
- Antihistaminika (wie z. B. Astemizol, Terfenadin)
- Makrolidantibiotika (wie z. B. Erythromycin, Clarithromycin)
- Gyrasehemmer (wie z. B. Sparfloxacin)
- Azolantimyotika, Halofantrin, Cottrimoxazol, Pentamidin, Domperidon oder Bepridel

14.3.12 Anticholinergika

Die medikamentöse Behandlung der Parkinson-Krankheit begann Ende des letzten Jahrhunderts, als französische Ärzte erstmals Extrakte aus der Tollkirsche (Atropa belladonna) bei Parkinson-Patienten eingesetzten. Die Behandlung war zunächst darauf ausgerichtet, die vermehrte Speichelproduktion zu hemmen, später erkannte man auch die Wirkung auf den Tremor. Früher benutzten Frauen den Extrakt dieser Blütenpflanze zur Pupillenerweiterung [große Pupillen galten (und gelten) als Schönheitsideal, „bella donna" = schöne Frau]. Die Behandlung mit Anticholinergika stellt somit das älteste medikamentöse Therapieprinzip beim Parkinson-Syndrom dar, hat jedoch durch den Einsatz von L-Dopa und Dopaminagonisten an Bedeutung verloren. Seit 1946 können synthetische Anticholinergika eingesetzt werden.

Merkmale und Indikation

Nach Degeneration dopaminerger, nigrostriataler Neurone kommt es zur funktionellen Überaktivität cholinerger Interneurone im Striatum. Anticholinergika hemmen diese Überaktivität durch Blockade der Muskarinrezeptoren und führen somit nach dem vereinfachten Waageprinzip (s. Abb. 4.11) zu einem Gleichgewicht zwischen Azetylcholin und Dopamin, allerdings auf einem niedrigeren Niveau. Voraussetzung für die Wirkung von Anticholinergika auf den Rigor sind funktionsfähige dopaminerge Neurone, sodass ein Therapieeffekt nur im Anfangsstadium zu erwarten ist. Das neuropathologische und neurochemische Substrat der Tremorauslösung ist nicht im Einzelnen bekannt. Eine Antitremorwirkung der Anticholinergika scheint trotz Degeneration dopaminerger Neurone möglich.

Der klinische Besserungseffekt von Tremor und Rigor unter der Monotherapie wird mit 20–30 % angeben. Heute werden Anticholinergika meist nur noch als Zusatzmedikation bei vegetativen Begleitstörungen, bei therapierefraktärem Tremor und schwer beherrschbaren Fluktuationen in der Kombinationsbehandlung eingesetzt. Wenn vermehrter Speichelfluss bei Schluckstörungen und übermäßiges (nächtliches) Schwitzen die Parkinson-Krankheit begleiten, hat sich die zusätzliche Gabe von Anticholinergika bewährt. Biperiden soll in der Retardform (Artane retard) in einigen Fällen bei On-off-Phänomenen, nächtlichen Dyskinesien und morgendlichen Fußdystonien hilfreich sein. Bornoprin (Sormodren) wird gern bei vermehrter Schweißneigung eingesetzt. Biperiden (Akineton) kann i. v. verabreicht werden (z. B. bei Dyskinesien).

Dosierung

Grundsätzlich sollte eine langsamer Aufbau der optimalen Erhaltungsdosis mit niedrigen bis mittleren Dosierungen angestrebt werden, sodass Nebenwirkungen rechtzeitig erkannt werden können. Die optimale Dosierung kann nicht vorausgesagt werden, sodass eine individuelle Titrierung notwendig ist. Um Magenbeschwerden zu vermeiden, können Anticholinergika mit oder kurz nach den Mahlzeiten eingenommen werden. Wenn sich die Anticholinergikamedikation als wenig wirksam herausstellt oder nicht tolerable Nebenwirkungen auftreten, darf das Medikament nur langsam reduziert und abgesetzt werden, da sonst eine „Entzugspsychose" ausgelöst werden kann. Es kann durchaus sinnvoll sein, bei Unwirksamkeit von einem Anticholinergikum auf ein anderes umzustellen.

Handelspräparate

In Tabelle 14.12 sind die gebräuchlichsten Anticholinergika für die Parkinson-Behandlung zusammengestellt. Biperiden soll mehr auf den Rigor, die übrigen Anticholinergika dagegen mehr auf den Tremor wirken.

Da sich Nebenwirkungen besonders in der Anflutungsphase von Anticholinergika entwickeln, wurden Retardpräparate entwickelt (Akineton retard, Artane retard). In Tabelle 14.15 sind die gebräuchlichsten Anticholinergika aufgelistet.

Tabelle 14.14. Anticholinergika

Substanz	Handelsname	Dosierung
Biperiden	z. B. Akineton,	1,25 – 15 mg/Tag
Benzatropin	z. B. Cogentinol	1 – 6 mg/Tag
Bornaprin	z. B. Sormodren	2 – 12 mg/Tag
Metixen	z. B. Tremarit	2,5 – 30 mg/Tag
Procylidin	z. B. Osnervan	5 – 15 mg/Tag
Trihexyphenidyl	z. B. Artane	2 – 15 mg/Tag

Tabelle 14.15. Auswahl gebräuchlicher Anticholinergika (Wirkstoffgehalt, Packungsgröße)

Handelsname	Wirkstoffgehalt	Packungsgrößen
Akineton	Tabletten zu 2 mg	20/50/100
Akineton retard	Dragees zu 4 mg	20/50/100
Artane 2 mg	Tabletten zu 2 mg	50/100
Artane 5 mg	Tabletten zu 5 mg	50/100
Artane retard	Kapseln zu 5 mg	50/100
Biperiden-ratiopharm	Tabletten zu 2 mg	20/50/100
Cogentinol	Tabletten zu 2 mg	25/100
Sormodren	Tabletten zu 4 mg	20/50/100
Tremarit	Tabletten zu 5 mg	30/50/100
Tremarit Bitabs	Manteltabletten zu 15 mg	50/100

Nebenwirkungen

Die Nebenwirkungen entstehen durch Blockade zentraler und peripherer cholinerger Systeme mit antimuskariner Wirkung (Tachykardie, Bronchodilatation, Obstipation, Harnverhalt, Mundtrockenheit, Anstieg des Augeninnendrucks, Akkomodationsstörungen).

Anticholinergika können zu einer Verminderung der L-Dopa-Aufnahme durch Verlangsamung der Magen-Darm-Motilität und Verzögerung der Magenentleerung führen. Bei älteren Patienten und besonders bei Kranken mit psychischen Störungen sollten Anticholinergika nicht gegeben werden, da es zur Verstärkung kognitiver Störungen und Verwirrtheitszuständen kommen kann (Schädigung cholinerger Neurone im Nucleus basalis Meynert). Nach Absetzen (schrittweise!) der Anticholinergika bilden sich die psychischen und kognitiven Störungen meist wieder zurück. Plötzliches Absetzen von Anticholinergika kann zu akinetischen Krisen, Tachykardie, orthostatischen Kreislaufstörungen und psychotischen Symptomen führen.

Merkmale und Nebenwirkungen der Anticholinergika

- Dämpfung der cholinergen Überaktivität im Striatum

Indikation
- Adjuvante Therapie bei sonst therapierefraktärem Ruhetremor
- Starke vegetative Begleitstörungen, z. B. Speichelfluss, Schwitzen

Nebenwirkungen
- Obstipation, Mundtrockenheit, Minderung der Schweißsekretion
- Tachykardie, Hypotonie, Miktionsstörungen bis zum Harnverhalt
- Akkomodationsstörung, Lichtempfindlichkeit, Manifestation eines latenten Glaukoms
- Mögliche Verschlechterung kognitiver Leistungen, Verwirrtheitszustände und Halluzinationen bei Risikopatienten (die nach dem Absetzen meist reversibel sind)

Kontraindikation
- Engwinkelglaukom, Prostatahyperplasie, Prostataadenom
- Obstipation und mechanische Stenosen im Magen-Darm-Kanal
- Ausgeprägtes Psychosyndrom, hohes Alter, demenzielle Entwicklung
- Myasthenia gravis, Epilepsie

14.4 Motorische Fluktuationen und Hyperkinesen

Motorische Fluktuationen und unwillkürliche Bewegungen (Hyperkinesen, Dyskinesien, Dystonien) können in Abhängigkeit von der Einnahme von Dopaminergika oder auch völlig unabhängig davon auftreten. Für die im Verlauf der Langzeitbehandlung mit L-Dopa und Dopaminagonisten auftretenden Schwankungen der Beweglichkeit (motorische Fluktuationen) werden Fachbegriffe (meist aus dem englischen Sprachgebrauch) benutzt, von denen einzelne schon benutzt wurden und die an dieser Stelle nochmals kurz erklärt werden sollen. Unter Fluktuationen versteht man gewöhnlich Schwankungen der Beweglichkeit (Motorik) und nicht wechselnde psychische oder vegetative Störungen bei der Parkinson-Krankheit. Die in Abhängigkeit von psychischen Belastungen unterschiedlichen Tremorstärken werden ebenfalls nicht den motorischen Fluktuationen zugerechnet.

14.4.1 Motorische Fluktuationen

Phasen schlechter Beweglichkeit werden im klinischen Sprachgebrauch kurz als „Off" und Phasen guter Beweglichkeit kurz als „On" bezeichnet. Bei motorischen Fluktuationen heißt es dann, der Patient befindet sich im „On" oder „Off". Die Unterscheidung in vorhersehbare, an die Medikamenteneinnahme gebundene Bewegungsstörungen und unvorhersehbare, also dosisunabhängige Fluktuationen ist für die medikamentöse Anpassung außerordentlich wichtig. Ein Tagesprotokoll der Beweglichkeit (s. Abb. 14.3) kann dabei sehr hilfreich sein. Die Begriffe für motorische Fluktuationen (s. folgende Übersicht) beziehen sich meist auf die Abhängigkeit von der L-Dopa-Medikation, treffen jedoch auch für die anderen Dopaminergika zu.

Begriffe für motorische Wirkungsschwankungen

Dosisabhängige, vorhersehbare Fluktuationen
- Hypokinese
  - End-of-dose-Akinesie oder Wearing-off
  - Frühmorgendliche oder nachmittägliche Hypokinese
- Hyperkinese (Dyskinesie/Dystonie)
  - On-dose-Dyskinesie/-Dystonie
  - Peak-dose-Dyskinesie (choreatisch)
  - Biphasische Dyskinesie (dyston)
  - On-dose-Dystonie
  - Off-dose-Dyskinesie/-Dystonie

Dosisunabhängige, unvorsehbare Fluktuationen
- On-off-Phänomen
- Freezing
- Paradoxe Akinese (Kinesia paradoxa)

Dosisabhängige, vorhersehbare Fluktuationen

In Abb. 14.6 sind die L-Dopa-Plasmaspiegel und motorischen Leistungen in verschiedenen Stadien der Erkrankung dargestellt. Beim Gesunden liegt der Spiegel für körpereigenes Dopamin deutlich über der sog. motorischen Schwelle (Abb. 14.6a). Im Anfangsstadium der Parkinson-Krankheit reicht eine Einzeldosis von L-Dopa aus, um eine gute Beweglichkeit über mehrere Stunden zu erreichen. Der intakte Speichermechanismus (Abb. 14.6b, Pfeile) sorgt trotz abfallender L-Dopa-Plasmakonzentration für eine bedarfsgerechte Freisetzung von Dopamin, sodass eine lang anhaltende therapeutische Wirkung erreicht wird. So kann trotz der relativ kurzen Halbwertszeit von L-Dopa (1–2 h) mit einer längeren Wirkdauer gerechnet werden. Auch das Auslassen einer Einzeldosis führt zunächst nicht zur Wirkungsabnahme.

Im fortgeschrittenen Krankheitsverlauf kann der präsynaptische Speichermechanismus die abfallende L-Dopa-Plasmakonzentration nicht mehr kompensieren (Abb. 14.6c, kleine Pfeile), sodass bei längerem Dosisintervall erste Fluktuationen auftreten. In der Phase der höchsten Plasmakonzentration wird die sog. Dyskinesieschwelle überschritten, sodass Dyskinesien auftreten können. (Abb. 14.6c). Durch Hinzugabe des COMT-Hemmers Entacapon kann die L-Dopa-Bioverfügbarkeit verbessert und somit ein länger anhaltender therapeutischer L-Dopa-Spiegel erreicht werden. Durch die Gabe einer L-Dopa-Retardpräparation (Nacom Retard,

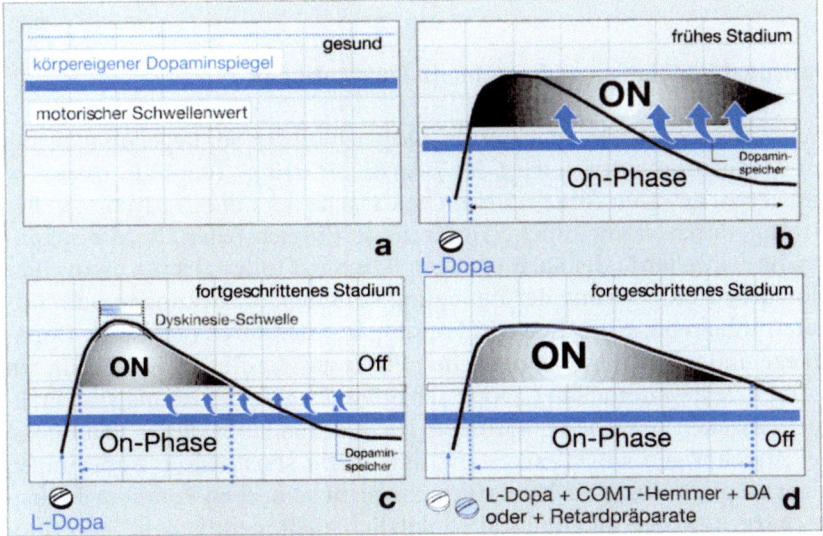

Abb. 14.6 a–d. L-Dopa-Plasmakonzentration und motorische Fluktuationen in verschiedenen Stadien der Erkrankung

Madopar Depot) wird ebenfalls eine Glättung motorischer Fluktuationen und eine Minderung von Dyskinesien erreicht (Abb. 14.6 d). Mit der Fraktionierung der L-Dopa-Dosis in niedrige Einzeldosen kann die L-Dopa-Plasmakonzentration unterhalb der Dyskinesieschwelle gehalten werden.

Das längste Dosisintervall besteht zwischen der letzten Tagesdosis und der ersten Einnahme am nächsten Morgen. Die nachlassende dopaminerge Wirkung macht sich am frühen Morgen als „frühmorgendliche Akinese" („early morning akinesia") bemerkbar: Das Aufstehen bereitet Schwierigkeiten, die Morgentoilette und das Ankleiden erfordern einen erhöhten Zeitaufwand. Im weiteren Krankheitsverlauf können sich auch am Tage hypokinetische Phasen entwickeln, die mit zunehmendem Abstand von der letzten Dosis deutlicher werden. Für die an die Einzeldosis gebundene Akinese werden die Begriffe End-of-dose-Akinesie oder Wearing-off" benutzt. Besteht nach der Gabe einer ausreichenden L-Dopa-Medikation eine ausgeprägte Kurzzeitwirkung von etwa 2 h, wird auch von einer „short duration response" gesprochen. Um einen positiven motorischen Effekt zu erreichen, muss der Dopaminspiegel einen bestimmten Wert erreichen (Dopamin-Schwellenkonzentration). Nach dem Alles-oder-Nichts-Gesetz erfolgt bei Unterschreiten der kritischen Plasmakonzentration keine Signalweiterleitung, es wird also kein motorischer Effekt erreicht. Einzelne Parkinson-Patienten können sich nach dem Mittagessen schlechter bewegen (mittägliche oder frühnachmittägliche Akinese). Diese mittäglichen oder nachmittäglichen Akinesen können u. a. dadurch erklärt werden, dass die gastrointestinale Absorption von L-Dopa gestört ist (z. B. durch große eiweißreiche Mahlzeiten).

Dosisunabhängige, unvorhersehbare Fluktuationen

Wenn eine motorische Blockierung plötzlich und in der Regel ohne Bezug zur Medikation auftritt, wird der Begriff „Freezing" (engl. „to freeze" = einfrieren) gewählt: Ohne ersichtliche Ursache oder durch psychische Belastung, durch vermeintliche Hindernisse (Türschwellen, Bordsteinkanten, Bodenwellen) oder auch in engen Räumen (Toilette) kann es zu einer plötzlichen Blockierung der Bewegung kommen, die Sekunden oder Minuten anhalten kann. Selten tritt Freezing in einer durch niedrige L-Dopa-Spiegel induzierten hypokinetischen Phase auf. In diesem Falle kann ein L-Dopa-Test weiterhelfen („Dopa-sensitives Freezing"). Häufig sind Freezing-Attacken Ursache von Stürzen. Nicht selten stößt dieses Phänomen bei Angehörigen auf Missverständnisse, denn sonst wären Äußerungen nicht möglich wie: „Das kann doch gar nicht sein, eben konntest du dich noch frei bewegen und nun soll es plötzlich nicht mehr gehen!" Freezing-Attacken treten meist in späteren Krankheitsstadien und besonders bei Patienten mit einer Störung der posturalen Reflexe auf. Auf Hilfen und

Strategien zur Überwindung plötzlicher Bewegungsblockaden (Kommandos, visuelle Stimuli, Gehhilfen, Anpassung der häuslichen Umgebung etc.) wird später eingegangen.

Der Wechsel von guter Beweglichkeit zur plötzlichen Unbeweglichkeit wird als „On-off-Phänomen" bezeichnet. Die Betroffenen berichten, dass sie sich plötzlich „motorisch wie abgeschaltet" (engl. „off") fühlen, um sich dann nach kurzer Zeit wieder ohne Behinderung bewegen zu können (engl. „on", eingeschaltet). Wenn der klinische Effekt nach Gabe eines Parkinson-Mittels völlig ausbleibt, spricht man von einem „No-on"-Phänomen, während der verspätete klinische Effekt als „Delayed-on"-Phänomen bezeichnet wird. Im engeren Sinne sollte die Bezeichnung On-off-Phänomen den unvorhersehbaren Fluktuationen vorbehalten sein. Andere Bezeichnungen sind: paroxysmales On-off-Phänomen, „random oscillations", „random off" (engl. „random" = wahllos).

Von einer paradoxen Akinese (Kinesia paradoxa) spricht man, wenn eine extreme Stresssituation oder Emotionen plötzlich zu einer verbesserten Beweglichkeit führen. Diese durch psychische Belastung ausgelösten On-Phasen sind ebenfalls nicht vorhersehbar und treten auch nicht regelmäßig in vergleichbaren Situationen auf.

14.4.2 Dyskinesien und Dystonien

Bei den Dyskinesien (griech. „dyskinetos" = schwer zu bewegen) handelt es sich um die Kombination von choreatischen, dystonen und athetotischen Bewegungsstörungen. Der Begriff Dyskinesie ist vornehmlich den dopaminerg induzierten Bewegungsstörungen vorbehalten. Früh auftretende Dyskinesien werden bei jüngeren Parkinson-Patienten beobachtet oder weisen oft auf eine Systemüberschreitung (Multisystematrophie) hin. In der Regel treten Dyskinesien in der Phase guter Beweglichkeit auf, sodass die Betroffenen diese Phase eher akzeptieren als deren Angehörige, die dann das Auftreten mit dem Betroffenen in der Öffentlichkeit scheuen. In Abhängigkeit von der L-Dopa-Konzentration im Plasma können Dyskinesien und Dystonien sowohl bei hohen L-Dopa-Spiegeln (On-dose-Dyskinesien) als auch bei niedrigen L-Dopa-Spiegeln (Off-dose-Dyskinesien) auftreten.

Begriffsbestimmung

Dyskinesien, die bei Spitzenwerten der L-Dopa-Plasmakonzentration auftreten, werden **Peak-dose-Dyskinesien** oder Spitzendosisdyskinesien genannt. Peak-dose-Dyskinesien werden als Bewegungsunruhe im Gesichts- und Schulter-Nacken-Bereich mit grimmassierenden, kauenden und schmatzenden Bewegungen (oromandibuläre Dyskinesien) beobach-

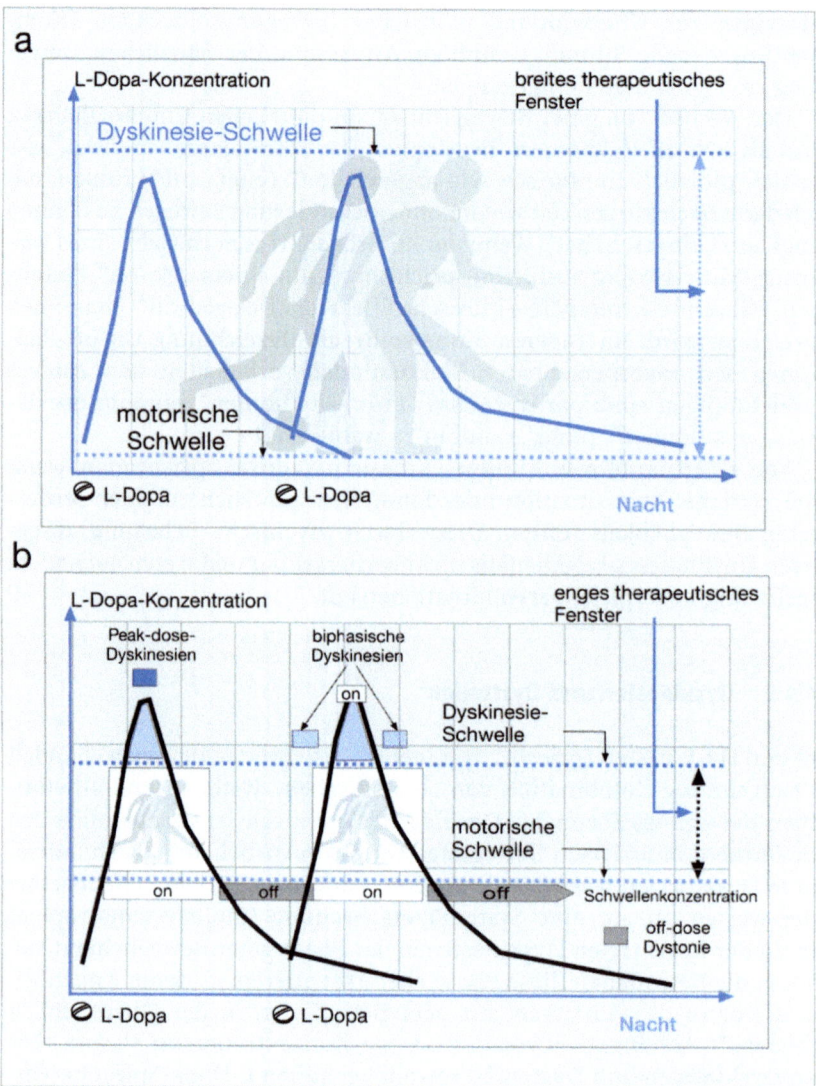

Abb. 14.7 a, b. Motorische Fluktuationen und Dyskinesien in Abhängigkeit von der L-Dopa-Konzentration. **a** Die Dyskinesieschwelle wird nicht erreicht, es besteht ein „breites therapeutisches Fenster". **b** Die Dyskinesieschwelle ist erniedrigt, Dyskinesien und Hypokinesen wechseln in Abhängigkeit von der L-Dopa-Konzentration („enges therapeutisches Fenster")

tet. Der Mund wird in unregelmäßiger Weise geöffnet und geschlossen und die Zunge im Mund hin- und hergeschoben. Schlecht sitzende Zahnprothesen können dadurch gelockert und verlagert werden. Patienten mit Dyskinesien der Atemmuskulatur sind beim Sprechen beeinträchtigt. Mit den Fingern werden ruckartige nestelnde Bewegungen (choreatisch) durchgeführt, die häufig in Willkürbewegungen eingebunden werden.

Sog. **biphasische Dyskinesien** sind seltener und treten in der An- und Abflutungsphase von L-Dopa auf (Abb. 14.7b). Die Betroffenen entwickeln vor Erreichen des therapeutischen Wirkspiegels Dyskinesien, danach tritt eine Phase der Normokinese ohne Dyskinesien ein (On-Phase), die nach kurzer Zeit wieder von Dyskinesien abgelöst wird. Biphasische Dyskinesien zeigen also einen „Dyskinesie-On-Dyskinesie"-Ablauf. Bei den Peak-dose-Dyskinesien würde man den Verlauf als „On-Dyskinesie-On"-Typ bezeichnen. Während die Peak-dose-Dyskinesien sich meist als choreatische Dyskinesien an den oberen Extremitäten zeigen, haben biphasische Dyskinesien einen eher choreatisch-athetoiden bis ballistischen oder dystonen Charakter und können sich auf die unteren Extremitäten ausbreiten oder dort vorherrschen. Die Dyskinesien können sich im Bereich der Extremitäten auch rhythmisch darstellen und mit einem phasenhaft auftretenden Tremor verwechselt werden. Im Vergleich zum Parkinson-Tremor ist der „dyskinetische Tremor" mehr myokloniform ausgestaltet.

Dystonien sind durch langsame und zähflüssige, teilweise drehende Bewegungen gekennzeichnet. Bei anhaltender Muskelanspannung kann phasenhaft eine Fehlstellung der Arme, Beine oder des Rumpfes auftreten. Besonders jüngere Parkinson-Patienten neigen zu Beginn ihrer Erkrankung mehr zu dystonen Bewegungsstörungen, die im weiteren Verlauf durch choreatische Dyskinesien abgelöst werden. Parkinson-Patienten mit Fluktuationen können in der zweiten Nachthälfte oder in frühen Morgenstunden schmerzhafte Muskelverkrampfungen („frühmorgendliche Dystonie", „Off-Phase-Dystonie") in den Waden und Füßen entwickeln („Fußdystonie"). Die Zehen und der Vorderfuß stehen dabei in gebeugter Stellung, wobei die Großzehe in gestreckter Haltung verharrt. Derartige Fußverkrampfungen können auch am Tage in Phasen schlechter Beweglichkeit auftreten. Die dystonen Verkrampfungen können sich asymmetrisch auf beide Beine ausbreiten. Off-Phase-Dystonien oder Wearing-off-Dystonien sind also im Gegensatz zu den Dyskinesien an niedrige L-Dopa-Spiegel gebunden. Selten werden biphasische Dystonien der unteren Extremitäten beobachtet, die sich – wie biphasische Dyskinesien – in der An- und Abflutungsphase ausbilden. L-Dopa-induzierte Dystonien im Gesichts- und Halsbereich sind oft an On-Perioden gebunden (On-Phase-Dystonie).

Im weiteren Krankheitsverlauf werden die Phasen einer normalen Beweglichkeit immer kürzer, sodass ein rascher Wechsel von akinetischen und dyskinetischen Phasen auftritt (Abb. 14.8).

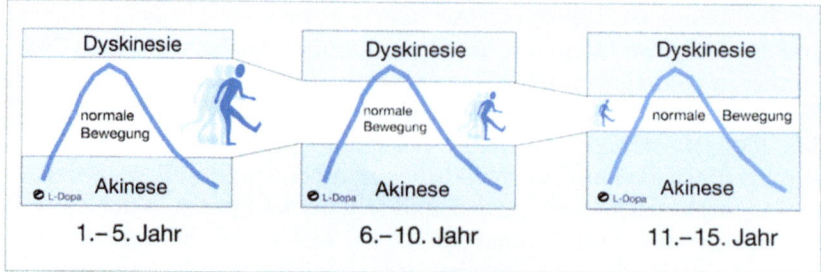

Abb. 14.8. Wechsel von Dyskinesien und akinetischen Phasen im weiteren Krankheitsverlauf (enges therapeutisches Fenster)

14.4.3 Mögliche Ursachen für das Auftreten von Fluktuationen und Dyskinesien

Die Ursachen für das Auftreten von motorischen Fluktuationen und Dyskinesien sind nicht endgültig geklärt. Voraussetzung für die Entwicklung von Fluktuationen scheinen die verminderte Speicherfähigkeit geschädigter Dopaminneurone und der verminderte körpereigene Dopaminumsatz zu sein. In fortgeschrittenen Krankheitsstadien wird zugeführtes L-Dopa nicht mehr in dopaminergen Neuronen zu Dopamin umgewandelt, sondern in Gliazellen. Dopamin kann in Gliazellen nicht ausreichend gespeichert und somit nicht bedarfsgerecht abgegeben werden. Schon leichte Schwankungen der Plasmakonzentration können nicht mehr abgepuffert werden, sodass Dopaminrezeptoren nun einer mehr pulsatilen Stimulation ausgesetzt sind. Bei MPTP-Affen induzieren L-Dopa und auch kurz wirksame Dopaminagonisten rasch anhaltende Dyskinesien. Parkinson-Patienten profitieren von der kontinuierlichen L-Dopa-Stimulation durch die intravenöse oder intrajejunale Verabreichung. Dieses Konzept hat zu den Strategien einer mehr kontinuierlichen Dopaminstimulation geführt. Während sich die Schwelle, bei der eine dopaminerge Substanz wirksam wird, im Krankheitsverlauf nur wenig verändert, sinkt dagegen die Schwelle für Dyskinesien. Die mehr kontinuierliche Rezeptorstimulation scheint jedoch vornehmlich Dyskinesien und weniger das Auftreten von motorischen Fluktuationen zu vermindern.

Während man bisher das Phänomen der Dyskinesien mit einer Überstimulation oder mit zunehmender Empfindlichkeit postsynaptischer Dopaminrezeptoren zu erklären versuchte, ergeben sich nach neueren Untersuchungen Hinweise, dass Dyskinesien Ausdruck einer reversiblen funktionellen Imbalance im motorischen Regelkreis sind. Dabei sollen die unphysiologische Aktivierung der direkten Verbindung zwischen Striatum und dem inneren Pallidumglied sowie die gesteigerte Sensitivität glutamaterger Rezeptoren im Striatum verantwortlich sein. Da es auch bei unbehandelten Parkinson-Patienten zu Fluktuationen und Dyskinesien kommen kann und L-Dopa beim Gesunden keine Dyskinesien hervorruft, kann L-Dopa nur einen Teilfaktor für die Entstehung der Fluktuationen darstellen. Risikofaktoren für Dyskinesien sind die Höhe der L-Dopa-Dosis (>600 mg) und das Ausmaß der nigrostriatalen Degeneration. Indiz für diese Feststellung ist, dass Dyskinesien auf der stärker betroffenen Seite eher und deutlicher erscheinen und beim toxischen MPTP-Parkinson-Syndrom mit nahezu vollständiger Nigradegeneration schon früh auftreten.

Der Mechanismus des unvorhersehbaren On-off-Phänomens ist ebenfalls nicht geklärt. Kurzfristige funktionelle postsynaptische Rezeptorveränderungen werden als Ursache diskutiert, wobei D1-Rezeptoren eine besondere Rolle spielen sollen. Verzögerte („Delayed-on"-) oder fehlende („No-on"-) Effekte nach L-Dopa-Gabe können auch auf eine gestörte gastrointestinale Absorption zurückgeführt werden, sodass L-Dopa nicht nach eiweißreichen Mahlzeiten eingenommen werden sollte.

Hypothesen zur Entstehung von Fluktuationen und Dyskinesien

- Degeneration dopaminerger Neurone
- Imbalance im motorischen Regelkreis
- Gestörter Dopaminspeicher
- Pulsatile Rezeptorstimulation
- Veränderte Empfindlichkeit der Dopaminrezeptoren
- Veränderung der Dyskinesieschwelle
- Glutamaterge Funktionsstörung
- L-Dopa-Resorptionsstörung

14.4.4 Therapie von Fluktuationen und dopaminergen Dyskinesien

Solange der Hinweis einer Wirkungsabnahme oder eine Abhängigkeit der Fluktuationen von der Medikamenteneinnahme besteht, sind die Chancen für eine erfolgreiche medikamentöse Behandlung gut. Wenn im Laufe der Krankheitsentwicklung das therapeutische Fenster enger wird (s. Abb. 14.8), gestaltet sich die Behandlung zunehmend schwieriger.

End-of-dose-Akinesien

Die End-of-dose-Akinesie ist dadurch gekennzeichnet, dass sich die Wirkdauer der einzelnen L-Dopa-Dosis verkürzt, die Akinese also am Ende des Dosisintervalls auftritt. Die Behandlung von End-of-dose-Akinesien ohne Dyskinesien gestaltet sich meist einfach und erfolgreich. Die erste Strategie zielt auf ein gleichmäßigeres L-Dopa-Angebot, das durch kleinere L-Dopa-

Einzeldosen mit Verkürzung der Dosierungsabstände erreicht werden kann. Die nachfolgende L-Dopa-Dosis soll etwa 45 min vor Abklingen der vorangehenden Dosis eingenommen werden. Die L-Dopa-Einzeldosis sollte 50 mg nicht unterschreiten, um die Schwellenkonzentration zu erreichen. Bei der L-Dopa-Retardmedikation ist eine im Vergleich zum unretardierten L-Dopa um etwa 30 % höhere Dosierung erforderlich.

Ein weiteres Therapiekonzept ist die Kombination mit Dopaminagonisten. Wenn der klinische Erfolg der Dopaminagonisten sichtbar wird, kann L-Dopa in der Einzeldosierung reduziert werden. Eine weitere Therapiestrategie zur Behandlung der End-of-dose-Akinesien ist die zusätzliche Gabe des COMT-Hemmers Entacapon. Wenn Dyskinesien auftreten, muss auch in diesem Falle die L-Dopa-Dosis reduziert werden. MAO-B-Hemmer (Selegilin), Amantadine und Budipin werden seltener zur Behandlung der End-of-dose-Akinesien eingesetzt, Anticholinergika sind ungeeignet. Bei schwersten End-of-dose-Akinesien bietet sich die Apomorphinbehandlung mit einer Minipumpe an, die in Spezialkliniken durchgeführt wird

Bei mittäglicher oder nachmittäglicher Akinese sollten große, eiweißreiche Mahlzeiten vermieden und die Hauptmahlzeit in den Abend verlegt werden. Domperidon kann die L-Dopa-Aufnahme im Magen-Darm-Trakt verbessern. Patienten, die unter nächtlichen akinetischen Zuständen leiden, profitieren von der abendlichen Gabe eines lang wirksamen Dopaminagonisten oder von L-Dopa-Retard. Wir hatten erwähnt, dass kein Einwand besteht, wenn Parkinson-Patienten für besondere Anlässe, die eine erhöhte motorische Aktivität erfordern (z. B. längerer Spaziergang, Tanzen), eine zusätzliche kleine Dosis L-Dopa einnehmen. Einzelne Patienten bevorzugen für diese Anlässe lösliches L-Dopa, um rascher die akinetische Phase zu überwinden. Wissenschaftliche Untersuchungen haben zwar weder eine Beeinflussung des L-Dopa-Blutspiegels noch eine Verstärkung der Parkinson-Symptome unter schwerer körperlicher Arbeit aufzeigen können, dennoch zeigt die Erfahrung manchmal den guten Effekt nach zusätzlicher L-Dopa-Medikation.

On-off-Phänomene

Die Behandlung unvorhersehbarer Fluktuationen (On-off-Phänomen) gestaltet sich ungleich schwieriger. In diesen Fällen sollte immer auch nach L-Dopa-Resorptionsstörungen (Magenentleerungsstörungen, eiweißreiche Kost) gefahndet werden. Wegen der verminderten Speicherfähigkeit der dopaminergen Neurone kann schon eine gering verminderte L-Dopa-Aufnahme zu einer drastischen Reduktion des zentralen Dopaminangebots führen und damit eine Akinese auslösen. Die medikamentösen Maßnahmen entsprechen denen der End-of-dose-Akinesie. Die L-Dopa-Dosis sollte reduziert bzw. auf kleinere Einzeldosen verteilt und mit einem

Dopaminagonisten kombiniert werden. Es muss jedoch darauf geachtet werden, dass die therapeutische Schwelle nicht unterschritten wird (Eine L-Dopa-Einzeldosis von weniger als 50 mg ist in der Regel nicht wirksam!). Falls eine Kombination mit Dopaminagonisten schon besteht, kann der Wechsel auf einen anderen Dopaminagonisten oder der zusätzliche Einsatz von Entacapon erfolgreich sein. Eiweißreiche Mahlzeiten sollten zeitverschoben (45–60 min) mit der L-Dopa-Medikation eingenommen werden. Bei Magenentleerungsstörungen wird die Gabe von Domperidon (Motilium) in einer Dosierung von 3-mal 20 mg pro Tag empfohlen.

Freezing-Phänomene in Phasen guter Beweglichkeit lassen sich meist medikamentös nicht beeinflussen und weisen darauf hin, dass „On-Freezing" wahrscheinlich kein dopaminerges Phänomen ist. Von medikamentöser Seite können Thymoleptika, wie Amitriptylin oder Mirtazapin versucht werden. Wenn Angstzustände Freezing-Phänomene verstärken, können angstlösende Medikamente hilfreich sein. Optische, akustische und weitere Hilfen zur Überwindung der Freezing-Episoden werden bei den nichtmedikamentösen Maßnahmen aufgezeigt.

Tabelle 14.16 gibt einen Überblick über die Behandlungsmöglichkeiten bei Wirkungsabnahme und Fluktuationen sowie von Dyskinesien.

Tabelle 14.16. Behandlungsmöglichkeiten bei Wirkungsabnahme und Fluktuationen sowie Dyskinesien

Bewegungsstörung	Therapie
End-of-dose-Akinesie (Wearing-off)	L-Dopa-Dosierungsintervalle verkürzen Dopaminagonisten COMT-Hemmer Selegilin (Apomorphin subkutan)
On-off-Phänomene	L-Dopa-Fraktionierung Evtl. Dopaminagonisten wechseln Domperidon Diätetische Maßnahmen
Peak-dose-Dyskinesien	Dosisintervalle verkürzen mit kleineren L-Dopa-Dosen Dopaminagonisten **Hohe L-Dopa-Tagesdosen vermeiden**
Off-Dystonien	L-Dopa-Retardpräparate am Abend Dopaminagonisten Amantadin **Hohe L-Dopa-Tagesdosen vermeiden**

Peak-dose-Dyskinesien

Am häufigsten treten Dyskinesien bei hoher L-Dopa-Plasmakonzentration auf (Spitzendosisdyskinesie, Peak-dose-Dyskinesien). Folglich zielt die Behandlung auf einen gleichmäßigeren L-Dopa-Spiegel mit möglichst wenigen Spitzen („peaks"). Die Behandlung von Dyskinesien ist oft schwieriger als die Behandlung dosisabhängiger hypokinetischer Phasen. Durch Reduktion der L-Dopa-Einzeldosen können zwar die Dyskinesien vermindert werden, die On-Phasen werden jedoch verkürzt und die Off-Phasen verlängert (Abb. 14.9c). Weiterhin besteht die Gefahr, dass die Einzeldosis nicht die Wirkungsschwelle erreicht. Effektiver ist es, die Dosisintervalle mit niedrigeren, wirksamen L-Dopa-Einzeldosen zu verkürzen (Abb. 14.9b).

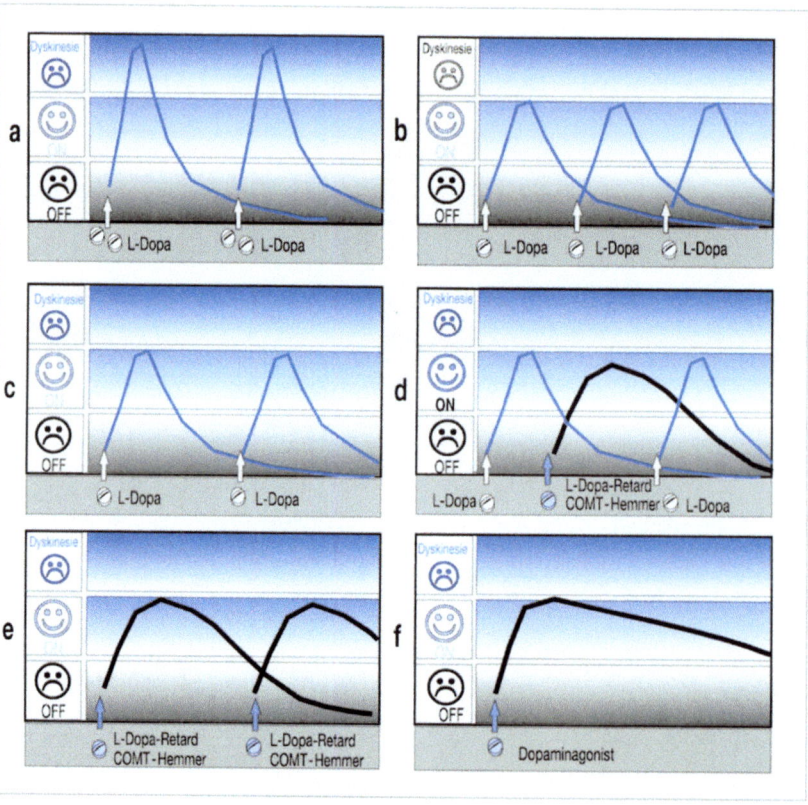

Abb. 14.9a–f. Schematische Darstellung von Therapiemöglichkeiten bei Dyskinesien (**a** Ausgangssituation) durch Verkürzung der Dosisintervalle (**b**), Minderung der Einzeldosis (**c**) oder den Einsatz von L-Dopa-Retard oder COMT-Hemmer (**e, d**) oder Dopaminagonisten (**f**)

Da Peak-dose-Dyskinesien mit guter Beweglichkeit verbunden sind, klagen weniger die Patienten selbst als vielmehr die Angehörigen, die sich durch die psychosoziale Stigmatisierung beeinträchtigt fühlen. Wenn die Rückbildung der Dyskinesien nur mit einer deutlichen Bewegungsminderung möglich ist, sollte der Betroffene entscheiden, ob er eher die Bradykinese oder die Dyskinesie zu tolerieren bereit ist. Betroffene sollten mit Angehörigen und Freunden offen über ihre Dyskinesien sprechen und ihnen mitteilen, dass sie die Phase dieser „komischen Überbewegungen" weniger belastend erleben als die akinetische Phase.

Falls noch nicht geschehen, wird mit Dopaminagonisten kombiniert oder L-Dopa in äquivalenten Dosen ausgetauscht. Wenn sich unter der Gabe von COMT-Hemmern die Spitzendosisdyskinesien verstärken, müssen die L-Dopa-Einzeldosen reduziert werden. Bei schon erfolgter Kombinationsbehandlung mit Dopaminagonisten, wird die Dosierung des Dopaminagonisten weiter erhöht und L-Dopa reduziert. Auch die Umstellung auf einen anderen Dopaminagonisten kann erfolgreich sein. Die Kombination oder der Austausch mit Dopaminagonisten und/oder der zusätzliche Einsatz von COMT-Hemmern kann den L-Dopa-Spiegel glätten und so zu einer mehr natürlichen, kontinuierlicheren Stimulation der Rezeptoren führen (Abb. 14.9 d, e, f). Nach neueren Studien führt auch Amantadin in Kombination mit L-Dopa zu einer deutlichen Minderung von Dyskinesien. Wenn eiweißreiche Mahlzeiten die Absorption von L-Dopa mindern, kann dieser Effekt bei Peak-dose-Dyskinesien ausgenutzt werden, indem L-Dopa mit der Mahlzeit eingenommen wird. Die Therapie der Peak-dose-Dyskinesien ist oft ein Balanceakt zwischen Bradykinese und Dyskinesie, wobei das therapeutische Fenster im Krankheitsverlauf immer enger wird (s. Abb. 14.8).

Bei Versagen der oben genannten Therapiestrategien kann eine adjuvante Therapie mit Benzodiazepinen, Clozapin, Anticholinergika und β-Blockern versucht werden. Die Erfolge einer stereotaktischen Operation, insbesondere der tiefen Hirnstimulation, bei pharmakorefraktären Dyskinesien sind ermutigend. Unter der chronischen Stimulation des Globus pallidus internus oder des Nucleus subthalamicus kann die L-Dopa-Dosierung deutlich reduziert und damit die Dyskinesie gemildert werden, ohne die Beweglichkeit wesentlich zu verschlechtern.

Therapie der Peak-dose-Dyskinesien

- Niedrigere L-Dopa-Einzeldosen
- Reduktion der L-Dopa-Gesamtdosis
- Umstellen oder Kombination mit Dopaminagonisten
- Zusätzlich Amantadin
- L-Dopa-Einnahme mit den Mahlzeiten (verminderte Resorption)
- Stereotaktische Operation (Hochfrequenzstimulation)

Biphasische Dyskinesien

Aus Peak-dose-Dyskinesien können sich im weiteren Krankheitsverlauf biphasische Dyskinesien entwickeln, die oft schwieriger zu behandeln sind. Therapeutisch werden verlängerte On-Phasen durch höhere L-Dopa-Einzelgaben und ein rascherer Wirkungseintritt durch lösliches L-Dopa angestrebt. Ansonsten entsprechen die Therapieempfehlungen denen der Peak-dose-Dyskinesien. Lösliches L-Dopa mit schnellerem Wirkungseintritt soll helfen, länger anhaltende Dyskinesien in der Anflutungsphase rascher zu überwinden. In Einzelfällen wird Apomorphin verabreicht. L-Dopa-Retardpräparationen sollten möglichst vermieden werden. Wenn Dyskinesien gehäuft in den Vormittagsstunden auftreten, kann die Aufteilung in mehrere kleinere L-Dopa-Dosen für diesen Zeitraum förderlich sein.

Therapie der biphasischen Dyskinesien
- Lösliches L-Dopa
- Höhere L-Dopa-Einzeldosen
- Dopaminagonisten

Dystonien

Manchmal gelingt es, zeitlich definierte Off-Phase-Dystonien gezielt mit löslichem L-Dopa zu mildern. Die in der zweiten Nachthälfte oder morgens auftretenden schmerzhaften Dystonien lassen sich meist gut mit einer abendlichen L-Dopa-Retardpräparation, einem lang wirkenden Dopaminagonisten oder L-Dopa in Kombination mit Entacapon behandeln.

Bei therapierefraktären Fällen sind in Einzelfällen Botulinum-Toxin-Injektionen (BTX) in die dystone Muskulatur erfolgreich durchgeführt worden. Botulinum-Toxin blockiert die Freisetzung von Azetylcholin an der motorischen Endplatte und führt zu einer partiellen Muskelschädigung, sodass die Dystonie für einen gewissen Zeitraum gemildert wird. Im weiteren Verlauf kommt es jedoch zum Aussprossen neuer Axone, sodass Wiederholungen der BTX-Injektionen nach 3–6 Monaten notwendig werden. Die BTX-Injektionsbehandlung sollte erfahrenen Ärzten in Spezialabteilungen vorbehalten sein.

Wenn sich in seltenen Fällen dystone Hyperkinesen in Phasen maximaler L-Dopa-Spiegel ausbilden (On-dose-Dystonie), wird wie bei den Peak-dose-Dyskinesien verfahren. Führt die medikamentöse Anpassung zu keinem befriedigenden Einfluss auf Dyskinesien, werden auch Tiaprid,

Haloperidol oder Clozapin versucht. Bei Pharmakoresistenz sollte die Indikation zur stereotaktischen Hochfrequenzstimulation überprüft werden.

Therapie der Off-Phase-Dystonie (nachts, frühmorgens)
- Abendliche L-Dopa-Retardpräparation (Nacom 100/200 Retard, Madopar Depot
- Langwirkende Dopaminagonisten (z. B. Cabaseril, Almirid)
- Entacapon (Comtess)

15 Medikamentöse Therapiestrategien

15.1 Initiale Monotherapie 270

15.2 Kombinationstherapie 273

15.3 Therapieempfehlungen in Abhängigkeit vom Manifestationsalter und von der Krankheitsphase 275

Therapeutische Maßnahmen bei der Parkinson-Krankheit können in **symptomatische, neuroprotektive und restaurative Therapien** eingeteilt werden. Bis heute ist nur die symptomatische Therapie gesichert, die auf eine Verbesserung der Symptome zielt. Die Parkinson-Forschung unternimmt derzeit große Anstrengungen, um Wirksubstanzen zu finden, die den Krankheitsprozess aufhalten oder wenigstens verzögern, und ist bemüht, mögliche neuroprotektive Eigenschaften derzeit eingesetzter Parkinson-Mittel beim Menschen nachzuweisen. Für MAO-B-Hemmer, Amantadin, Budipin und auch Dopaminagonisten gibt es sichere experimentelle Hinweise für eine neuroprotektive Wirkung. Nervenwachstumsfaktoren können im Experiment Hirnzellen schützen und die Progression der Erkrankung verzögern.

Neuroprotektion bedeutet Schutz der neuronalen Zellen vor einem schädigenden Einfluss, der zum Zelluntergang führen kann. Neuroprotektion muss frühzeitig wirksam sein, um noch eine ausreichende Anzahl gesunder Neurone schützen zu können.

Unter restaurativer Therapie versteht man, dass bereits geschädigte Neurone geheilt, nach dem schädigenden Einfluss gerettet oder durch funktionsfähige neue Nervenzellen ersetzt werden (s. Abschn. 17.3). Die Hochfrequenzstimulation wird teilweise auch der restaurativen Therapie zugeordnet.

Therapiemaßnahmen bei der Parkinson-Krankheit

Symptomatische Therapie
- Behandlung von Parkinson-Symptomen (gebräuchliche Parkinson-Mittel)

Neuroprotektion (Nervenzellschutz)
- Schutz (Prophylaxe) vor Zellschädigung (MAO-B-Hemmer, Amantadin, Dopaminagonisten, Budipin, Nervenwachstumsfaktoren)

Neurorestauration (Wiederherstellung)
- Rettung geschädigter Neurone
- Heilung geschädigter Neurone
- Ersetzen abgestorbener Neurone durch funktionsfähige neue Zellen (Transplantation)

Die symptomatische medikamentöse Therapie hat dabei folgende Ziele:
- Verbesserung der motorischen Leistungsfähigkeit,
- Verbesserung der vegetativen und psychischen Begleitstörungen,
- Verringerung der Nebenwirkungsrate,
- Verzögerung bzw. Verminderung von Dyskinesien.

Der therapeutische Grundsatz „so viel wie nötig und so wenig wie möglich" hat auch für die Parkinson-Behandlung Bedeutung, gerade unter dem Gesichtspunkt der Spätkomplikationen.

Ganz individuell muss der einzelne Patient (und auch der behandelnde Arzt) entscheiden, ob er mit dem erreichten Therapieerfolg zufrieden ist, sich in seinen Alltagsaktivitäten nicht mehr behindert fühlt und eine gewisse Restsymptomatik tolerieren will.

Wichtig ist zunächst, dass die Diagnose ausreichend gesichert ist. In unserer Klinik fordern wir für jede Erstdiagnostik eine kraniale Computertomographie (CCT), um ein sekundäres Parkinson-Syndrom nicht zu übersehen und zusätzliche Schädigungszeichen auszuschließen, die den weiteren Verlauf beeinflussen können. Die neurologische Untersuchung beinhaltet auch die pharmakologische Überprüfung (L-Dopa-Test, Amantadintest, Apomorphintest), die Befunddokumentation mittels motorischer Leistungstests und Videoaufzeichnungen.

Erst nach Diagnosesicherung wird der Arzt seinen Patienten vorsichtig und einfühlsam, aber sachlich über sein Krankheitsbild aufklären und ihn in die Problematik der bevorstehenden Langzeittherapie und -überwachung einführen. Die frühzeitige Hilfestellung bei der Krankheitsbewältigung und Verarbeitung (Coping) stellt einen wichtigen Pfeiler in der psychosozialen Betreuung dar. In die Gespräche werden Angehörige und an der weiteren Therapie beteiligte Personen mit einbezogen. Auch unter Berücksichtigung der eingeschränkten finanziellen Ressourcen im Gesundheitswesen halten wir bei differenzialdiagnostischen Problemen eine stationäre Erstdiagnostik und medikamentöse Ersteinstellung in einer neurologischen Facheinrichtung für notwendig und sinnvoll. Die weitere Betreuung kann dann durch einen niedergelassenen Neurologen und den Hausarzt erfolgen.

Für die Behandlungsstrategien sind im Einzelnen folgende 4 „W-Fragen" zu beantworten:

- **Wann?**
  (Optimaler Zeitpunkt des Therapiebeginns)
- **Was?**
  (Welche Wirksubstanz bzw. Wirksubstanzen)
- **Wie oft?**
  (Fraktionierung der Medikation)
- **Wie viel?**
  (Höhe der Einzeldosis)

Für jeden einzelnen Patienten muss ein ganz individueller Therapieplan für die Ersteinstellung unter Berücksichtigung des Lebensalters, der sozialen Umstände, des Schweregrades und Schwerpunkts der Parkinson-Zeichen, der zu erwarteten Progression, der vegetativen und psychischen Begleitstörungen und Zusatzerkrankungen aufgestellt werden. Der Berufsmusiker wird wahrscheinlich andere Erwartungen und Ansprüche an die Therapie und den behandelnden Arzt herantragen als z. B. ein Rentner. Die Frage, wann mit der Therapie begonnen werden soll, ist nach heutigem Kenntnisstand leichter zu beantworten, als die Frage, mit welcher Wirksubstanz bzw. in welcher Kombination.

Für die Therapieplanung wesentliche Aspekte

- Lebensalter
- Soziale Umstände
- Schweregrad der Symptomatik
- Schwerpunkt der Symptomatik
- Progredienz der Erkrankung
- Begleitstörungen
- Zweiterkrankungen

Die nachfolgend dargelegten Therapievorschläge orientieren sich an Empfehlungen aus der Literatur (z. B. Reichmann et al. 2000) und an eigenen Erfahrungen. Die aufgeführten Therapiestrategien werden unter Fachleuten unterschiedlich beurteilt. In den nächsten Jahren ist sicherlich durch neue wissenschaftliche Erkenntnisse eine weitere Modifikation zu erwarten.

Die kontroversen Diskussionen über den optimalen Zeitpunkt des medikamentösen Therapiebeginns sind nicht abgeschlossen. Nachdem man erkannt hatte, dass die L-Dopa-Behandlung zu erheblichen Langzeitproblemen führen kann (L-Dopa-Langzeitsyndrom), bestand lange Zeit die Forderung, die L-Dopa-Therapie möglichst lange hinauszuschieben und den Patienten möglichst lange nicht dopaminerg zu behandeln. Studien haben jedoch eindeutig gezeigt, dass sich ein früher Behandlungsbeginn mit Dopaminergika günstiger auf den Verlauf und die Lebenserwartung auswirkt als der spätere Therapiebeginn.

Nachdem die Entscheidung für eine medikamentöse Parkinson-Behandlung gefallen ist, muss die für den besonderen Einzelfall geeignete Therapiestrategie ausgewählt werden. Zunächst muss entschieden werden, ob eine Monotherapie oder eine Kombinationstherapie erfolgen soll. Weiterhin muss festgelegt werden, mit welchem Wirkstoff die Monotherapie (L-Dopa, Dopaminagonisten, MAO-B-Hemmer, Amantadine, Anticholinergika) oder mit welchen der genannten Wirkstoffe eine Kombinationsbehandlung durchgeführt wird. Die Basis für die Kombinationsbehandlung sind gewöhnlich L-Dopa oder Dopaminagonisten, die mit COMT-Hemmern, MAO-B-Hemmern, Amantadin oder Budipin kombiniert werden. Die frühere L-Dopa-Basistherapie wird zunehmend durch eine Dopaminagonisten-Basistherapie zurückgedrängt. Die Um- und Einstellung mit Parkinson-Mitteln sollte möglichst immer nur mit einem Mittel zur Zeit erfolgen, sodass die Therapieerfolge klar zugeordnet werden können. Anticholinergika haben nur noch Bedeutung für die Behandlung eines sonst pharmakoresistenten Tremors und vegetativer Begleitstörungen. Für die Behandlung eines im Vordergrund stehenden Tremors können auch nichtdopaminerge Substanzen wie β-Rezeptoren-Blocker, Primidon und Clozapin wirksam sein.

15.1 Initiale Monotherapie

Grundsätzlich ist eine Monotherapie für Patient und Arzt einfacher zu handhaben, auch deswegen, weil Wirkungen und Nebenwirkungen eindeutig dem einzelnen Medikament zugeordnet werden können. Die Entscheidung für einen bestimmten Wirkstoff hängt von seinem Wirkprofil, seinen Nebenwirkungen und seiner vermuteten neuroprotektiven Wirkung ab. Für jüngere Patienten hat die Neuroprotektion verständlicherweise einen höheren Stellenwert als bei alten Patienten mit kurzer Lebenserwartung.

Initiale Monotherapie mit L-Dopa

Die Monotherapie mit L-Dopa ist weiterhin die Therapie mit dem günstigsten akuten Wirkungs- und Nebenwirkungsprofil. Die meisten Patienten mit einer Parkinson-Krankheit erleben unter L-Dopa eine dramatische Besserung. Der Therapierfolg unter L-Dopa ist so zuverlässig, dass bei Nichtansprechen die Diagnose überprüft werden muss (z. B. Multisystemerkrankung).

In der Langzeitanwendung hat die Monotherapie mit L-Dopa jedoch den Nachteil, dass sich in der Mehrzahl der Fälle nach wenigen Jahren Spätkomplikationen mit motorischen Fluktuationen und Dyskinesien entwickeln. Die L-Dopa-Spätkomplikationen sind rückbildungsfähig, wenn die L-Dopa-Medikation reduziert oder abgesetzt wird.

Bei Patienten, die subjektiv und objektiv in ihrer motorischen Leistung beeinträchtigt sind und aus verschiedenen Gründen eine rasche, optimale Wirkung fordern, kann die Behandlung mit L-Dopa als Monotherapie in möglichst niedriger Tagesdosierung (300–400 mg) begonnen werden. Die Behandlung mit L-Dopa-Retardpräparaten (Nacom Retard, Madopar Depot) ist für den Patienten komfortabler, da weniger Einzeldosen ausreichen. Insgesamt muss jedoch um 30–50 % höher dosiert werden. Das Risiko, Spätkomplikationen zu entwickeln, ist mit L-Dopa-Retardpräparaten allerdings nicht vermindert.

Die Kombination mit COMT-Hemmern entspricht einer optimierten Therapie mit einer besseren Bioverfügbarkeit und einem günstigeren Wirkungs- und Nebenwirkungsprofil, wobei für die Langzeitbehandlung auch eine Verzögerung von Spätkomplikationen erwartet werden darf. Die L-Dopa-Monotherapie wird heute besonders für ältere Parkinson-Patienten akzeptiert, die zum einen mit einer geringeren Wahrscheinlichkeit mit Spätkomplikationen rechnen müssen und zum anderen eine kürzere Lebenserwartung haben.

Initiale Monotherapie mit Dopaminagonisten

Die Monotherapie mit Dopaminagonisten wurde schon vor über 20 Jahren mit Einführung des ersten Dopaminagonisten Bromocriptin überprüft. Limitierend waren damals die Nebenwirkungen unter höherer Dosierung (Übelkeit und Blutdrucksenkung als periphere Nebenwirkungen sowie Verwirrtheitszustände und Halluzinationen als zentrale Nebenwirkungen). In Vergleichsstudien war Bromocriptin der L-Dopa-Monotherapie im Wirkungs- und Nebenwirkungsprofil unterlegen. In Langzeituntersuchungen zeigte sich bald ein Nachlassen der Wirkung unter der Monotherapie mit Bromocriptin, wobei ein zusätzlicher L-Dopa-Einsatz notwendig wurde (L-Dopa-Pflichtigkeit). Die wichtigste Erkenntnis war jedoch, dass Dyskinesien seltener und später als unter der Monotherapie mit L-Dopa auftraten. Für Parkinson-Patienten mit jüngerem Manifestationsalter, die relativ früh unter L-Dopa-Behandlung motorische Komplikationen entwickeln, wird heute übereinstimmend die Monotherapie mit Dopaminagonisten empfohlen. Der enge Arzt-Patienten-Kontakt in der Einstellungsphase hilft, Enttäuschungen über einen im Vergleich zu

L-Dopa nicht so prompten Wirkungseintritt und möglichen Nebenwirkungen vorzubeugen. Bei Wirkungsminderung nach längerer Behandlungsdauer mit Dopaminagonisten kann eine Kombinationstherapie mit L-Dopa notwendig werden.

Initiale Monotherapie mit MAO-B-Hemmern (Selegilin)

Die Monotherapie mit MAO-B-Hemmern (Selegilin) führt nur zu einer leichten, meist nicht ausreichenden Symptomverbesserung. Nach der genannten DATATOP-Studie können MAO-B-Hemmer die Notwendigkeit einer L-Dopa-Behandlung um 9 Monate hinauszögern. Ob MAO-B-Hemmer den Krankheitsprozess verzögern können, ist bis heute klinisch nicht sicher entschieden. Hinweise für eine Neuroprotektion ergeben sich aus experimentellen Studien und klinischen Prüfungen mittels funktioneller bildgebender Verfahren (PET, SPECT). Einzelne Ärzte entscheiden sich für eine Monotherapie mit MAO-B-Hemmern bei leichten Parkinson-Symptomen, zum einen in der Hoffnung auf einen möglichen neuroprotektiven Einfluss und zum anderen, um den Einsatz von L-Dopa hinauszuzögern. Von den meisten Patienten mit deutlichen Parkinson-Symptomen wird der geringe symptomatische Effekt einer Monotherapie mit Selegilin nicht akzeptiert.

Initiale Monotherapie mit Amantadinen

Die Monotherapie mit Amantadinen führt ebenfalls zu einer nur geringen Symptomverbesserung (20–30 %), die in der Monotherapie nicht immer durchgehend anhält. Vorteilhaft sind die relativ geringen Nebenwirkungen. Amantadin kann als initiale Monotherapie bei Patienten mit geringer motorischer Beeinträchtigung eingesetzt werden, wobei der Einsatz neben der symptomatischen Wirkung und dem günstigen Einfluss auf den Antrieb auch hier von der Hoffnung einer Neuroprotektion getragen wird.

Initiale Monotherapie mit Budipin (Parkinsan)

Der polyvalente Wirkmechanismus von Budipin, insbesondere der hemmende Einfluss am NMDA-Rezeptor lässt eine dem Amantadin ähnliche neuroprotektive Wirkung vermuten. Bisher gibt es jedoch auch für Budipin keine klinischen Studien, die sicher nachweisen, dass der natürliche Krankheitsverlauf beeinflusst oder die Spätkomplikationen (motorische Fluktuationen, Dyskinesien) vermieden werden. Wegen der relativ guten Wirkung von Budipin auf den Parkinson-Tremor kann bei Patienten mit im Vordergrund stehendem Tremor die Therapie mit Budipin begonnen werden. Wegen der genannten unerwünschten Nebenwirkungen (Übelkeit, Mundtrockenheit, Magen-Darm-Störungen) ist auf eine sehr langsame Aufdosierung (Steigerung um 10 mg/Woche) zu achten. Auf die Risiken und die Vertriebseinschränkung hatten wir hingewiesen.

Initiale Monotherapie mit Anticholinergika

Die Monotherapie mit Anticholinergika kann bei jüngeren Parkinson-Patienten mit im Vordergrund stehendem Ruhetremor (tremordominates Parkinson-Syndrom) im Frühstadium gewählt werden, wenn unter L-Dopa und/oder Dopaminagonisten kein Erfolg zu erzielen ist und man auf Budipin verzichten möchte. Auf die zentralen Nebenwirkungen bei älteren Risikopatienten mit kognitiven Störungen hatten wir hingewiesen. Die Therapie sollte mit niedrigen und mittleren Dosierungen unter bevorzugter Verwendung von Retardpräparaten erfolgen.

15.2 Kombinationstherapie

Kombinationsbehandlung im engeren Sinne bedeutet nicht den vorübergehenden Einsatz eines zusätzlichen Wirkstoffs zur Behandlung von Begleitstörungen, wie Anticholinergika bei vermehrtem Speichelfluss. Unter früher Kombinationstherapie wird gewöhnlich die Behandlung mit L-Dopa als Basissubstanz verstanden, die mit einem weiteren Wirkstoff innerhalb des 1. Behandlungsjahres kombiniert wird. Ziel der frühen Kombination mit Dopaminagonisten ist die L-Dopa-Reduktion und das Hinauszögern von Spätkomplikationen. Für jüngere Parkinson-Patienten wird allgemein die initiale Monotherapie mit Dopaminagonisten favorisiert, die über viele Monate bis Jahre eine gute symptomatische Wirkung zeigen kann. Wenn zusätzlich L-Dopa benötigt wird, kann mit niedrigen Dosen begonnen werden. Für Patienten über 70 Jahre ist es durchaus berechtigt, zunächst auf den zusätzlichen Einsatz von Dopaminagonisten zu verzichten. Die Kombination von Dopaminagonisten mit MAO-B-Hemmern, Amantadinen und Budipin ergibt sich aus deren mäßigen symptomatischen Wirkung und der Hoffnung auf eine Neuroprotektion. Bei der Indikation zur Mehrfachkombination müssen natürlich auch die höheren Kosten berücksichtigt werden.

Der zusätzliche Einsatz von COMT-Hemmern kann helfen, die Rezeptorstimulation gleichmäßiger zu gestalten. Es gibt jedoch Befund- und Umgebungskonstellationen, die eine andere Strategie rechtfertigen. Der Einsatz von L-Dopa sollte jedenfalls dann erfolgen, wenn durch die genannten Wirkstoffe keine befriedigende kinetische Wirkung erreicht werden konnte. Die L-Dopa-Medikation sollte fraktioniert über den Tag mit nicht zu hohen Einzeldosierungen erfolgen. Für uns ist immer wieder erstaunlich, wie konsequent und zuverlässig die Forderung nach häufigeren

Einzeldosen von Parkinson-Patienten erfüllt wird. Dies mag teilweise an der Persönlichkeitsstruktur einzelner Parkinson-Patienten liegen, z. T. aber auch daran, dass die Notwendigkeit „am eigenen Leib" erfahren wird. Die meisten Patienten kommen in der Kombinationsbehandlung mit einer L-Dopa-Tagesdosis von 300–800 mg aus. Nur in einzelnen Fällen ist es notwendig, die L-Dopa-Gesamtdosis auf mehr als 1000 mg zu steigern. Wir kennen Patienten, bei denen unter Einsatz aller derzeit zur Verfügung stehender Parkinson-Mittel in unterschiedlichen Kombinationen und Formulierungen die L-Dopa-Gesamtdosis nicht unter 1500 mg gesenkt werden konnte und die nach 10-jährigem Verlauf nur phasenhaft leichte Dyskinesien entwickelten. Wenn Parkinson-Patienten sehr hohe L-Dopa-Tagesdosen fordern, muss auch an die Möglichkeit einer L-Dopaabhängigkeit („L-Dopa-Sucht") gedacht werden.

Kombination von Dopaminagonisten und Amantadin oder Budipin

Die Kombination von Dopaminagonisten und Amantadin bzw. Budipin verfolgt zwei Ziele in der Langzeitbehandlung: Einmal möchte man mit den genannten Wirkstoffen Fluktuationen und Dyskinesien hinauszögern und zum anderen erhofft man sich einen neuroprotektiven Einfluss. Bei vorsichtiger Aufdosierung der Dopaminagonisten können Nebenwirkungen vermindert werden. Amantadine und Budipin sind relativ gut verträglich. Wenn – wie experimentell gezeigt werden konnte – NMDA-Rezeptoren an der Entstehung von Dyskinesien beteiligt sind, könnte die Kombination mit Amantadin und/oder Budipin einen günstigen Einfluss auf den späteren Verlauf der Erkrankung haben. Bei im Vordergrund stehendem Tremor bietet sich Budipin unter Beachtung der Vorsichtsmaßnahmen an.

Kombination von L-Dopa und MAO-B-Hemmern

Durch die Kombination von L-Dopa und einem MAO-B-Hemmer können im Mittel 20–30 % L-Dopa eingespart werden. MAO-B-Hemmer werden relativ gut vertragen. Die symptomatische Wirkung von MAO-B-Hemmern ist oft nur in den ersten Behandlungsjahren deutlich. Ob die verzögerte L-Dopa-Pflichtigkeit durch einen symptomatischen oder neuroprotektiven Effekt bedingt ist, ist nicht geklärt. Nach bisherigen Erfahrungen ist eine Kombinationsbehandlung mit MAO-B-Hemmern im Frühstadium gerechtfertigt. Beim älteren Parkinson-Patienten im fortgeschrittenen Krankheitsstadium ist der zusätzliche Einsatz von MAO-B-Hemmern nicht sinnvoll. Wie bei den NMDA-Antagonisten wird die Empfehlung, zusätzlich MAO-B-Hemmer (Selegilin) zu geben, auch von der Hoffnung auf eine neuroprotektive Wirkung getragen.

15.3 Therapieempfehlungen in Abhängigkeit vom Manifestationsalter und von der Krankheitsphase

Im Frühstadien der Parkinson-Krankheit. stehen die motorischen Störungen (Bradykinese, Tremor, Rigor) deutlich im Vordergrund und lassen sich mit den derzeit zur Verfügung stehenden Parkinson-Mitteln relativ gut behandeln. Im weiteren Verlauf rücken jedoch die Begleitstörungen (vegetative und psychische Störungen) deutlicher nach vorn und können zum therapeutischen Hauptproblem werden.

Die medikamentöse Behandlung eines Parkinson-Patienten muss individuell angepasst erfolgen. In Deutschland wird die Entscheidung für eine Monotherapie mit Dopaminagonisten oder für eine Kombinationstherapie mit L-Dopa und Dopaminagonisten und/oder anderen Parkinson-Mitteln vorwiegend vom **Alter des Patienten** abhängig gemacht. Bei einigen Parkinson-Experten sind jüngere Parkinson-Patienten unter 65 Jahre und ältere über 65 Jahre alt (Rentenalter; Reichmann et al. 2000). Andere Parkinsonärzte teilen in 3 Lebensabschnitte ein: Das jüngere Alter umfasst Patienten unter 55 Jahre, der nächste Lebensalterabschnitt Patienten zwischen dem 56. und 70. Lebensjahr und das höhere Manifestationsalter Patienten über 70 Jahre. Als Sondergruppe werden Patienten mit einem Erkrankungsalter unter dem 40. Lebensjahr herausgestellt. („young onset" Parkinson-Syndrom), die auf eine Monotherapie mit Dopaminagonisten eingestellt werden. Entscheidend für die Therapiestrategie ist nicht das kalendarische, sondern das biologische Alter. Wichtig sind natürlich auch die sozialen Verhältnisse (z. B. Berufstätigkeit), die psychiatrischen Risikofaktoren und Begleiterkrankungen.

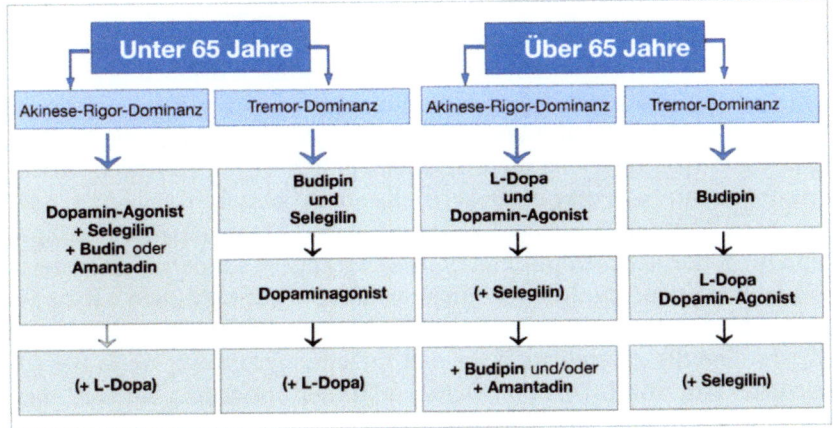

Abb. 15.1. Entscheidungsalgorithmus zur Therapie in der Frühphase der Parkinson-Krankheit. (Nach Reichmann et al. 2000)

Bei jüngerem Manifestationsalter versucht man zunächst ohne L-Dopa auszukommen bis der Patient L-Dopa-pflichtig wird. Bei Patienten über 70 Jahre rücken die Probleme der L-Dopa-Langzeittherapie wegen der kürzeren Lebenserwartung eher in den Hintergrund, sodass die initiale Monotherapie mit L-Dopa gerechtfertigt ist. Bei älteren Patienten bestehen oft internistische Begleiterkrankungen und psychische Auffälligkeiten in der Anamnese, sodass man sich auch wegen des höheren Psychoserisikos einzelner Dopaminagonisten zur L-Dopa-Monotherapie entscheiden kann. Der in Abb. 15.1 dargestellte Entscheidungsalgorithmus wurde nach einem Workshop erarbeitet (Reichmann et al. 2000).

Therapie in der Frühphase bei Patienten unter 65 Jahre

Die Gruppe der jungen Parkinson-Patienten („young onset", jünger als 40 Jahre) ist in dem aufgeführten Entscheidungsalgorithmus nicht gesondert herausgestellt. Es herrscht große Einigkeit unter den Parkinson-Ärzten, dass diese Gruppe so lange wie möglich auf L-Dopa verzichtet, d. h., auf Dopaminagonisten eingestellt wird. Eine klinisch mögliche Neuroprotektion hat gerade bei frühem Manifestationsalter eine besondere Bedeutung, sodass gerne mit Selegilin und/oder Amantadin kombiniert wird.

Bei neu erkrankten Parkinson-Patienten mit **Rigor-Akinese-Dominanz oder Äquivalenztyp** unter 65 Jahre, die keine wesentlichen internistischen oder neuropsychiatrischen Begleiterkrankungen aufweisen, wird man zunächst auf L-Dopa verzichten und sich für einen Therapiebeginn mit Dopaminagonisten entscheiden. Etwaige Nebenwirkungen wie Übelkeit und orthostatische Hypotonie sollten behandelt werden. Wenn mit dem gewählten Dopaminagonisten trotz optimaler Dosierung kein befriedigender Therapieerfolg zu erreichen ist, sollte auf einen anderen Dopaminagonisten umgestellt werden. Mit dem Hinauszögern der L-Dopa-Medikation soll eine Verzögerung von L-Dopa-Spätkomplikationen (Fluktuationen, Dyskinesien) erreicht werden. Je nach Erfahrung und persönlicher Präferenz wird schon früh mit Selegilin (7,5–10 mg) und/oder Amantadin (200–300 mg) kombiniert. Mit Budipin (30 mg) als NMDA-Rezeptor-Antagonisten ist man zwischenzeitlich wegen kardialer Nebenwirkungen mit der Folge einer Vertriebseinschränkung zurückhaltender geworden. Mit der Zusatzmedikation Selegilin, Amantadin und Budipin kann nicht nur der L-Dopa-Einsatz hinausgezögert, sondern wahrscheinlich auch ein neuroprotektiver Effekt erreicht werden. Studien haben gezeigt, dass ein großer Anteil der so eingestellten Patienten in den ersten Jahren ohne die zusätzliche Gabe von L-Dopa auskommt. Wenn die zusätzliche Gabe von L-Dopa im weiteren Verlauf notwendig ist, wird man sich um eine möglichst niedrige L-Dopa-Einzel- und Tagesdosierung (400–600 mg) bemühen, die durch die Kombination mit einem COMT-Hemmer (Entacapon) erreicht werden kann.

Selegilin könnte wegen seiner möglichen neuroprotektiven Wirkung die Basismedikation beim **tremordominanten Parkinson-Syndrom** sein. Budipin wurde bisher bevorzugt beim tremordominanten Parkinson-Syndrom eingesetzt (cave: kardiale Nebenwirkungen). Pramipexol hat als Dopaminagonist eine gute Antitremorwirkung. Auch L-Dopa hat einen Effekt auf den Tremor, sodass ein entsprechender Versuch gerechtfertigt ist. Wenn mit der angegebenen Strategie keine befriedigende Tremorkontrolle erreicht wird, kommen β-Blocker und/oder Primidon, Clozapin und auch Anticholinergika (keine kognitiven Störungen) zum Einsatz. Erst nach Ausschöpfen aller medikamentösen Möglichkeiten wird man sich bei starker Beeinträchtigung durch den Tremor für eine stereotaktische Operation entscheiden.

Therapie in der Frühphase bei Patienten über 65 Jahre

Bei Patienten in höherem Lebensalter müssen die Langzeitkomplikationen einer L-Dopa-Therapie in geringerem Maße berücksichtigt werden. Ältere, neu erkrankte Parkinson-Patienten mit **Rigor-Akinese-Dominanz oder Äquivalenztyp** weisen nicht selten ein höheres Risiko kardiovaskulärer und kognitiver Störungen auf. Bei diesen Patienten erscheint es gerechtfertigt, mit L-Dopa zu beginnen, um dann jedoch bald mit Dopaminagonisten zu kombinieren. Auch für ältere Parkinson-Patienten ohne schwere Zweiterkrankungen wird für den weiteren Verlauf eine dopaminlastige Therapiestrategie angestrebt, wobei Dopaminagonisten vorsichtig aufdosiert werden. Bei Auftreten erster motorischer Fluktuationen oder auch initial kann zusätzlich der COMT-Hemmer (Comtess) gegeben werden, um die L-Dopa-Wirkung zu verlängern und L-Dopa-induzierte Nebenwirkungen zu mildern. Die Kombination mit Amantadin oder Budipin und evtl. auch Selegilin leitet sich wie bei der jüngeren Altersgruppe neben der L-Dopa-einsparenden Wirkung aus der möglichen neuroprotektiven Potenz ab und sollte besonders das biologische Alter und damit die Lebenserwartung beachten.

Bei älteren Parkinson-Patienten mit **Tremordominanz** sollte möglichst auf Anticholinergika verzichtet werden, um kognitive Beeinträchtigungen nicht zu fördern. Die gute Antitremorwirkung von Budipin sollte genutzt werden, wenn die entsprechenden Vorsichtsmassnahmen beachtet werden. L-Dopa und Dopaminagonisten wirken auch gegen den Tremor und haben einen günstigen Einfluss auf die oft gleichzeitig bestehenden kinetischen Störungen. Bei insgesamt niedrig dosierter Kombinationsbehandlung wird man überprüfen, ob sich L-Dopa oder der Dopaminagonist günstiger auf den Tremor auswirkt. Wenn es sich um einen wenig beeinträchtigenden Tremor handelt und die übrigen motorischen Probleme nur gering ausgeprägt sind, ist es berechtigt, die medikamentöse Therapie mit L-Dopa hinauszuzögern. Parkinson-Ärzte jedoch, die

– wie der Autor – an die klinische Neuroprotektion glauben, entscheiden sich früh für den Einsatz von Selegilin, Dopaminagonisten oder NMDA-Rezeptor-Antagonisten. Ansonsten können auch β-Blocker und/oder Primidon sowie Clozapin versucht werden. Bei Patienten über 75 Jahre ist man mit stereotaktischen Maßnahmen zurückhaltend.

In der obigen Darstellung wird deutlich, dass sich die Therapiestrategien im Frühstadium bei unterschiedlichem Manifestationsalter nur wenig unterscheiden. Auch bei Tremordominanz neigen wir neben der symptomatischen Behandlung zu einer prophylaktischen, auf eine mögliche Neuroprotektion gerichteten Therapie.

Therapie im fortgeschrittenen Stadium der Parkinson-Krankheit

Im weiter fortgeschrittenen Stadium der Erkrankung wird das genannte therapeutische Fenster zunehmend enger. Zu den motorischen Fluktuationen und Dyskinesien gesellen sich vegetative und psychische Begleitstörungen, wobei Letztere in den Vordergrund rücken können. Die generelle Therapiestrategie ist, einen Mittelweg zwischen Kineseförderung und Vermeiden von L-Dopa-induzierten Komplikation und Begleitstörungen zu finden. Im Vordergrund steht dabei die Lebensqualität des Betroffenen. Man sollte respektieren, wenn der Patient leichte Dyskinesien nicht gegen eine verminderte Beweglichkeit unter Dosisreduktion eintauschen möchte. Wenn optische Halluzinationen für den Patienten und seine Umwelt wenig beängstigend und selten sind, muss die dopaminerge Medikation nicht „um jeden Preis" reduziert werden. Antipsychotika, z. B. atypische Neuroleptika, sind schon in geringer Dosierung wirksam. Ein Tagesprofil hilft, medikamentenabhängige motorische Fluktuationen oder Dyskinesien aufzuspüren, die dann relativ günstig zu behandeln sind. Bei motorischen Fluktuationen ist oft ein teilweiser Austausch der L-Dopa-Standardmedikation durch L-Dopa-Retardpräparationen erfolgreich, wobei diese natürlich höher dosiert werden müssen. Bei morgendlicher Hypokinese hilft oft die erste L-Dopa-Dosis (gelöst) 30–45 min vor dem Aufstehen. Mit der zusätzlichen Gabe eines COMT-Hemmers (Comtess) kann schon innerhalb von 1–2 Tagen überprüft werden, ob sich die Beweglichkeit bessert oder etwa Dyskinesien auftreten. Im letzteren Falle kann die L-Dopa-Dosis reduziert werden. Eine therapeutische Alternative bei Dyskinesien ist der zusätzliche Einsatz von Amantadin.

Wie erwähnt konkurriert L-Dopa bei der Aufnahme in das Blut und in das Gehirn mit neutralen Aminosäuren (Eiweißen). L-Dopa und die gleichzeitige Aufnahme von Nahrungseiweißen kann die Bioverfügbarkeit von L-Dopa vermindern. Es wird im Allgemeinen empfohlen, L-Dopa 45 min vor und 90 min nach dem Essen einzunehmen und auf eiweißreiche Kost am Tage zu verzichten. Eine strikte eiweißfreie Diät am Tage wird meist von den Patienten nicht akzeptiert. Wenn die notwendige Höherdosierung des aktuellen Dopaminagonisten – auch unter Motilium – nicht vertragen wird, sollte auf einen anderen Dopaminagonisten mit günstigerem Nebenwirkungsprofil umgestellt werden. Auf Anticholinergika verzichtet man in der Regel im Spätstadium der Erkrankung, um kognitive Beeinträchtigungen nicht zu fördern. Die Therapie im fortgeschrittenen Stadium der Parkinson-Krankheit gestaltet sich insgesamt ungleich schwieriger als im Frühstadium und erfordert einen hohen Einsatz vom Arzt und Patienten.

Es ist wichtig, dass dem Parkinson-Patienten auch im weiteren Krankheitsverlauf ein klares individuelles Therapiekonzept angeboten wird. Die sachliche Aufklärung (auch der Angehörigen) über bewährte moderne Therapiestrategien und deren Probleme erleichtert den weiteren therapeutischen Weg und macht notwendige Korrekturen der Therapie im Verlauf besser verständlich. Die gewählte Therapiestrategie für die Ersteinstellung muss im weiteren Krankheitsverlauf den motorischen Störungen und Begleiterscheinungen angepasst werden. Der Arzt muss auf der anderen Seite aber auch die Grenzen seiner therapeutischen Bemühungen deutlich machen, die durch das Fortschreiten der Erkrankung, durch Langzeittherapieeffekte und Begleiterkrankungen gegeben sind.

16 Perioperative Maßnahmen

Alle Parkinson-Medikamente – bis auf Anticholinergika – können bis 12 h vor einer Operationen weiter eingenommen werden. Anticholinergika sollten wegen der Gefahr einer Entzugssymptomatik ausschleichend abgesetzt werden (Reduzierung: 2 mg/Tag). Bestimmte Narkosestoffe, wie Halothan können zusammen mit L-Dopa-Präparaten zu Herzrhythmusstörungen führen. Nach den Empfehlungen des Ärztlichen Beirats der Deutschen Parkinson-Vereinigung wird die Barbiturat-Lachgas-Opiat-Narkose, Etomidat-Lachgas-Opiat-Narkose oder Kombinationen mit Enflurana oder Isofluran sowie kompetitiven Muskelrelaxanzien empfohlen. Kontraindiziert sind Dopaminantagonisten wie z. B. Phenothiazine, Butyrophenone und Reserpin. Der Zahnarzt sollte zur Lokalanästhesie auf Mittel mit einem Adrenalinzusatz verzichten, da unter der L-Dopa-Behandlung mit einer besonderen Empfindlichkeit des Herzmuskels gegenüber Adrenalingabe gerechnet werden muss. Lokale oder spinale Anästhesien sollten der Allgemeinnarkose vorgezogen werden.

Die medikamentöse Parkinson-Therapie sollte postoperativ so bald wie möglich wieder eingesetzt werden. Wenn sich die orale Medikamentenzufuhr verbietet, hat sich zur Überbrückung die parenterale Behandlung mit Amantadin (z. B. PK-Merz-Infusionen: morgens 500 ml, frühnachmittags 250 ml) bewährt. Nach der Wiedereinstellung auf Dopaminergika kann es mehrere Tage dauern, bis das Ausgangsniveau wieder erreicht ist, sodass die Überbrückungsmedikation in absteigender Dosierung für diesen Zeitraum beibehalten wird. Durch die Belastung des operativen Eingriffs kann es zu einer vorübergehenden Zunahme der Parkinson-Symptomatik kommen.

Der Patient sollte daran denken, dass auch einmal notfallmäßig eine Operation durchgeführt werden muss (z. B. Unfall). Der Arzt sollte daher seinem Patienten empfehlen, immer einen Parkinson-Ausweis bei sich zu tragen, der kostenlos bei der Deutschen Parkinson-Vereinigung zu beziehen ist.

17 Operative Behandlungsmöglichkeiten

17.1 Stereotaktische strukturelle Ausschaltung 285

17.2 Hochfrequenzstimulation (tiefe Hirnstimulation) 287

17.3 Neurotransplantation 291

Schon in den 30er Jahren hatte man in recht heroischer Weise versucht, mit operativen Läsionen großer Hirnareale die Parkinson-Symptomatik zu beeinflussen, wobei postoperative kontralaterale Paresen in Kauf genommen wurden. Erste stereotaktische Operationen wurden 1947 von Spiegel und Mitarbeitern durchgeführt. Die Einführung von L-Dopa und Dopaminagonisten hat dazu geführt, dass die in den 50er und 60er Jahre von Riechert und Mundinger in Deutschland eingeführte erfolgreiche stereotaktische Behandlung des Parkinson-Tremors zunächst wieder in den Hintergrund rückte. Nach den Erfahrungen der L-Dopa-Langzeitkomplikationen und mit der Verfeinerung neurochirurgischer Techniken erfahren läsionelle und besonders nichtläsionelle Maßnahmen in neuerer Zeit eine Renaissance. Bei den Läsionsverfahren werden Areale des Thalamus (Thalamotomie) oder des Pallidums (Pallidotomie) strukturell ausgeschaltet. Schonender ist die chronische Hochfrequenzstimulation (tiefe Hirnstimulation, „deep brain stimulation"). Zielorte der Hochfrequenzstimulation sind Kerngebiete des Thalamus (VIM), des Globus pallidus internus (Gpi) und des Nucleus subthalamicus (NST). Die Implantation Dopamin produzierender Zellen befindet sich noch im experimentellen Stadium.

Stereotaktische Operationsverfahren

- Strukturelle Ausschaltung (Thalamotomie, Pallidotomie)
- Funktionelle Ausschaltung (Hochfrequenzstimulation: Thalamus, Globus pallidus, Nucleus subthalamicus)
- Transplantation Dopamin produzierender Zellen (fetale Mittelhirnzellen, Zellkulturen)

Die zunächst nur auf den Tremor zielende stereotaktische Behandlung hat schon früh zeigen können, dass sich auch Bradykinese, Rigor und vor allen Dingen Dyskinesien auf der kontralateralen Seite besserten. Grundlage der modernen stereotaktischen Parkinson-Chirurgie sind neuere Erkenntnisse zur Pathophysiologie des Regelkreises in den Basalganglien (s. Abschn. 4.1). Wie erwähnt, führt der nigrostriatale Dopaminmangel zu einer neuronalen Überaktivität im Nucleus subthalamicus und Globus pallidus internus. Dies ist die Rationale für die funktionelle und läsionelle Ausschaltungsmethode bei allen Parkinson-Symptomen. Die stereotaktische Operation erfolgt in Lokalanästhesie am wachen Patienten. Der Kopf wird in einem CT-kompatiblen Stereotaxierahmen fixiert. Mit Hilfe der CT- und MRT-gestützten Behandlungsplanung, der Ventrikulographie und der Mikroelektrodenableitung gelingt es heute, millimetergenau den gewünschten Zielort zu erreichen. Neuerdings kann intraoperativ das MRT genutzt werden.

Allgemeine Indikationsstellung und Ausschlusskriterien

Die stereotaktische Behandlung wird erst dann erwogen, wenn die dopaminerge Therapie ausgeschöpft ist oder zu nicht tolerablen Nebenwirkungen geführt hat. Allerdings sollte noch ein Ansprechen auf die L-Dopa-Medikation bestehen. Die Parkinson-Symptomatik muss für den Patienten funktionell und sozial als sehr behindernd empfunden werden. Das (biologische) Alter sollte nicht über 75 Jahre liegen. Patienten mit schwerer Depression oder Demenz sind von der Stereotaxie ausgeschlossen. Die Hochfrequenzstimulation wird vorwiegend beim Parkinson-Syndrom, bei bestimmten Tremorsyndromen und zur Behandlung von Dystonien eingesetzt.

Der Patient muss in der Lage sein, selbst die Entscheidung für eine stereotaktische Operation zu treffen, während des Eingriffs kooperativ sein und auch ein ausreichendes Verständnis für die postoperative Nachbetreuung haben. Zurückhaltung ist bei frontalen Störungen mit deutlichen kognitiven Defiziten geboten. Dopaminerg induzierte psychotische Episoden stellen grundsätzlich keine Kontraindikation dar, müssen jedoch vor der Operation durch medikamentöse Anpassung und eventuelle Therapie mit atypischen Neuroleptika erfolgreich behandelt werden. Gleiches gilt für Depressionen, die auch in der On-Phase bestehen. Es darf keine allgemeine neurochirurgische Kontraindikation bestehen.

Freezing-Phänomene und Dysarthrophonie können durch eine stereotaktische Operation meist nicht verbessert werden. Nach neueren Untersuchungen scheinen auch Patienten mit ausgeprägter Haltungsinstabilität mit Fallneigungen von der Hochfrequenzstimulation zu profitieren. Für neurodegenerative Parkinson-Syndrome, wie z. B. die Multisystematrophie (MSA), die progressive supranukleäre Paralyse (PSP) und die kortikobasale Degeneration (KBD) liegen derzeit noch keine ausreichenden Erfahrungen vor.

Indikation und Ausschlusskriterien für die Hirnstimulation

Indikation
- Ausgeschöpfte dopaminerge Therapie bzw. nicht tolerable Nebenwirkungen
- Schwere motorische Behinderung in den Alltagsaktivitäten
- Gutes Ansprechen auf L-Dopa

Ausschlusskriterien
- Alter über 75 Jahre (biologisches Alter ist entscheidend)
- Schwere internistische Begleiterkrankung
- Schwere Enzephalopathie (Hirnatrophie, Makroangiopathie)
- Therapie mit Antikoagulanzien
- Nicht ausreichend therapierbare schwere Depression
- Demenz (Ergebnis im Mini-Mental-Status-Test unter 24 Punkten)
- Nicht ausreichend kontrollierbare Psychose
- Schwere Persönlichkeitsstörung
- Neurodegenerative Parkinson-Syndrome (mit fehlender L-Dopa-Sensitivität)

Die allgemeinen Komplikationen neurochirurgischer stereotaktischer Operationen umfassen Blutungen, Infektionen und neurologische Reiz- und Ausfallserscheinungen. Bleibende neurologische Ausfälle sind bei 1–2 % zu erwarten, die Mortalität liegt unter 1 %. Die einzelnen postoperativen Komplikationen werden bei der Besprechung der unterschiedlichen Zielorte aufgezeigt.

Komplikationen stereotaktischer Operationen

- Neurologische Reiz- und Ausfallserscheinungen
- Bleibende neurologische Ausfälle (bei 1–2 %)
- Blutungen, Infektionen
- Mortalität (unter 1 %)

17.1 Stereotaktische strukturelle Ausschaltung

Bei der strukturellen Ausschaltung im Rahmen einer stereotaktischen Operation werden Hirnzellen irreversibel durch Hitzeläsion zerstört. Die Ausschaltung erfolgt erst, nachdem über die elektrische Reizung der Ort bestimmt wurde, an dem eine Symptomreduktion mit der geringsten

Stromstärke erreicht wird. Die Beobachtung einer Tremorausschaltung durch elektrische Reizung am Zielort hat die Hochfrequenzstimulation eingeleitet (Übersichten bei Benabib et al. 1991, 1998). Der klinische Erfolg wird während der Operation am wachen Patienten überprüft. Das Gehirn selbst ist schmerzunempfindlich.

Thalamotomie

Die längsten und umfangreichsten Erfahrungen liegen für die stereotaktische Thermokuagulation im Thalamus (Thalamotomie) vor, die vorwiegend auf die Verbesserung eines medikamentös nicht ausreichend behandelbaren, einseitig betonten Tremors zielt. Zielgebiet für die Tremorausschaltung sind der ventrolaterale und ventroposteriore Komplex des Thalamus (ventraler intermediärer Kern, VIM). Die Ausschaltung im VIM führt zu einer deutlichen Besserung des Tremors; Rigor und Akinese werden nur wenig beeinflusst. Bei strenger Patientenauswahl war auch nach 7 Jahren bei jedem 5. Patienten der Tremor vollständig verschwunden und bei etwa der Hälfte der Patienten weiterhin deutlich gebessert. Auch nach über 15 Jahren zeigten viele Patienten eine anhaltende Verbesserung des Tremors.

Die bilaterale Thalamotomie hat ein deutlich höheres Risiko postoperativer Blutungen (< 1 %), Sprech- und Schluckstörungen (etwa 2 %) und selten vorübergehende leichte Lähmungen, sodass von einer beidseitigen Thalamotomie heute eher abgeraten wird. Epileptische Anfälle treten bei weniger als 1,3 % auf. Hinsichtlich der Erfolgsrate scheint die Thalamotomie (78 % – 93 %) der Pallidotomie (46 % – 72 %) überlegen zu sein.

Pallidotomie

Mehrere Studien haben gezeigt, dass Läsionen in posterioventralen Anteilen des Globus pallidus internus (GPi, Pallidotomie) zu einer Besserung aller Parkinson-Symptome und L-Dopa-induzierter Dyskinesien führen, vorwiegend auf der kontralateralen Seite. Die Pallidotomie ist mit einer relativ hohen postoperativen Nebenwirkungsrate behaftet, wobei sich die Störungen allerdings rasch zurückbilden (Sprach- und Schluckstörung, Hemiparesen, Läsion des Tractus opticus mit Hemianopsie, psychische Störungen). Postoperativ sind Verhaltensauffälligkeiten beschrieben worden. Die bilaterale Pallidotomie war häufiger von kognitiven und bulbären Störungen begleitet, sodass die beidseitige Pallidotomie heute nicht mehr empfohlen wird. Wegen der starken Vaskularisation dieses Areal sind postoperative Blutungen und Ischämien gefürchtet. Es scheint sich abzuzeichnen, dass die Hochfrequenzstimulation im GPi insgesamt vorteilhafter ist als dessen Zerstörung.

17.2 Hochfrequenzstimulation (tiefe Hirnstimulation)

Nachteil der stereotaktischen Operation (Thalamotomie, Pallidotomie) ist die unwiderrufliche Zerstörung von Hirngewebe. Bei der stereotaktischen Thalamotomie hatte man beobachtet, dass die elektrische Stimulation am Zielort den Tremor ebenso gut unterdrückte wie seine Läsion. Aus diesen Beobachtungen hat sich die Methode der funktionellen Ausschaltung von Basalganglienkernen durch Hochfrequenzstimulation entwickelt (Übersichten bei Benabib et al. 1991, 1998).

Technische Durchführung

Über ein Bohrloch wird eine feine Sonde (0,8 mm) mit mehreren Elektroden an den Zielort geführt. Die Operationstechnik entspricht der oben beschriebenen läsionellen Stereotaxie und wird ebenfalls am wachen Patienten vorgenommen. Die Lokalisation des Zielorts basiert auf Bildgebungstechniken (CT, MRT, Ventrikulographie) und mikroelektrischen Ableitungen. Mittlerweile sind intraoperativ MRT-gesteuerte Techniken möglich. Die Testelektrode wird erst dann durch eine permanente Elektrode ausgetauscht, wenn durch elektrische Testreize und Ableitungen der günstigste Zielpunkt gefunden wurde. Nach einer Testphase wird in einer zweiten Operation, die in Allgemeinnarkose erfolgt, ein Verbindungskabel in einem Hautkanal vom Bohrloch bis unter das Schlüsselbein verlegt. In einer Hauttasche wird der Neurostimulator implantiert (Abb. 17.1). Der Arzt programmiert den implantierten Impulsgenerator über eine Telemetrieverbindung zwischen Neurostimulator und externem Programmiergerät.

Mit einem kleinen Prüfmagneten kann der Patient den Impulsgenerator ein- und ausschalten. Üblicherweise schaltet der Patient den Impulsgenerator zur Nacht aus und am Morgen wieder ein, um die Lebensdauer der Batterien zu verlängern. Die Reizfrequenz liegt zwischen 130 und 185 Hz, die Reizdauer zwischen 60 und 210 µs (1 µs = 1/1000 s), die Reizstärke liegt unter 3,6 V. Nachteil der Hochfrequenzstimulation ist, dass die Batterien nach 3–5 Jahren im Rahmen einer kleinen Operation gewechselt werden müssen, das implantierte System empfindlich gegenüber elektromagnetischen Störfeldern reagieren kann (z. B. MRT), einen Fremdkörper darstellt und relativ teuer ist (6.000–8.000 €). Unklar ist noch, ob die Dauerstimulation nicht doch in der Langzeitanwendung zu einer Schädigung benachbarter Hirnzellen führt. Die Gewebeuntersuchung eines verstorbenen Parkinson-Patienten zeigte allerdings nach 43-monatiger Thalamusstimulation, dass die Veränderungen in der Sondenumgebung nur 1 mm groß waren.

Derzeit werden der Thalamus, der Globus pallidus internus (GPi) und der Nucleus subthalamicus (NST) als Zielorte für die Hochfrequenz-

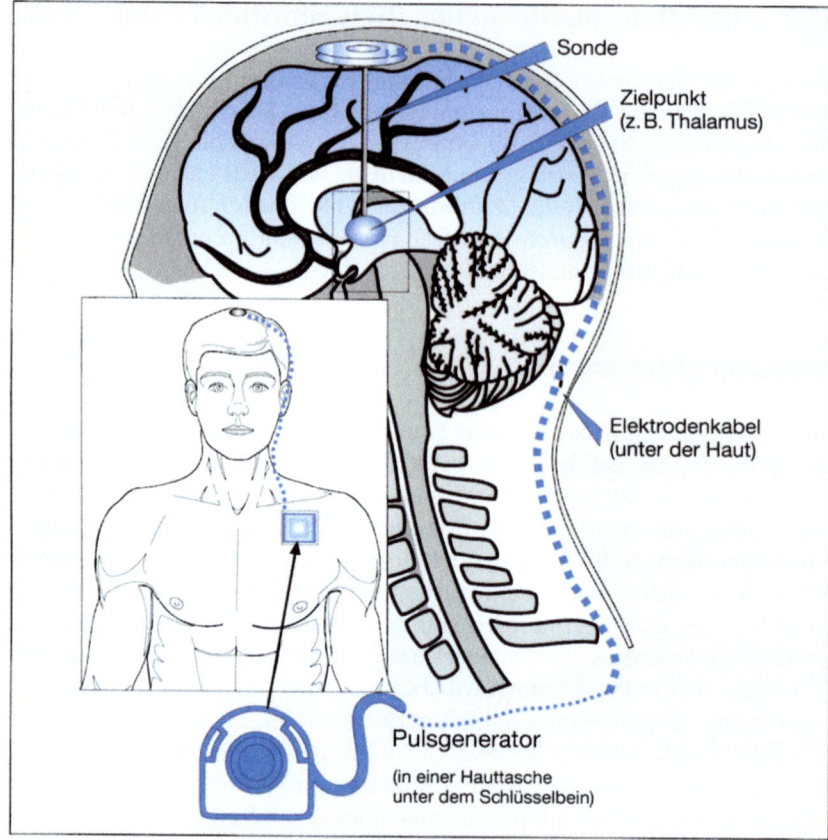

Abb. 17.1. Hochfrequenzstimulation. Über eine Elektrosonde werden Basalganglienkerne chronisch stimuliert

stimulation gewählt, wobei der NST bevorzugt wird. Im Rahmen des Med-Net-Parkinson-Verbundes führen derzeit mehrere Stereotaxiezentren prospektive Studien durch. Gemäß der französischen Arbeitsgruppe um Benabib (1991, 1998) werden die 3 Stimulationsverfahren in ihrer Wirksamkeit wie in Tabelle 17.1 dargestellt eingeschätzt.

Stimulation des Thalamus

Bisher sind mehrere hundert Patienten mit Parkinson-Tremor und essentiellem Tremor erfolgreich mit der Thalamusstimulation behandelt worden. In Verlaufsuntersuchungen der genannten französischen Arbeitsgruppe hatten 85 % der Patienten mit Parkinson-Tremor und 68 % der Patienten mit essentiellem Tremor einen guten Behandlungserfolg. Wir beobachten nun seit über 8 Jahren die beiden ersten in Deutschland (Mo-

Tabelle 17.1. Einschätzung der Wirksamkeit der Stimulation von Thalamus, Pallidus internus und Subthalamicus. (Nach Benabib et al. 1998)

	Thalamus-stimulation	Pallidus-internus-Stimulation	Subthalamicus-stimulation
Tremor	+++	++	+++
Bradykinese	0	+	+++
Rigor	+	++	+++
Dyskinesien	+	+++	++
Off-Dystonien	0	++	+++

0 keine Wirkung; + geringe Wirkung; ++ gute Wirkung; +++ sehr gute Wirkung.

ringlane et al. 1995) stimulierten Patienten (Parkinson-Tremor, essentieller Tremor) mit einem anhaltenden beeindruckenden Therapieerfolg. Die Thalamusstimulation ist besonders erfolgreich bei Parkinson-Patienten mit einem Ruhe- und Haltetremor der Hände, geringer beim Aktionstremor. Die anfangs ähnlich guten Therapieeffekte beim essentiellen Tremor vermindern sich im weiteren Verlauf bei der Hälfte der Patienten. Durch Thalamusstimulation können auch Kopf- und Stimmtremor gebessert werden, jedoch nicht Akinese und Rigor. Dyskinesien werden nur wenig beeinflusst.

Als Nebenwirkungen werden am häufigsten passagere Sprechstörungen (20 %), Unsicherheits- (10 %) und Taubheitsgefühle (6 %) genannt. Im Gegensatz zur Thalamotomie ist auch die beidseitige Elektrodenimplantation möglich. Das Risiko einer Blutung, einer Infektion oder einer Hautschädigung im Rahmen der Elektrodenimplantation ist eher gering. Postoperative transiente depressive Episoden können bei allen Stimulationsmethoden beobachtet werden. Für die Beobachtung einer Gewichtszunahme gibt es keine schlüssige Erklärung. In etwa 10 % der Fälle kommt es zur einer Wirkungsabnahme, wenn kontinuierlich gereizt wird. Beim Einschalten des Geräts können Kribbelsensationen auftreten, an die sich die Patienten jedoch gewöhnen. Nach dem Ausschalten des Neurostimulators kann sich der Tremor verstärken. Die Nebenwirkungen können durch Abgleich der Stimulationsparameter gemildert werden. Nur selten muss die Stimulation wegen Nebenwirkungen ausgesetzt werden. In einer Vergleichsstudie zeigte sich die Thalamusstimulation hinsichtlich des Therapieerfolges und der Sicherheit der Thalamotomie überlegen.

Stimulation des Globus pallidus internus

Mit der chronischen Stimulation des Globus pallidus internus (GPi) konnten der Pallidotomie entsprechende Ergebnisse erzielt werden. Die GPi-Stimulation führt zu einer direkten, d.h. sofortigen Besserung schwerer L-Dopa-induzierter Dyskinesien. Anders als bei der beidseitigen Pallidotomie waren Sprechstörungen und neuropsychologische Auffälligkeiten selten. Die L-Dopa-Medikation kann in der Regel nicht reduziert werden.

Stimulation des Nucleus subthalamicus

Der Nucleus subthalamicus (STN) kann durch bildgebende Verfahren exakt lokalisiert und zielgenau erreicht werden. Die chronische Hochfrequenzstimulation des Nucleus subthalamicus ist bei Tremor ebenso wirksam wie die Thalamusstimulation. Vorteil ist, dass auch Rigor, Akinese und L-Dopa-induzierte Dyskinesien deutlich gebessert werden. Die antidyskinetische Wirkung tritt – anders als bei der GPi-Stimulation – nach Reduktion der L-Dopa-Dosis ein. Obwohl die Beobachtungszeiträume nach STN-Stimulation noch relativ kurz sind, scheint sich eine Überlegenheit gegenüber den anderen Stimulationsorten (GPi, VIM) und der Pallidotomie abzuzeichnen.

Hinweise für „Hirnschrittmacher-Patienten"

Die stereotaktische Operation erfordert eine sehr sorgfältige Dokumentation und Indikationsstellung, die nur in enger Kooperation mit einem Team aus erfahrenen Neurologen und Neurochirurgen geleistet werden kann, dies gilt auch für die ambulante Nachbetreuung. Präoperativ werden die Patienten auf eine L-Dopa-Monotherapie eingestellt, d. h. Dopaminagonisten werden durch eine äquivalente L-Dopa-Medikation ersetzt. In der Regel bleiben die Patienten postoperativ für 2–3 Wochen stationär in der Klinik, um durch Optimierung der Stimulationsparameter und Anpassung der Anti-Parkinson-Medikation einen stabilen Zustand zu erreichen. Der „Arbeitskreis Tiefenhirnstimulation" im Rahmen des Parkinson-Kompetenznetzwerks (http://www.kompetenznetz-parkinson.de) hat ein Nachsorgeprogramm erarbeitet, das ambulante und stationäre Kontrolluntersuchungen in festen Abständen vorsieht. Die weitere ambulante Betreuung erfolgt zunächst in kürzeren Abständen.

> **!** Bei Patienten mit implantierten Elektroden darf keine Kurzwellen-, Mikrowellen- oder therapeutische Ultraschalldiathermie angewandt werden. Die bei diesen Anwendungen freigesetzte Energie kann auf das implantierte System weitergeleitet werden und zu Gewebsschädigungen führen. Weiterhin kann Diathermie das Stimulationssystem so beschädigen, dass es ausgetauscht werden muss. Das Schädigungsrisiko besteht unabhängig davon, ob das Gerät ein- oder ausgeschaltet ist.

Patienten mit einem implantierten Elektrodensystem müssen ständig einen Ausweis mit allen wichtigen technischen Daten bei sich tragen, um in einer Notfallsituation den behandelnden Arzt rasch zu informieren. Bei Stimulationsstörungen (Kabelschaden, Dislokation der Sonde) könnten bedrohliche akinetische Phasen eintreten, die medikamentös behandelt werden müssen. Konventionelle Röntgenuntersuchungen dürfen bei implantierten Patienten durchgeführt werden. In der Umgebung des implantierten Impulsgenerator sollte keine Ultraschalldiagnostik erfolgen. Das starke Magnetfeld des Kernspintomographen kann den Impulsgenerator stören, sodass vor der geplanten Untersuchung der betreuende Neurochirurg bzw. Neurologe kontaktiert werden sollte. Die Implantation eines Herzschrittmachers ist bei Parkinson-Patienten mit Hirnschrittmacher nicht kontraindiziert. Ist bei einem verstorbenen Patienen mit Hirnschrittmacher eine Feuerbestattung geplant, muss der Stimulator wegen einer möglichen Explosionsgefahr explantiert werden.

Patienten mit implantierten Elektroden sollten die Benutzung oder die Nähe folgender Geräte und Einrichtungen meiden: Mobiltelefone, Bohrmaschinen, Lautsprecherboxen mit großen Magneten, Hochspannungsleitungen, Umspannwerke, Stromgeneratoren, Diebstahldetektoren (z. B. Kaufhäuser) und Sicherheitsprüfgeräte (z. B. im Flughafen).

17.3 Neurotransplantation

Bei der Neurotransplantation handelt es sich um ein restauratives neurochirurgisches Therapieverfahren, bei dem Dopamin produzierende Zellen ein- oder beidseitig in das Striatum transplantiert bzw. implantiert werden. Ziel ist, die Bildung von Dopamin zu erhöhen und die Regeneration denervierter striataler Neurone zu fördern. Bisher wurden körpereigenes Nebennierenmark (autologe Transplantation) und menschliches embryonales Mittelhirngewebe (heterologe Transplantation) für die Transplantation eingesetzt (Abb. 17.2).

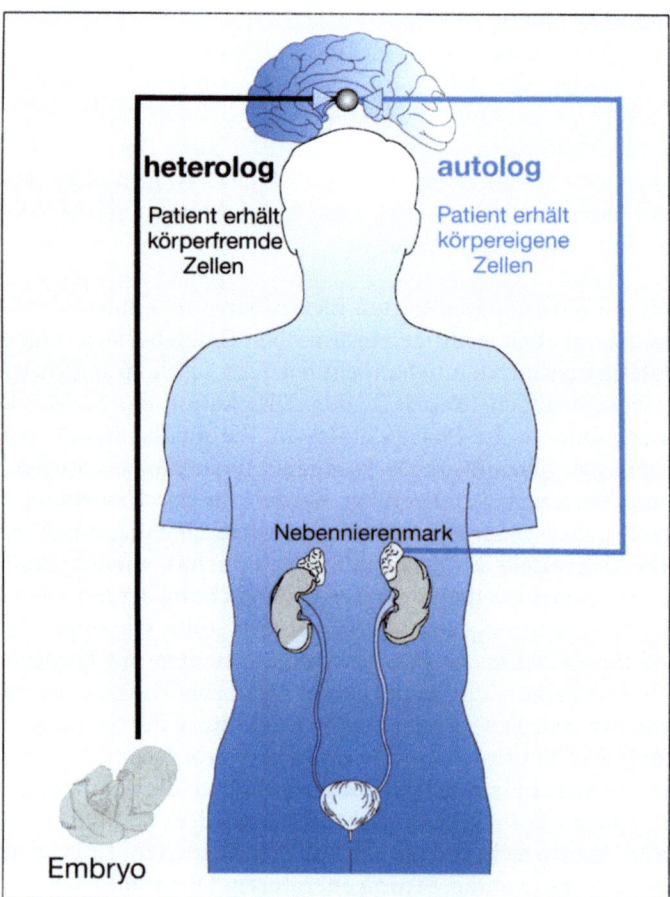

Abb. 17.2. Transplantationsmöglichkeiten Dopamin produzierender Zellen (heterolog)

Transplantation von Nebennierenmark

Bei mehr als 400 Patienten wurde die Transplantation von körpereigenen Nebennierenmarkzellen (homologe Transplantation) vorgenommen. Die ersten Fallberichte aus Mexiko (Madrazo et al. 1987) mit scheinbar gutem Erfolg gingen als Sensationsmeldungen durch die Weltpresse, wobei die hohen Operationsrisiken (10 %) und deutlichen postoperativen Nebenwirkungen oft nicht genannt wurden. Nur bei einem Teil der Patienten kam es Monate nach der Transplantation zu einer vorübergehenden Besserung. Bei der Mehrzahl der Patienten konnte jedoch kein eindeutiger Therapieerfolg nachgewiesen werden. Eine Bestätigung, dass die transplantierten Zellen im Gehirn überleben, konnte bisher nicht erbracht werden.

Transplantation embryonaler dopaminerger Mittelhirnzellen

Erfolgversprechender ist die Transplantation von menschlichem embryonalem Mittelhirngewebe (heterologe Transplantation), die zwischenzeitlich weltweit bei über 300 Patienten durchgeführt wurde (z. B. Lindvall et al. 1994). In Europa hat sich eine Arbeitsgruppe für restaurative Neurologie mit dem Koordinationszentrum in Lund (Schweden) gebildet, an der Arbeitsgruppen aus London (England) und Marburg (Deutschland) beteiligt sind. Die klinischen Ergebnisse sollen standardisiert werden (Core Assessment Program for Intracerebral Transplantation; CAPIT). In Deutschland ist die Transplantation von menschlichem embryonalem Mittelhirngewebe nicht erlaubt. Ziel der Arbeitsgemeinschaft NECTAR (Network Europe for CNS Transplantation and Restoration) ist es, international einheitliche Standards auszuarbeiten und die Therapie zu optimieren.

> ! Nach den bisherigen Daten kann die Transplantation mit autologen Dopamin produzierenden Nebennierenmarkzellen wegen fehlender Langzeiterfolge und hoher Operationsrisiken nicht empfohlen werden. Die Transplantation embryonaler dopaminerger Mittelhirnzellen befindet sich im experimentellen Stadium.

Technische Durchführung
Aus mehreren 6–8 Wochen alten Embryonen (Fehlgeburten) wird Mittelhirngewebe präpariert und als Suspension über eine stereotaktische Operation in das Striatum des Patienten implantiert. Das operative Vorgehen entspricht der genannten Sterotaxie, der Eingriff erfolgt in Lokalanästhesie. Die Injektionen der Zellsuspension erfolgen ein- oder beidseitig an mehreren Stellen des Striatums. Die Indikation für eine Langzeitbehandlung mit Immunsuppressiva wird uneinheitlich bewertet (die schwedische Arbeitsgruppe behandelt mit einer Kombination aus Cyclosporin (2–4 mg/kg), Azathioprin (1–2 mg/kg) und Prednisolon (10 mg).

Der Therapierfolg stellt sich nach 4–7 Monaten ein und kann über Jahre anhalten. Nach Fluoro-Dopa-PET-Untersuchungen kann das Transplantat mindestens 8 Jahre im Empfängergehirn überleben. Bei einem Patienten, der 18 Monate nach der Transplantation an einer Lungenembolie verstarb, konnte das Überleben der transplantierten Zellen und eine extensive Reinnervation des Striatums autoptisch nachgewiesen werden. Der Therapieerfolg zeigt sich besonders in einer Verbesserung von Bradykinese, Rigor und Fluktuationen. Nach erfolgter Transplantation traten weniger Dyskinesien bei verbesserter Beweglichkeit auf.

Man geht davon aus, dass implantierte dopaminerge Zellen auch die gestörte Speicher- und Pufferfähigkeit von Dopamin verbessern. Weiterhin wird diskutiert, ob neben der dopaminergen Aktivität transplantierter Zellen andere Faktoren am Therapieerfolg beteiligt sein können. So könnte allein die stereotaktische Schädigung des Striatums die Bildung neurotropher Faktoren für die Restaurierung geschädigter hirneigener Dopaminzellen aktivieren. Zur Überprüfung hat man bei 20 Patienten embryonales Gewebe implantiert. Bei weiteren 20 Patienten wurden lediglich in einer Scheinoperation Löcher in den Schädel gebohrt, ohne die Dura zu verletzen (die Entscheidung erfolgte mit Einverständnis der Patienten über Losentscheid). Überraschenderweise war der Unterschied zwischen den Gruppen nur gering, wobei insbesondere jüngere Patienten von der „echten" Operation profitierten. Einzelne transplantierte Patienten entwickelten ein Jahr postoperativ Dyskinesien, die sich auch nach L-Dopa-Reduktion nicht besserten, sodass möglicherweise zu viel fetales Gewebe implantiert wurde. Das Transplantationsverfahren befindet sich im experimentellen Stadium. Die breite klinische Anwendung bleibt durch ethische Probleme und religiöse Fragestellungen eingeschränkt.

In der Grundlagenforschung wurde nach alternativen Lösungen gesucht, um auf menschliche embryonale Zellen verzichten zu können. 1997 wurde über die Transplantation von dopaminergen Mittelhirnzellen vom Schwein bei 12 Parkinson-Patienten berichtet. Bei 2 von 10 auswertbaren Patienten war es zu einer Besserung der Symptome gekommen (Einjahresbeobachtung). Bei einem an Lungenembolie verstorbenen Patienten wurde nachgewiesen, dass die transplantierten Zellen überleben können (Deacon et al. 1997). Eine Übertragung von Retroviren in das Gehirn von Parkinson-Patienten kann nicht ausgeschlossen werden.

Die Transplantation von fetalem Gewebe wird wahrscheinlich durch spenderunabhängige Verfahren abgelöst. Eine Möglichkeit ist die Implantation von gentechnisch veränderten immortalisierten dopaminergen Zellen. So können z. B. körpereigene Fribroblasten gentechnisch so modifiziert werden, dass sie Tyrosinhydroxilase (TH) produzieren und die intrazerebrale Dopaminbildung unterstützen (bei MPTP-Affen wurde die Expression von TH bis zum Alter von 4 Monaten nachgewiesen).

Stammzellforschung

Embryonale Stammzellen sind Vorläuferzellen, die sich in alle Zelltypen des menschlichen Organismus (>200) ausdifferenzieren können. Entgegen früherer Lehrmeinung können auch im Gehirn und Rückenmark Nervenzellen ersetzt werden, wenn intakte Stammzellen zur Verfügung stehen. Nach Entzug von Wachstumsfaktoren können Stammzellen zu Neuronen, Gliazellen und Astrozyten ausreifen, wobei eine weitere Differenzierung in Dopamin produzierende Neurone möglich erscheint.

Bei der In-vitro-Fertilisation, bei der Eizellen und Spermien in einem Reagenzglas zusammengebracht werden, entstehen überzählige embryonalen Stammzellen. Aus diesen etwa 1 mm großen Stammzellen werden in

Israel, Australien und USA unbegrenzt vermehrbare embryonale Stammzellen hergestellt werden. In Deutschland dürfen Stammzellen unter besonderen Bedingungen zu Forschungszwecken importiert werden.

Weitere Alternativen sind adulte Körperzellen, die gentechnisch zu Stammzellen zurückentwickelt werden (**adulte Stammzellen**) und Stammzellen aus Nabelschnurblut.

18 Nichtmedikamentöse, konservative Behandlung

18.1 Physiotherapie 297

18.2 Ergotherapie 303

18.3 Logopädie 304

18.4 Psychosoziale Betreuung 306

Allgemeine Übereinstimmung besteht heute darüber, dass Physiotherapie, Ergotherapie, Logotherapie und psychologische Betreuung nicht nur Ergänzung, sondern wesentlicher Bestandteil im Therapiekonzept der Parkinson-Krankheit sein müssen. Auch nichtmedikamentöse Maßnahmen stellen eine Langzeitbehandlung dar, mit allen Problemen auch zusätzlicher Gesundheitsstörungen des meist älteren Patienten. Die nichtmedikamentöse Therapie muss individuell dem Krankheitsstadium angepasst werden.

18.1 Physiotherapie

Nach neurophysiologischen Gesichtspunkten unterscheidet sich das krankengymnastische Übungsprogramm bei Parkinson-Patienten grundlegend von der Krankengymnastik anderer neurologischer Erkrankungen des zentralen und peripheren Nervensystems. Bradykinese und Rigor eines Parkinson-Patienten sind nicht der Parese bzw. Spastik eines Schlaganfallpatienten gleichzusetzen. Die Bewegungen des Parkinson-Patienten sind zwar verlangsamt, in der Regel jedoch kraftvoll.

Prinzip

Ziel der Physiotherapie ist es, die verbliebene Bewegungsfähigkeit zu erhalten und zu fördern, die verloren gegangene Initiierung, Automatisierung und Harmonisierung der Bewegungsabläufe neu einzuüben. Dabei werden externe Stimuli (optisch, akustisch, taktil) und Zeitgeber (z. B.

Metronom) genutzt. Gleichzeitig werden Kreislauffunktionen und Atmung trainiert und Sekundärkomplikationen (z. B. Gelenkkontrakturen) vorgebeugt.

Die Übungen sollten motivationsfördernd sein, Spaß machen und für den Patienten keine Schwerstarbeit bedeuten. Leichte bis mäßige körperliche Belastung ist nicht nur unbedenklich, sondern fördert das allgemeine Wohlbefinden durch Training der Herz-Kreislauf-Funktionen. Durch ein regelmäßiges Training können Parkinson-Patienten auch ihre Ausdauer verbessern.

Ziele der Physiotherapie

- Minderung des Muskeltonus (Rigor)
- Erhaltung und Förderung der verbliebenen Bewegungsfähigkeit
- Einübung von Initierung, Automatisierung und Harmonisierung der Bewegungsabläufe

Krankengymnastische Übungsprogramme

Das krankengymnastische Programm wird individuell nach dem klinischen Gesamtbild erstellt, wobei auch die allgemeine körperliche Belastbarkeit und motorische Fluktuationen („on-off") zu berücksichtigen sind. In der Physiotherapie werden die wichtigsten Übungsabläufe vorgestellt und eingeübt, die später alleine oder mit Unterstützung der Angehörigen selbstständig und regelmäßig durchgeführt werden sollen. Parkinson-Patienten sollten unbedingt motiviert werden, einer Parkinson-Selbsthilfegruppe beizutreten und dort an der Gruppengymnastik teilnehmen. Die Gruppenbehandlung mit gemeinsamen Übungen dient nicht nur der Verbesserung der Gesamtmotilität, sondern wirkt auch Isolationsneigungen entgegen. Patienten und Angehörige erfahren dort auch etwas über die Nutzung von Hilfsmitteln und Hilfsgeräten. Erst wenn der Angehörige in die Übungsabläufe und die Zielvorstellungen ausreichend eingeweiht ist, hat er bessere Möglichkeiten, mit mehr Verständnis und Geduld dem erkrankten Familienmitglied gegenüberzutreten.

Wichtig ist, dass Bewegungsübungen regelmäßig durchgeführt werden. Leider gibt es bis heute kaum systematische Untersuchungen zur Wirksamkeit physiotherapeutischer Maßnahmen beim Parkinson-Syndrom. In einer Studie zeigten die Patienten, die über 4 Wochen ein intensives Übungsprogramm absolviert hatten, eine deutliche Besserung gegenüber einer Vergleichsgruppe ohne intensive Physiotherapie. Nach 6 Monaten ohne weitere intensive Physiotherapie war der motorische Gewinn jedoch nicht mehr nachweisbar. Diese Studie unterstreicht noch einmal die Notwendigkeit regelmäßiger aktiver Übungen.

Einzelne Übungshinweise

Ein wichtiger Schritt ist es, dem Patienten die einzelnen Bewegungsabläufe bewusst zu machen, indem man sie in einzelne Bewegungskomponenten zerlegt. So werden z. B. für das Aufstehen aus liegender Position zunächst die einzelnen Teilbewegungen eingeübt, um dann später zu einer Gesamtbewegung zusammengefasst zu werden. Parkinson-Patienten können Bewegungsblockaden (Freezing) durch kurze energische Eigen- oder Fremdkommandos und optische Hilfen (z. B. Markierungen am Boden, Laserpointer) besser überwinden. In Gruppen- oder Einzelübungen fördert die rhythmische Taktgebung den Bewegungsablauf. Mehr Spaß macht Marschmusik, geeigneter sind ein Metronom bzw. rhythmisches Klopfen. Die Pharmaindustrie stellt für Parkinson-Patienten und Parkinson-Selbsthilfegruppen kostenlos Übungstonkassetten zur Verfügung (zu beziehen über die Deutsche Parkinson-Vereinigung).

Die Kehrtwendung auf der Stelle sollte nicht in einem Bewegungsablauf, sondern in einzelnen Schritten und unter (lautem) Zählen durchgeführt werden. Einige Patienten haben besondere Techniken für einen bestimmten Bewegungsvorgang durch Eigenerfahrung erlernt: So müssen sie vor dem Aufstehen aus dem Stuhl zunächst eine bestimmte Haltung einnehmen, um sich dann ruckartig aufzurichten. Oder sie drehen sich in eine bestimmte Position im Bett und können dann mit vorangehendem Schwung des Armes das Bein nachführen und so das Bett verlassen. Andere Patienten setzen sich nach dem ersten Aufstehen wieder, um dann mit dem zweiten Aufstehen den Start einzuleiten. Diese Hilfsbewegungen werden in der Krankengymnastik genutzt und evtl. modifiziert. Auch wenn die vom Patienten demonstrierte Initial- oder Startbewegung zur Überwindung einer Bewegungsblockade noch so skurril aussehen mag, sollte ihr Einsatz unterstützt werden. Sie erlaubt dem Patienten, auf fremde Hilfe zu verzichten (z. B. nachts, um die Toilette aufzusuchen). Einer unserer Patienten kann sich nachts ohne große Schwierigkeiten auf die Bettkante setzen. Der erste Schritt gelingt jedoch nur, wenn er den Handgriff seines Gehstocks vor den Fuß stellt und damit den ersten Schritt einleitet.

Da Patienten dazu neigen, die stärker betroffene Körperseite eher zu vernachlässigen oder zu schonen, sollte diese bevorzugt in die Übungen einbezogen werden. Das passive Durchbewegen der akinetischen Seite kann Kontrakturen vorbeugen. Das Überwinden von Starthemmungen oder Engpassschwierigkeiten wird in Einzelübungen geübt, wobei die Patienten die Wirkung optischer und akustischer Hilfen kennen lernen. Hierzu eignen sich z. B. farbige Markierungshilfen auf dem Boden (Teppichfliesen, Klebebänder). Übungen an der Sprossenwand oder mit Stäben wirken der Haltungsanomalie entgegen.

Die krankengymnastische Übungsbehandlung versteht sich nicht als isolierte Behandlungsstrategie gegen Rigor, Bradykinese oder Haltungsinstabilität. So erscheint es nicht sinnvoll, einen Nackenrigor allein durch

Massage zu behandeln und auf Bewegungsübungen im HWS- und Schulterbereich zu verzichten. Schwer kontrollierbare Dyskinesien können oft in ein Übungsprogramm mit eingebunden werden. Das Übungsprogramm schließt auch Atemübungen mit ein, um die Lungenbelüftung zu verbessern und der Gefahr einer Pneumonie entgegenzuwirken.

Es ist wichtig, dem Patienten und den Angehörigen zu verdeutlichen, dass die Krankengymnastik auf keinen Fall von der motorischen Seite kraft- bzw. leistungsorientiert sein darf. Entscheidend sind nicht die Dauer und der Kraftaufwand der Übungen, sondern deren Regelmäßigkeit. Festgelegte Übungszeiten (15–20 min) zu Hause im Tagesplan fördern dieses Ziel.

Bildliche Darstellungen einzelner Übungsabläufe in Form von Postern werden kostenlos von Pharmafirmen zur Verfügung gestellt (zu beziehen über die Pharmaindustrie oder die Deutsche Parkinson-Vereinigung). Die häuslichen Übungen sollten sich auch auf das Training alltäglicher Verrichtungen und auf Hobbys beziehen. Es überrascht immer wieder, wie gut Patienten mit deutlicher Bewegungseinschränkung z. B. Fahrrad fahren können, wenn man ihnen die nötige Hilfe und Sicherheit für das Auf- und Absteigen bzw. Anhalten zur Verfügung stellt.

In fortgeschrittenen Krankheitsstadien wird man das krankengymnastische Übungsprogramm zunehmend einschränken müssen. Krankheits- und altersbedingte Begleitstörungen fördern die Immobilität und Pflegebedürftigkeit, sodass sich bei zunehmender Immobilität die Behandlung auf das Heraussetzen, auf passive Bewegungsübungen, auf die Dekubitusprophylaxe und die Atemgymnastik beschränken muss. Jede Restmobilisierung muss jedoch ausgenutzt werden. Der psychische Beistand der Angehörigen gewinnt bei zunehmender Pflegebedürftigkeit mehr an Bedeutung. Unter stationären Bedingungen kann in der Regel täglich eine optimale spezielle Krankengymnastik durchgeführt werden. Schon vor der Entlassung sollte die weitere ambulante, fachliche Überprüfung der regelmäßigen, häuslichen Übungen mit der Krankengymnastikpraxis festgelegt werden.

Startprobleme

Es sollte darauf geachtet werden, dass die Füße beim Gehen nicht zu eng nebeneinander stehen (breitbasigen Gang bevorzugen). So kann besser das Gleichgewicht gehalten werden. Der Patient soll sich immer wieder auf das Gehen konzentrieren, sich nicht ablenken lassen und seine Füße bewusst vom Boden heben. Häufig klagen Patienten in fortgeschrittenen Krankheitsstadien darüber, dass sie sich während des Gehens plötzlich blockiert fühlen und praktisch nicht mehr vom Fleck kommen. Sie fühlen sich wie angeklebt, wie angefroren. Spontan, durch psychische Belastung oder durch vermeintliche Hindernisse (z. B. enge Durchgänge, Bodenwellen, Türschwellen, Bordsteinkanten, Teppiche) kann plötzlich eine Bewegungs- oder Startblockade auftreten, die treffend im englischsprachigen Raum mit „freezing" (einfrieren) bezeichnet wird. Wie „ein- oder angefroren" kann der Patient keinen Schritt weitergehen („die Füße kleben am Boden", „es hält mich jemand fest").

Die Blockierung bezieht sich in der Regel nur auf das Gehen bzw. auf den Start (Starthemmung) und kann Sekunden bis Minuten andauern. Das Sprechen oder die Bewegungen der Arme sind seltener von der Blockierung betroffen. Bei hohem Sturzrisiko sollten Hilfsmittel wie Gehstütze und Rollator genutzt werden. Das nächtliche Sturzrisiko beim Gang zur Toilette kann durch eine gedämmte Gangbeleuchtung vom Schlafzimmer zur Toilette und Haltegriffe gemindert werden. Plötzlich auftretende Phasen einer verminderten Beweglichkeit oder besonders auch Startschwierigkeiten können durch kurze energische Eigen- oder Fremdkommandos (wie „auf!", „los!" oder lautes Zählen) überwunden werden. Weitere Tricks sind das bewusste Entspannen der Beinmuskulatur kurz vor dem Aufstehen von einem Stuhl, das mehrmalige Hin- und Herschaukeln mit dem Oberkörper vor dem ersten Schritt, ein kurzer Schlag mit der Hand auf den Oberschenkel, das Anziehen der Knie, die Vorstellung einer kleinen Stufe, Tretbewegungen und vieles mehr. Dem Einfallsreichtum sind da keine Grenzen gesetzt. Die verschiedenen Techniken können zunächst zu Hause ausprobiert werden. In den eigenen vier Wänden werden laute Eigenkommandos meist nicht stören. Außerhalb der häuslichen Umgebung reicht es manchmal schon, den Ablauf einer hilfreichen Technik im Geiste ablaufen zu lassen, um dann besser starten zu können. Einer unserer Patienten benutzt seit über 15 Jahren eine klappbare Stange an seinem Gehstock, die als optische Hilfe seine Starthemmung mindert (Abb. 18.1). Wenn der erste Schritt nicht gelingen will, stellt er den Stock

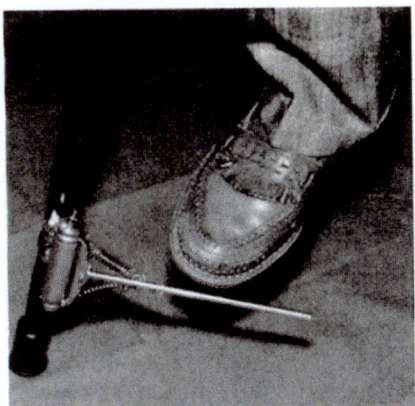

Abb. 18.1. Patienten-Eigenbau einer optischen Hilfe für Starthemmungen („Anti-Freezing-Stock")

mit abgeklappter Stange vor den Fuß und kann so das Gehen einleiten (mittlerweile ist eine derartige Hilfe auch als „Anti-Freezing-Stock" im Handel erhältlich). Oft reicht es auch, einen Spazierstock oder einen Stockschirm umzudrehen und den auf dem Boden stehenden Handgriff als optische Starthilfe zu nutzen. Im Handel gibt es preisgünstige Laserpointer, mit dem jeweils ein Zielpunkt auf dem Boden markiert und so der erste Schritt eingeleitet werden kann

Hilfen bei Startproblemen (Freezing)

- Laute Kommandos, lautes Zählen
- Kurzer Schlag auf den Oberschenkel
- Marschmusik (Walkman), Metronom
- Freezing-Stock, umgedrehter Spazierstock, Laserpointer als optische Hilfe

Schwimmen

Bewegungsbäder und Schwimmen im warmen Wasser (32–34°C) unterstützen das krankengymnastische Übungsprogramm und sind bei Parkinson-Patienten sehr beliebt. Das Schwimmen soll jedoch nicht zu lange ausgedehnt werden. Unter der Einwirkung des Auftriebs im Wasser kann die Koordination der Bewegungen leichter trainiert werden. Es versteht sich von selbst, dass bei deutlicher motorischer Behinderung und Neigung zu Fluktuationen eine Hilfskraft im Wasser bereitstehen muss und eine geringe Wassertiefe gewählt wird.

Massagen

Bei deutlichen Muskelverspannungen sind Massagen und Wärmeanwendungen als zusätzliche Behandlungsmethoden neben der Krankengymnastik hilfreich. Es erscheint jedoch nicht sinnvoll, eine Verspannung der Nackenregion nur durch Massage zu behandeln und auf Bewegungsübungen in diesem Bereich zu verzichten. In Einzelfällen ist zu entscheiden, ob auch Packungen, Bestrahlungen oder medizinische Bäder sinnvoll sind.

Sport

Starke körperliche Belastung führt möglicherweise zu einer Verkürzung der On-Phasen. Ein leichtes Ausdauertraining (Gehen, Schwimmen) kann die motorischen Symptome verbessern. Körperliche Aktivität fördert wahrscheinlich die Resorption von L-Dopa aus dem Darm.

18.2 Ergotherapie

Der früher gebräuchliche Ausdruck Beschäftigungstherapie ist oft mit der Vorstellung beruflicher Wiedereingliederungsmaßnahmen und der Einübung sinnvoller Freizeitgestaltung verbunden. Die Ergotherapie in der neurologischen Klinik und Rehabilitation umfasst jedoch ein weitaus größeres Spektrum.

Prinzip

Die Ergotherapie bemüht sich um die Förderung oder Wiederherstellung eingeschränkter körperlicher, psychischer oder geistiger Funktionen. Ziel ist eine größtmögliche Selbstständigkeit in den Alltagsfunktionen oder für jüngere Parkinson-Patienten die Integration in das Berufsleben. Das alltags- und handlungsorientierte Prinzip bezieht sich auf wahrnehmungs- und funktionell bezogene Trainingsmethoden. Bei Parkinson-Patienten geht es vornehmlich um das Training der feinmotorischen Leistungen in den Alltagsaktivitäten (evtl. mit Hilfsmitteln) und die Koordination des Gleichgewichts. Bei Aufmerksamkeits-, Gedächtnis- und Orientierungsstörungen werden neuropsychologisch orientierte Trainingsmethoden eingesetzt (z. B. Hirnleistungstraining). Geduld, Zuspruch und Aufmunterung fördern die Motivation. Die einzelnen Vorschläge für eine sinnvolle Ergotherapie sollen auf die Behinderung abgestimmt sein, dem Patienten Freude machen und die Bezugspersonen mit einschließen. Überforderungen führen sehr rasch zur Aufgabe.

Durchführung

Die Übungen umfassen vor allen Dingen die Aktivitäten des täglichen Lebens wie Körperpflege, Ankleiden, selbstständiges Essen und Haushaltsversorgung. Neben dem Training allgemeiner manueller Fähigkeiten (z. B. Bastelarbeiten, Kneten mit Plastilin, Malen) steht die Übung an praktischen Beispielen im Vordergrund. Es sind viele kleine, aber äußerst nützliche Hilfsmittel entwickelt worden, die dem Parkinson-Patienten bekannt sein müssen und deren Gebrauch er natürlich erst erlernen muss (Hilfsmittelkataloge sind über Sanitätsfachgeschäfte zu beziehen). Für Parkinson-Patienten mit kognitiven Störungen sind Übungsmaterialien für ein Gedächtnistraining („Hirnjogging") entwickelt worden, wobei in jüngerer Zeit auch spezielle Computerprogramme eingesetzt werden. Neuropsychologen ermitteln Art und Ausmaß der Hirnleistungsstörung. Trainiert werden Gedächtnisleistungen, Konzentrationsfähigkeit sowie Denk- und Handlungsabläufe. Der Patient sollte unbedingt dazu ermuntert werden, seine Hobbys und Geselligkeit weiterzuführen – auch wenn der Zeitaufwand erheblich größer geworden sein sollte.

18.3 Logopädie

Die Logopädie befasst sich mit Stimm-, Sprach- und Sprechstörungen. Daneben wird das Lesen, Schreiben und der Umgang mit Zahlen geübt. Auf die für Parkinson-Patienten charakteristischen Stimm- und Sprechstörungen, die unter dem Begriff Dysarthrophonie zusammengefasst werden, wurde hingewiesen (s. Abschn. 7.2.1). Aphasische Störungen gehören nicht zum Krankheitsbild. An der Ausbildung der Dysarthrophonie sind Störungen der Artikulation, der Phonation und der Atmung beteiligt. Die besonderen Merkmale der Dysarthrophonie werden in der folgenden Übersicht nochmals zusammengefasst.

Dysarthrophonie beim Parkinson-Syndrom
- Leise, monotone Sprechweise (Hypophonie, Monotonie)
- Störung in der Formung der Sprachlaute (Dysarthrie)
- Rasche Ermüdbarkeit der Stimme
- Veränderte Sprachmelodie (Prosodie)
- Stimmtremor
- Verlangsamter oder beschleunigter Silbenfluss
- Dyskinesien im Mund-Zungen-Bereich
- Sprechblockade (Freezing des Sprechens)
- Beschleunigtes Sprechen („Festination" des Sprechens)

Die veränderte Sprachmelodie (Betonung beim Sprechen und das Setzen von Pausen) ist sowohl der gestörten Atemmechanik als auch dem Rigor der Schlundmuskulatur zuzuordnen. Die Störung der Artikulation (Formung der Sprachlaute) wird dagegen mehr auf den Rigor der Zungen- und Mundmuskulatur zurückgeführt. Der Silbenfluss (Sprechrate) kann verlangsamt, beschleunigt oder normal sein und im Sprachfluss auch die Frequenz wechseln. Dyskinesien im Mundbereich, vermehrter Speichelfluss oder Mundtrockenheit können zusätzlich das Sprechen behindern. Die Optimierung der medikamentösen Therapie bessert in früheren Krankheitsstadien meist auch die Sprechstörung.

Die Logopädie wird notwendig, wenn die Sprechstörung zu einem Kommunikationsproblem geworden ist. Der Parkinson-Patient ist neben der Sprechstörung zusätzlich durch seine verminderte Mimik und in manchen Fällen auch durch seine kognitive Störung in seiner Kommunikationsfähigkeit beeinträchtigt. Verständlicherweise leidet der Patient unter dieser Einschränkung und fühlt sich als Gesprächspartner zurückgesetzt. Hierin besteht auch die Gefahr, dass sich der Patient zunehmend zurückzieht. Der Parkinson-Patient sollte immer wieder angehalten werden, trotz erheblicher Sprechanstrengungen, nicht auf die Kommunikation zu verzichten. Auch die Bezugspersonen sollten in das logopädische Übungsprogramm mit einbezogen werden, um später dann zu Hause unterstützend wirken zu können. Alle Kommunikationspartner – und da müssen sich Therapeuten und Ärzte mit einschließen lassen – müssen sich Zeit für das Gespräch mit dem Patienten nehmen und zuhören können. Es ist frustrierend für den Patienten, wenn ihm die mühsam formulierten Sätze abgeschnitten werden und vom Partner oder Therapeuten vollendet werden. So sind Sprechvermeidung und Rückzugstendenzen vorprogrammiert.

Prinzip

Die Logopädie beim Parkinson-Syndrom zielt symptomorientiert auf eine bessere Koordination von Atmung und Stimmproduktion, auf die Beeinflussung der Sprachmelodie, auf die Motivation zur Kommunikation und auch auf die Behandlung von Kau- und Schluckstörungen. Logopäden, Sprachtherapeuten (Sonderpädagogen mit dem Schwerpunkt Sprachtherapie) und Neurolinguisten (Sprechwissenschaftler) haben unterschiedliche Methoden und Techniken zur Förderung der Kommunikationsfähigkeit bei Parkinson-Patienten entwickelt, auf die wir hier nicht im Einzelnen eingehen können. Ein länger anhaltender Erfolg nach logopädischer Übungsbehandlung ist nur bei sehr motivierten und kognitiv nicht eingeschränkten Patienten zu erwarten.

Durchführung

Wichtig ist, dass die Betroffenen lernen, ihre verbliebenen Sprechfunktionen möglichst effektiv für die alltägliche Kommunikation einzusetzen. Zum logopädischen Übungsprogramm gehören mundmotorische Übungen (auch vor dem Spiegel), Sprechübungen mit lautem Sprechen und Kontrolle der Sprechgeschwindigkeit und Sprechmelodie (evtl. mit akustischer Taktgebung) sowie Atem- und Schluckübungen. Die zusätzlichen Innervationsübungen der mimischen Muskulatur unterstützen das Kommunikationstraining. Von einigen Logopäden wird ein sog. „Pacingboard" (Sprechbrett) eingesetzt: Es handelt sich um eine kleine Scheibe mit sternförmig aufgeklebten Leisten als Markierungen. Der Patient führt seinen Finger schrittweise über die einzelnen Markierungen und steuert so Silbe für Silbe bzw. Wort für Wort den Sprechablauf.

Günstig soll auch der Einsatz von Biofeedback-Verfahren sein: Der Patient erhält eine kontinuierliche akustische Kontrolle über seine Sprechweise. Die Stimmbildung kann über ein Kehlkopfmikrophon überwacht werden. Über einen Kopfhörer erhält der Patient ein Warnsignal, wenn die Intensität seiner Stimme einen bestimmten Wert unterschreitet. Von der Pharmaindustrie werden Tonkassetten zu Übungszwecken zur Verfügung gestellt, die man kostenlos über die Deutsche Parkinson-Vereinigung anfordern kann. Der/die Logopäde/in wird entscheiden, ob sich derartige Übungskassetten für den Einzelfall eignen.

18.4 Psychosoziale Betreuung

Die psychosoziale Betreuung ist neben der medikamentösen Therapie einer der wichtigsten Pfeiler in der Parkinson-Behandlung. Spezialisierte Neuropsychologen in Fachkliniken und Praxen helfen bei der Diagnostik und Bewältigung krankheitsbedingter psychischer und neuropsychologischer Störungen. Sozialarbeiter und Sozialpädagogen sind in Kliniken und Behörden tätig und unterstützen den Parkinson-Patienten in Fragen der Sozialgesetzgebung, der sozialen und finanziellen Hilfen und leiten Rehabilitationsmaßnahmen bzw. die Verlegung in Pflegeeinrichtungen ein. Die gesamte psychosoziale Betreuung erfolgt in enger Zusammenarbeit aller an der Behandlung von Parkinson-Patienten beteiligter Berufsgruppen.

Alltagsaktivitäten

Auch wenn der Patient nicht mehr berufstätig ist, sollte er für einen strukturierten Tagesplan sorgen. Er sollte sich neben Routinearbeiten für den nächsten Tag auch Dinge vornehmen, die ihm Spaß machen und ihn in seiner Bewegungsfähigkeit fördern. Er sollte nicht zu spät aufstehen und schon vor dem Frühstück seine gymnastischen Übungen durchführen (vorher muss natürlich die Medikamentenwirkung abgewartet werden). Es spricht nichts dagegen, wenn er sich nach dem Mittagessen für eine (halbe) Stunde hinlegt. Die Mittagsruhe sollte aber nicht zu lange ausgedehnt werden, damit abends noch ein ausreichendes Schlafbedürfnis besteht.

Der Patient sollte unbedingt weiterhin an Geselligkeiten teilnehmen, auch wenn er in seiner Bewegung und im Sprechen eingeschränkt ist. Freunde und Bekannten werden sicherlich Verständnis haben und Rücksicht nehmen. Weitere Vorschläge sind Unternehmungen mit den Kindern aus dem Verwandten- und Freundeskreis, Aktivierung eines Stammtisches (Skat und andere Kartenspiele), Teilnahme an Programmen der Volkshochschule. Es ist auch zu überlegen, ob sich der Parkinson-Patient nicht einen Hund anschaffen sollte, um seine Motivation für einen Spaziergang zu fördern.

Krankheitsbewältigung

Über die psychischen Störungen, die im Langzeitverlauf der Erkrankung und unter der medikamentösen Behandlung auftreten können, wurde ausführlich berichtet. An dieser Stelle sollen einige Punkte angesprochen werden, die sich auf mögliche Probleme im Umgang des Parkinson-Patienten mit seiner Krankheit und auf Probleme im Umgang mit seiner Umwelt beziehen. Die Krankheitsbewältigung hat bei allen chronisch fortschreitenden Erkrankungen einen hohen Stellenwert. Eine Besonderheit der Parkinson-Krankheit besteht jedoch darin, dass die Erkrankung wegen der motorischen Auffälligkeiten sofort für jedermann sichtbar ist.

Nach der Diagnosestellung muss sich der Parkinson-Patient zunächst einmal damit auseinandersetzen, dass er an einer chronisch fortschreitenden Erkrankung leidet, für die es derzeit keine Heilung gibt. Um so wichtiger ist die gleichzeitige Aufklärung darüber, dass die Parkinson-Krankheit in der Regel einen relativ gutartigen Krankheitsverlauf hat, und dass heute sehr wirksame therapeutische Maßnahmen zur Verfügung stehen. Dennoch bleibt für den einzelnen Patienten verständlicherweise die Ungewissheit über die eigene Krankheitsentwicklung. Leider gibt es bis heute keine verlässlichen Parameter, die den weiteren Krankheitsverlauf sicher voraussagen können. Der mit der Diagnose konfrontierte Patient wird in der Folgezeit sehr sensibel gegenüber allen Hinweisen aus den Medien (Presse, Fernsehen) sein, die sich mit der Erkrankung beschäftigen. Er wird Patienten in fortgeschrittenen Krankheitsstadien sehen, die seine Befürchtungen und Ängste weiter verstärken. Hier sind besonders auch die Angehörigen gefordert, ermutigend auf den Betroffenen einzuwirken.

Auf der anderen Seite sollte der Patient eine etwaige Leistungsminderung z. B. an seinem Arbeitsplatz nicht verbergen und mit seinem Arbeitgeber und seinen Arbeitskollegen über die Erkrankung sprechen. Er sollte ihnen in einfachen Worten den Mechanismus der Erkrankung erklären. Er kann die Störung vielleicht so erklären, dass in seinem Falle ein Botenstoff, der die Bewegungen steuert, vermindert ist. Es ist nicht notwendig, dass er von einem Zelluntergang bestimmter Hirnareale spricht, da hierdurch die falsche Assoziation einer intellektuellen Störung abgeleitet werden könnte. Der Patient sollte seinen Arbeitskollegen erklären, dass aus seiner Erkrankung keinesfalls eine Unterforderung abgeleitet werden muss. Er sollte sich auf der anderen Seite aber auch nicht scheuen, auf eine Überforderung hinzuweisen, wenn er z. B. bestimmten Arbeitsabläufen nicht mehr nachkommen kann. Möglicherweise kann durch eine innerbetriebliche Umorganisation Abhilfe geschaffen werden. Die engsten Angehörigen und Freunde werden ihn möglicherweise sachlich und ausführlicher auf seine Beeinträchtigungen hinweisen.

Für die oftmals schwierigen symptomverstärkenden Stresssituationen in der Öffentlichkeit haben Parkinson-Patienten selbst wirksame Strategien erprobt. „Sichtlich" betroffen sind Tremorpatienten, aber auch diejenigen, die unter Stress eine Zunahme der Bradykinese erfahren. Bevor der Parkinson-Patient an der Kasse bezahlt, in einer Behörde oder am Bankschalter unterschreibt, im Lokal das Besteck oder das Glas führt, sollte er versuchen, sich und besonders den geforderten Arm bzw. die Hand zu entspannen. Oft hilft auch der rasche Wechsel einer kurzen Anspannung und Entspannung vor der geplanten Handlung. Für einige Patienten ist es hilfreich, wenn sie die gegenseitige Hand kurz anspannen. Wichtig ist, dass die Betroffenen lernen, ihre Erwartungsangst zu mildern oder erst gar nicht aufkommen zu lassen. Einige Patienten berichten uns, dass sie vorher ein kurzes autogenes Training mit dem Leitsatz „meine Hand ist ganz ruhig, nichts kann mich stören" durchführen. Der Patient soll sich nicht aus der Ruhe bringen lassen, wenn ein Vorgang einmal etwas länger dauert und seine ganz speziellen Stresssituationen trainieren. Er wird erfahren, dass es mit jedem Versuch besser gelingt. Vermeidungsstrategien wie „ich setze mich erst gar nicht der belastenden Situation aus" führen zur Unselbstständigkeit, zum Ärger über das eigene Versagen und schließlich zur Isolation.

Es soll an dieser Stelle nicht verschwiegen werden, dass auch Angehörige und Freunde einer besonderen Belastungssituation ausgesetzt sind. Sie haben den schwierigen Balanceakt zwischen (den Gefühlen) einer Über- und Unterforderung umzusetzen, wobei auch sie in ihrer eigenen Bewegungsfreiheit bzw. Lebensqualität eingeschränkt sein können. Die psychosoziale Betreuung sollte möglichst früh einsetzen und die Angehörigen mit einbeziehen.

19 Sozialmedizinische Informationen

19.1 Grad der Behinderung und Minderung der Erwerbsfähigkeit — 309

19.2 Schwerbehindertenausweis — 310

In diesem Anschnitt sollen dem betreuenden Arzt einige Information zu sozialmedizinischen Fragestellungen gegeben werden, die ihn bei entsprechenden Fragestellungen unterstützen.

Für die nachfolgenden Zahlenangaben kann keine Gewähr übernommen werden. Die gesetzlichen Leistungen können sich in der Zwischenzeit ändern, sodass Sie sich immer von den zuständigen Stellen aktuell beraten lassen sollten. Die aufgeführten Beträge sind noch in DM angegeben, da bei Drucklegung nur die exakte Umrechnung, jedoch keine neue Festlegung in Euro zur Verfügung stand.

19.1 Grad der Behinderung und Minderung der Erwerbsfähigkeit

Die Minderung der Erwerbsfähigkeit (MdE) und Grad der Behinderung (GdB) werden nach gleichen Grundsätzen bemessen. Der Unterschied besteht darin, dass sich die MdE ursächlich nur auf Schädigungsfolgen bezieht, während der GdB alle Gesundheitsstörungen erfasst, also unabhängig von der Ursache ist. Eine Behinderung liegt vor, wenn ein gesundheitlicher Schaden zu funktionellen Einschränkungen führt und diese Einschränkungen soziale Beeinträchtigungen zur Folge haben. Der gesundheitliche Schaden kann sich auf körperliche, geistige oder seelische Veränderungen beziehen. GdB und MdE setzen voraus, dass sich die Gesundheitsstörung über einen Zeitraum von mehr als 6 Monaten erstreckt. **Erwerbsunfähigkeit** (EU) im sozialen Entschädigungsrecht besteht, wenn eine Minderung der Erwerbsfähigkeit (MdE) von mehr als 90 % vorliegt. In der gesetzlichen Rentenversicherung bezieht sich die MdE allein auf die Einschränkung der Möglichkeit, eine Erwerbstätigkeit auszuüben.

Behinderungen müssen nicht zwangsläufig zu einer Leistungsminderung im Arbeits- und Berufsleben führen (z. B. leichte Gehbehinderung einer Sekretärin). Der Grad der Behinderung wird in Zehnergraden von 10 bis 100 festgelegt. Als Behinderung wird nur die Auswirkung einer Funktionsbeeinträchtigung gewertet, die mindestens einen Grad der Behinderung von 20 hat. Bei mehreren Funktionsbeeinträchtigungen wird ein Gesamtbehinderungsgrad festgestellt, der sich nicht aus der Addition der Einzelwerte ergibt, sondern „aus den Auswirkungen der einzelnen Funktionsbeeinträchtigungen in ihrer Gesamtheit unter Berücksichtigung ihrer wechselseitigen Beziehungen zueinander". Zu den Behinderungen im Sinne des Schwerbehindertengesetzes zählt nicht die allgemeine psychische und körperliche Minderung der Leistungsfähigkeit im Alter (normale Alterserscheinungen).

Nach dem **Schwerbehindertengesetz** (SchwbG) gelten Personen als schwerbehindert, die einen Grad der **Behinderung (GdB) von mindestens 50 %** aufweisen. Antragsformulare erhält man beim Versorgungsamt, bei Behindertenverbänden und bei der Gemeinde. Um die Bearbeitungszeit (3–6 Monate) zu verkürzen, ist es ratsam, dem Antrag ärztliche Befunde und Bescheinigungen beizulegen. Ein Kündigungsschutz besteht mit Antragstellung (wenn dieser positiv beschieden wird).

Die Anerkennung als Behinderter dient dem Schutz und der Integration des betroffenen Personenkreises. Mit der Anerkennung als Behinderter erwirbt der Patient bestimmte Rechte und Hilfen im Arbeitsleben und sog. Nachteilsausgleiche, wie z. B. steuerliche und finanzielle Vergünstigungen.

Wenn der Arbeitgeber bei bestehendem Arbeitsverhältnis von der Erkrankung seines Mitarbeiters erfährt, rechtfertigt die bloße Kenntnisnahme nicht die Kündigung. Auf Anfrage muss dem Arbeitgeber jedoch – wie bei jeder anderen chronischen Erkrankung auch – die Art der Erkrankung mitgeteilt werden. Wenn der Betroffene und sein behandelnder Arzt merken, dass der Parkinson-Patient seiner Arbeit nicht mehr in gewohntem Maße nachkommen kann, sollte frühzeitig zu einem Gespräch mit der Personalvertretung oder einer Sozialstelle geraten werden. Hilfreich kann auch das Gespräch mit Betroffenen aus der Selbsthilfegruppe sein. Der Patient sollte rechtzeitig einen Antrag auf Schwerbehinderung stellen, um einen Kündigungsschutz zu erreichen.

19.2 Schwerbehindertenausweis

Nach den „Anhaltspunkten für die ärztliche Gutachtertätigkeit im sozialen Entschädigungsrecht und nach dem Schwerbehindertengesetz" 1996 ergeben sich folgende Anhaltswerte für die GdB-Grade beim Parkinson-Syndrom:

30–40 %	– ein- oder beidseitige, geringe Störung der Bewegungsabläufe, keine Gleichgewichtsstörung, geringe Verlangsamung
50–70 %	– deutliche Störung der Bewegungsabläufe, Gleichgewichtsstörungen, Unsicherheit beim Umdrehen, starke Verlangsamung
80–100 %	– schwere Störung der Bewegungsabläufe bis zur Immobilität

Andere extrapyramidale Syndrome – auch mit Dyskinesien – sind analog nach Art und Umfang der gestörten Bewegungsabläufe und der Möglichkeit ihrer Unterdrückung zu bewerten. Die genannten Anhaltswerte beziehen sich nur auf die Bewegungsstörungen. Wenn zusätzlich vegetative Begleitsymptome und psychische Störungen bestehen, werden diese Gesundheitsstörungen mit in die Beurteilung eingehen, wie auch andere Begleiterkrankungen. Da es sich bei der Parkinson-Krankheit um eine chronische Erkrankung handelt, muss in der Regel mit einer Zunahme der Symptome gerechnet werden. Wenn der Grad der Behinderung wesentlich zunimmt und im Ausweis vermerkt werden soll, sollte ein Änderungsantrag gestellt werden. Eine wesentliche Änderung im Ausmaß der Behinderung liegt vor, wenn der veränderte Gesundheitszustand mehr als 6 Monate angehalten hat, weiter anhalten wird und die Änderung der Gesamtbehinderung (GdB) wenigstens 10 % beträgt. Der Grad der Behinderung wird nach erfolgter medikamentöser Therapie bewertet.

Vom Versorgungsamt werden zwei verschieden Arten von Schwerbehindertenausweisen ausgestellt. In einem Ausweis (grüner Ausweis) ist der Grad der Behinderung festgelegt, in einem zweiten Ausweis (grün-orangefarbener Ausweis) ist die Berechtigung für die unentgeltliche Beförderung im öffentlichen Personenverkehr eingetragen (s. Abschn. 20.3).

Der Schwerbehindertenausweis kann folgende Merkzeichen enthalten:

H	=	hilflos
G	=	im Straßenverkehr in der Bewegungsfähigkeit erheblich beeinträchtigt
aG	=	aussergewöhnlich gehbehindert
B	=	auf ständige Begleitung angewiesen
BL	=	blind
1. Kl.	=	Berechtigung für die 1. Wagenklasse mit Fahrausweis 2. Wagenklasse
RF	=	Befreiung von Rundfunkgebührenpflicht

Merkzeichen H (hilflos)

Hilflos ist derjenige, der infolge von Gesundheitsstörungen nicht nur vorübergehend – d. h. länger als 6 Monate – bei gewöhnlichen und regelmäßig wiederkehrenden Verrichtungen im Ablauf des täglichen Lebens in erheblichem Umfang der fremden Hilfe bedarf. Parkinson-Patienten, die aufgrund einer erheblichen Bewegungseinschränkung beim An- und Auskleiden, bei der Nahrungsaufnahme, Körperpflege und beim Verrichten der Notdurft stark behindert sind, sind als hilflos einzustufen. Hilflosigkeit besteht auch dann, wenn zwar Hilfe nicht ständig geleistet wird, jedoch dauernde Bereitschaft zur Hilfe notwendig ist. Der Umfang der Hilfeleistungen muss erheblich sein.

Merkzeichen G (Gehbehinderung)

Die Bewegungsfähigkeit im Straßenverkehr ist erheblich beeinträchtigt, wenn der Betroffene infolge einer Einschränkung des Geh- oder Stehvermögens nicht ohne erhebliche Schwierigkeiten oder Gefahren für sich oder andere Wegstrecken im Ortsverkehr zurückzulegen vermag, die üblicherweise noch zu Fuß bewältigt werden (2 km in 20 min). Die Beeinträchtigung der Bewegungsfähigkeit kann auch durch internistische, orthopädische oder neurologische Erkrankungen bedingt sein (z. B. schwere Herz-Lungen-Erkrankungen, schwer einstellbarer Diabetes mellitus mit Bewusstseinsstörungen, erhebliche orthopädisch bedingte Schmerzen beim Gehen, epileptische Anfälle). Das Merkzeichen G berechtigt zur unentgeltlichen Beförderung im Nahverkehr (s. Abschn. 20.3).

Merkzeichen aG (außergewöhnliche Gehbehinderung)

Außergewöhnlich gehbehindert sind Personen, die sich wegen der Schwere ihres Leidens dauernd nur mit fremder Hilfe oder nur mit großer Anstrengung außerhalb ihres Kfz bewegen können oder auf einen Rollstuhl angewiesen sind.

Merkzeichen B (auf ständige Begleitung angewiesen)

Der Betroffene ist auf die ständige Begleitung bei der Benutzung von öffentlichen Verkehrsmitteln angewiesen. Die ständige Begleitung wird notwendig, wenn der Betroffene wegen seiner Behinderung zur Vermeidung von Gefahren für sich und/oder andere bei der Benutzung von öffentlichen Verkehrsmitteln regelmäßig auf fremde Hilfe angewiesen ist. (z. B. beim Ein- und Aussteigen, während der Fahrt). Dies gilt auch für eine psychische Behinderung mit Orientierungsstörungen. Die Notwendigkeit ständiger Begleitung kann auch bei außergewöhnlicher Gehbehinderung oder Hilflosigkeit vorliegen. Das „B" ist auf der Vorderseite des Ausweises eingetragen. Das Merkzeichen B wird meist anerkannt, wenn der Behinderte die Merkzeichen aG und H bereits erhalten hat.

Merkzeichen BL (blind)
Als blind wird eingestuft, wer sich aufgrund der Sehminderung nicht in einer ihm nicht vertrauten Umgebung ohne fremde Hilfe zurechtfindet.

Merkzeichen RF (Befreiung von Rundfunkgebührenpflicht)
Behinderte mit einem Behinderungsgrad ab 80, die wegen Ihrer Erkrankung ständig gehindert sind, am öffentlichen und kulturellen Leben teilzunehmen, können von der Rundfunk- und Fernsehgebührenpflicht befreit werden. Die Gründe können erhebliche Bewegungsstörungen, Herz-Lungen-Erkrankungen, geistige und seelische Behinderungen sein. Die Behinderung muss so ausgeprägt sein, dass öffentliche Veranstaltungen auch nicht mit einem Hilfsmittel (z. B. Rollstuhl) und/oder mit einer Begleitperson besucht werden können. Das gilt auch für Hörgeschädigte, die sich auch mit Hörhilfen nicht ausreichend verständigen können. Neben der Befreiung von Rundfunkgebühren können auch Ermäßigungen für den Telefonanschluss und die Telefongebühren beantragt werden.

20 Finanzielle und steuerliche Erleichterungen

20.1	Kfz-Steuer und -Versicherung	315
20.2	Steuerlich absetzfähige Aufwendungen	316
20.3	Vergünstigungen im Personenverkehr	317
20.4	Zuzahlung bei Krankenkassenleistungen	318
20.5	Pflegen und Hilfen zur Pflege	320
20.5.1	Häusliche Pflegehilfe	323
20.5.2	Pflegegeld	324
20.5.3	Häusliche Krankenpflege	325
20.5.4	Pflegehilfsmittel	326
20.5.5	Stationäre Rehabilitation	326
20.5.6	Soziale Dienste	327
20.6	Berufs- und Erwerbsunfähigkeit	327

20.1 Kfz-Steuer und -Versicherung

Kfz-Steuer

Von der Kfz-Steuer für ein auf den Namen des Patienten zugelassenes Kfz kann der Patient auf Antrag befreit werden, wenn er das Merkzeichen H (hilflos) oder aG (außergewöhnlich gehbehindert) oder B (blind) in seinem Schwerbehindertenausweis führt. Er kann dennoch Freifahrten im öffentlichen Personenverkehr in Anspruch nehmen. Eine Steuerermäßigung von 50 % erhält er, wenn er in seiner Bewegungsfreiheit im Straßenverkehr erheblich beeinträchtigt oder gehörlos ist (Schwerbehindertenausweis mit orangefarbenem Flächenaufdruck). Die unentgeltliche Beförderung mit öffentlichen Verkehrsmitteln ist dann allerdings nicht mehr möglich. Man muss sich also für die eine oder andere Möglichkeit entscheiden. Übrigens, das Auto muss auf den Patienten zugelassen sein, er selbst muss jedoch nicht die Fahrererlaubnis besitzen! Das Auto darf nur zu seiner Beförderung genutzt werden! Anträge sind an die Kfz-Zulassungsbehörde oder direkt an das Finanzamt zu leiten.

Kfz-Haftpflichtversicherung

Wenn der Patient von der Kfz-Steuer befreit ist, erhält er einen Beitragsnachlass von 25 % für seine Kfz-Haftpflichtversicherung und für die Kfz-Vollversicherung. Wurde die Kfz-Steuer um 50 % ermäßigt, enthält er gleichzeitig einen Beitragsnachlass von 12,5 % für seine Kfz-Haftpflichtversicherung und für die Kfz-Vollversicherung. Der Behinderte muss Halter und Versicherungsnehmer sein. Anträge sind bei den Versicherungsgesellschaften zu stellen. Einen Schadensfreiheitsrabattanspruch kann nur erwerben, wer das Kfz auch selbst fährt. Der Patient sollte also ausrechnen, welche Kombination für ihn die günstigste ist. Übrigens gewähren auch einige Automobilclubs Behinderten Beitragsnachlässe von bis zu 50 %.

20.2   Steuerlich absetzfähige Aufwendungen

Berufliche Kfz-Kosten

Berufstätige können für Fahrten zwischen Wohnung und Arbeitsstätte die für das Kfz errechnete nachweisbare individuelle Kilometerpauschale oder eine gesetzlich veranschlagte Kilometerpauschale als Werbungskosten steuerlich absetzen. Für Schwerbehinderte wird ein erhöhter Kilometerpauschalbetrag angerechnet. Behinderte, die nicht selbst fahren, dürfen auch die An- und Abfahrten (Leerfahrten) berechnen, z. B. wenn sie abgeholt und gebracht werden. Behinderte mit einem GdB von 80 % oder einem GdB von 70 % und dem Merkzeichen G können auch Privatfahrten als außergewöhnliche Belastung absetzen. Ohne Nachweis wird eine Jahrespauschale von 3000 km zu 0,30 € angerechnet. Außergewöhnlich Behinderte (aG) können Urlaubs- und Freizeitfahrten bis zu 20.000 km im Jahr anmelden. Auch Kosten für Taxifahrten und andere Verkehrsmittel können unter bestimmten Bedingungen abgesetzt werden.

Hilfe im Hauhalt

Eine Hilfe im Haushalt wird pauschal mit € 624 im Jahr anerkannt, wenn der Steuerpflichtige oder der Ehegatte mindestens 60 Jahre ist oder eine zum Haushalt zählende unterhaltene Person krank war. Bei einer zum Haushalt zählenden schwerbehinderten oder hilflosen Person erhöht sich der Betrag auf € 924, wenn dieser Aufwand nicht als Sonderausgabe geltend gemacht wurde.

Hilfe im Pflegeheim

Auch bei der Hilfe im Pflegeheim können gleiche Aufwendungen geltend gemacht werden (Hilfe bei der Essenszubereitung, Reinigungsarbeiten, Wäsche etc.). Pflegekosten auf einer Pflegestation können unter Abzug einer zumutbaren Eigenbelastung abgesetzt werden. Unterbringungskosten können nur abgesetzt werden, wenn nicht der erhöhte Pauschalbetrag von € 3700 oder der Abzugsbetrag von € 924 in Anspruch genommen wurde. Abzugsfähig sind unter besonderen Umständen die Pflegekosten für die Beschäftigung einer ambulanten Pflegekraft. Bei Hilflosen können auch die Kosten für das sog. „hauswirtschaftliche Beschäftigungsverhältnis" als Sonderausgaben abgesetzt werden.

Wohngeld

Unter Wohngeld versteht man den Zuschuss zu den Kosten des Wohnraums, der Heizung und des Warmwassers. Der Zuschuss ist abhängig von der Zahl der Familienmitglieder, der Höhe des Einkommens und der Höhe der zuschussfähigen Miete oder Belastung. Kostenzuschüsse werden auch bei selbst genutztem Eigentum gewährt (Lastenausgleich). Bei einem Grad der Behinderung von 100 % oder ab 80 %, wenn der Schwerbehinderte in der Wohnung gepflegt wird, kann ein Freibetrag von € 1534 abgezogen werden. Bei einem geringeren GdB verringert sich der Freibetrag. Wohngeld kann auch für Heimbewohner gezahlt werden. Das Amt für Wohnungswesen erteilt nähere Auskünfte und stellt Wohngeldbroschüren bereit.

20.3 Vergünstigungen im Personenverkehr

Freifahrten im Nahverkehr

Nahverkehr im Sinne des Schwerbehindertengesetzes bezieht sich auf Straßenbahnen, U- und S-Bahn, Bus, Eisenbahn (2. Klasse) und Schiffe im Umkreis von 50 km um den Wohnsitz. Mit dem Merkzeichen H (hilflos) oder aG (außergewöhnlich gehbehindert) im Schwerbehindertenausweis kann der Patient Freifahrten im öffentlichen Personenverkehr in Anspruch nehmen. Mit dem Merkzeichen „1. Klasse" haben Schwerkriegsbeschädigte und Entschädigungsberechtigte die Möglichkeit, die

1. Klasse bei Eisenbahnfahrten zu nutzen. Behinderte mit dem Merkzeichen G (gehbehindert) müssen sich für Freifahrten oder Ermäßigung der Kfz-Steuer entscheiden. Eine notwendige Begleitperson (B) fährt kostenlos. Für Freifahrten benötigt der Patient neben seinem Schwerbehindertenausweis ein sog. Ausweisbeiblatt mit Wertmarke, die € 61,36 im Jahr kostet. Nur für Behinderte mit dem Merkzeichen H (hilflos) ist die Fahrt wirklich „frei", d. h. kostenlos, da diese die Wertmarke unentgeltlich erhalten.

Freifahrten im Fernverkehr

Im Fernverkehr muss der Behinderte den vollen (üblichen) Fahrpreis zahlen, kann jedoch bei eingetragenem Merkzeichen B eine Begleitperson kostenlos mitnehmen. Ab einem Behinderungsgrad von 80 % kann vorzeitig einen Seniorenpass beantragt werden. Für Rollstuhlfahrer sind die Platzreservierung und die Beförderung des Rollstuhls gebührenfrei. Einzelne Fluggesellschaften befördern die notwendige Begleitperson im innerdeutschen Verkehr unentgeltlich.

Parkerleichterungen

Inhaber eines Schwerbehindertenausweise mit dem Merkmal aG oder Bl dürfen

- auf Behindertenparkplätzen mit Rollstuhlsymbol parken,
- im eingeschränkten Halteverbot parken, wenn in der Nähe keine anderen Parkmöglichkeiten bestehen,
- im Zonenhalteverbot die zugelassene Parkdauer überschreiten,
- in Fußgängerzonen während der zugelassenen Ladezeiten parken,
- Parkplätze mit Parkscheinautomaten ohne Gebühr und zeitliche Begrenzung nutzen.

Parkausweise erhält man bei der Straßenverkehrsbehörde (Ordnungsamt). Auch wenn man selbst keinen Führerschein besitzt, kann man für den Fahrer eine derartige Ausnahmegenehmigung erhalten.

20.4 Zuzahlung bei Krankenkassenleistungen

Die Tabellen 20.1 und 20.2 geben eine Übersicht über die Zuzahlungen bei Krankenkassenleistungen. Bei Beitragserhöhungen können sich die Zuzahlungen erhöhen, der Patient hat dann allerdings auch das Recht der Kündigung.

Tabelle 20.1. Zuzahlungen bei Krankenkassenleistungen

Leistung	West	Ost	Befreiungsklausel
Fahrkosten	€ 13,– pro Fahrt	€ 13,– pro Fahrt	1 und 2
ambulante Behandlung			
stationäre Behandlung			
Krankenwagen			
Heilmittel (Krankengymnastik, Massage)	15 % der Kosten	15 % der Kosten	1, 2 und 3
Krankenhausbehandlung	€ 9,– pro Tag (höchstens 14 Tage)	€ 9,– pro Tag (höchstens 14 Tage)	3
Mütterkuren	€ 9,– pro Tag (höchstens 14 Tage)	€ 9,– pro Tag (höchstens 14 Tage)	1 und 3
Zahnersatz	55 % der Kosten (45 % bei regelmäßiger Vorsorge)	55 % der Kosten (45 % bei regelmäßiger Vorsorge)	1 und 2

Eine **Zuzahlungsbefreiung** gilt für folgende Gruppen:

- Kinder und Jugendliche bis zur Vollendung des 18. Lebensjahres,
- bei Vorlage einer gültigen Befreiungsvorlage von der Krankenkasse,
- Bezieher von Sozialhilfe, Kriegsopferfürsorge, Arbeitslosenhilfe, BAföG, Ausbildungsförderung,
- Zivildienstleistende, Bundeswehrangehörige, Bundesgrenzschutzangehörige,
- Schwangere, wenn die Verordnungen in Zusammenhang mit Schwangerschaftsbeschwerden oder der Entbindung stehen,
- Versicherte der Postbeamtenkrankenkasse.

Tabelle 20.2. Zuzahlung bei Arzneimitteln

Packungsart, Leistung	Zuzahlung
N1, N2, N3 (Packungsgrößen) Keine Angabe zu N1, N2, N3 auf der Packung sichtbar	€ 4,– / € 4,50 / € 5,– Keine Abgabe zu Lasten der GKV, ggf. muss der Versicherte die Gesamtkosten tragen
Kombinationspackungen (z. B. Salben, Zäpfchen, Tabletten)	Für jede Darreichungsform getrennt
Kombination von Arzneimittel und Hilfsmittel (z. B. Applikationshilfe)	Anteilig je Mittel Ausnahme: Katheterset, € 4,– für Gesamtmenge je Verordnung
Verbandstoffe	€ 4,– je Verordnung
Rezepturen	€ 4,– je Verordnung
Harn- und Blutteststreifen	Keine Zuzahlung
Hilfsmittel (Bandagen, Kompressionstherapie, Einlagen)	20 % der Kosten, die die Krankenkasse übernimmt
Orthesen (z. B. Spitzfußbandagen)	Keine Zuzahlung

20.5 Pflegen und Hilfen zur Pflege

Seit dem 1.1.1995 haben rund 80 Mio. Personen einen Versicherungsschutz bei häuslicher und stationärer Pflege. Alle in der gesetzlichen Krankenversicherung Versicherten sind in die Pflegeversicherung einbezogen. Privatversicherte müssen eine private Pflegeversicherung abschließen.

Am 1.1.1995 ist das Pflegeversicherungsgesetz in Kraft getreten. Die Leistungen der Pflegeversicherung erfolgten in 2 Stufen: Leistungen bei häuslicher Pflege (1.4.1995) und Leistungen bei stationärer Pflege (1.7.1996). Die Leistungen der Pflegeversicherung sind unabhängig vom Vermögen und Einkommen und umfassen den häuslichen, teilstationären Bereich und die Kurzzeitpflege. Das Bundesministerium für Arbeit und Sozialordnung hat eine kostenlose Broschüre *Die Pflegeversicherung* herausgegeben, die umfangreiche Information zur Pflegeversicherung enthält. Im Rahmen dieses Buches können wir nur auf einzelne Angaben hinweisen.

Allgemeine Voraussetzung

Schwerpflegebedürftigkeit liegt vor, wenn ein Kranker oder Behinderter so hilflos ist, dass er für die gewöhnlichen und regelmäßig wiederkehrenden Verrichtungen im Ablauf des täglichen Lebens auf Dauer, voraussichtlich für mindestens 6 Monate, in erheblichem oder höherem Maße der Hilfe bedarf. Bei den „gewöhnlichen und regelmäßig wiederkehrenden Verrichtungen" handelt es sich um die Bereiche Körperpflege, Ernährung, Mobilität und hauswirtschaftliche Versorgung. Die Pflege muss dabei nicht im Haushalt des Pflegebedürftigen erfolgen, sondern kann auch in einem anderen Haushalt oder im Altenwohnheim erfolgen. Im Einzelnen handelt es sich dabei um die folgenden Verrichtungen:

Körperpflege:	Waschen, Duschen, Baden, Zahnpflege, Kämmen, Rasieren, Blasen- und Mastdarmentleerung
Ernährung:	Mundgerechtes Zubereiten oder Aufnahme der Nahrung
Mobilität:	Selbstständiges Aufstehen und Zubettgehen, An- und Auskleiden, Gehen, Stehen, Treppensteigen, Verlassen und Wiederaufsuchen der Wohnung
Hauswirtschaftliche Versorgung:	Einkaufen, Kochen, Reinigen der Wohnung, Spülen, Wechseln und Waschen der Kleidung und Wäsche, Beheizen der Wohnung

Zu den Bedürfnissen des einzelnen Schwerpflegebedürftigen gehört auch das Bedürfnis nach Kommunikation und besonderer Zuwendung. Krankenkassen gewähren nur dann häusliche Pflegehilfe und Pflegegeld, wenn der Versicherte seit Beginn seiner Erwerbstätigkeit bis zum Eintritt der Pflegebedürftigkeit mindestens neun Zehntel der zweiten Hälfte dieses Gesamtzeitraumes Kassenmitglied gewesen ist. Ein Beispiel zur Ermittlung dieser Voraussetzung findet sich in folgender Übersicht.

Beispiel zur Ermittlung der Voraussetzungen für häusliche Pflegehilfe oder Pflegegeld

Beginn der Erwerbstätigkeit:	01.01.1950
Beginn der Pflegebedürftigkeit:	31.12.1990
Zweite Hälfte dieses Zeitraumes:	01.01.1970 – 31.12.1990 (= 240 Monate)
9/10 von 240 Monaten:	216 Monate

Im genannten Beispiel ist die persönliche Voraussetzung also erfüllt. Außerdem muss in den letzten 60 Kalendermonaten, bevor die Pflegebedürftigkeit festgestellt worden ist, mindestens 36 Monate Mitgliedschaft erfüllt sein. Anspruchsberechtigt sind auch Familienangehörige, die mit dem Mitglied mitversichert sind.

Beurteilung der Schwerpflegebedürftigkeit

Der Arzt muss lediglich die Schwerpflegebedürftigkeit bestätigen. Über die weiteren Voraussetzungen entscheidet dann die Krankenkasse. Die Bestätigung erfolgt formlos und ohne Gebühr, evtl. auf einem Rezept mit dem Hinweis „Schwerpflegebedürftigkeit liegt vor". Wird der Arzt allerdings von der Krankenkasse gebeten, formularmäßig eine gutachterliche Äußerung zur Beurteilung des Vorliegens von Schwerpflegebedürftigkeit abzugeben, wird diese gutachterliche Äußerung vergütet (€ 26,– zzgl. Porto). Verlangen der Patient oder die Angehörigen ein ausführlicheres Attest, so kann dies nur privat in Rechnung gestellt werden.

Die Pflegekassen prüfen durch den medizinischen Dienst der Krankenversicherung (MDK), ob die Voraussetzungen der Pflegebedürftigkeit erfüllt sind und welche Stufe der Pflegebedürftigkeit vorliegt. Die Prüfung erfolgt in der Regel aufgrund einer Untersuchung in häuslicher Umgebung, wobei Art und Umfang des Hilfebedarfs abgeschätzt werden. Die Hilfebedürftigkeit bezieht sich auf die Bereiche Bewegungsfähigkeit, Hygiene, Ernährung und Verständigung mit der Umgebung. Es soll festgestellt werden, welche personellen Hilfen und Hilfsmittel notwendig sind.

Pflegestufen

Für die Gewährung von Leistungen werden pflegebedürftige Personen einer der folgenden 3 Pflegestufen zugeordnet:

- **Pflegestufe I** (erheblich pflegebedürftig)
  Pflegebedürftige, die bei der Körperpflege, der Ernährung oder der Mobilität für mindestens 2 Verrichtungen aus einem oder mehreren Bereichen mindestens einmal täglich der Hilfe bedürfen und zusätzlich mehrfach in der Woche Hilfen bei der hauswirtschaftlichen Versorgung benötigen. Der Hilfebedarf für die Grundpflege und hauswirtschaftliche Versorgung muss pro Tag mindestens 1,5 h betragen, wobei auf die Grundpflege mehr als 45 min entfallen müssen.
- **Pflegestufe II** (schwerpflegebedürftig)
  Pflegebedürftige, die bei der Körperpflege, der Ernährung oder der Mobilität mindestens 3-mal täglich zu verschiedenen Tageszeiten der Hilfe bedürfen und zusätzlich mehrfach in der Woche Hilfen bei der

hauswirtschaftlichen Versorgung benötigen. Der Hilfebedarf für die Grundpflege und hauswirtschaftliche Versorgung muss pro Tag mindestens 3 h betragen, wobei auf die Grundpflege mindestens 2 h entfallen müssen.

- **Pflegestufe III** (schwerstpflegebedürftig)
Pflegebedürftige, die bei der Körperpflege, der Ernährung oder der Mobilität täglich rund um die Uhr, auch nachts, der Hilfe bedürfen und zusätzlich mehrfach in der Woche Hilfen bei der hauswirtschaftlichen Versorgung benötigen. Der Hilfebedarf für die Grundpflege und hauswirtschaftliche Versorgung muss pro Tag mindestens 5 h betragen, wobei auf die Grundpflege mindestens 2 h entfallen müssen.

20.5.1 Häusliche Pflegehilfe

Pflegebedürftige erhalten entweder eine monatliche Sachleistung oder eine monatliche Geldleistung (Tabelle 20.3) Unter Sachleistung versteht die Pflegeversicherung die häusliche Pflege durch einen ambulanten Pflegedienst (professionelle Pflegepersonen von Sozialstationen oder privaten Pflegediensten), die einen Vertrag mit den Pflegekassen abgeschlossen haben. Anstelle der Sachleistung kann ein Pflegegeld (Geldleistung) gezahlt werden, mit dem der Pflegebedürftige die erforderliche Grundpflege und hauswirtschaftliche Versorgung durch eine geeignete Pflegeperson seiner Wahl selbst sicherstellt. Durch Kombination von Sach- und Geld-

Tabelle 20.3. Pflegegeld

Pflegestufe	Zeitlicher Mindestaufwand (häusliche Pflege) [h]	Zeitlicher Mindestaufwand (stationäre Pflege) [h]	Pflegesachleistung (pro Monat) [€]	Geldleistung (pro Monat) [€]	Kurzzeitpflege (pro Jahr) [€]	Tages- und Nachtpflege (pro Jahr) [€]	Vollstationäre Pflege [€]
I	1,5	1,0	384	205	1432	384	1023
II	3,0	2,0	921	410	1432	921	1278
III	5,0	4,0	1432	665	1432	1432	1432
Härtefälle[a]			1918				1688

[a] z. B. im Endstadium mit völliger Bewegungsunfähigkeit, nicht mehr als 3 % der Pflegebedürftigen dürfen lt. Gesetz als Härtefälle eingestuft werden.

leistungen kann der Pflegebedürftige die Pflege seinen individuellen Bedürfnissen anpassen. Die gewählte Kombinationslösung soll 6 Monate bestehen bleiben.

Pflegehilfe wird geleistet bis zu 1 h pro Pflegeeinsatz und bis zu 25 Einsätzen pro Monat. Der Höchstbetrag von € 384,- pro Monat darf nicht überschritten werden. Pflegedienste bieten voneinander abweichende Leistungen an (Abend- und Wochenenddienste, Nachtdienste, Haushaltshilfen, Vermittlung von Zivildienstleistenden, wechselnde Pflegekräfte etc.)

20.5.2 Pflegegeld

Ein Pflegegeld wird anstelle der häuslichen Pflegehilfe gewährt, wenn der Patient seine Pflege durch geeignete Pflegepersonen selbst sicherstellt. Das Pflegegeld beträgt € 205,- pro Monat. Bei den Pflegepersonen kann es sich auch um Angehörige, Bekannte oder Freunde handeln. Um die Pflegebereitschaft durch Angehörige und Bekannte zu fördern, wurde die soziale Sicherung der Pflegepersonen verbessert. Für die nicht erwerbsmäßig tätigen Pflegepersonen bleibt das weitergegebene Pflegegeld steuerfrei, darüber hinaus werden Beitragszahlungen an die gesetzlichen Rentenversicherungen und an die Unfallversicherung gezahlt. Über die soziale Absicherung der ehrenamtlichen Pflegeperson und weitere steuerrechtliche Fragen informiert die Pflegekasse, die auch kostenfreie Pflegekurse vermittelt. Um die Qualitätssicherung zu gewährleisten, müssen Pflegebedürftige, die ausschließlich Geldleistungen empfangen, also durch Angehörige oder Bekannte gepflegt werden, in regelmäßigen Abständen einen Pflegeeinsatz durch eine Pflegeeinrichtung abrufen. Bei Pflegestufe I und II ist der Pflegeeinsatz mindestens einmal halbjährlich, bei Pflegestufe III mindestens einmal vierteljährlich abzurufen. Bei Nichteinhaltung der Nachweispflicht wird das Pflegegeld gekürzt.

Ersatzpflege

Bei Urlaub oder sonstiger Verhinderung kann sich die Pflegeperson bis zu 4 Wochen vertreten lassen. Der Ersatzpflegekraft zahlt die Pflegekasse einmal pro Kalenderjahr einen Höchstbetrag von € 1432. Die Ersatzpflegekraft muss keine professionelle Pflegekraft sein und kann aus dem privaten Umfeld des Pflegebedürftigen stammen. Aufwendungen beziehen sich auch auf Fahrtkosten und Verdienstausfall der Pflegeperson. Die Pflegekasse übernimmt die Kosten für eine Ersatzpflegekraft erst, wenn die vorherige Pflegedauer mindestens 12 Monate betragen hat. Durch diese Regelung soll eine vorübergehende stationäre Pflege (Kurzzeitpflege) vermieden werden.

Kurzzeitpflege

Wenn die häusliche oder teilstationäre Pflege vorübergehend nicht möglich ist, kann der Pflegebedürftige in eine Kurzzeitpflegeeinrichtung aufgenommen werden. Ein derartiger Fall kann bei Ausfall der Pflegeperson durch Urlaub und Krankheit eintreten. Kurzzeitpflegeplätze, in denen eine vollstationäre Pflege gewährleistet ist, werden von Altenpflegeheimen und Sozialstationen bereitgestellt. Wie im Falle der Ersatzpflege werden bei der Kurzzeitpflege für längstens 4 Wochen im Jahr je nach Pflegestufe bis zu € 1432 gezahlt. Adressen von Kurzzeitpflegeeinrichtungen erfährt man z. B. über Sozialämter, den sozialen Dienst der Krankenhäuser, der Caritas, der Diakonie, des Roten Kreuzes und der Arbeiterwohlfahrt.

Tages- und Nachtpflege

Eine weitere Möglichkeit stellt die teilstationäre Pflege in Einrichtungen der Tages- und Nachtpflege dar. Tagespflegeeinrichtungen sind für Pflegebedürftige vorgesehen, die aufgrund ihrer Beeinträchtigungen nicht in der Lage sind, allein in ihrer Wohnung zu leben und tagsüber der Unterstützung bedürfen, ansonsten aber zu Hause gepflegt werden. Von der Pflegekasse werden Aufwendungen von € 384 (Pflegestufe I), € 921 (Pflegestufe II) bzw. € 1432 (Pflegestufe III) pro Kalendermonat übernommen. Ein zusätzliches Pflegegeld kann gezahlt werden, wenn der Höchstwert der Sach- oder Geldleistung nicht ausgeschöpft ist.

20.5.3 Häusliche Krankenpflege

Häusliche Krankenpflege kann verordnet werden, wenn

- Krankenhausbehandlung geboten, aber nicht ausführbar ist oder
- Krankenhausbehandlung dadurch vermieden wird oder
- Krankenhausbehandlung dadurch verkürzt wird.

Die Leistungen der Krankenkasse umfassen die Grundpflege, Behandlungspflege und die hauswirtschaftliche Versorgung. Zur Grundpflege zählen die hygienischen Maßnahmen wie Waschen, Duschen und Baden, die Hautpflege, die Haar- und Mundpflege, das An- und Ausziehen, das Bettenmachen, das Lagern und Mobilisieren. Unter Behandlungspflege versteht man einzelne ärztlich verordnete Maßnahmen, die der Sicherung der ärztlichen Behandlung dienen (wie z. B. Injektionen, Blutzucker-, Blutdruck-, Pulskontrollen). Die hauswirtschaftliche Versorgung bezieht sich z. B. auf Einkaufen, Kochen, Reinigen der Wohnung, Spülen, Wechseln und Waschen der Kleidung und Wäsche, Beheizen der Wohnung. Die Verordnung muss von der Krankenkasse genehmigt werden.

Die häusliche Krankenpflege kann auch zur Sicherung der ärztlichen Behandlung erfolgen. Die Leistung der Krankenkasse umfasst die Behandlungspflege (medizinische Maßnahmen). Grundpflege und hauswirtschaftliche Versorgung werden übernommen, wenn dies die einzelne Krankenkasse in ihrer Satzung vorsieht. Die Behandlungspflege muss nicht von der Krankenkasse genehmigt werden, wohl aber die Grundpflege und die hauswirtschaftliche Versorgung. Die Leistungen können nicht bei sog. Pflegefällen verordnet werden. Formulare zur „Verordnung häuslicher Krankenpflege" sind bei der Kassenärztlichen Vereinigung erhältlich. Der Kassenarzt trägt in Hinblick auf die Grundpflege und hauswirtschaftliche Versorgung nur die Verantwortung für die Verordnung, d. h., er muss prüfen, ob die Verordnung gerechtfertigt ist (z. B. um eine Krankenhausbehandlung zu vermeiden). In diesem Falle bescheinigt er auf dem Vordruck „Hilflosigkeit". Bei der Behandlungspflege dagegen trägt der Kassenarzt die medizinische und wirtschaftliche Verantwortung für die Verordnung.

20.5.4 Pflegehilfsmittel

Zu den Pflegehilfsmitteln zählen technische Hilfsmittel, die die Pflege erleichtern und die Selbstständigkeit des Pflegebedürftigen fördern, sowie Verbrauchsartikel. Hilfsmittel zur Unterstützung der selbstständigen Lebensführung sind z. B. Gehhilfen oder Rollstühle. Technische Pflegehilfsmittel zur Erleichterung der Pflege sind z. B. Pflegebetten, Lifter oder Lagerungshilfen. Diese Hilfen sollen vorzugsweise leihweise zur Verfügung gestellt werden. Verbrauchsartikel sind z. B. Einmalhandschuhe, Vorlagen, Salben oder Desinfektionsmittel. Für pflegerische Umbaumaßnahmen in der Wohnung werden Zuschüsse bis zu € 2557 je Maßnahme gewährt.

20.5.5 Stationäre Rehabilitation

Auch für Patienten, die nicht mehr im Berufsleben stehen, kann eine stationäre Rehabilitationsmaßnahme mit dem Ziel einer Wiedereingliederung in den Alltag beantragt werden. Die stationäre Rehabilitationsmaßnahme erfolgt meist als Nachbehandlung nach einer Krankenhausbehandlung, wenn das Behandlungsziel noch nicht erreicht wurde. Parkinson-Patienten erfahren oft eine deutliche Verschlechterung der motorischen Leistungen nach einer schweren Erkrankung, z. B. nach einer schweren Operation, die eine stationäre Nachbehandlung in einer Rehabilitationsklinik erforderlich macht. Die Kosten hierfür werden in der Regel von den Krankenkassen übernommen. Normalerweise müssen für stationäre Rehabilitationsmaßnahmen 9,- € pro Tag vom Patienten selbst getragen werden. Für Parkinson-Patienten im fortgeschrittenen Stadium verlangen die Krankenkassen als Zuzahlung nur noch 9,- € pro Tag für längstens 14 Kalendertage pro Jahr. Über die Hälfte aller chronisch Kranken – und dazu zählen Parkinson-Patienten – sind entweder von einer Zuzahlung befreit oder tragen nur einen Teil der Selbstbeteiligung.

20.5.6 Soziale Dienste

Mittagessen wird von Verbänden der freien Wohlfahrtspflege und den Kirchen z. B. in Tagesstätten, Altenheimen und Betreuungszentren, angeboten. Zusätzlich gibt es den Fahrtendienst „Essen auf Rädern", der jeden Mittag ein Essen, meist nach Wahl, ins Haus bringt. Zunehmend gibt es dafür auch private Anbieter, die die Mittagsmahlzeit täglich ins Haus bringen (Menüservice).

Eine Gruppe von Zivildienstleistenden kann den sog. mobilen sozialen Dienst (MSB) bilden, der immer einer sozialen Institution angeschlossen ist. Von dieser wird er geleitet und kontrolliert. Der MSD legt den Schwerpunkt seiner Leistungen auf Hilfen zum Verlassen des Hauses und außerhalb des Hauses. Kirchengemeinden, Sozialstationen, Wohlfahrtsverbände und Kliniken, die soziale Nachsorge betreiben, bieten die Möglichkeit, einen Zivildienstleistenden zu vermitteln. Dieser kommt nach Notwendigkeit und Absprache zu dem Pflegebedürftigen nach Hause. Zivildienstleistende erledigen schwierige Hausarbeit, Einkäufe, begleiten den Pflegebedürftigen zum Arzt, helfen bei anstrengenden Pflegeverrichtungen (z. B. Heben) oder gehen mit dem Pflegebedürftigen spazieren, dürfen jedoch keine Krankenpflege durchführen. Für diesen Dienst ist ein geringes Entgelt zu zahlen.

Träger der freien Wohlfahrtspflege und Selbsthilfeverbände bieten Gesprächsgruppen an, die den Angehörigen helfen, ihren schwierigen und belastenden Pflegealltag besser zu bewältigen. Sie stehen in der Regel unter einer sozialarbeiterischen oder psychologischen Leitung. Die Teilnahme an einer solchen Gruppe ist ratsam, denn soziale Isolation und seelische Überforderung können dadurch wirksam gemildert werden.

20.6 Berufs- und Erwerbsunfähigkeit

Die Minderung der Erwerbsfähigkeit (MdE) bezieht sich ursächlich nur auf Schädigungsfolgen, während sich der Grad der Behinderung (GdB) auf alle Gesundheitsstörungen bezieht, unabhängig von der Ursache (s. auch Kap. 19).

> **Erwerbsunfähigkeit** (EU) im sozialen Entschädigungsrecht besteht, wenn eine Minderung der Erwerbsfähigkeit (MdE) von mehr als 90 % vorliegt. Erwerbsunfähig sind Versicherte, die nicht mehr in der Lage sind, in gewisser Regelmäßigkeit einer Erwerbstätigkeit nachzugehen oder die nur ein geringes Einkommen erzielen.

Berufsunfähigkeit (BU) liegt vor, wenn Versicherte aufgrund ihrer Erkrankung weniger als halb so viel arbeiten und damit auch nur weniger als die Hälfte verdienen können, wie wenn sie gesund wären.

In der gesetzlichen Rentenversicherung bezieht sich die MdE allein auf die Einschränkung der Möglichkeit, eine Erwerbstätigkeit auszuüben. Wenn der Parkinson-Patient aufgrund seiner motorischen Verlangsamung nicht mehr in der Lage sein sollte, den Anforderungen seines derzeitigen Arbeitsplatzes zu genügen, sollte er überlegen, ob ein Arbeitsplatzwechsel möglich und sinnvoll ist. Eine entsprechende Bescheinigung kann durch den Haus- oder Betriebsarzt ausgestellt werden.

Es besteht allgemeine Übereinstimmung darüber, dass der Parkinson-Patient seine berufliche Tätigkeit so lange wie möglich fortführen sollte. Eine zu frühe Berufs- oder Erwerbsunfähigkeit führt nicht nur zu finanziellen Einbußen, sondern häufig auch zu psychosozialen Beeinträchtigungen. Leider wird Parkinson-Patienten zu häufig und zu früh schon bei geringerer Krankheitsausprägung von Angehörigen, Arbeitskollegen und auch Ärzten nahe gelegt, in den vorzeitigen Ruhestand zu treten.

Vorzeitige Rente

Seit Januar 1997 hat sich das Rentenrecht geändert. Wer schwerbehindert, berufs- oder erwerbsunfähig ist, kann im Alter von 60 Jahren nach mindestens 35 Versicherungsjahren die Rente ohne Einbuße beziehen. Die Abschläge für die Frauenaltersrente ab dem 60. Lebensjahr wurden zum 1.1.2000 eingeführt. Eine im Dezember 1939 geborene Frau kann ab Januar 2000 ohne Abschläge „in Rente gehen". Für eine 1940 geborene Frau wird jedoch schon ein Abschlag von 3,6 % zurückgehalten, da für sie die Altersgrenze 61 Jahre beträgt. Für eine volle Rente müsste sie bis zum Januar 2002 arbeiten. Zum 1.1.2005 wird der volle Abschlag von 18 % für diejenigen Frauen erhoben, die dann mit 60 in Rente gehen wollen. Voraussetzung sind mindestens 121 Monate (10 Jahre und 1 Monat) Pflichtbeiträge seit dem 40. Lebensjahr. Die Kürzung erfolgt frühestens ab August 1998, da im Juli 1998 erstmals die Bedingung für die neue vorzeitige Altersrente (2 Jahre) erfüllt werden kann. Ab diesem Zeitpunkt erfolgt ein Abschlag von 0,3 % pro Monat.

Betreuungsgesetz

Betreuung bedeutet in erster Linie Schutz und Hilfe für den Behinderten. Die meisten Parkinson-Patienten können auch nach langjährigem Krankheitsverlauf ihre Angelegenheiten ohne betreuende Hilfe selbstständig erledigen. Wenn der Parkinson-Patient im fortgeschrittenen Krankheitsstadium nicht mehr in der Lage ist, seine geschäftlichen Angelegenheiten in vollem Umfang selbst zu erledigen, wird er in der Regel zunächst eine Vertrauensperson beauftragen. Ist dies nicht möglich, kann eine Betreuung nach dem Betreuungsgesetz eingerichtet werden. Das Betreuungsgesetz hat das bis 1991 gültige Vormundschafts- und Pflegschaftsrecht abgelöst.

Eine Betreuung kann nur angeordnet werden, wenn bei der betroffenen Person eine Hilfsbedürftigkeit vorliegt, die auf einer der folgenden Krankheiten oder Behinderungen beruht (§ 1896 Abs. 1 BGB):

- **Körperliche Behinderung,**
    - die die Fähigkeit zur Besorgung der eigenen Angelegenheiten wenigstens teilweise aufhebt oder wesentlich behindert (z. B. dauernde Bewegungsunfähigkeit).
- **Psychische Krankheit:**
    - körperlich nicht begründbare seelische Erkrankungen (z. B. Psychosen),
    - körperlich begründbare seelische Störungen (z. B. nach Hirnerkrankungen),
    - Neurosen und Persönlichkeitsstörungen (Psychopathien),
    - seelische Behinderung,
    - bleibende psychische Beeinträchtigungen als Folge von
        - psychischen Erkrankungen,
        - geistigen Auswirkungen des Altersabbaus,
        - geistiger Behinderung,
        - angeborenen, während der Geburt oder durch frühkindliche Hirnschädigung erworbenen Intelligenzdefekten verschiedener Schweregrade.

Ein Betreuer darf nur bestellt werden, „wenn der Betroffene aufgrund dieser Erkrankung oder Behinderung seine Angelegenheiten ganz oder teilweise nicht zu besorgen vermag". Es kann sich dabei um Vermögens-, Renten- oder Wohnungsprobleme, aber auch um Fragen der Gesundheitsfürsorge oder des Aufenthalts handeln.

Der Grundsatz der Erforderlichkeit bezieht sich auf

- die Notwendigkeit einer Betreuerbestellung,
- den Umfang des Aufgabenkreises des Betreuers,
- die Dauer der Anordnung.

Es muss also zunächst festgestellt werden, ob nicht andere Hilfsmöglichkeiten bestehen, wie z. B. Unterstützung durch Angehörige, Freunde oder soziale Dienste. Wenn z. B. ein Parkinson-Patient seinen Haushalt nicht mehr führen oder seine Wohnung nicht mehr verlassen kann, so berechtigt dies allein nicht zur Bestellung eines Betreuers. Mit der Betreuung von Vermögensangelegenheiten kann der Betroffene auch eine Vertrauensperson bevollmächtigen.

Mit der Betreuung ist die Geschäftsfähigkeit nicht automatisch eingeschränkt oder aufgehoben. Der Betreute kann auch für Aufgabenbereiche, für die die Betreuung eingerichtet wurde, wirksame Erklärungen abgeben. Ein sog. Einwilligungsvorbehalt wird z. B. ausgesprochen, wenn zu befürchten ist, dass der Behinderte sich selbst in Gefahr bringt oder finanzielle Geschäfte abschließt, die ihn in Mittellosigkeit stürzen. Eine Betreuung kann von einer Behörde (z. B. Gesundheitsamt) oder Angehörigen oder Bekannten beim Amtsgericht beantragt werden. Der Richter entscheidet nach einer „Anhörung", in die der Betroffene, fachärztliche Gutachten und Sozialberichte mit eingeschlossen werden. Als Betreuer können Ehepartner, Kinder, Verwandte, Bekannte oder auch Betreuungsbehörden mit Einverständnis des zu Betreuenden eingesetzt werden. Der Aufgabenbereich des Betreuers kann sich auf z. B. auf Vermögens-, Erbschafts- und Schuldenangelegenheiten, auf die Pflegeunterbringung und die Durchführung ärztlicher Maßnahmen beziehen. Die Notwendigkeit einer Betreuung wird alle 1–5 Jahre überprüft.

21 Hilfen bei der Alltagsbewältigung

21.1 Wohnung und alltägliche Verrichtungen   331

21.2 Freizeit und Beruf   337

21.3 Pflege zu Hause   338

21.4 Führerschein und Verkehrstüchtigkeit   338

21.5 Reisen   342

Die Bewältigung der alltäglichen Aktivitäten gehört zu den wichtigsten Dingen des persönlichen Lebens. Bewegungsverlangsamung und Tremor können Parkinson-Patienten in ihrer Selbstversorgung behindern. Wichtig ist aber, dass er durch seine Bewegungsstörung nicht seine sozialen Bindungen (Freunde, Verwandte und Bekannte) reduziert oder gar verliert. Wenn früher Besuche beim Betroffenen für diesen mit aufwendigeren Vorbereitungen für ein großes Essen und erheblichen Aufräumarbeiten danach verbunden waren, wird der Besuch jetzt vielleicht auch das anregende Zusammensein bei einer Tasse Kaffee und einem Stückchen Kuchen akzeptieren. Wichtiger ist – auch für das Selbstwertgefühl – dass Betroffene weiterhin ihre Kontakte aktiv pflegen. In diesem Abschnitt sollen einige Hilfen und Techniken für Alltagsaktivitäten in verschiedenen Bereichen vorgestellt werden.

21.1 Wohnung und alltägliche Verrichtungen

Einrichtung der Wohnung

Die Wohnung sollte so eingerichtet oder verändert werden, dass zum einen möglichst wenig Gefahren für den Betroffenen bestehen und er zum anderen auf möglichst wenig fremde Hilfe angewiesen ist. Wenn Türschwellen Stolpergefahren darstellen, sollten sie entfernt werden. Treppen können durch Handläufe gesichert werden. Scharfkantige Möbelstücke stellen eine zusätzliche Verletzungsgefahr dar. Man sollte darauf achten, dass der Teppich gut und fest verlegt und nicht zu hoch ist. Günstig ist eine niedrige feste Auslegeware. Zusätzlich verlegte Teppiche erhöhen die Stolpergefahr. Für genügend freie Stützflächen auf Tischen und Fensterbänken muss gesorgt sein. Hohe, schwer verrückbare Stühle mit stabiler, breiter Auflagefläche und festen erhöhten Armlehnen erleichtern das Aufstehen. Die Sitzauflagen sollten eine leicht nach vorn abfallende Schräge aufweisen. Plastiküberzogenen Sitzmöbel oder -kissen sind wenig geeignet, da sie die Schweißabsonderung verstärken und einen Hautreiz darstellen können. Lichtschalter sollten gut erreichbar und beleuchtet sein. Rufanlagen (Klingel, Gegensprechanlage) haben sich besonders bei Sprechstörungen bewährt. Fernsteuerungen für Fernsehen und Radio sind zwar bequem, verleiten aber auch zur körperlichen Inaktivität. Bei stärkerer Behinderung sollten jedoch verschiedene elektronische Hilfsmittel genutzt werden (z. B. Fernsteuerung für Licht, Heizung, Rollläden).

Tipps für die Wohnung
- Türschwellen entfernen
- Keine scharfkantigen Möbelstücke
- Treppen mit Handläufen
- Niedrige feste Auslegeware
- Schwer verrückbare Stühle mit breiten Füßen
- Freie Stützflächen
- Sitzauflagen mit nach vorn abfallender Schräge
- Gut erreichbare Lichtschalter
- Rufanlagen (Klingel, Gegensprechanlage)
- Elektronische Hilfsmittel (z. B. Fernsteuerung für Licht, Heizung, Rollläden)

Bad und Toilette

Besonders hingewiesen werden soll auf die Sicherheit im Bad und in der Toilette, die zu den gefährdeten Räumen im Haus zählen. Diese Räume sind in der Regel eng, die Fußböden sind glatt und bei Feuchtigkeit glitschig. Haltegriffe an der Badewanne, in der Dusche, am Waschbecken und in der Toilette unterstützen das Festhalten und Aufrichten. Ein Badewannensitz mit Rückenlehne und Hygieneausschnitt erleichtert das selbstständige Baden. Vorteilhaft sind rutschfeste Bade- bzw. Duschmatten. Das Überwechseln vom Wannenrand auf den Badewannensitz wird durch ein Badebrett erleichtert. Für die Dusche gibt es Stützgriff-Sitz-Kombinationen, die hochklappbar sind und somit wenig Platz beanspruchen. Das Duschen mit einer Handdusche auf einem Duschhocker ist einfacher und sicherer als das Ein- und Aussteigen aus einer tiefen Badewanne. Thermostate schützen vor Verbrennungen mit heißem Wasser.

Üblicherweise sind Toilettendeckel zu tief angebracht. Im Handel werden Toilettensitzerhöhungen mit Armstützen aus Kunststoff angeboten. Toilettenstützgestelle erleichtern das Aufstehen und Hinsetzen bei der Toilettenbenutzung. Wer mehr Zeit zum Waschen, Zähneputzen oder zur Kosmetik etc. benötigt, sollte seine Morgentoilette im Sitzen verrichten. Durch einen speziellen Spiegelkippbeschlag lässt sich der Spiegel schrägstellen, sodass er in sitzender Position nutzbar ist. Elektrische Zahnbürsten lassen sich leichter handhaben. Für Patienten mit feinmotorischen Störungen gibt es besondere Scheren für die Nagelpflege. Eine erleichterte Nagelreinigung kann dadurch erreicht werden, dass die Nagelbürste mit zwei kräftigen Saugern am Waschbeckenrand befestigt wird. Wie für das Essbesteck gibt es auch für die Nagelfeile Griffverdickungen. Alle Waschutensilien sollten sich in griffbereiter Nähe befinden. Patienten mit Tremor bevorzugen hohe Plastikbecher.

Beispiele für Hilfsmittel im Bad

- Haltegriffe an der Badewanne
- Badewannensitz mit Rückenlehne und Hygieneausschnitt
- Badebrett
- Stützgriff-Sitz-Kombinationen
- Duschhocker
- Thermostate
- Toilettensitzerhöhungen
- Toilettenstützgestelle
- Elektrische Zahnbürsten

Tägliches, nicht zu ausgiebiges Duschen (oder Baden) stärkt die Widerstandsfähigkeit der Haut. Druckstellen können mit einer milden Lotion, Creme oder Franzbranntwein eingerieben werden. Elektrorasierer sind einfacher zu handhaben als Nassrasierer, wobei Pflegepersonen grundsätzlich den Elektrorasierer vorziehen. Ein elektrischer Haartrockner gehört natürlich nicht in die Nähe von Wasser. Dem Pflegebedürftigen sollte zumindesten die Gelegenheit gegeben werden, seine Zähne selbst zu putzen. Bei Bettlägerigkeit muss ein Gefäß zum Ausspucken des Mundwassers bereitgestellt werden. Die Zahnprothese muss täglich gründlich unter fließendem Wasser abgespült werden. Bei bettlägerigen Menschen, die nicht trinken können, wird die Mundhöhle mit feuchten Watteträgern ausgewischt und befeuchtet. Die Lippen werden mit Fettstiften oder Cremes geschützt. Bei Reizerscheinungen der Lidränder und bei trockener Hornhaut (verminderter Lidschlag) werden Augentropfen oder -salben verordnet, die in den unteren Bindehautsack appliziert werden. Die

Nasenschleimhaut kann mit angefeuchteten Wattestäbchen vorsichtig gereinigt und mit Vaseline befeuchtet werden.

Schlafzimmer

Das Bett sollte so hoch sein, dass es gut verlassen werden kann. Durch geeignete Holzblöcke lässt sich das Bett auf Kniehöhe einstellen (im Fachhandel oder beim Schreiner erhältlich). Ein schmales Bett mit harter Matratze eignet sich besser als ein breites, weiches. Als Bettauflagen sollten geeignete Materialien (z. B. Schaffell) gewählt werden. Ein über dem Bett angebrachter Haltegriff (z. B. „Bettgalgen") erleichtert das Aufrichten und Drehen im Bett. Vielleicht reicht auch ein dickeres Halteseil, das am hinteren Bettrahmen befestigt wird. An der Schlafzimmerwand kann ein Geländer in einer Höhe von 30–40 cm über der seitlichen Bettkante angebracht werden, an der man sich hochziehen kann. Wenn erforderlich, sollten Männer die Urinflasche griffbereit am Bett haben. Ein stabiler Stuhl mit Armlehnen sollte zur Ausrüstung des Schlafzimmers gehören, damit sich der Patient im Sitzen entkleiden und ankleiden kann. Es ist zu überlegen, ob eine Klingel oder Rufanlage in Reichweite sinnvoll ist.

Beispiele für Hilfen im Schlafzimmer

- Schmales Bett, harte Matratze
- Betterhöhung (Holzböcke)
- Haltegriff („Bettgalgen")
- Geländer an der Schlafzimmerwand
- Stabiler Stuhl mit Armlehnen
- Klingel oder Rufanlage

An- und Auskleiden

Bei der Wahl der Kleidungsstücke sollte darauf geachtet werden, dass diese einfach an- und auszuziehen sind. Naturstoffe können besser als Kunststoffe für einen Wärmeaustausch sorgen und den Schweiß besser aufnehmen. Es wurde schon erwähnt, dass sich Parkinson-Patienten nicht der Gefahr von Erkältungs- oder Grippeerkrankungen aussetzen sollten. Bei tiefen Außentemperaturen und windigem Wetter ist auf eine schützende Bekleidung zu achten. Bei Parkinson-Kranken ist nicht selten die Temperaturregulierung gestört. Die Neigung zu vermehrtem Schwitzen kann dazu führen, dass sich Parkinson-Patienten eher zu leicht anziehen und die Kälte nicht entsprechend wahrnehmen. An warmen Sommertagen sollten sie dagegen für eine luftige Bekleidung sorgen, damit sich die erhöhte Körperwärme nicht stauen kann.

An der Vorderseite der Kleidungsstücke angebrachte Reiß- und Klettverschlüsse sind einfacher zu handhaben als Knöpfe oder Schleifen, hilfreich ist eine Knöpfhilfe. Kleidung, die nicht über den Kopf zu ziehen ist, erleichtert den Kleidungswechsel. Für ein sicheres Gehen ist festes, gut sitzendes Schuhwerk mit gutem Einschlupf Voraussetzung. Schuhe mit hohen Absätzen und auch Hauspantoffeln sollten nicht getragen werden. Schuhanzieher mit langem Griff und auch der alte Stiefelknecht helfen beim An- und Ausziehen der Schuhe. Im Sanitätsfachhandel gibt es Kombinationsgeräte, die sowohl als Schuhanzieher nutzbar sind als auch für das problemlose An- und Ausziehen von Strümpfen.

Hilfen und Tipps für die Kleidung

- Reiß- und Klettverschlüsse
- Knöpfhilfen
- Festes, gut sitzendes Schuhwerk
- Keine Hauspantoffeln benutzen
- Schuhanzieher mit langem Griff

Hausarbeit

Ähnlich der vorgestellten Nagelbürste gibt es für den Haushalt Abwaschbürsten, die durch Sauger im Spülbecken befestigt werden, sodass sie ständig von Wasser umspült werden. Sicherer können Behinderte mit Essgeschirr (Töpfen, Schalen, Gläsern) umgehen, wenn sie ein Fixierbrett benutzen. Türschlüssel, Drehknöpfe am Herd, an Wasserhähnen und Heizungen lassen sich leichter mit Universalhaltern bedienen. Schraubverschlussöffner lassen sich gut an die Bodenplatte von Hängeschränken montieren, um Gläser zu öffnen.

Hilfen bei der Hausarbeit

- Bürsten mit Saugern befestigen
- Fixierbrett
- Universalhalter für das Drehen von Schlüsseln und Drehknöpfen
- Schraubverschlussöffner

Essen und Trinken

Mehrere (5–6) über den Tag verteilte Mahlzeiten sind besser verträglich als 2 oder 3 große Mahlzeiten, da dadurch der Kreislauf weniger belastet wird. Eine spezielle Diät muss nicht eingehalten werden. Der Patient sollte auf ausreichende Flüssigkeits- und Vitaminzufuhr achten, eine schlackenreiche Kost bevorzugen und schwer verdauliche bzw. blähende Nahrungsstoffe meiden. Er sollte sich genügend Zeit beim Essen lassen und gut durchkauen.

Als Hilfen beim Essen haben sich abgewinkelte Bestecke mit verbreiterten Griffen bewährt. In Baumärkten und Fachgeschäften bekommt man preisgünstig Schlauchüberzüge (Isolierschläuche für Rohrleitungen) mit denen man die Grifffläche der Bestecke selbst vergrößern kann. Im Handel werden Messer, Löffel und Gabeln angeboten, deren Griffe nach Einbringen in warmes Wasser formbar sind und somit der Benutzerhand angepasst werden können. Einige Patienten bevorzugen Küchenmesser mit abgewinkelten Griffen. Der Patient sollte sich nicht scheuen, das Fleisch mit der Schere zu schneiden, wenn der Umgang mit Messer und Gabel schwieriger ist. Dies muss ja nicht unbedingt im Restaurant geschehen. Teller mit überhöhten Rändern verhindern das Überschwappen des Inhalts. Schnabeltassen erleichtern das Trinken, z. B. bei starkem Zittern. Der Handel bietet für verschiedene Gefäße Saugfüße an, um ein Gleiten zu verhindern. Spezielle Halter für Trinkgefäße erleichtern das Führen des Gefäßes. Der Patient sollte sich Zeit bei der Einnahme seiner Mahlzeiten lassen und Warmhalteplatten für die Speisen benutzen. Elektrische Dosen- und Küchenmesser, Frühstücksbretter zum Aufstecken von Schneidgut, elektrische Allesschneider sind weitere Hilfen. Küchenwerkzeuge, z. B. Kartoffelschäler, lassen sich einhändig bedienen, wenn sie mit Saugnäpfen auf der Tischfläche befestigt werden. Für den Transport von Tassen und Gläsern sollten Tabletts mit einem Anti-Rutsch-Belag gewählt werden.

Beispiele für Hilfen beim Essen und Trinken

- Abgewinkelte Bestecke mit verbreiterten Griffen
- Küchenmesser mit abgewinkelten Griffen
- Spezielle Halter für Trinkgefäße
- Frühstücksbretter zum Aufstecken von Schneidgut
- Gefäße mit Saugfüßen
- Tabletts mit einem Anti-Rutsch-Belag

21.2 Freizeit und Beruf

Für Gartenarbeiten sind spezielle Gartengeräte mit langen Stielen und Gartenscheren mit Zweihandgriff erhältlich. Für die Gartenarbeit gibt es weitere Hilfsmittel, sodass kleinere Arbeiten durchaus auch bei Bewegungsstörungen noch selbstständig durchgeführt werden können und sollten. Leichte Greifzangen mit Magneten an der Griffkopfseite ermöglichen das Greifen kleiner Gegenstände sowie das Aufheben kleiner Metallteile. Telefone mit besonders großen Tasten bzw. Automatikwählern, einstellbarer Hörerlautstärke, einstellbarer Tastenansprechzeit und weiteren Spezialfunktionen werden von der Telekom oder im Handel angeboten. Bei deutlicher Schreibstörung mit unleserlicher Schrift sollten Betroffene auf Druckbuchstaben oder Schreibmaschinenschrift (Personalcomputer) umzustellen, um briefliche Kontakte aufrecht zu erhalten.

Der Parkinson-Patient sollte versuchen, sein Hobby weiterhin zu pflegen – auch wenn es langsamer geht – und sich ausreichende Ruhepausen gönnen. Wenn er bisher kein Hobby hatte, sollte er überlegen, was ihm Freude machen könnte (z. B. Sammeln bestimmter Gegenstände, handwerkliche Tätigkeiten, die er noch leisten kann). Wenn er gern Karten spielt und die Karten nur schwer halten kann, ist die Anschaffung eines Spielkartenhalters zu überlegen. Bei einigen unserer Parkinson-Patienten benutzt auch der gesunde Partner einen Spielkartenhalter, um mit gleichen Ausgangsbedingungen den Spielablauf zu harmonisieren. Da Parkinson-Patienten oft mit dünnen Schreibgeräten Schwierigkeiten haben, gibt es verdickte, angepasste Kugelschreiber, die auch von einzelnen Pharmafirmen kostenlos zur Verfügung gestellt werden. In eine ballonartige Griffverdickung kann der Kugelschreiber eingeschoben und so ein ermüdungsfreier Halt erreicht werden. Ein spezieller Schlüsseladapter dient der Unterstützung bei eingeschränkter Handfunktion.

Hilfen und Tipps für Freizeit und Beruf

- Spezielle Gartengeräte
- Greifzangen mit Magneten
- Telefone mit großen Tasten
- Personalcomputer
- Spielkartenhalter
- Angepasste Kugelschreiber
- Spezielle Schlüsseladapter

21.3 Pflege zu Hause

Wenn die Parkinson-Krankheit so weit fortgeschritten ist, dass sich der Patient, auch mit Hilfe, nicht mehr fortbewegen kann, sollte es unbedingt vermieden werden, dass er nur noch im Bett liegt. Zumindest zeitweise sollte er z. B. in einen Rollstuhl, auf einen Sitz mit höherer Lehne oder auf ein Sofa gesetzt werden. Um Dekubitalulzera und Gelenkversteifungen zu vermeiden, muss die Körperlage etwa alle 2 – 3 h geändert werden. Besonders gefährdet sind der Steißbereich, Oberschenkel- und Hüftbereich, die Fersen, die Knöchel, die Knie und die Ellenbogen. Ursache für die Entstehung von Druckgeschwüren ist der verminderte Gewebswiderstand mit nachfolgender Minderung der Hautdurchblutung. Für die Lagerung benötigt er ausreichendes Lagerungs- und Stützmaterial (Kissen, Rollen, Polsterringe, Schaumstoffblöcke). Falten im Bettuch sind zu vermeiden. Der Patient ist so zu lagern, dass er es bequem hat und sich einigermaßen entspannt fühlt. Die häuslichen Betten sind für die pflegerische Versorgung in der Regel zu niedrig. Günstig wäre es, wenn das Bett (hydraulisch) in der Höhe verstellt und so den jeweiligen Tätigkeiten angepasst werden kann.

Die einzelnen Techniken für die Lagerung völlig hilfloser Parkinson-Patienten sollten sich der Patient bzw. seine Angehörigen von geschulten Kräften – etwa von Sozialstationen – zeigen lassen und so erfahren, dass die Lagerung nicht immer mit einem großen Kraftaufwand verbunden sein muss. Die noch verbliebenen aktiven Bewegungsmöglichkeiten des Patienten sollten genutzt werden. Noch ein Wort zu besonderen (Antidekubitus-) Matratzen, welche die Ausbildung von Druckgeschwüren vermeiden sollen: Eine Matratze, bei der auf ein Umlagern völlig verzichtet werden kann, gibt es wohl nicht. Von der Industrie wird eine Vielzahl von entsprechenden Matratzen angeboten, die mit Luft oder Wasser gefüllt sind und sich über ein Steuerungssystem dem Auflagedruck anpassen können (sollen). Erfahrungen haben Sozialstation oder das Pflegepersonal einer entsprechenden Klinik. Der Preis solcher Matratzen reicht von einigen hundert bis über € 10.000.

21.4 Führerschein und Verkehrstüchtigkeit

Der Parkinson-Kranke, der einen Führerschein besitzt, ist nicht verpflichtet, seine Behinderung der Behörde zu melden. Die Straßenverkehrsordnung nimmt ihn jedoch in die Pflicht, indem ganz allgemein formuliert wird „in geeigneter Weise Vorsorge zu treffen".

Es sind neue Begutachtungsleitlinien zur Kraftfahrzeugeignung des Gemeinsamen Beirats für Verkehrsmedizin beim Bundesminister für Verkehr, Bau- und Wohnungswesen und Bundesministerium für Gesundheit erstellt worden (Krämer u. Deuschl 2000)

In den neuen Begutachtungsleitlinien heißt es: „Wer unter einer extrapyramidalen (oder zerebellären) Erkrankung leidet, die zu einer herabgesetzten Leistungs- und Belastungsfähigkeit führt, ist nicht in der Lage, den gestellten Anforderungen zum Führen von Kraftfahrzeugen der Gruppe 2 gerecht zu werden". Die Fähigkeit, Kraftfahrzeuge der Gruppe 1 sicher zu führen, ist nur bei erfolgreicher Therapie oder in leichteren Fällen der Erkrankungen gegeben. Sie setzt die nervenärztliche/neurologische und, je nach den Umständen, psychologische Zusatzbegutachtung voraus. Nachuntersuchungen in Abständen von 1, 2 und 4 Jahren sind je nach den Befunden, die der Einzelfall bietet, zur Auflage zu machen. (Gruppe 1 entspricht dabei der früheren Führerscheinklasse III und den neuen Klassen A, B, B+E mit den Unterklassen A1 und B1, Gruppe 2 der früheren Führerscheinklasse II und den neuen Klassen C, C+E, D, D+E mit den Unterklassen C1, C1+E und D1+E.)

Bei Patienten mit sehr leichter und leichter Demenz (Clinical Dementia Rating Scale) ist die Unfallrate gegenüber einer Kontrollgruppe nicht erhöht. Patienten mit mittelschwerer und schwerer Demenz stellen jedoch im Straßenverkehr eine erhebliche Gefahr dar. Die psychomotorische Beeinträchtigung ist vorherrschend für die Beurteilung. In nachfolgender Übersicht sind wichtige klinische Kriterien für die Einschätzung der Fahrtauglichkeit aufgeführt.

Klinische Kriterien für die Einschätzung der Fahrtauglichkeit

- Grad der motorischen Beeinträchtigung
- Tremor
- Fluktuationen („on-off")
- Dyskinesien/Dystonie
- Grad der kognitiven Störung
- Aufmerksamkeit
- Konzentration
- Reaktionsvermögen
- Grad der psychiatrischen Störung
- Nebenwirkungen der medikamentösen Therapie
- Progredienz der Erkrankung

Die Abschätzung der Fahrtauglichkeit muss nach dem Schweregrad der Erkrankung und den Begleitstörungen erfolgen. Der Schweregrad nach der Webster-Skala kann nur als grober Anhalt gelten. Schweregrad 1 nach der Webster-Skala bedeutet in der Regel keine Einschränkung der Fahrtauglichkeit (von motorischer Seite!). Schweregrad 2 macht eine individuelle Entscheidung notwendig, wobei insbesondere auch die Erfahrungen von Angehörigen in die Beurteilung einfließen sollten. Bei Schweregrad 3 ist Fahrtauglichkeit nur in Ausnahmefällen vorstellbar.

Der Patient sollte überlegen, ob ein Automatikgetriebe nicht geeigneter als ein Schaltgetriebe ist. Der Arzt kann zwar die Fahrtauglichkeit einschätzen, verantwortlich ist jedoch der Patient. Im Zweifelsfalle sollte der Patient mit dem Fahrlehrer einer Behindertenfahrschule sprechen. Beim TÜV kann der Betroffene eine medizinisch-psychologische Untersuchung (MPU) und eine Fahrprobe durchführen lassen, um auch versicherungsrechtlich geschützt zu sein. Der TÜV kann Umkreis- und Geschwindigkeitsbegrenzungen empfehlen. In Phasen schlechter Beweglichkeit sollte der Patient auf sein Auto verzichten und sich fahren lassen bzw. öffentliche Verkehrsmittel benutzen. Die Begutachtungsleitlinien weisen darauf hin, dass „es dem Verantwortungsbewusstsein jedes Teilnehmers aufgegeben ist, durch kritische Selbstprüfung festzustellen, ob er unter den jeweils gegebenen Bedingungen noch am Straßenverkehr, insbesondere am motorisierten Straßenverkehr, teilnehmen kann oder nicht".

Plötzliches Einschlafen unter dopaminerger Therapie

Frucht et al. berichteten Ende 1999 nach telefonischer Datenerhebung über 8 Patienten, bei denen es unter der Therapie mit Pramipexol (Sifrol) zu plötzlichen, unerwarteten und teilweise ohne jegliche Vorwarnung auftretenden unüberwindbaren Einschlafepisoden („sleep attacks") am Steuer gekommen war. Dabei hatten sich 9 Unfälle ereignet. Nach Absetzen von Pramipexol (Sifrol) waren derartige Episoden nicht mehr aufgetreten. In einem Fall wurde auf Ropinirol (Requip) umgestellt, wobei es auch unter dieser Medikation zu einer gleichartigen Schlafepisode kam. In der Folge sind weitere Pramipexolfälle und ebenso viele Ropinirolfälle bekannt geworden.

Zwischenzeitlich sind für alle Dopaminagonisten und auch für die L-Dopa-Therapie in Kombination mit Decarboxilasehemmern Fälle mit übermäßiger Schläfrigkeit und Neigung zu plötzlichem Einschlafen („sudden onset of sleep") bekannt geworden. Die operative Definition von „sudden onset of sleep" wird wie folgt angegeben: abrupte, unerwartete Episoden von ungeplantem Schlaf während der Aktivitäten des täglichen Lebens.

Die Fachinformationen für Pramipexol (Sifrol) und Ropinirol (Requip) wurden nach den Beobachtungen von Frucht et al. (1999) geändert mit dem Hinweis, dass mit Pramipexol oder Ropinirol behandelte Patienten darüber informiert werden müssen, kein Fahrzeug zu führen. Die Empfehlung „kein Kraftfahrzeug zu führen" hat bei Patienten und Ärzten zu einer großen Verunsicherung geführt, da die Empfehlung juristisch einem Fahrverbot gleichzusetzen ist. Das heißt also, dass Patienten, die unter der Behandlung mit Pramipexol oder Ropinirol in einen Verkehrsunfall als Fahrer verwickelt sind, ein Strafverfahren und den Verlust des Versicherungsschutzes riskieren könnten. Für Parkinson-Patienten, insbesondere für junge Parkinson-Patienten, die von einer Therapie mit den neuen Dopaminagonisten deutlich profitieren, würde ein Fahrverbot jedoch eine erhebliche Minderung ihrer ohnehin schon eingeschränkten Mobilität bedeuten.

Die Arzneikommission der Deutschen Ärzteschaft hat vorgeschlagen, dass Parkinson-Patienten auf die mögliche Nebenwirkung des ungewollten Einschlafens hingewiesen werden, empfiehlt jedoch kein striktes Fahrverbot unter der Therapie mit nichtergolinen Dopaminagonisten. In den USA, England und auch in anderen europäischen Ländern wird unter der Therapie mit Pramipexol oder Ropinirol zunächst überprüft, ob Vigilanzstörungen auftreten und dann über die Fahrtüchtigkeit entschieden. Über die unterschiedlichen Faktoren, die zu Schlafstörungen bei Parkinson-Patienten führen können, wurde in Abschn. 7.4.6 berichtet. Deutlich gestörter Nachtschlaf führt natürlich zu einer vermehrten Tagesmüdigkeit und damit auch zu einer vermehrten Neigung, am Tage einzuschlafen. Seit langem bekannt ist der sog. Sekundenschlaf bei Übermüdung unter der Normalbevölkerung (z. B. während längerer Autofahrten), den Betroffene mit einem „kurzen Einnicken" beschreiben.

Pharmakologische, neurophysiologische und klinische Daten zeigen, dass das dopaminerge System eine bedeutende Rolle bei den Kontrollmechanismen des Schlafes und der Wachheit spielt. Schlaf- und Vigilanzstörungen bei der Parkinson-Krankheit selbst und unter der Behandlung mit dopaminergen Substanzen haben eine komplexe und multifaktorielle Genese. Für das ungewollte Einschlafen wird auch eine besondere Affinität der nichtergolinen Dopaminagonisten zu mesolimbischen D3-Rezeptoren vermutet. Abnorme Tagesmüdigkeit kann z. B. Ausdruck einer begleitenden Depression oder postprandialen Hypotension sein. Eine Parkinson-Expertengruppe hat in einem Workshop das bestehende medizinisch-juristische Dilemma ausführlich diskutiert (Lachenmayer 2000).

Ganz aktuell (28. Februar 2002) hat die „European Agency for the Evaluation of Medicinal Products" eine offzielle Erklärung zu der Problematik des plötzlichen Einschlafens vorgelegt (**CPMP Position Statement, dopaminergic substances and sudden sleep onset**, CPMP/578/02 Rev.1). In diesem Statement wird u. a. festgestellt, dass Episoden eines plötzlichen Einschlafens in unterschiedlicher Ausprägung für die meisten Dopaminagonisten beschrieben werden, jedoch häufiger für Ropinirol, Pramipexol und möglicherweise auch für Cabergolin. Wichtig ist, dass jedoch **kein ausdrückliches und striktes Fahrverbot** mehr empfohlen wird. Die Fach- und Gebrauchsinformationen zu Ropinirol und Pramipexol werden wohl umgehend diesen neuen Empfehlungen angepasst (bis dahin sind die bestehenden Fach- und Gebrauchsinformationen allerdings noch gültig).

Nach dem CPMP-Statement könnten die Warnhinweise und Vorsichtsmaßnahmen für die Anwendung von Dopaminagonisten und L-Dopa hinsichtlich eines plötzlichen Einschlafens wie folgt lauten (nicht amtlich, Übersetzung durch den Autor): Patienten müssen darüber informiert sein und unterrichtet werden, beim Führen von Kraftfahrzeugen oder Bedienen von Maschinen während der Behandlung Vorsicht walten zu lassen. Allerdings müssen weiterhin Patienten, die über Somnolenz und/oder plötzliches Einschlafen berichten, vom Führen eines Kraftfahrzeuges oder Bedienen von Maschinen absehen. Darüber hinaus ist eine Dosisreduktion oder Beendigung der Therapie zu erwägen.

Vor Beginn der Behandlung mit Dopaminergika muss der Arzt eine sorgfältige Schlafanamnese und Untersuchungen mittels etablierter Skalen hinsichtlich Tagesmüdigkeit durchführen. Er muss den Patienten – auch bei unauffälliger Anamnese – über die genannten Risiken aufklären und sollte sich dies schriftlich bestätigen lassen. Bei einer Neueinstellung auf Pramipexol oder Ropinirol empfehlen wir derzeit noch aus forensischen Gründen, mindestens für die folgenden 3 Monate kein Kfz zu führen. In der Forschung wird versucht, Risikopatienten zu bestimmen, um den Patienten, die von der dopaminergen Therapie profitieren, den Dopaminagonisten nicht vorzuenthalten.

Dopaminergika und Verkehrstüchtigkeit – Vorsichtsmaßnahmen
- Gezielte Schlafanamnese
- Gezielte Fragen nach Tagesmüdigkeit und plötzlichem Einschlafen
- Effektive Behandlung von Schlafstörungen
- Ausführliche Aufklärung
- Schriftliche Dokumentation der Aufklärung

Eine intensive Erforschung dieses scheinbar neuen Phänomens ist dringend erforderlich, um eine rasche Lösung der weiterhin heiklen sozialmedizinisch-juristischen Probleme zu erreichen und um eventuelle Risikopatienten herauszufiltern. Dem überwiegenden Teil unserer (jüngeren) Parkinson-Patienten, die von den neuen Dopaminagonisten deutlich profitieren, müsste das Medikament dann nicht entzogen werden.

21.5 Reisen

Natürlich sollte der Parkinson-Patient auch weiterhin Urlaubsreisen durchführen, die ihn nicht nur aus seinem täglichen Einerlei herausführen, sondern auch sein Selbstvertrauen stärken. In Abhängigkeit von der Behinderung sollte die Urlaubsreise sorgfältig geplant und vorbereitet werden. Gemieden werden sollten Länder oder Zeiten mit extrem heißem tropischem Klima und auch sehr kaltes feuchtes Klima. Regionen mit einem sog. Reizklima können aufgesucht werden. Bei Hitze ist für leichte und luftige Kleidung zu sorgen. Die ärztliche Beratung sollte sich nicht nur auf die Parkinson-Krankheit, sondern auch auf andere Erkrankungen, wie Herz-Kreislauf-Störungen beziehen. Der Arzt sollte dem Patienten einen ausreichenden Medikamentenvorrat verschreiben und ihm die wichtigsten Diagnosen und vielleicht einen zusammenfassenden Arztbericht mitgeben. Bei einer Reise ins Ausland sollten die medizinischen Diagnosen Fachausdrücke tragen, sodass sich der Arzt am Urlaubsort ausreichend informieren kann.

Bei Flugreisen mit Zeitverschiebung sollte die Parkinson-Medikation dem Zielort angepasst werden, d. h. der Patient sollte seine übliche Medikation bis zum Abflug nach Plan einnehmen und am Zielort auf die dortige Tageszeit umstellen (s. folgende Übersicht). Für den Fall einer hypokinetischen Phase während des Fluges sollte lösliches L-Dopa (100–200 mg) als Reserve mitgenommen werden.

Beispiele für die Parkinson-Medikation bei Flugreisen

1. Abflug 14.00 Uhr in Richtung Westen, letzte Medikation um 13.00 Uhr, nächste fällige Medikamenteneinnahme um 18.00 Uhr. Der Zielort wird nach 8 h mit einer Zeitverschiebung von −6 h erreicht. Die Zeit am Zielort ist 16.00 Uhr. In diesem Falle würde die nächste Medikamenteneinnahme um 18.00 Uhr am Zielort erfolgen.
2. Abflug 14.00 Uhr Richtung Osten, Flugzeit 8 h, Ankunft bei einer Zeitverschiebung von +6 Stunden um 4.00 Uhr morgens den nächsten Tages. Die nächste Dosierung wäre dann der Morgen am Zielort. Die übliche Abenddosis des Heimatortes bliebe aus.

Die Krankenkasse wird dem Parkinson-Patienten mitteilen, wie die Kostenübernahme bei notwendiger Behandlung im Ausland geregelt ist. Sicherheitshalber sollte eine Reiseschutzversicherung mit Absicherung des Rücktransports abgeschlossen werden. Einige Reisebüros bieten Beratungsangebote für Behinderte an. Weitere wichtige Informationsstellen sind neben der Deutschen Parkinson-Vereinigung Behindertenverbände, wie z. B. der Bundesverband Selbsthilfe Körperbehinderter (BSK), die Arbeitsgemeinschaft der Clubs Behinderter und ihrer Freunde (BAG). Dort erhalten behinderte Parkinson-Patienten fachkundige Beratung (BSK- oder BAG-Reiseberatung). Einige Reiseveranstalter bieten Reisen mit ärztlicher Begleitung an. Mit Einheitsschlüsseln (gegen Gebühr) können an Raststätten Behindertensanitäranlage genutzt werden. Grundsätzlich können Parkinson-Patienten alle Verkehrsmittel benutzen, auch das Flugzeug. Die Deutsche Bahn AG verfügt mittlerweile über Großraumwagen, die auf Bedürfnisse von Rollstuhlfahrern zugeschnitten sind und über Behinderten-WC. Der Betroffene sollte frühzeitig klären, wie er zum Bahnhof oder Flughafen kommt und wer ihn am

Urlaubsort weitertransportiert. Sofern bei Reisen mit der Deutschen Bahn Hilfe beim Aus-, Um- und Einsteigen benötigt wird, ist die Bahnbehörde 3 Werkstage vor Reiseantritt zu benachrichtigen. Wichtige Information über geeignete Zugänge zu Bahnhöfen und Bahnsteigen und Hilfen beim Ein- und Aussteigen enthält die Broschüre *Reiseführer für behinderte Fahrgäste der Bahnen*.

Die meisten Luftfahrtgesellschaften bieten ebenfalls eine kostenlose Betreuung am Start- und Zielflughafen an. Einige Fluggesellschaften bieten Ermäßigungen für behinderte Reisende.

Hier nun noch einige allgemeine Hinweise für längere Flugreisen: Um einer Thrombosebildung vorzubeugen, sollten der Patient nicht zu lange auf seinem Sitz bleiben, er sollte seine Beinmuskulatur rhythmisch anspannen und in nicht zu großen Abständen einen Rundgang machen. Neben den angebotenen kleinen Getränken (kein Alkohol) muss für eine weitere Flüssigkeitszufuhr gesorgt werden, da die Kabinenluft eine relativ geringe Luftfeuchtigkeit enthält. Die deutschen Fluggesellschaften befördern Begleitpersonen von Behinderten unentgeltlich, wenn die Notwenigkeit der ständigen Begleitung im Schwerbehindertenausweis (Merkzeichen B) eingetragen ist (s. auch Abschn. 19.2). Wichtige Hinweise geben die Broschüren *Reisetipps für behinderte Fluggäste* (Lufthansa) und *Informationen für behinderte Fluggäste* (Arbeitsgemeinschaft Deutscher Verkehrsflughäfen).

Vielleicht ist es günstiger (wenn auch etwas teurer), wenn sich der Parkinson-Patient nicht dem Massentourismus anschließt, bei dem eine individuelle Unterstützung und Anpassung an die Behinderung nicht immer möglich ist. Stärker Behinderte sollten sich von vertrauten Personen begleiten lassen, die sich auf die spezielle Behinderung gut einstellen können.

Es sollten aber auch die möglichen nachteiligen Wirkungen einer Urlaubsreise bedacht werden (besondere klimatische Bedingungen, ungewohnte Ernährung mit der Möglichkeit von Durchfall oder Verstopfung, erhöhtes Infektionsrisiko, Übermüdung bei Fernreisen mit Zeitzonenumstellung). Auch am Urlaubsort sollten die gewohnten krankengymnastischen Übungen durchgeführt werden.

Die genannten Informationen sollten nicht als Warnungen, sondern lediglich als Hinweise und Hilfen aufgefasst werden. Im Zweifelsfalle sollten sich der Patient, seine Angehörigen und auch der behandelnde Arzt eher für als gegen eine Urlaubsreise aussprechen.

22 Ausblick und Forschungsziele

Fernziel der Parkinson-Forschung ist, die Ätiologie der Parkinson-Krankheit aufzuklären, um dann evtl. die Erkrankung kausal behandeln zu können. Mittelfristig erwarten wir von der Parkinson-Forschung Medikamente, die eine bessere symptomatische Wirkung mit weniger Nebenwirkungen haben und die Spätkomplikationen, wie Fluktuationen und Dyskinesien, verhindern oder verzögern.

Weiterhin erhoffen wir uns von der medikamentösen Therapie den eindeutigen Nachweis einer Neuroprotektion, die in frühen klinischen Stadien wirksam sein sollte. Derzeit wird untersucht, ob Riluzol (Rilutek), das sonst bei der Amyotrophen Lateralsklerose eingesetzt wird, auch beim idiopathischen Parkinson-Syndrom, bei der Multisystematrophie und der progressiven supranukleären Parese den Krankheitsprozess verlangsamen kann.

Ein weiteres Ziel ist die Entwicklung gentechnisch veränderter, spenderunabhängiger Zellen (embryonale Stammzellen) und/oder die gentechnische Rückentwicklung adulter Körperzellen zu Stammzellen (adulte Stammzellen), die sich zu Dopamin produzierenden Zellen ausbilden können.

Mit der Weiterentwicklung und Verfeinerung neurochirurgischer stereotaktischer Verfahren werden sich die symptomatischen Therapiemöglichkeiten für medikamentös bisher nicht behandelbare Tremorsyndrome, Dyskinesien und Fluktuationen ausdehnen.

Neben Fortschritten in der Therapie erwarten wir eine verbesserte und möglichst frühe Diagnostik unter Einschluss kostengünstiger und breit anwendbarer Diagnoseverfahren. Die bildgebenden Verfahren, wie PET- und SPECT-Untersuchungen, werden bei der differenzialdiagnostischen Abgrenzung der Parkinson-Krankheit von anderen Parkinson-Syndromen und für Patienten mit einem erhöhten genetischen Risiko eine größere Bedeutung haben. Die Entwicklung genetischer bzw. biochemischer präklinischer Marker ist jedoch nur dann sinnvoll, wenn diese mit hoher Sensitivität die Parkinson-Krankheit voraussagen könnten und gleichzeitig auch neuroprotektive Therapien zur Verfügung stünden. Wie bei allen chronischen Erkrankungen, die sich erst im höheren Alter manifestieren, bleibt natürlich das Problem der frühen psychischen Belastung, mit der Erkrankung im späteren Lebensalter rechnen zu müssen.

Mittelfristige Forschungsziele

- Verbesserte symptomatische Behandlung
- Geringere Nebenwirkungsraten
- Verzögerung oder Verhinderung der Spätkomplikationen
- Weiterentwicklung und Verfeinerung stereotaktischer Maßnahmen
- Neuroprotektive Wirkstoffe
- Neuroregenerative Maßnahmen

Vielleicht gelingt es, spezifische Hinweise in Körperflüssigkeiten oder Gewebeproben zu finden und durch neuroprotektive Maßnahmen die Erkrankung klinisch erst gar nicht manifest werden zu lassen. Zunächst gilt es jedoch, die bisherigen Forschungsergebnisse für Betroffene aufzuzeigen und diese konsequent in die Praxis umzusetzen. Die Parkinson-Krankheit darf nicht allein als „Dopaminmangelsyndrom" betrachtet werden. **Nicht die Parkinson-Krankheit, sondern der Parkinson-Kranke muss im Mittelpunkt unserer therapeutischen Bemühungen stehen.** Die Erfolge der Parkinson-Forschung verbessern schon jetzt die Lebensqualität der Betroffenen, wenn wir ein **ganzheitliches, individuell auf den einzelnen Kranken abgestimmtes Therapie- und Betreuungskonzept** anwenden.

Parkinson-Vereinigungen

Dachverband Deutschland

Deutsche Parkinson-Vereinigung (dPV)
Bundesverband e.V.
Moselstraße 31
41464 Neuss 1
Tel.(02131) 4-1016-17
Fax (02131) 45445
Faxabruf „Medizin akuell": 01805-727 546

Die deutsche Parkinson-Vereinigung (dPV) wurde 1981 von Parkinson-Patienten als Selbsthilfevereinigung gegründet und zählt heute 20.000 Mitglieder. In 400 Regionalgruppen und Kontaktstellen treffen sich Betroffene und Angehörige, um Erfahrungen auszutauschen, gemeinsam Übungen durchzuführen, Vorträge von Ärzten und Therapeuten zu hören und sich gegenseitig zu ermutigen. Die dVP fördert wissenschaftliche Projekte der Parkinson-Forschung, führt Seminare für Ärzte und Therapeuten durch, pflegt den Kontakt zu Apothekern und setzt sich für eine enge Kooperation mit Gesundheitspolitikern, Kostenträgern und der Pharmaindustrie ein (Götz 2000).

Parkinson-Kompetenznetzwerk

Aktuelle Informationen zu diagnostischen und therapeutischen Problemen kann der Arzt über das Parkinson-Kompetenznetzwerk im Internet abrufen: http://www.kompetenznetz-parkinson.de.

Österreich

Parkinson-Selbsthilfegruppe Österreich
R. Gassner
Adamgasse 2
6020 Innsbruck; Österreich

Schweiz

Schweizerische Parkinson-Vereinigung
Lydia Schiratzki
Forchstraße 182
Postfach 123
8132 Hinteregg, Schweiz
Tel. 01 – 9 84 01 69
Fax 01 – 9 84 03 93

Italien (deutschsprachig)

Südtiroler Gesellschaft für Parkinson
Dr. Streitergasse 1 b
39100 Bozen, Italien
Tel. (04 71) 97 07 39

In nahezu allen Bundesländern haben sich Regionalgruppen, Kontaktstellen und Clubs für junge Parkinson-Kranke (Club U 40) gebildet, die wir aus Platzgründen hier nicht einzeln aufführen können. Betroffene erhalten die aktuellen Adressen über die deutsche Parkinson-Vereinigung.

Literatur

American Sleep Disorders Association (1997) International classification of sleep disorders: diagnostic and coding manual. Rochester, Minnisota

Baas H (1999) Entacapon. Klinische Pharmakologie und therapeutische Anwendung. Arzneimitteltherapie 17: 209–212

Barbeau A (1961) L-Dopa-Therapy in Parkinson's disease: nine years. Can Med Assoc J 101: 791–796

Becker G, Seufert J, Bogdahn U, Reichmann H, Reiners K (1995) Degeneration of substantia nigra in chronic Parkinson's disease visualized by transcranial color-coded real-time sonography. Neurology 45/1: 2–4

Benabib AL, Pollak P, Gervason C (1991) Long term suppression of tremor by chronic stimulation of the ventral intermediate thalamic nucleus. Lancet 337: 403–406

Benabib AL, Benazzouz A, Hoffmann D, Limousin, P, Krack P, Pollak P (1998) Long-term electrical inhibition of deep brain targets in movement disorders. Mov Disord 13 [Suppl 3]: 119–125

Berg D, Becker G, Zeiler B et al. (1999) Vulnerability of the nigrostriatal system as detected by transcranial ultrasound. Neurology 53/5: 1026–1031

Birkmayer W, Hornykiewicz O (1961) Der L-Phenylanalin (L-Dopa)-Effekt bei der Parkinson Akinese. Klin Wochenschr (Wien) 73: 787

Birkmayer W, Mentasi M (1967) Weitere experimentelle Untersuchungen über den Katecholaminstoffwechsel bei extrapyramidalen Erkrankungen (Parkinson- und Choreasyndrom). Arch Psych Z Ges Neurol 210: 29–35

Birkmayer W, Riederer P, Youdim BHD (1975) The potentiation of the antiakinetic effect after L-Dopa treatment of MAO-B Deprenyl. J Neural Transm 36: 303–326

Blocq P, Marinesco G (1893) Sur un case de tremblement parkinsonienne hémiplégique. CR Soc Biol (Paris) 105–111

Brissaud E (1895) Pathogenie et symptoms de la maladie de parkinson. Vingt-Deuxieme Lecon 469–487

Burn DJ, Mark MH, Playford ED (1992) Parkinson's disease in twins studied with 18F-dopa and positron emission tomography. Neurology 42: 1894–1900

Calne, DB, Teychenne, PF, Leigh, PN, Bamij, AN (1974) Treatment of parkinsonism with bromocriptin. Lancet 2: 2355

Carlson A, Linquist, M, Magnusson T (1957) 3-4-Dihydroxyphenylanaline and 5-Hydroxytrytophan as reserpin antagonists. Nature 180: 1200

Csoti I, Werner M, Fornadi F (2001) ActiTrac – Bewegungsanalyse bei M. Parkinson. Neurol Rehabil 7/3: 139–141

Damarowsky M (1999) Das toxische Parkinson-Syndrom aus gewerbe- und umweltmedizinischer Sicht. Z Umweltmed 28/3: 2–15

Daum RF, Sekinger B, Kobal G, Lang CJG (2000) Riechprüfung mit „sniffin' sticks" zur klinischen Diagnostik von Morbus Parkinson. Nervenarzt 8: 643–650

Davis GC, Markey SP, Ebert MH, Caine, ED, Reichert CM, Kopin IJ (1979) Chronic parkinsonism secondary to intravenous injection of meperidine analogues. Psych Res 1: 78

Deacon T, Schumacher J, Dinsmore J et al. (1997) Histological evidence of fetal pig neural cell survival after transplantation inot a patient with Parkinson's disease. Nat Med 3: 350-353

Deuschl G, Bain P, Brin M (1998) Consensus statement of the Movement Disorder Society on Tremor. Ad Hoc Scientific Committee. Mov Disord 13 [Suppl 3] 2-23

Deuschl G, Raethjen J, Baron R, Lindemann M, Wilms H, Krack P (2000) The 'pathophysiology of parkinsonian tremor: a review. J Neurol 247/5 [Suppl 5]: 33-48

Ehringer H, Hornykiewicz O (1960) Verteilung von Noradrenalin und Dopamin im Gehirn des Menschen und ihr Verhalten bei Erkrankungen des extrapyramidalen Systems. Klin Wochenschr (Wien) 72: 1236

Frucht S, Roggers JD, Greene PE, Gordon MF, Fahn S (1999) Falling asleep at wheel: motor vehicle mishaps in persons taking pramipexole and ropinirole. Neurology 52: 1908-1910

Gasser T, Müller-Myhsok B, Wszolek ZK et al. (1998) A susceptibility locus for Parkinson's disease maps to chromosome 2p13. Nat Genet 18: 262-265

Gasser T, Müller-Myhsok B, Wszolek ZK et al. (1997) Genetic complexity and Parkinson's disease. Science 277: 388-389

Gemende I, Fischer M (2000) Begleitende Hauterkrankungen bei Morbus Parkinson – Besonderheiten in der Hautpflege. In: Przuntek H, Müller T (Hrsg) Adjuvante nicht-medikamentöse Therapieansätze bei Morbus Parkinson. Steinkopff, Darmstadt, S 21-27

Gerlach M, Riederer P (1996) Animal models of Parkinson's disease: an emperical comparison with the phenomelogy of the disease in man. J Neural Transm 103: 987-1041

Gerlach M, Riederer P, Reichmann H (2000) Präklinischen und klinische Aspekte von Dopaminagonisten. Was ist gesichert? Nervenheilkunde 53: 1-59

Gibb WRG, Lees AJ (1988) The significance of the Lewy body in the diagnosis of idiopathic Parkinson's disease. Neuropathol Appl Neurobiol 15: 27-44

Götz W, Appendix A (2000) Der Patient und sein Umfeld. In: Gerlach M, Reichmann H, Riederer P, Götz W (Hrsg) Die Parkinson-Krankheit. Grundlagen, Klinik, Therapie. Springer, Wien New York

Graham JG, Oppenheimer DR (1969) Orthostatic hypotension and nicotin sensivity in a case of multiple system atrophy. Science 106: 349-359

Guehl D, Bezard E, Dovero S, Boraud T, Bioulac B, Gross C (1999) Trichloroethylene and parkinsonism: a human and experimenal observation. Eur J Neurol 6: 609-611

Hallervorden J, Spatz H (1922) Eigenartige Erkrankung im extrapyramidalen System mit besonderer Beteilung des Globus pallidus und der Substantia nigra. Z Neurol Psychiatr 38: 254-302

Hoehn MM, Yahr, MM (1967) Parkinsonism. Onset, Progression, mortality. Neurology 17: 427-442

Jost WH, Schrank B (1998) Defecatory disorders in de novo Parkinsonians – colonic transit and electromyogram of the external anal sphincter. Wien Klin Wochenschr 110/15: 535-537

Kitada T, Asakawa S, Hattori M et al. (1998) Mutation in the parkin gene sause autosomal juvenile parkinsonism. Nature 392 605-608

Krämer G, Deuschl G (2000) Parkinson und Führerschein: Neue Begutachtungs-Leitlinien, 6. Aufl. Akt Neurol 27: 187-188

Lachenmayer L (2000) Parkinson's disease and the ability to drive. J Neurol 247 [Suppl 4]: 27-29

Limousin P, Pollak P, Gervason-Thournier CL, Hommel M, Perret JE (1993) Ro40-7592: a COMTinhibitorplus levodopa in Parkinson' disease. Lancet 341: 1605

Lindvall O, Backlund EO, Farde L et al. (1987) Transplantation in Parkinson's disease. Two cases of adrenal medullary grafts to the putamen. Ann Neurol 22: 457–468

Lindvall O, Sawle G, Widner H et al. (1994) Evidenz for long-term survival and function of dopaminergic grafts in progressive Parkinson's disease. Ann Neurol 35: 172–180

Litvan I, Agid Y, Caine D (1996) Clinical research citeria for the diagnosis of progressive supranuclear palsy (Steele-Richardson-olszewski-Syndrom): Report of the NINDS-SPSP international workshop. Neurology 47: 1–9

Madrazo I, Drucker-Colin R, Diaz V, Martinez-Mata J, Torres C, Becerril JJ (1987) Open microsurgial autograft of adrenal medulla to the right caudate nucleus in two patients with intractable Parkinson's disease. N Engl J Med 316: 831–834

Martila RJ (1992) Epidemiology. In: Koller WC: Handbook of Parkinson's disease, 2nd edn. Decker, New York Basel Hongkong, pp 35–57

Möller JC, Stiasny K, Cassel W, Peter JH, Krüger HP, Oertel WH (2000) „Schlafattacken" bei Parkinson-Patienten. Eine Nebenwirkung von Nonergolin-Dopaminagonisten oder ein Klasseneffekt von Dopamimetika? Nervenarzt 8: 670–676

Moringlane JR, Alesch F, Gharehbaghi H et al. (1995) Chronische Elektrostimulation des Nucleus ventralis intermedius des Thalamus zur Tremorbehandlung. Akt Neurol 22: 179–180

Mundinger F, Riechert T (1961) Ergebnisse der stereotaktischen Hirnoperationen bei extrapyramidalen Bewegungsstörung aufgrund postoperativer und Langzeituntersuchungen. Dtsch Z Nervenheilkd 182: 542–576

Nutt JG, Woodward WR, Becker RM (1994) Effect of peripheral catechole-O-methyltransferase inhibition on the pharmacokinetics and pharmacodynamics of levodopa in parkinsonian patient. Neurology 44: 913–919

Ordenstein L (1867) Sur la paralysie agitante et la sclerose en plaque generalisée Martinet, Paris

Parent A (1996) Basal ganglia. In: Parent A (ed) Carpenter's human neuroanatomie, 9th edn, pp 795–854

Parkinson J (1817) An essay on the shaking palsy. Whittingham & Rowland

Polymeropoulus, MH, Lavedan C, Leroy E (1997) Mutation in the α-synuclein gene identified in families with Parkinson's disease. Science 276: 2045–2047

Przuntek T, Conrad B, Dichgans J et al. (1999) SELEDO: a 5-year long-term trial of the effect of selegiline in early parkinsonian patients treated with levodopa. Eur J Neurol 6: 141–150

Rajput AH, Offort KP, Beard MC et al. (1984) Epidemiology of parkinsonism: incidence, classification and mortality. Ann Neurol 16: 278–282

Reichmann H, Riederer P (1989) Biochemival analysis of respiratory chain enzymes in different brain regions of patients with Parkinson's disease. (BMFT Symposium „Morbus Parkinson und andere Basalganglienerkrankungen" Bad Kissingen. Abstract 44)

Reichmann H, Sommer U, Fuchs G et al. (2000) Treatment guidelines for management of Parkinson's disease. J Neurol 2000 [Suppl 4: IV] 40–41

Riechert T, Mundinger F (1956) Beschreibung und Anwendung eines Zielsgerätes für stereotaktische Hirnoperationen. Act Neurochir Wien [Suppl III]: 308–338

Schipper H (2000) Therapie autonomer Störungen bei Morbus Parkinson. In: Przuntek H, Müller T (Hrsg) Adjuvante nicht-medikamentöse Therapieansätze bei Morbus Parkinson. Steinkopff. Darmstadt, S 1–8

Schwab RS, England RC, Poskanzer DC, Young RR (1962) Amantadine in the treatment of Parkinson's disease. J Am Med Assoc 208: 1168
Sigwald J, Bovet D, Dumont G (1946) Le traitement de la maladie de Parkinson par le chlorhydrat de diethylamioethyl-N-thiodephenylalanine. Rev Neurol 78: 581
Spiegel EA, Wycis HAT, Marks M, Lee AJ (1946) Sterotaxic apparatus for opration in the human brain. Acta Arch Neurol 71: 598–614
Steele JC, R Richardson JC, Olszewski J (1964) Progressive supranuclear palsy. A heterogeneous degeneration involving the brain stem, basal ganglia and cerebellum with vertical gaze and pseudobulbar palsy, nuchal dystonia and dementia. Arch Neurol 10: 333–358
The Parkinson Study Group (1989) DATATOP: a multicenter controlled trial in early Parkinson's disease. Arch Neurol 46: 1052–1060
The Parkinson Study Group (1993) Effect of tocopherol and deprenyl on the progression of disability in early Parkinson's disease. N Engl J Med 328: 176–184
Thümler R (1989) Morbus Parkinson. Monographien Sandoz, Nürnberg
Trenkwalder C, Schwarz J, Gebhard J (1995) Starnberg trial on epidemiology of parkinsonism and hypertension of elderly. Arch Neurol 52: 1017–1022
Tretiakoff, C (1919) Contribution à l'étude de l'anatomie pathologique du locus niger de Soemmering avec quelques déducations relatives à la pathogenie des troubles du tonus musculaire et de maladie de Parkinson. Thèse de Paris no 293
Vieregge P, Kleinhenz J, Kuhnholdt H (1990) Parkinson-Epidemiologie in Schleswig-Holstein. Dtsch Ärztebl 43: 46–54
Vieregge P, Hagenah J, Heberlein I, Klein C, Ludin HP (1999) Parkinson's disease in twin: a follow-up study. Neurology 53: 566–572
Walters AS (1995) The International Restless Legs Syndrom Study Group. Mov Disord 10: 634–642

Neurologische Fachbücher und Buchbeiträge (deutschsprachig)

Brandt T, Dichgans J, Diener HC (Hrsg) (1998) Therapie und Verlauf neurologischer Erkrankungen, 3. Aufl. Kohlhammer, Stuttgart
Braune HJ, Möller JC, Oertel WH (1999) Erkrankungen der Basalganglien. In: Kunze K (Hrsg) Praxis der Neurologie. Thieme, Stuttgart, S 445–487
Clarenbach P, Müller M (2000) Restless Legs Syndrom. Klinik, Diagnostik. UniMed, Bremen
Conrad B (1996) Pathophysiologie der Bewegungsstörungen. In: Conrad B, Ceballos-Baumann AO (Hrsg) Bewegungsstörungen in der Neurologie. Thieme, Stuttgart, S 11–30
Deuschl G, Köster B (1996) Diagnose und Behandlung des Tremors. In: Conrad B, Ceballos-Baumann AO (Hrsg) Bewegungsstörungen in der Neurologie. Thieme, Stuttgart, S 222–254
Deuschl G, Krack P (1999) Morbus Parkinson. In: Hopf H, Diener HC, Reichmann H (Hrsg) Neurologie in Klinik und Praxis. Thieme, Stuttgart, New York, S 49–68
Fischer PA, Engfer A (Hrsg) (1998) Klinik und Therapie des Parkinson-Syndroms. de Gruyter, Berlin New York
Gerlach M, Reichmann H, Riederer P, Götz W (2001) Die Parkinson-Krankheit. Grundlagen, Klinik, Therapie. Springer, Wien New York
Glass J (1998) Klinik und Therapie des Parkinson-Syndroms. Barth, Leipzig
Gräulich W, Schäfer D (Hrsg) (2000) Parkinson: Schlaf & Atmung. Blackwell, Berlin
Gsell W, Jörg J, Przuntek H (Hrsg) (1997) Schering-Lexikon Morbus Parkinson. Aesopus, Stuttgart

Jörg J (1997) Basalganglienerkrankungen und Grenzgebiete. In: Jörg J (Hrsg) Neurologische Therapie, 2. Aufl. Springer, Berlin Heidelberg New York Tokio, S 180–225

Jost W (2000) Therapie des idiopathischen Parkinson-Syndroms. UniMed, Bremen

Klockgether T, Oertel WH (1999) Parkinson-Syndrome. In: Brandt T, Dichgans J, Diener HC (Hrsg) Therapie und Verlauf neurologischer Erkrankungen, 3. Aufl. Kohlhammer, Stuttgart Berlin Köln, S 847–881

Müller T (1999) Medikamentöse Therapie des Morbus Parkinson. UniMed, Bremen

Oertel W (1996a) Multisystematrophie. In: Conrad B, Ceballos-Baumann AO (Hrsg) Bewegungsstörungen in der Neurologie. Thieme, Stuttgart, S 69–78

Oertel W (1996b) Progressive supranukleäre Blickparese (PSP, Steele-Richardson-Olszewki-Syndrom). In: Conrad B, Ceballos-Baumann AO (Hrsg) Bewegungsstörungen in der Neurologie. Thieme, Stuttgart, S 78–85

Poewe W, Ceballos-Baumann AO, Conrad B (1996) Parkinson-Krankheit. In: Conrad B, Ceballos-Baumann AO (Hrsg) Bewegungsstörungen in der Neurologie. Thieme, Stuttgart New York, S 30–69

Poewe W, Wenning GK, Gerlach M, Riederer P (1999) Nicht-idiopathische Parkinson-Syndrome. In: Hopf H, Diener HC, Reichmann H (Hrsg) Neurologie in Klinik und Praxis. Thieme, Stuttgart New York, S 69–77

Przuntek H, Müller T (Hrsg) (1999) Nichtmedikamentöse, adjuvante Therapie bei der Behandlung des Parkinson-Syndroms. Thieme, Stuttgart, New York

Reichmann H (Hrsg) (1999) Die Parkinson-Krankheit. In: Reichmann H (Hrsg) Praxis der neurodegenerativen Erkrankungen. UniMed, Bremen, S 14–36

Riederer P, Laux G, Pöldinger W (1999) Neuro-Psychopharmaka. Ein Therapiehandbuch. Springer, Berlin Heidelberg New York Tokio

Schneider E (1997) Diagnostik und Therapie des Morbus Parkinson. de Gruyter, Berlin, New York

Schneider E (1996) Das Parkinson-Syndrom In: Neundörfer B, Schneider E, Dittmann V, Pöldinger W (Hrsg) Atlas der Nervenheilkunde. Braun, Karlsruhe, S 225–233

Thümler R (1999) Parkinson-Krankheit: ein Leitfaden für Betroffene und Therapeuten. Springer, Berlin Heidelberg New York Tokio

Thümler R (2001) Die Parkinson-Krankheit. Antworten auf die 172 häufigsten Fragen. Trias, Stuttgart

Trenkwalder C (1998) Restless-legs-Syndrom: Klinik, Differentialdiagnose, Neurophysiologie, Therapie. Springer, Berlin Heidelberg New York Tokio

Vieregge P (1999) Atypische Parkinson-Syndrome auf neurodegenerativer Grundlage. In: Reichmann H (Hrsg) Praxis der neurodegenerativen Erkrankungen. UniMed, Bremen, S 36–50

Sachverzeichnis

A
AEP 181
Affektstörungen 106
Aids 164
Akathisie 177
Akinese 55
– frühmorgendliche 254
– nächtliche 112
Akinese-Rigor-Dominanz 55
Akkomodationsstörungen 136
Akne 135
Aktionstremor 70, 76
Alien-hand-/-limb-Phänomen 147
Alkoholgenuss 76
Alltagsaktivitäten 306
Alterstremor 76
Altgedächtnis 91
Alzheimer-Krankheit 93
Amantadin 2, 241, 244, 274
– Infusion 243
An- und Auskleiden, Hilfen 334
Änderungsantrag 311
Angststörung 104
Angstzittern 84
Anticholinergika 248
Antidekubitus-Matratzen 338
Antidepressiva 103
Antikonvulsiva 85
Apomorphin 236
Apomorphintest 170
Apraxie 146
Äquivalenztyp 55
Äquivalenzverhältnisse 222
Arme, Mitschwingen 65
Arthritis, rheumatische 173
Artikulationsstörung 304
Aspiration 125
Atemstörungen 125
Atmung 60
Atrophie, olivopontozerebelläre 140
Augenbewegungsstörungen 137
Ausweisbeiblatt 318

Autorezeptoren 17
Azetylcholin 20, 24

B
β-Blocker 78
β-Rezeptoren-Blocker 74, 78
Bad und Toilette, Sicherheit 332
Barbeau 22
Basalganglien 15
Bauchgymnastik 118
Bauchmassagen 118
Beckenbodenmassagen 131
Begleitstörungen, vegetative 114
Begutachtung 310
Behandlungsmöglichkeiten, hormonelle 131
Behinderten-WC 344
Behindertenverbände 344
Behinderung 309
– Grad der 310, 327
Belladonna-Extrakte 248
Benserazid 198, 200
Beschleunigeranlage 189
Beschleunigungsaufnehmer 185
Betreuung, psychosoziale 306
Betreuungsgesetz 328
Bettgalgen 334
Bewegungsbäder 302
Bewegungsdrang 171
Bewegungshemmungen 66
Bewegungsmonitor 71, 185
Biofeedback-Verfahren 112, 306
Bioverfügbarkeit 195
Birkmayer 22
Blasenfunktionsstörungen 126
Blasentraining 127
Blepharitis 135
Blicklähmung 143
Blickparese, progressive, supranukleäre 137, 143, 145, 184, 187, 190
Blickstarre 144
Blinkreflex 184
Blut-Hirn-Schranke 22, 197

Blutdruckabfall 122
Borreliose 164
Botulinum-Toxin 74
Boxer-Parkinsonismus 165
Bradykinese 55
– psychische 89
Bradyphrenie 89
Bromocriptin 223
Budipin 245, 274

C
Cabergolin 229
Carbidopa 198
Catechol-O-Methyltransferase 17
Cinnarizin 155
Clonidin 122
Clozapin 73
Columbia University Rating Scale 168
Computertomographie 186
COMT 17, 212
Corpus striatum 15
Creutzfeld-Jakob-Krankheit 158, 159
CT 186

D
Darmträgheit 117
DATATOP-Studie 34, 239, 272
Dauerkatheter 128
Degeneration
– kortikobasale 146, 147
– striatonigrale 140
Dekarboxylasehemmers 198
Dekubitus 121, 127
Dekubitusprophylaxe 300
Demenz
– vom Alzheimer-Typ 93
– nichtmedikamentöse Therapie 99
– primäre 93
– senile 93
Demenzbegriff 92
Depression 100
– gehemmte 101
Dermatitis, seborrhoische 135
Detrusorhyperaktivität 126, 141
Dihydroergocryptin 72, 228
Dihydroergotoxin 98
Domperidon 118, 119, 124, 212, 220
Donepezil 90, 968
DOPAC 17
Dopaminagonisten 216, 219
– nichtergoline 231
Dopaminrezeptorblocker 153

Dopaminspeicherentleerer 153
Dranginkontinenz 126
Druckgeschwüre 121, 338
Drug holiday 209
Durchschlafstörung 110
Dysarthrie 59
Dysarthrophonie 60, 304
Dyskinesien 255
– biphasische 257, 264
Dysphagie 120
Dystonie, nächtliche 110
– schmerzhafte 112
Dystonien 257

E
Economo 38, 164
EEG 179
Einschlafstörungen 112
Einschlusskörperchen 21
Elektromyographie 185
Elektrookulographie 183
Encephalitis lethargica 38, 164
End-of-dose-Akinesie 254, 259
Engpassschwierigkeiten 66
Engwinkelglaukom 251
Entacapon 212, 215
Entspannungsverfahren 112
Entstehungsmechanismen 26
Enzephalitis 36, 164
Enzephalopathie, subkortikale arteriosklerotische 187
Erblichkeit 27
Erektionsstörungen 129
Ergotderivate 216
Ergotherapie 303
Erkältungskrankheit und Parkinson 164
Ernährung, ballaststoffreiche 118
Ersatzpflegekraft 324
Erwerbsfähigkeit, Minderung 327
Erwerbsminderungsrente 328
Erwerbsunfähigkeit 309, 327
Essay on the Shaking Palsy 1, 88
Essen und Trinken, Hilfen 336
Extremitätenbewegungen, periodische 171

F
Fahrprobe 340
Fahrtauglichkeit 340
Faktoren, neurotrophe 37
Fallneigung 122, 143

Farbdiskrimination 136
Feinmotorik 56
Fersen-Tapping 56
Festination 65
Fieberphasen 121
Fludrocortison 124
Flugreisen 344
Fluktuationen 252
Flunarizin 155
Fluoro-Dopa 190
Flüssigkeits- und Elektrolytzufuhr 122
Flüssigkeitsaufnahme 117
Flüssigkeitszufuhr 344
Frauenaltersrente 328
Freezing-Phänomen 66, 254, 261, 299
Freifahrten
- im Fernverkehr 318
- im Nahverkehr 317
Frühmorgens-Dystonie 133
Führerschein und Parkinson 338
Fußdystonie 257

G
Gang- und Standunsicherheit 143
Gangbild 64
Gangverhalten 52, 65
Gedächtnisstörungen 91
Gedächtniszellen 91
Gefäßverkalkung 162
Gefühlsstörungen 132, 133
Geldleistung bei Pflege 323
Gelenkversteifungen 338
Genetik 27
Gentechnik 347
Geschicklichkeit 56
Gingko-Trockenextrakte 98
Glandosane 120
Gleichgewicht 65
Gliederschmerzen 132
Globus pallidus 15
Globus pallidus externus 15
Globus pallidus internus 15, 24
Glutamat 20, 241
Glutathion 34
Goldstandard 199
Grippe 36, 164

H
Haftpflichtversicherung 316
Halbwertszeit 196
Hallervorden-Spatz-Krankheit 151
Halluzinationen 107, 245

- akustische 107
- optische 107
Haltetremor 70, 76
Harninkontinenz 161
Hauptsymptome 50
Hausarbeit, Hilfen 335
Hautveränderungen 135
Herzrhythmusstörungen 125
Hilfe
- im Haushalt 316
- im Pflegeheim 317
hilflos 312
Hilfsgeräte 298
Hilfsmittel 298
Hinstürzen 64
Hirnjogging 99, 100
Hirnleistungsstörung 89
Hirnleistungstraining 100
Hirnstimulation, tiefe 287
Hirnstrombild 179
Hirntumor 95
Hobby 337
Hochfrequenzstimulation 287
Holmes-Tremor 83
Homunkulus 13
Hörbahn 181
Hornykiewicz 22
Huntington-Krankheit 150
Hypertonie 125
Hypomimie 58
Hypotonie 122
- orthostatische 140

I
IBZM-SPECT 190
Immunschwäche 164
Infekt, grippaler 164
Inkontinenz 127
Intelligenz 91
- fluide 91
- kristalline 91
Intelligenzalter 91
Intelligenzquotient 91
Intentionstremor 82
Iodobenzamid 189
IQ 91

J
Johanniskrautextrakt 104

K
Kältezittern 84
Kalziumantagonisten 155

Katheter, suprapubischer 128
Katheterisieren 128
Kfz-Haftpflichtversicherung 3164
Kfz-Steuer 315
Kfz-Vollversicherung 316
Kinesia paradoxa 66, 254
Klettverschlüsse 335
Kohlenmonoxidvergiftung 158
Kombinationstherapie 273
– frühe 273
Konvergenzschwäche 137
Kopffalltest 63
Kopfkissenphänomen 63
Körperhaltung 64
Körperpflege 333
Kost, ballaststoffreiche 118
Krankengymnastik 297
Krankenkassenleistungen, Zuzahlung 318
Krankheitsbewältigung 307
Kreislaufstörungen 122
Krise, akinetische 60, 209, 243
Kündigungsschutz 310
Kurzzeitgedächtnis 91
Kurzzeitpflege 325

L
L-Dopa 22
– Langzeitinfusionen 208
– Medikamentendepots 208
– schnell lösliches 207
– Spätkomplikationen 202
– Wirkungsabnahme 202
L-Dopa-Entzugssyndrom, malignes 209
L-Dopa-Retardpräparate 205, 260
L-Dopa-Therapie 197
Lagerungs- und Stützmaterial 338
Langzeitbehandlung 202
Langzeitgedächtnis 91
Lateropulsion 65
Leistungsdefizite, kognitive 92
Leistungseinbuße, geistige 59
Lewy-Körperchen 21, 28
Lewy-Körperchen-Krankheit, diffuse 148
Lidschlagfrequenz 59
Livedo reticularis 135
Logopädie 304

M
Macrogol 119
Madopar 200

Maganintoxikation 158
Magen-Darm-Störungen 115
Magnetresonanztomographie 187
Magnetstimulation, transkranielle 182
MAO-B 30
MAO-B-Hemmer 238, 239
Marker, molekulargenetische 347
Markierungshilfen 299
Maskengesicht 58, 59
Massagen 302
Medulla oblongata 11
Megacolon 117
Melanin 20, 21
Memantine-HCL 244
MEP 182
Merkzeichen 311
– aG 312
– B 312
– BL 313
– G 312
– H 312
– RF 313
Mesenzephalon 11
Metoclopramid 155
Midodrin 124
Mikrographie 57
Minor-Depression 101
Missempfindungen 132
Mittagsschlaf 111, 306
Monoaminooxidase 239
Monoaminooxidase B 17, 34
Monotherapie 270
– mit Anticholinergika 273
– Dopaminagonisten 217, 271
– mit L-Dopa 270
– MAO-B-Hemmern 272
Morbus Parkinson 5
Motilium 118, 119, 212, 220
Motorik, Organisation 13
MPP+ 30
MPTP 30, 239
MPTP-Modell 30, 31
MRT 187
MSA 142, 144
Multiinfarktdemenz 94
Multisystematrophie 142, 144, 187, 190
Mundpflege 120, 333
Mundtrockenheit 120

Münzenzählbewegung 68
Muskelaktivität 172
Muskelrelaxation, progressive 112
Muskelverspannung 52

N
Nackenschmerzen 132
Nacom 200
Nahrungseiweiß 211
Namenfindungsstörungen 96
Narkose 281
Narkosemittel 210
Nebennierenmark 293
Nervenkontaktstelle 216
Nervenwachstumsfaktoren 37
Neugedächtnis 91
Neuroakanthozytose 151
Neuroleptika 153
neuroleptisches Syndrom, malignes 210
Neurotoxin 30
Neurotransplantation 291
New York University Disability Scale (NYUDS) 168
Nimodipin 968
NMDA-Rezeptoren 274
NMR 187
Nootropika 98
Normaldruckhydrozephalus 161
North Western University Disability Scale (NUDS) 168

O
Oberbauchbeschwerden 116
Obstipation 116
Off-Phasen-Dystonie 133
Okzipitallappen 11
On-dose-Dystonie 264
On-off-Phänomen 255, 270
Operation, stereotaktische 284
Orgasmusfähigkeit 130
Osteoporose 133
oxidative Stresshypothese 29, 30, 33

P
Pallidotomie 286
Pallidum 20
Pallidumatrophie, progressive 151
Panikreaktion 107
Paralysis agitans 13
Parkerleichterungen 318
Parkinson, James 1

Parkinson-Demenz-ALS-Komplex 151
Parkinson-Krankheit 5
– mit frühem Krankheitsbeginn 42
– Frühsymptome 53, 52
– Häufigkeit 7
Parkinson-Syndrom
– arteriosklerotisches 162
– bei Boxern 164
– bei einer Hirnentzündung 164
– idiopathisches 5
– juveniles 9, 42
– seniles 42
– vaskuläres 162
– „young onset" 9, 26, 42
Parkinsonoid 154
Peak-dose-Dyskinesien 255, 262
Penisimplantate 131
Pergolid 226
Persönlichkeit, prämorbide 51
Persönlichkeitsmerkmale 51
PET 188
Pflege zu Hause 338
Pflegebedürftigkeit 321
Pflegehilfsmittel 326
Pflegekosten 317
Pflegestufen 322
Pflegeversicherungsgesetz 320
Phenobarbital 79
Phenylalanin 17
Phobie 105
Pillendrehbewegung 68
Piracetam 98
Pollakisurie 1 26
Potentiale
– akustisch evozierte 181
– motorisch evozierte 182
– visuell evozierte 180
Potenzstörungen 128
Pramipexol 72, 234, 340
Präsynapse 217
Primidon 74, 78, 79
Prione 160
Propranolol 74
Propulsion 65
Prostata 127
Prostataadenom 251
Pseudo-Parkinson-Syndrom 160, 163
Pseudodemenz 92
PSP 143
Psychose, endogene 106
Psychoserisiko 107

Pulsion 65
Pyramidenbahn 13
Pyritinol 98

R
Rabbit-Syndrom 154
Radikale
- freie 33
- toxische 34
Reflexe, posturale 50
Reflexinkontinenz 126
Reisen 343
Reiseschutzversicherung 343
Rente 328
Reserpin 155
Resonanztomographie, nukleare magnetische 187
Restharn 128
Restless-legs-Syndrom 161–173
Retropulsion 65
Rezeptor, postsynaptischer 216
Rezeptorfamilien 19
Rheuma 133
Riechstörungen 135
Rigor 62
Rollstuhlzeichen 141
Ropinirol 231
Rückenschmerzen 132
Rufanlagen 332
Ruhetremor 68, 69, 246
Ruhezittern 69

S
Sachleistung bei Pflege 323
Salbengesicht 135
Sättigungsgefühl 116
Schädel-Hirn-Verletzung 164
Scheindemenz 92, 103
Schilddrüsenhormone 85
Schlaf-Apnoe-Syndrom 114, 173
Schlaf-Wach-Rhythmus 111
Schlafhygiene 111
Schlafstörung 107, 108
- medikamentöse Maßnahmen 112
Schlafsucht 36, 164
Schlafzimmer, Hilfen 334
Schluckstörung 120, 243
Schlüssel-Schloss-Prinzip 19
Schmerzen 132, 133
- krampfartige 133
Schnabeltassen 336

Schreibmaschinenschrift 337
Schreibstörung 57
Schreibtremor 81, 84
Schulter-Arm-Syndrom 52, 133
Schuppen 135
Schüttellähmung 67
Schwab-England-Skala 168
Schweißausbrüche 121
Schweißsekretion 121
Schwerbehindertenausweis 311, 318
Schwerbehindertengesetz 310
Schwimmen 302
Schwindel 122
Schwitzen 121, 249
Sehstörungen 136
Sehzentrum 13
Selegilin 239
Serotoninsyndrom 103
Sexualfunktionsstörungen 128
- Ursache 129
Sexualtrieb, Steigerung 129
Shy-Drager-Syndrom 140
Silbenwiederholungen 59
Single-Photon-Emissions-Computertomographie 189, 190
Sitzmöbel 122
Sitzunterlagen 332
SND 140
Sonographie, transkranielle 186
Soziale Dienste 327
SPECT 189, 190
Speichel aus der Spraydose 120
Speichelfluss 60, 120, 249
Speichelproduktion, vermehrte 120
Speicherbläschen 17, 19
Spielkartenhalter 337
Spiralzeichentest 58
Spitzendosisdyskinesien 255
Sprachtherapie 304
Sprachzentren 13
Sprechen 59
Sprechstörung 304
Sprechtempo 59
Sprechübungen 305
Startermedikation 205
Starthemmung 301
- optischen Hilfe 301
Startprobleme 300
Startschwierigkeiten 64
stationäre Rehabilitation 326
Steifenkörper 15

Sterblichkeit 46
Stimmtremor 59
Stimulation, pulsatile 217
Störungen
- feinmotorische 52
- kognitive 89
Streifenkörper 21
Stressinkontinenz 126
striatonigrale Degeneration 140
Striatum 21
Stuhlgewohnheiten 118
Stuhlkippversuch 64
Stuhlweichmacher 118
Stützstrümpfe 123
Substantia nigra 11, 20
Suizidgedanken 102
System, extrapyramidales 14

T
Tages- und Nachtpflege 325
Tagesmüdigkeit 109
Tagesplan 306
Tagesprofile 204
Talgproduktion 135
Tapping 56
Thalamotomie 286
Therapieleitlinien 275
Thrombosebildung 344
Todesursachen 46
Tolcapon 212, 213
Tollkirsche 1, 248
Tonband-Übungskassetten 299
Toxoplasmose 164
Training, autogenes 308
Training, körperliches 123
Transplantation
- Dopamin produzierender Zellen 292
- heterologe 293
- homologe 292
Träume, lebhafte 107
Tremor 67
- dystoner 84
- essentieller 75
- familiärer essentieller 76
- juveniler essentieller 76
- medikamentös induzierter 85
- orthostatischer 80
- physiologischer 84
- psychogener 86
- seniler essentieller 76

Tremoramplituden 185
Tremoranalyse 184
Tremordifferenzierung 87
Tremordominanz 55
Trippelschritte 65
Trockenmassagen 123
Trugwahrnehmung 107, 201
Tumor und Parkinson 187
Türschwellen 331
Tyrosin 17

U
Überlaufinkontinenz 126
Ultraschalluntersuchung der Substantia nigra 186
Unified Parkinson's Disease Rating-Scale 167
Unruhezustände 107
UPDRS 167
Urgeinkontinenz 126
Urinal 127
Urinalrolltrichter 127
Urlaubsplanung 122
Urlaubsreisen 343

V
VEP 180
VEP-Latenz 180
Verdauungsförderung 118
Verkehrsmittelnutzung 312
Verstopfung 116
Verwirrtheitszustände 106, 245
Viagra 132
Vitamin B6 211
Völlegefühl 116

W
Waagemodell 25
Waagemodell, Dopamin-Azetylcholin 25
Wahnerscheinung 106
Wandgeländer 334
Wärmeaustausch 121
Wearing-off 254
Webster-Skala 167
Wechselduschen 123, 124
Wertmarke bei Behinderung 318
Westphal-Variante 150
Wilson-Krankheit 156
Wohngeld bei Behinderung 317

Z

Zahnradphänomen 62
Zentrum
- motorisches 13
- sensibles 13
Zittern 67
Zolpidem 113
Zopiclon 113
Zyklotron 189
Zystostatika 85

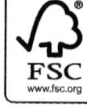

MIX
Papier aus verantwortungsvollen Quellen
Paper from responsible sources
FSC® C105338

If you have any concerns about our products,
you can contact us on
ProductSafety@springernature.com

In case Publisher is established outside the EU,
the EU authorized representative is:
**Springer Nature Customer Service Center GmbH
Europaplatz 3, 69115 Heidelberg, Germany**

Printed by Libri Plureos GmbH
in Hamburg, Germany